님께

드림

알고리즘 PRO-A4 소화기내과/간담췌내과

첫째판 인 쇄 | 2025년 1월 5일
발 행 | 2025년 1월 5일

저 자 | 한동수, 전호웅, 홍지수, 김근호, 알엔지야, 하혜진, 이강용, 모형중
발 행 인 | 모형중
편 집 인 | 모형중
디 자 인 | 이명호
일 러 스 트 | 하혜진
발 행 처 | 포널스
등 록 | 제2017-000021호
본 사 | 서울시 강북구 노해로8길22 3층
창 고 | 서울시 강북구 노해로8길22 경남아너스 2층 206호
전 화 | 02-905-9671 Fax | 02-905-9670

포널스 FORNURSE
www.fornursebook.com

도서 반품과 파본 교환은 본사로 문의하시기 바랍니다.
검인은 저자와의 합의로 생략합니다.

I S B N 979-11-6627-576-0 93510
정 가 30,000원

간호사연구소 & 소년간호사

Nursing Algorithm

간호 알고리즘 PRO-A4

소화기내과/간담췌내과

FORNURSE

머리말

병동을 배정받고 독립한 이후 처음 간호업무를 하면서 느끼는 점은 무엇일까요?

바로, 학교에서 배운 간호와 실제 병원에서 요구하는 간호의 괴리감입니다.

예를 들자면, 우리는 성인 간호학을 배우고 졸업하지만, 병원에서는 호흡기 내과, 신경외과 등 과별로 간호를 요구하기 때문에 기존에 과목별로 배운 간호를 바로 적용하기가 쉽지 않습니다. 또한, 학교에서는 "통증 양상을 확인한다."와 같이 [무엇을] 해야 할지는 가르쳐주지만, 병원에서 요구하는 [어떻게] 해야 하는 지는 제대로 익히기 어렵습니다.

신규간호사가 되고 받게 되는 병동의 교육자료는 임상에서 겪을 수 있는 상황, 검사 등 모든 내용을 방대하게 담고 있어 어디서부터 공부를 시작해야 할지 막막합니다. 그리고 프리셉터는 자신의 업무를 하면서 신규간호사를 교육해야 하는 여건에 놓여 있어 체계적으로 교육하기 어려워서 신규간호사는 오늘 볼 수 있는 대상자 케이스에 따라 무작위로 배울 수밖에 없는 환경에 놓여 있습니다.

이에 현재 간호 교육의 한계점을 간호사연구소 및 간호사교육연구센터는 다음과 같이 해결하고자 하였습니다.

첫째, 대학교 교육에서 분류하고 있는 아동, 성인, 모성 간호학 등의 기존 접근에서 실제 임상에서 요구하는 호흡기내과, 신장내과, 정형외과, 정신과 등 과별로 접근함으로써 교육의 패러다임을 전환하였습니다.

둘째, 질환에 초점을 맞춰 학습하는 기존 간호학의 접근법이 아니라, 과별로 주로 입원하는 질환을 선정하고 그 질환별로 가장 많이 제공하는 실무간호를 알고리즘을 적용하여 입원에서 퇴원까지의 과정을 이해하고, 증상에 따라 어떤 판단을 해야 할지 알 수 있는데 초점을 맞추었습니다.

셋째, 무엇을 아는가에서 언제, 어떻게 해야 하는가에 대한 실무적인 간호를 알려드리고자 방법적인 내용과 함께 왜 해야 하는지에 대한 근거까지 담았습니다.

따라서 간호알고리즘을 통해 임상에서 요구되는 문제해결 능력과 상황 판단능력과 같은 실무적인 간호역량을 키울 수 있도록 하여 자신의 부서에서 주로 입원하는 대상자에게 "맥락에 맞는 간호"를 제공하며, 더욱 빠르게 업무에 적응 할 수 있을 것으로 기대합니다.

간호사연구소 대표 **한동수** & 간호사교육연구센터 대표 **전호웅** 올림

목차

Gastro Enterology(소화기내과) 11

Gastritis & Colitis & GI-Bleeding(위염 & 대장염 & 위장관출혈) 13

소화기 내과 - Why Algorithm 알고리즘 사고력 기르기 14

공통 간호사정 & 수행 18

1. 복통(Abdomen Pain) 18
2. 오심(Nausea), 구토(Vomiting) 19
3. 속 쓰림(Epigastric Pain, Heartburn) 20

상황별 추가 간호사정 & 수행 22

1. Dyspepsia(소화불량) 22
2. Inflammation(염증) Gastritis(위염) & Colitis(대장염) 24
3. Bleeding(출혈) 28

Early Gastric Cancer, Gastric Cancer & Colon Cancer (조기위암, 위암 & 대장암) 33

EGC(조기위암), 위암 & 대장암 - Why Algorithm 알고리즘 사고력 기르기 34

소화기계 암 관련 질병 이해하기 36

1. 위암(Gastric cancer) 36
2. 용종(Polyp) & 대장암(Colon cancer) 37

공통 간호사정 & 수행 38

1. 배변 양상 변화 38
2. 식욕부진(Anorexia) & 체중감소 38

상황별 추가 간호사정 & 수행 40

1. 내시경 전/후 간호사정 & 수행 40

소화기내과 투약 44

1. Fluid(수액) 44
2. Antibiotics(항생제) 44
3. 증상 조절 약물 45
4. 검사&시술 관련 약물 45

소화기내과 검사 & 시술 46

1. 혈액검사: 감염과 출혈 47
2. 복부 X-ray
3. Abdominal CT 49
4. Stool lab(대변검사) 49
5. 상부위장관조영검사(Upper gastrointestinal series, UGIS) 50
6. 대장조영술(Colon study) 50
7. PET-CT(Positron emission tomography-CT, 양전자 방출 컴퓨터 단층 촬영) 51
8. 내시경적 점막제거술(Endoscopic mucosal resection, EMR) 52
9. 내시경적 풍선확장술 & 스텐트 삽입술 53

* 소화기내과 간호사's 노하우 54

Hepatology간담췌내과 57

Liver, Gallbladder + Pancreas(간, 담낭+췌장) 59

간담췌내과 - Why Algorithm 알고리즘 사고력 기르기 60

공통 간호사정 & 수행 64

1. 황달(Jaundice) 조절 64

질환별 추가 간호사정 & 수행 66

1. 간 질환 66
2. 담도 & 췌장 질환 72

상황별 추가 간호사정 & 수행 78

1. ERCP 전/후 간호사정 & 수행 78

간담췌내과 투약 82

1. 간(Liver) 82
2. Gallbladder(담낭) & Pancreas(췌장) 82
3. 췌장염에 대한 항생제 82

간 질환 검사 & 시술 84

1. 혈액검사 84
2. CT 86
3. MRI 86
4. 상복부 초음파(Abdominal ultrasonography) 87
5. 간담도 스캔(Hepatobiliary scan) 87
6. PCD(Percutaneous catheter drainage, 경피적 배액술) 88
7. 복수천자(Abdominal paracentesis) 89
8. 경피적 간생검(Percutaneous liver biopsy) 90
9. 경정맥간내문맥정맥단락술(Transjugular intrahepatic portosystemic shunt, TIPS) 90
10. 역행성 경정맥폐쇄술(Retrograde transvenous obliteration, RTO) 92
11. 고주파열치료(Radiofrequency thermal ablation, RFTA) 93
12. 경동맥화학색전술(Transarterial chemoembilization, TACE) 94
13. 간 이식(Liver transplantation) 95

담도, 췌장 질환 검사 & 시술 98

1. 내시경을 통한 십이지장 유두부 확장법 98
2. 내시경을 통한 담도 배액술 99
3. 경피적 간 담도 접근 100

* 간담췌내과 간호사's 노하우 102

* 간담췌내과 대상자's 궁금증 103

목차

활력징후 105

혈압 107

고혈압 - Why Algorithm 알고리즘 사고력 기르기 108
저혈압 - Why Algorithm 알고리즘 사고력 기르기 110
혈압(Blood Pressure, BP) 112

심박동수 119

빈맥 - Why Algorithm 알고리즘 사고력 기르기 120
서맥 - Why Algorithm 알고리즘 사고력 기르기 122
심박동수(Heart Rate, HR) 124

체온 135

고체온 - Why Algorithm 알고리즘 사고력 기르기 136
저체온 - Why Algorithm 알고리즘 사고력 기르기 138
체온(Body Temperature, BT) 140

호흡수 149

빈호흡 - Why Algorithm 알고리즘 사고력 기르기 150
호흡저하 - Why Algorithm 알고리즘 사고력 기르기 152
호흡수(Respiratory Rate, RR) 154

공통 간호 171

정맥주입요법 173

1. 약물 주요 투약 방법 174
2. 주요 정맥 175
3. 정맥관 종류와 특징 176

혈액 검사 181

1. 주요 혈액 검사 종류와 검체 182
2. 혈액 검사 종류에 따른 검체 & 특징 & 채혈 순서 183
3. 그 외 중요 검사 184

미생물 검사와 항균제 187

1. Gram (+) (−) 결과에 따른 미생물 분류 189
2. 다제내성균 (Multi−drug Resistant Organism, MDRO) 193
3. 항균제 196

수혈 201

1. 수혈제제 모음 202
2. 일반적인 수혈 tip 204

진통 & 진정 & Acting Out 207

1. 비마약성 진통제: 경증 통증에 투약 209
2. 마약성 진통제: 중등도 이상 통증에 투약 210
3. 진정제: 섬망이나 동요(agitation), 흥분 상태에서 투약 211

Acting Out(자해 or 타해 위험성) - Why Algorithm 알고리즘 사고력 기르기 212

산소요법 215

1. 산소 전달 장치(Oxygen delivery systems) 216
2. 환자에게 공급되는 산소는 적당한 걸까? 산소화의 지표 217

수액요법 219

1. 수액의 종류 220
2. 증상에 따른 수액 선택 TIP 221

혈압 올리는 약물: 승압제 223

장기이식 환자 관리 227

Gastro Enterology

소화기내과

소화기내과 주요 의학 용어

가스 배출: Gas out
고열: High Fever
구토: Vomiting
금식: NPO
내시경: Endoscopy
내시경적 점막제거술: EMR, Endoscopic Mucosal Resection
대장암: Colon Cancer
미열: Mild Fever
배변: Defecation
배양검사: Culture
변비: Constipation
복통: Abdomen pain
설사: Diarrhea
세척: Irrigation
소화불량: Dyspepsia
속쓰림: Epigastric Pain, Heartburn
수액 공급: Fluid Hydration
수혈: Transfusion
식은땀: Cold Sweating
어지러움: Dizzness
열: Fever
염증: Inflammation
오심: Nausea
완전비경구영양: TPN
위암: Gastric Cancer
점액변: Mucous Stool

제산제: PPI, Proton Pump Inhibitor, 위산으로 인한 속쓰림 등을 해결하는 약물
조기위암: EGC, Early Gastric Cancer
조직검사: Biopsy
지혈: Hemostasis
창백함: Pale
출혈: Bleeding
탈수: Dehydration
토혈: Hematemesis
항생제: Antibiotics, Anti
항암치료(항암요법): Chemotherapy
혈변: Hematochezia
활력징후: Vital Sign, V/S
Abdomen Distension: 복부팽만
Benign: 양성
Bowel Prep(장준비): 내시경 검사를 위해 금식, 관장약 복용하여 대장을 깨끗이 비우는 것
Colitis: 대장염
Enema: 관장
Gastritis: 위염
GI-Bleeding: 위장관 출혈
Lab: 혈액검사
Malignancy: 악성
None: 정상
R/O: Rule Out, 의심진단
TPN: 비경구완전영양

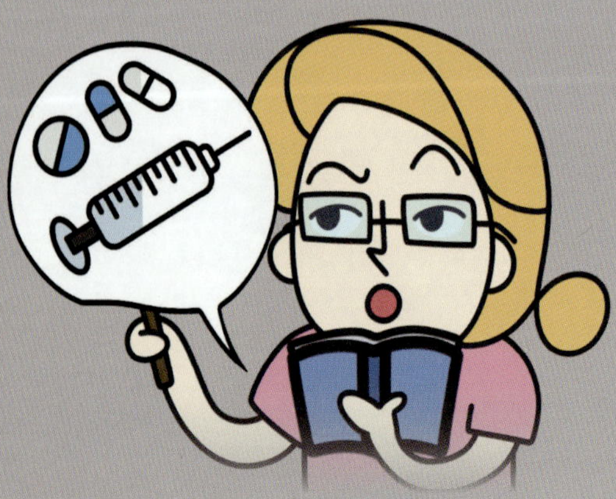

Gastritis & Colitis & GI-Bleeding

위염 & 대장염 & 위장관출혈

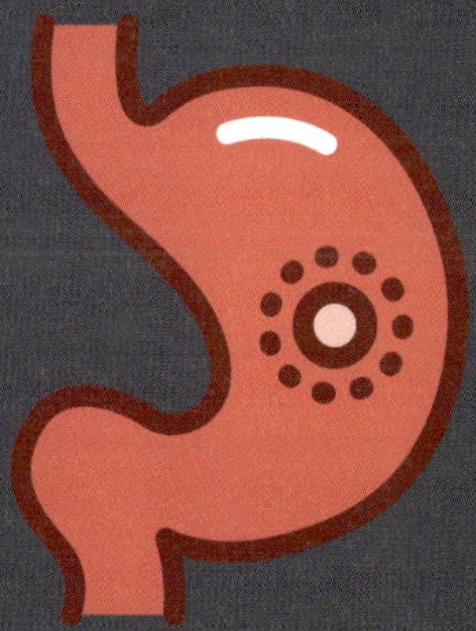

소화기 내과 - Why Algorithm 알고리즘 사고력 기르기

1. 소화기계 공통 문제 증상

밥을 먹고 대변을 배출하고, 소화기계는 우리에게 참 익숙하다. 이 과정에서 소화기계 문제를 의심할 만한 증상을 간략히 소개한다. 소화기계 증상은 일시적일 수 있으나 반복적, 계속적일 경우 병원 진료를 받게 된다.

- 복통(Abdomen Pain): 복부의 통증이다. 통증 양상과 위치에 따라 질병을 추측해볼 수 있다(ex.음식 섭취 후 발생하는 통증은 소화불량이나 위염, 갑작스럽고 심한 통증은 장폐색이나 췌장염 의심)
- 속 쓰림(Epigastric Pain): 위산이 식도로 역류하여 가슴 부위에서 타는 듯한 느낌을 말한다. 주로 식후 발생하거나 눕는 자세로 있을 때 발생하며, 기름진 음식이나 카페인, 알코올 섭취 후 악화될 수 있다.
- 소화불량(Dyspepsia): 음식을 소화하기 어려운 증상으로, 복부 불편감을 느낄 수 있다. 질병적으로는 위장 운동이 저하되거나, 위산 분비가 부족하거나, 소화 효소 부족, 담즙 분비 장애 등을 들 수 있다.
- 설사(Diarrhea): 대변이 묽거나 그 빈도가 증가한 것으로, 복통이나 혈변을 동반할 가능성도 있다. 질병적으로는 주로 바이러스, 세균, 기생충 감염에 의해 발생하며, 과민성 대장 증후군이나 크론병 등으로 발생할 수 있다.
- 열(Fever): 감염이나 염증 반응으로 체온이 상승하는 것을 말한다.

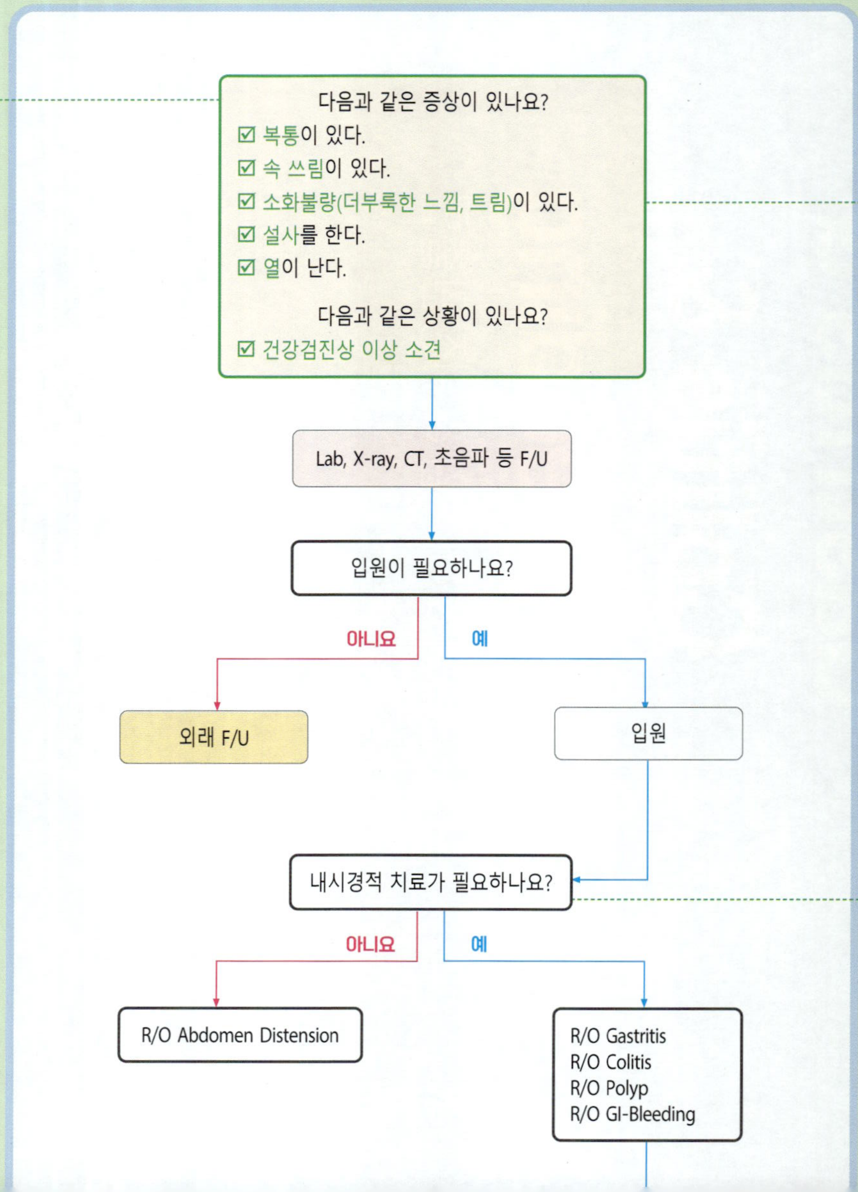

2. 소화기계 기본 검사

소화기계 문제로 병원을 방문하게 되면, 그 증상 정도에 따라 정확한 진단을 위해 다양한 검사가 필요하다. 기본적인 검사와 이유에 대해서 간략히 알아보자

- 혈액검사(Blood Lab): 혈액을 채취하여 분석하며, 염증 수치, 간 기능, 신장 기능, 호르몬 수치 등을 측정한다. 소화기관 질환의 염증이나 기능 이상을 확인할 수 있다.
- 영상검사(X-ray, CT): 방사선을 이용해 체내 사진을 촬영한다. 위장관의 위치나 크기, 모양을 관찰하여 장폐색이나 천공, 궤양 등을 확인할 수 있다. X-ray에서 이상 소견 시 정밀검사를 위해 3차원 영상 촬영인 CT검사를 시행할 수 있다. CT검사는 종양이나 염증, 출혈 등을 정확하게 진단할 수 있다.
- 초음파(Ultrasound) 검사: 고주파 음파를 이용해 장기를 실시간으로 관찰하는 검사이다. 비침습적이고 안전한 검사로, 복부 장기(위, 간, 담낭, 비장, 췌장 등)의 크기나 운동 등을 관찰하여 기능 이상을 감별할 수 있다.

소화기내과 필수 지식: X-ray vs CT

*X-ray: 인체 조직이 종류에 따라 X선이 다르게 흡수되는 원리를 이용해 사진을 찍는 검사. 주로 폐 음영, 뼈 골절, 염증을 파악한다.

*CT: 전산화단층촬영(Computed Tomography, CT)은 인체의 단층 영상을 회전하는 X선으로 촬영한다. 인체 단면에 흡수치를 재구성하여 밀도를 3차원 영상으로 나타낸다. 병변, 출혈, 미세 골절 등의 감별이 가능하고, 조영제 사용 시 혈관 영상을 얻을 수 있다.

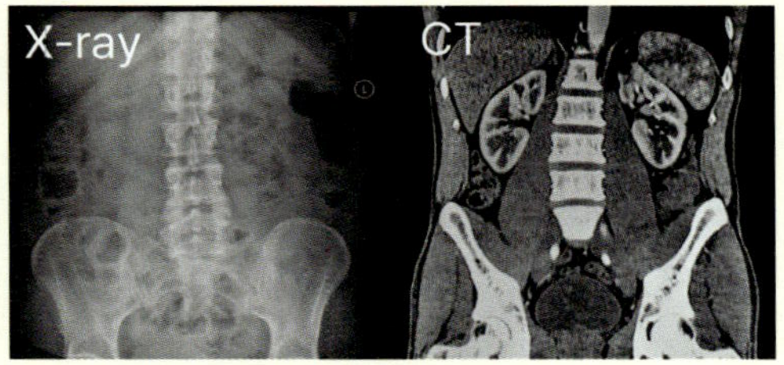

알고리즘 이해를 위한 외래 통원 치료 VS 입원 치료

*외래통원: 병원에 방문하여 진찰, 검사, 치료를 받고 집으로 돌아가는 방식. "약 2주 처방 해드릴 테니 2주 뒤에 다시 봅시다."

*입원: 병원에 일정 기간 머물며 의료진의 24시간 관찰과 관리, 그리고 검사나 치료를 받는 방식. "입원해서 집중 관찰 합시다."

내시경

★ 스케줄 예약
위장: NPO
대장: 장 준비(Bowel Prep)

내시경 시행

내시경적 시술
☑ Gastritis: 세척, 염증 확인
☑ Colitis: 세척, 염증 확인
☑ Polyp: Polypectomy(용종제거술)
☑ GI-Bleeding: 세척, 지혈, 결찰술

내시경 후 간호
합병증 확인
☑ Abdomen Pain
☑ Bleeding

입원치료가 계속 필요하나요?

아니요 → 상태 확인 후 가능하다면 퇴원, 외래 F/U

예 → 간호사정 *

3. 소화기계 대표적 검사

소화기내과의 대표적 검사는 내시경 검사(Endoscopy)이다. 어떤 부위를 관찰하느냐에 따라 상부위장관 내시경(Esophago Gastro Duodeno Scopy, EGDS), 위내시경(Gastroscopy), 대장내시경(Colonoscopy) 등으로 명명된다.
알고리즘 이해를 위해서 내시경 검사 필요성에 대해 알아보자.
-내시경 검사: 길이가 긴 튜브에 촬영 장비가 결합되어 인체 내 식도, 위, 소장, 대장 등 소화기관 내부를 직접 관찰하는 검사. 내시경 검사를 하는 이유는 직접 소화기계를 관찰하여 위궤양, 대장암, 담낭 결석, 출혈 등 다양한 질환을 진단하기 위함이다. 상황에 따라 위궤양 출혈 지혈술, 담낭 결석 제거, 종양 절제 등의 치료를 동시에 진행할 수 있다. 내시경 검사를 결정하는 것은 의사이고, 올바른 내시경 검사를 위해 검사 전/후 간호에 대해서는 차근차근 알아보자.

4. 내시경 검사에 따른 경과 과정

진단을 위해 내시경 검사를 시행하는 경우가 많지만, 내시경 검사 결과에 따라 입원이 결정되거나, 응급실 내원 후 내시경 검사를 시행한 뒤 입원하는 경우도 있다. 알고리즘 이해를 위해 내시경 검사 후 입원하는 경우에 대해 알아보자

▸ 내시경 검사 후 입원

① 합병증 발생: 출혈, 천공, 감염 등의 합병증이 발생하는 경우 증상 조절을 위해 입원할 수 있다
② 시술 후 상태 관찰: 심각한 질환이나 고령 등 시술 후 집중 관찰이 필요한 경우 입원할 수 있다. 주로 출혈 발생에 대한 지혈을 마치고 재출혈이 없는지 관찰하기 위해 입원하는 경우가 많다.
③ 내시경적 치료 종류에 따른 관찰: 용종 절제술을 시행한 뒤 출혈 위험 관찰을 위해 입원하거나, 담낭 결석을 제거하거나 종양 절제한 경우 회복을 위해 입원 관찰이 필요할 수 있다.

소화기 내과 - Why Algorithm 알고리즘 사고력 기르기

5. 소화기계 입원 환자 간호사정&수행

환자가 입원하면 간호사는 환자 증상 사정을 시작하는데, **공통 간호사정으로 복통, 오심과 구토, 속 쓰림 증상부터 상황별 간호사정, 그리고 이에 따른 간호 수행을 한다.** 입원 환자에게 처방된 각종 검사와 치료를 수행하는 능력도 필요하지만, 간호사가 절대 놓치지 말아야 할 것은 환자의 증상 변화이다. 증상의 호전과 악화 정도에 따라 치료 계획이 달라지므로, 입원기간 동안 간호사는 **사정과 수행, 그리고 평가 과정을 반복**한다. 여기에 관한 구체적 내용은 "간호사정 & 수행", "상황별 추가 간호사정&수행" 부분에서 학습하도록 하자.

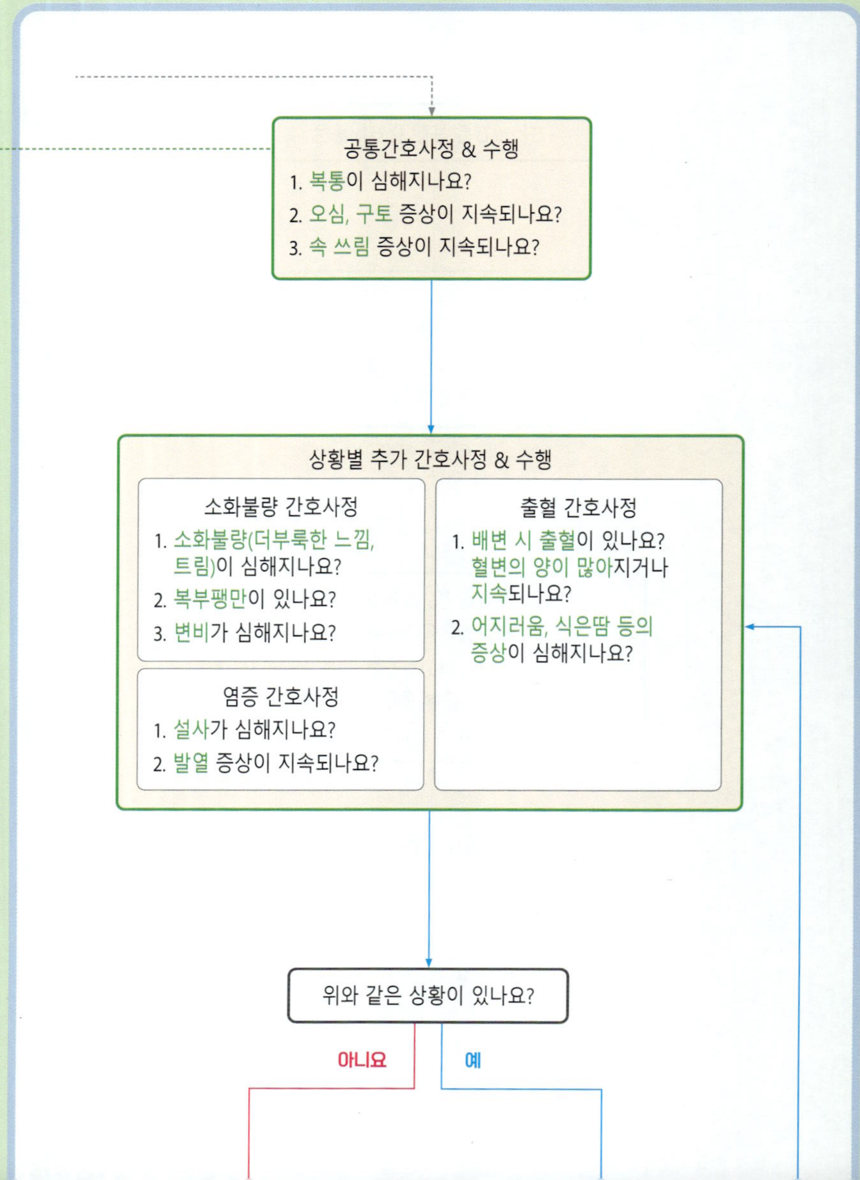

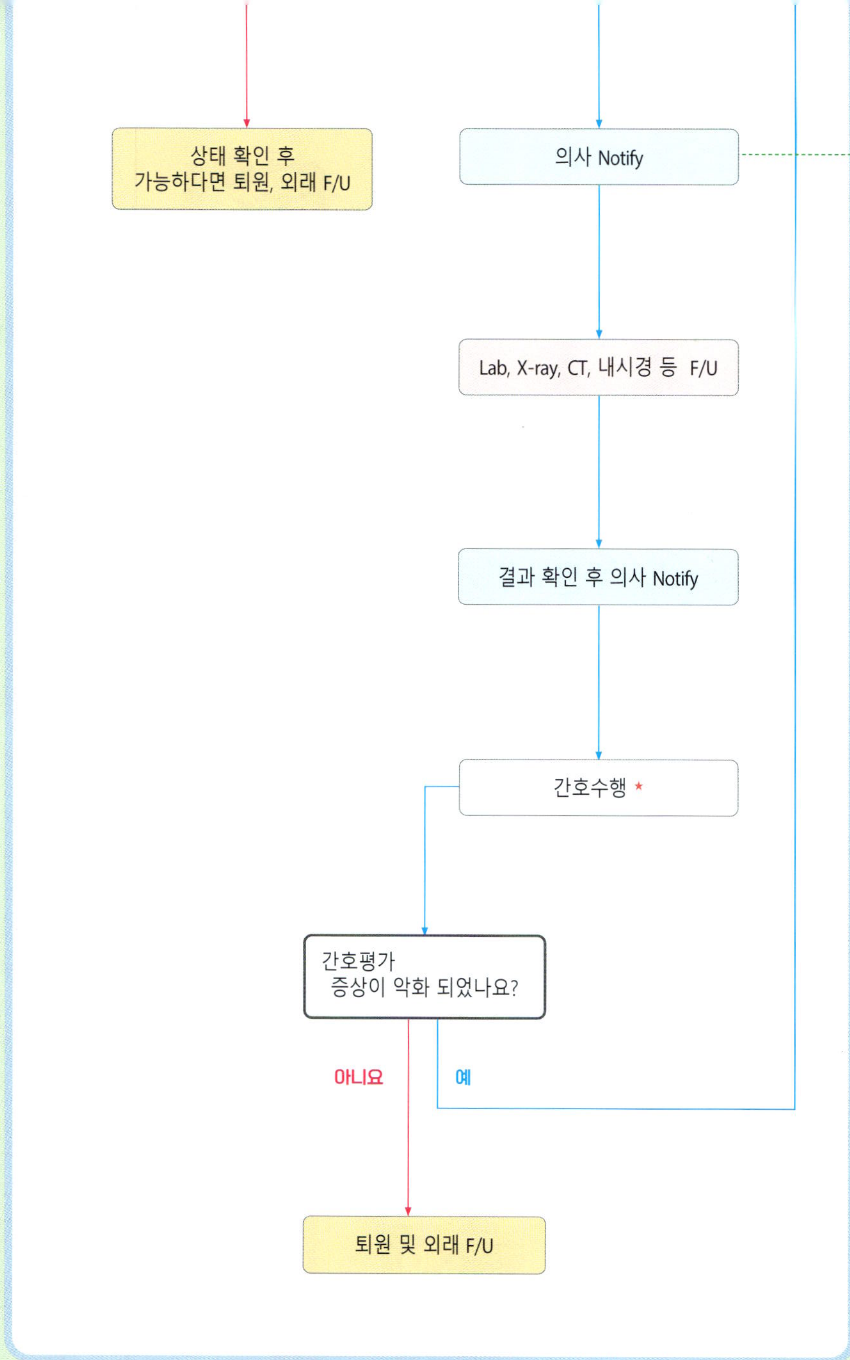

6. 입원 간호 과정

알고리즘적 사고 과정은 환자를 간호하는데 익숙하지 않은 신규 간호사의 "무엇을 의사에게 노티해야 하나요?"라는 질문에 답을 내려준다. **간호사는 사정과 중재, 평가 과정에서 감지된 증상 변화, 그리고 처방에 따른 검사 결과나 치료 반응에 대해 의사에게 노티(notify) 할 수 있다.** 그 외 노티 상황으로 처방 확인이나 검토, 서류 작성과 같은 병원 행정적 절차 등이 있다. 의사와 상의 후 대처하는 간호수행에 관해서는 "처방에 따른 간호수행" 부분에서 학습하도록 하자.

공통 간호사정 & 수행

"소화기내과 환자에서 이것만큼은 꼭 확인!"

1 복통(Abdomen Pain)

복통은 배가 아픈 증상을 말하며, 통증의 위치, 강도, 지속 시간, 동반되는 증상에 따라 다양한 원인이 있을 수 있다.

간호사정 & 수행

간호사정	간호사정 방법
복통 양상 확인	- 배가 아픈가요? - 강도: 0점에서 죽을 만큼 아픈 10점 사이 몇 점인가요?(NRS scale이용) - 위치: 아픈 위치를 짚어보세요 - 양상: 콕콕 찌르듯이 / 묵직하게 아픈가요? 어떻게 아픈가요? - 빈도: 한번씩 아픈가요 계속해서 아픈가요?(간헐적/지속적 확인) - 대변을 언제 보셨나요? *대변을 장기간 보지 못한다면 독소나 노폐물 축적으로 염증 유발, 대변시 복부 가스 감소로 복통 감소 기대.

간호

- ▸ 통증 평가: 통증 평가 도구(NRS, CNPS 등) 이용
- ▸ 비약물적 통증 관리: 온찜질이나 냉찜질을 이용한 통증 완화. 복부 마사지 교육 후 배변 활동 권장, 장폐쇄나 장마비 환자에게는 조기보행(early ambulation) 권장

예상되는 처방

- ▸ **진통제 투약**: Tridol(Tramadol), Tylenol(Acetaminophen), Opioid(마약성진통제)
- ▸ **진경제 투약**(위장관 주변 평활근을 이완하여 복부 경련에 의한 통증 조절): Buscopan(Scopolamine Butylbromide-항콜린성), Cyverine(Dicyclomine Hydrochloride-평활근이완), Tiropa(Tiropramide) 등, Alpit inj(Cimetropium Bromide)
- ▸ 복부 통증과 팽만 지속 시 abdomen x-ray F/U

TIP 복통 환자 중요 Point !

* 진통제는 염증에 의한 통증 감소 효과: 염증성 통증에 효과적
* 진경제는 위장관 이상 운동에 의한 통증 감소 효과: 대표적으로 위경련, 과민성 대장 증후군.
* NSAIDs계 진통제 지양: Naproxen, Ketorolac, Ibuprofen 등 NASIDs(비스테로이드성항염증제)는 위궤양, 출혈 가능성을 높일 수 있기에 복통에는 보통 투약하지 않는다

의사에게 노티할 때 어디가 아프냐고 구체적으로 물어보더라구요?

복통은 복부 장기의 기능적 이상에서 발생할 수 있다. 특히 통증 양상과 구체적 부위를 파악한다면, 환자의 과거력이나 현병력과 맞추어 복통의 원인을 빠르게 찾아내 대처할 수 있다. 구체적인 복통 유발 부위와 관련 질병에 대해 핵심만 알아보도록 하자.

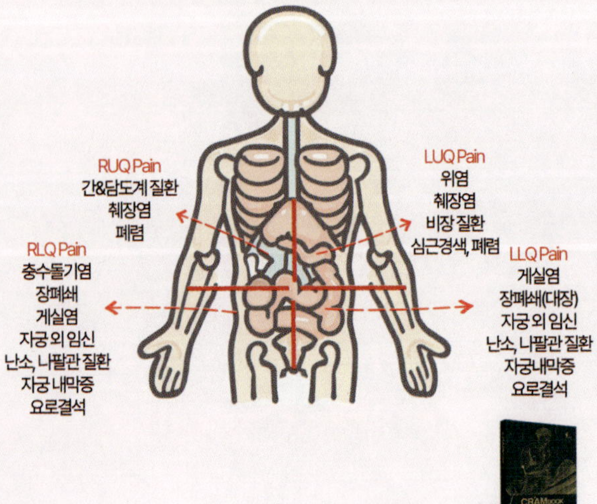

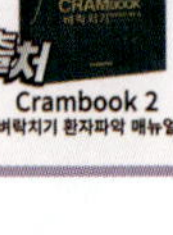

출처 Crambook 2 벼락치기 환자파악 매뉴얼

2 오심(Nausea), 구토(Vomiting)

오심은 토할 것 같은 메슥거림과 불쾌감을 느끼는 증상이며, 구토는 위 내용물이 입을 통해 밖으로 거칠게 나오는 증상을 말한다. 오심과 구토는 함께 발생하기도 하고, 뇌 기질적 문제로 인한 구토처럼 별도로 발생하기도 한다.

간호사정 & 수행

간호사정	간호사정 방법
오심 증상 확인	- 메스꺼우신가요? 속이 울렁거리나요? - 멀미하는 것 같은가요?
구토 증상 확인 (색, 양, 횟수)	- 색: 가능한 직접 보고 확인. 직접 확인 불가 시 색깔을 물어봐야 함 *위액 양상(약간 연두색), 위장관 내 응고된 출혈 양상(검은색), 급성 출혈 or 토혈 양상(붉은색) - 양: 구토의 양을 확인해야 함(종이컵, 소주잔으로 비유) - 횟수: 구토를 몇 번 하셨나요? (어제, 오늘 등 날짜를 구별) - 어떤 상황에서 구토가 유발되나요? *불쾌한 냄새는 뇌의 구토 중추를 자극하여 구토를 유발할 수 있다. 오심 없는 갑작스러운 구토는 뇌의 기질적 문제를 암시하기도 한다.

간호

- ▸ 환경 조성: 편안한 자세를 취해주고 후각, 청각적 자극 요소를 제거한다
- ▸ 식사 소량씩 자주 천천히. 상황에 따라 음식 섭취 제한 권유
- ▸ 구강 관리: 구토 후 구강 내 찬물 가글. 차갑게 먹기 권장.
- ▸ 탈수 예방을 위해 환자의 피부 탄력, I/O(수분섭취배설량) 등을 체크.

예상되는 처방

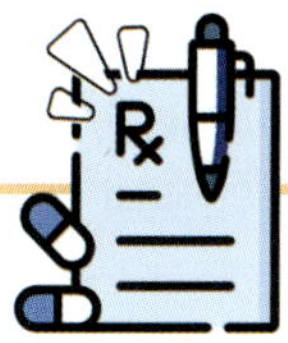

- ▸ **항구토제(antiemetics) 처방:** Macperan(Metoclopramide), Dompidone(Domperidone Maleate), Ganakhan(Itopride), 명인클로르프로마진(Chlorpromazine).
- ▸ 필요시 NPO(금식) & TPN(완전비경구영양) 투여
- ▸ dehydration(탈수) 예방 위한 Fluid Hydration
- 구토 양상에 따라 위장관 내 출혈 의심 상황이면 관련 Lab F/U, 필요시 CT F/U.

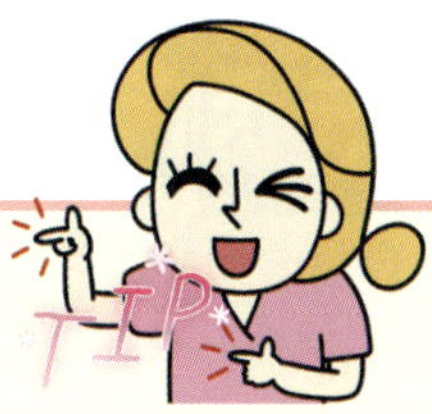

오심 & 구토 환자 중요 Point !

* 구토는 색깔 확인 필수: 구토 시 보통 음식물이나 영양액, 그리고 위액 양상으로 관찰된다. 하지만 환자 질환이나 시술로 위장관 내 출혈이 있을 경우 속이 메스꺼운 경우가 많다. 특히 출혈 시 한 번 출혈 후 오랜 시간 경과한 경우 검붉은색, 계속해서 피가 나고 있는 경우 밝은 붉은색을 띄므로 구토 시 색 확인은 필수다.

* 일반적인 항구토제는 위장관 기능 촉진제: 상부 위장 기능 개선으로 오심과 구토를 개선해줄 수 있기에 소화제 중 도파민 길항제 효과가 있는 Metoclopramide(맥페란), Domperidone(돔피돈), Itopride(이토메드)가 많이 사용된다.

* 은근 많은 약물 부작용성 구토: 갑작스런 구토가 유발됐다면 특정 약물이 투약된 이후가 아닌지 확인이 필요하다. 특히 항암제가 있다. 그 외 NSAIDs, 항균제, 항전간제 등이 있으니 알아두자

* 항암제 투약과 관련된 항구토제: 일부 항구토제는 고가이고 급여 기준이 까다로우나 항암치료 시 구토는 흔하므로 급여 인정이 되는 경우가 많다. 주로 사용하는 항구토제는 5-HT3 수용체 길항제(Ondansetron, Ramosetron, Dolansetron, Palonosetron), NK1수용체 차단제(Aprepitant)가 있다.

3

속 쓰림(Epigastric Pain, Heartburn)

위산이 식도로 역류하여 가슴이나 목에 타는 듯한 느낌과 불편함을 느끼는 증상이다.

간호사정 & 수행

간호사정	간호사정 방법
속 쓰림 증상 확인	- 속 쓰림이 심하나요? - 속 쓰림 양상은 구체적으로 어떤가요? 타는듯한 느낌이세요? - 언제 속 쓰림이 유발되나요? - 헛구역질도 있나요?

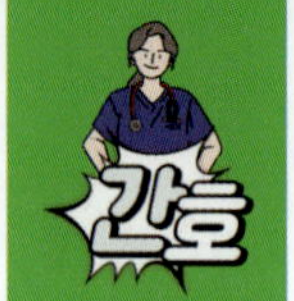

- 과식, 술, 담배, 카페인, 수면 전 식사, 기름진 음식 등을 줄이도록 교육
- 탄산음료나 매운 음식은 위산 분비를 증가시키므로 제한
- 수분섭취 권장: 위산을 희석하고 소화촉진에 도움

예상되는 처방

- 제산제(antacid): 위산을 중화시키고 위산에 의한 증상(복통, 속 쓰림)을 완화시켜주는 약물. Almagel(Almagate), Gelfos(Aluminum Phosphate)
- 위산분비 억제제: PPI(양성자펌프억제제), H_2 Blocker

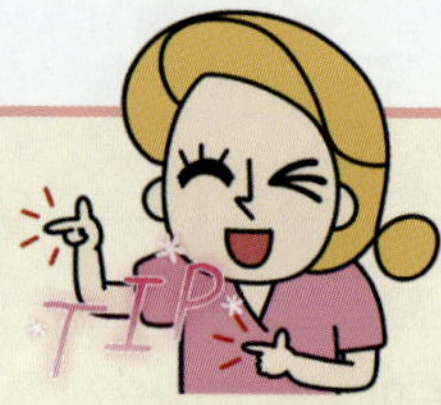

PPI(양성자펌프억제제) & H2 Blocker(H2 수용체차단제)

* 성분명으로 기억: PPI는 성분명 끝이 -zole로 끝나고 H_2 Blocker는 -dine으로 끝난다.
  ① PPI = pantoprazole(판토록), lansoprazole(란스톤), Esomeprazole(넥시움)
  ② H_2 blocker = Cimetidine(타가메트), Nizatidine(액시드)
* 식전 투약이 효과적: 위식도역류의 주요 치료목표는 증상완화를 줄이고 손상된 점막의 치유를 촉진하는 것으로, PPI나 H_2 Blocker의 경우 식사 전 30-50분 전 투약이 가장 효과적이다
* 장기간 투약 금지: 장기간 복용할 경우 위장 점막 손상(방어력저하)으로 염증 유발로 인한 출혈 위험이 증가될 수 있다. 영양소 흡수 장애가 있을 수 있기에 증상이 호전되고 식사를 지속하는 경우 복용을 중단하는 것이 좋다.
* NSAIDs(비스테로이드성 항염증제)와 병용: NSAIDs는 진통제로 자주 처방되나, 위장 점막에 손상을 줄 수 있어 소화성 궤양 발생 위험을 증가시킨다. 따라서 NSAIDs 복용 시 소화성궤양제를 같이 복용하는 것이 일반적이다.

- potassium competitive acid blocker (상품명 케이캡 정)
  : 기존 양성자펌프억제제에 비해 작용 시간이 빠르고 강력한 위산분비 억제 작용을 보이며, 식사와 무관하게 복용할 수 있는 장점이 있는 제산제

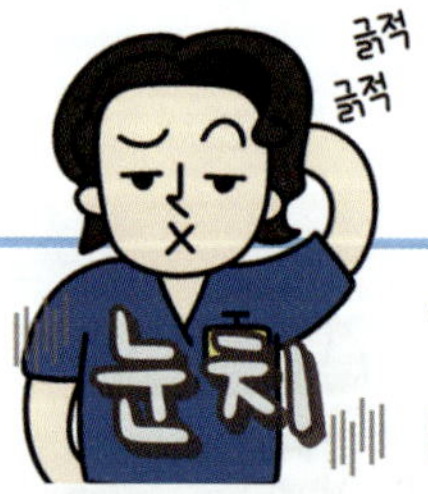

"분명 속 쓰리다고 했는데 알고 보니 심장문제였어요…."

비슷한 증상 "위산 역류"와 "심장 문제"

다음 각 특징을 기억해서 두 가지 질병을 적절히 구분해보자. 환자의 과거력을 확인하고, 환자의 증상을 구체적으로 확인하는 절차가 필요. 심장 문제 배제를 위해 12 LEAD ECG를 F/U하기도 한다.

	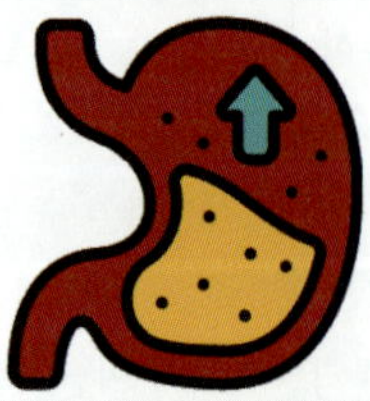	
위치	가슴 중앙 또는 상복부	가슴 중앙 또는 왼쪽, 목, 어깨
통증 양상	타는 듯한 통증, 압박감	조이는 듯한 통증, 찌르는 듯한 통증
유발 시기	식후 또는 수면 후	운동, 활동, 스트레스 시
관련 증상	속 쓰림, 헛구역질	식은땀, 피로, 어지러움
지속 시간	짧게는 몇 분, 길게는 몇 시간	짧게는 몇 분, 길게는 몇 시간

My Note :)

상황별 추가 간호사정 & 수행

1 Dyspepsia(소화불량)

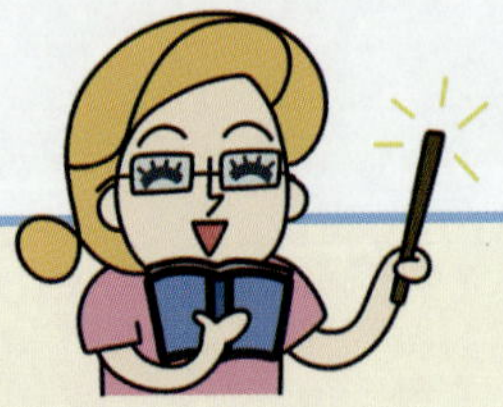

Pre study: What is 소화불량

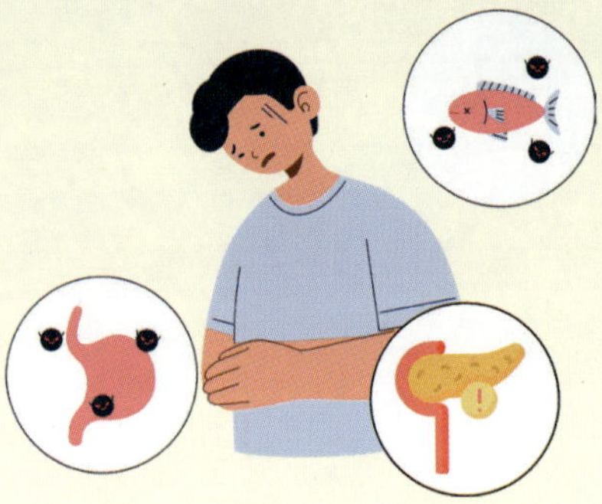

소화불량(Dyspepsia)의 원인은 위 운동의 이상(운동 저하, 배출능력 감소 등), 소화기 내 과잉 가스 생성(식사 시 공기를 많이 섭취하는 공기연하증 등), 위산 및 소화 효소 분비 저하(제산제 복용 시 주의), 위경련(담석증이 주된 원인) 등을 꼽을 수 있다. 소화불량에 의한 증상은 위와 장의 팽창(복부팽만), 장관벽의 진전 자극으로 장관운동 항진, 장관 평활근의 연축(Spasm)으로 복통 발생 등이 생길 수 있다. 음식물의 저류가 심하면 구토를 유발 할 수 있다. 그리고 장관 내용물의 저류로 방귀와 대변을 배출하지 못하는 증상을 겪을 수 있다.

삼킴의 문제가 생기는 **연하곤란(Dysphagia)**은 입에서 시작하는 소화의 첫 단계가 제대로 이루어지지 못해 소화불량의 원인이 될 수 있다. 연하곤란은 뇌경색과 파킨슨병과 같은 신경질환이나 근육의 퇴행이나 근무력증과 같은 근육질환, 식도암이나 식도궤양과 같은 식도질환, 갑상선종양과 같은 외부 요인에 의한 것과 같이 다양한 이유로 생긴다. 삼키는 것 차제가 어렵기 때문에 위에서 소화시키기 적절한 크기로 음식물이 넘어가지 못하고 공기가 많이 동반되어 위를 팽만하게 하는 원인이 된다. 연하곤란의 원인에 따라서는 침 분비 문제가 동반되는 경우도 있는데, 우유나 물 없이 마른 빵을 먹는 것처럼 음식물이 너무 마른 상태로 위로 넘어가 때문에 소화불량의 원인이 될 수 있다.

췌장(pancreas, 이자)은 하루에 1L에 달하는 소화액을 분비하는 중요한 기관이다. 침과 위액도 소화작용을 하지만 침은 탄수화물만 분해할 수 있으며 그 기능은 미비하다. 반면에 위액은 강한 산성을 띄면서 단백질을 분해한다. 췌장에서 나오는 소화액은 탄수화물, 단백질, 지방 3가지 영양소를 골고루 분해할 수 있는 소화액이며 강한 알칼리성을 띄어 위액에 의한 십이지장 궤양을 예방한다. 이런 췌장에 문제가 생기면 소화에 큰 장애가 생기며 소화불량의 원인이 될 수 있다. 반대로 소화불량이 만성적으로 지속되면 췌장에 부담을 주어 췌장질환을 유발할 수 있다.

장폐색증(Ileus)는 장관 내강의 폐색이나 운동장애 등으로 장관 내용물이 정상적으로 항문을 통해 배출되지 못하는 질환이다. 장관 내 종양이 있거나 장꼬임(Volvulus, 염전), 장중첩증(Intussusception)과 같은 질환에 의해 생길 수 있다. 물리적 손상이나 경색에 의해 장운동이 저하될 수 있으며 수술을 위한 마취 후 장운동이 저하되어 생길 수도 있다. 가스배출과 배변이 멈추는 것, 복부팽만감이 가벼운 증상이며 심하면 복통을 호소할 수 있다. 심하면 지속되는 구토를 할 수 있는데 이는 탈수를 유발할 수 있다. 배출되지 못한 장관 내용물이 오래 머물면 독소로 인한 염증, 세균 번식에 의한 세균혈증(Bacteremia)을 유발할 수 있어 처치가 늦어지지 않게 주의해야 한다.

기능적 소화불량(Functional dyspepsia)은 소화기관 중에 특별한 병변(Lesion)이 없으면서 소화불량의 증상을 보이는 것을 말한다. 불규칙한 식사 습관과 배변 습관, 스트레스, 기름이 많은 음식 섭취, 술, 담배 등 소화불량을 일으키는 원인에 자주 노출되는 것이 원인이다. 만성적으로 소화불량을 겪게 된다면 위나 십이지장의 염증과 궤양, 위식도 역류질환, 위암, 담관질환, 췌장질환과 같은 소화기계 질환을 유발하는 원인이 될 수 있다. 특별한 병변이 있는 것이 아니므로 대증적 치료를 시행한다.

간호사정 & 수행

간호사정	간호사정 방법
소화불량 확인	- 소화가 되지 않는 것 같아요? - 속이 더부룩 한가요? - 마지막 식사 언제하셨나요?
변비 확인	- 횟수: 오늘 대변을 보셨나요? 몇 번 보셨나요? - 양상: 정상적인 변을 보셨나요? 대변 보기 힘들지 않으신가요?

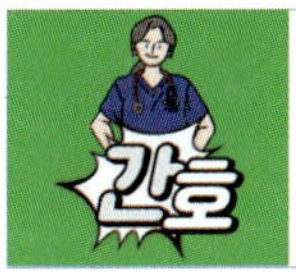

- 환자 식이 관리: 환자의 일반식 종류나 치료식 종류를 적절히 적용
- 충분한 수분 섭취 권장
- 증상 지속 시 영양팀과 상의 또는 협진

간호사정	간호사정 방법
복부팽만 확인	- 속에 가스가 찬 느낌인가요? * 복부팽만 사정: 누워 있는 환자에게 복부를 직접 손으로 눌러보고 말랑말랑한지 단단한지를 사정. 통증이 유발되지 않는지도 같이 평가 - 트림이 반복적으로 나오나요? 방귀(gas out)가 계속 나오나요?

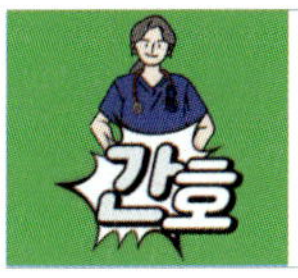

- 상체를 올린 편한 자세와 부드러운 복부 마사지
- 걷기 권유(장 운동 활성화와 가스 배출 용이)
- 증상 지속 시 복부둘레와 수분 섭취 배설량 체크

예상되는 처방

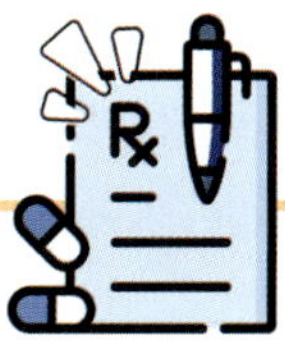

- **소화제 투약**
  (= 위장운동 촉진제, 도파민 수용체 길항제 혹은 세로토닌 수용체 작용제로써 장관 운동을 증가시킴): Tarabutine(Trimebutine), Macperan(Metoclopramide), Domperidone, Pancron(Cellulase), Gasmotin(Mosapride), Ganakhan(Itopride)

- **위장관 가스 억제제**
  (위장관 내 가스로 인한 복부팽만 감소 효과): Pancreatin(Simethicone)

- 복부 팽만 지속 시 abdomen x-ray F/U

- 췌장 기능 저하 환자의 경우 소화 효소제 투약: 음식물의 3대 영양소는 각각 분해효소가 있다. 탄수화물은 아밀라제, 단백질은 펩신과 트립신, 키모트립신, 지방은 리파아제이다. 주로 췌장에서 분비되는 췌장액에 포함되어 있기에 췌장질환을 가진 환자들에게 소화효소제 복용은 거의 필수적이다.

- **하제 투약**: Dulackhan syrup
  (lactulose, 대장에서 흡수되지 않아 물이 대장 내강으로 유입되어 변이 연화됨), Magmil(Magnecium Hydroxide, 마그네슘이 장 내강으로 물을 유입시켜 변의 부피가 커지고 연화됨. 둘코락스 좌약(Bisacodyl, 직장자극)

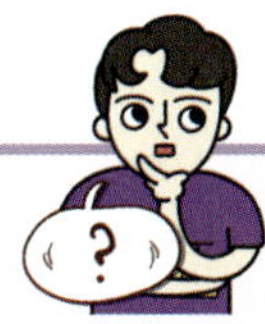

흔히 먹던 액체형 소화제?

OO활명수?라고 흔하게 먹던 액체형 소화제가 있다. 이들은 생약소화제이며, 복부팽만감이나 소화불량에 효과적이다. 하지만 주의점도 있다. 육계나 게피가 다량 함유되어 있기에 심장질환이 있는 사람은 조심해야 하고, 탄산이 위산분비를 촉진할 수 있기에 위염이나 역류성 식도염이 있는 사람도 조심해야 한다.

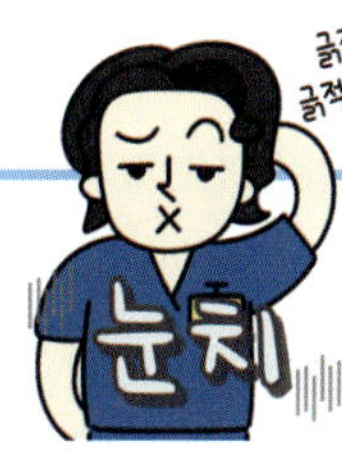

"소화불량 환자에게 Macperan을 처방하더라구요. 이거 항구토제 아닌가요?"

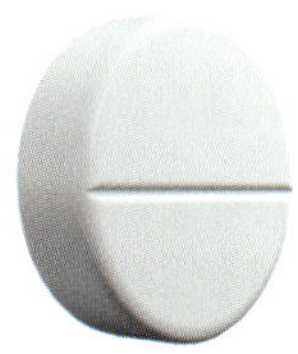

Macperan의 성분명 Metoclopramide는 상부 위장관 아세틸콜린에 대한 반응성을 높여 소화를 용이하게 하므로 소화제 효과가 있다. 더불어 도파민 수용체 차단제로, 위, 췌장 등 분비물의 배출을 촉진하는 작용이 있기에 항구토제 효과도 있다. 따라서 metoclopramide는 소화기내과 필수 약물이 된다. 반면 단점도 있다. 앞서 언급한 것처럼, BBB(Blood-Brain Barrier, 뇌혈관장벽)를 통과하는 성질로 추체외로 장애가 유발될 수 있으니 주의해야 한다. 같은 항구토제인 도파민 수용체 차단제인 Domperidone은 BBB를 통과하지 않는다는 점(완전히는 아님)도 알아두자.

2 Inflammation(염증) Gastritis(위염) & Colitis(대장염)

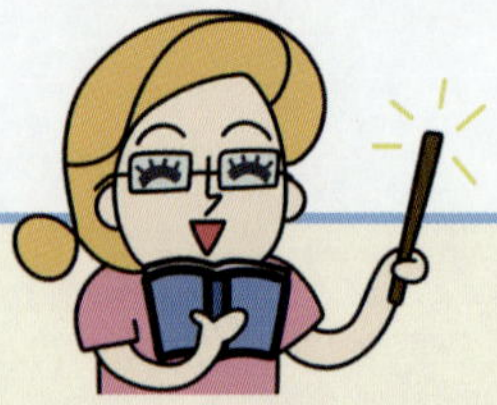

Pre study: What is 복부염증

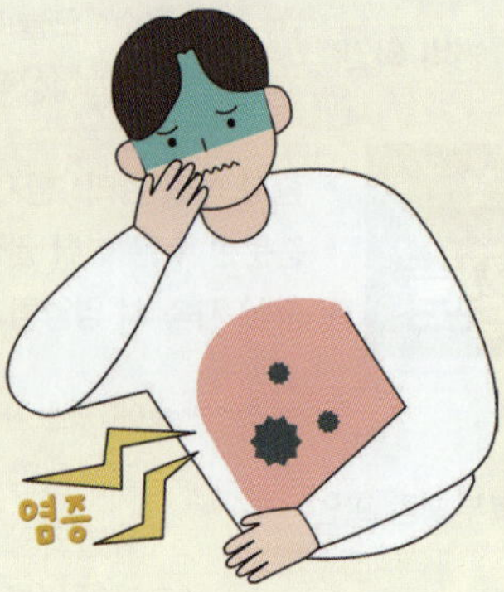

복부염증은 복강 내 장기 또는 조직에 영향을 미치는 다양한 병리적 상태를 통칭하는 용어이다. 염증은 감염(세균, 바이러스, 기생충, 곰팡이)이나 자가 면역 질환(크론병, 궤양성 대장염), 소화기계 장애(췌장염, 담낭질환, 장폐색), 외상(복강 내 손상, 외상성 충격) 등 다양한 요인에 의해 발생한다.

위염은 위 점막에 발생한 염증 질환이다. 위액은 강력한 산성으로 감염원으로부터 위를 보호한다. 우리 몸은 위 점막의 프로스타글란딘(Prostaglandin)이라는 방어벽 덕분에 위산으로부터 위를 보호할 수 있다. 하지만 이 방어 시스템이 손상되면 염산이 직접적으로 위 점막과 접촉하여 부종, 출혈, 궤양과 같은 염증 증상을 일으킨다. 보통 위염은 음주나 흡연자에게 더 잘 생기며 노화로 인해 위 점막의 자연 소실 때문에 고령에서 더 흔하다.

위 점막조직의 손상 정도에 따라 단계를 구분할 수 있다. 조직 결손이 점막층에만 있다면 미란(erosion)이라고 한다. 점막층을 넘어 점막근육층까지 깊게 파인 손상을 궤양(ulcer)이라고 한다. 궤양이 심화되어 위 장막이 뚫렸는데 다른 장기의 장막에 의해 복강과 연결되지 않았다면 관통(penetration)이라 하고, 막히는 것 없이 복강과 연결되면 천공(perforation)이라고 한다.

급성위염은 약물, 음식, 미생물 등에 의해 위 점막의 방어 시스템이 파괴되어 발생한다. 아스피린이나 NSAID's와 같은 약물이 원인이 될 수 있다. 술, 커피나 뜨거운 음식과 같이 섭취하는 음식 때문에도 생길 수 있다. Helicobacter pylori와 같은 병원체에 의한 감염도 흔한 원인이다.

만성위염은 노화로 인해 위 점막이 얇아지거나 HCL(염산)의 분비가 감소되는 것이 원인이다. 그 외에는 대부분 급성 위염의 원인과 같다. Helicobacter pylori 감염이 가장 흔하다.

급성위염에서는 오심, 구토, 복부불편감을 호소하며 심하면 복부경련 증상과 설사가 동반될 수 있다. 대부분 원인을 제거하고 대증요법을 병행하면 완치가 가능하다.

만성위염에서는 염증 증상이 반복되면서 위벽 세포에 있는 위선의 기능이 상실되어 산의 분비가 줄어드는데 이는 비타민B12를 섭취할 수 없어 악성빈혈을 유발할 수 있다. Helicobacter pylori로 인한 만성위염은 위선이 파괴되고 염증이 점막 안으로 깊게 확장되면서 위 선암을 유발하는 원인이 될 수 있다. 대증요법 외에도 항생제 치료로 원인균을 치료하는 것이 필요하며 악성빈혈 정도에 따라서 비타민B12 투약을 병행할 수 있다. 내과적 치료로 호전이 없고 궤양이 발생하고 출혈이 지속된다면 수술적 치료가 필요할 수 있다.

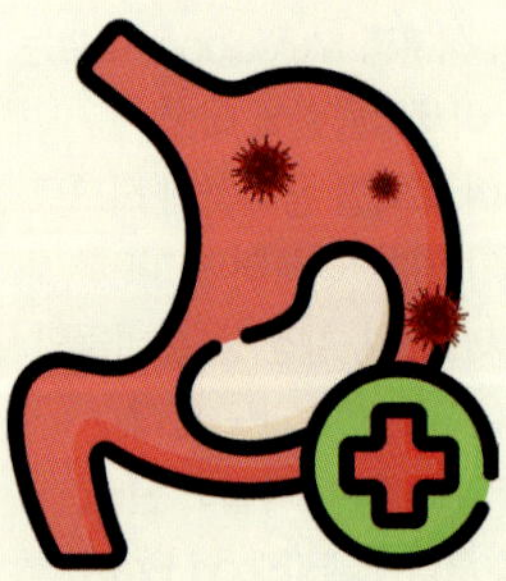

장염은 염증성 장질환으로 크게 원인을 알 수 있는 특이성 염증성 장질환과 원인이 밝혀지지 않은 비특이성 염증성 장질환으로 구분한다.

특이성 염증성 장질환은 장 내의 미생물 균형이 깨지면서 특정 원인균이 직접적으로 감염을 일으키거나 균이 증식하는 과정에서 나오는 독소에 의한 염증이 대부분이다. 식품의 섭취가 원인이 되며 항생제 사용에 의해 장 내 미생물 균형이 깨지는 것이 원인이 될 수 있다. 구토, 설사, 발열, 복통 등의 증상을 보이며 심하면 탈수, 영양결핍, 전해질 불균형과 같은 문제를 야기할 수 있다. 분변검사(Stool lab)을 통해 원인을 알 수 있으며 수액 공급과 전해질 균형 조절과 같은 대증요법으로 치료하며 중증도에 따라 항생제 사용을 고려할 수 있다.

비특이성 염증성 장질환은 30대 이하 젊은 성인에서 흔하며 궤양성대장염(Ulcerative colitis)과 크론병(Crohn's disease) 두 가지 질환이 있다.

궤양성 대장염은 결장과 직장에서 점막하층을 침범하는 만성 염증성 질환으로 완화와 재발을 반복하는 질환이다. 피가 섞인 설사를 하루 10회 이상 반복하고 복통, 발열, 체중감소, 빈혈과 같은 증상을 보인다. 얕은 궤양이 연속성으로 생기며 염증성(종양이 아닌) 폴립이 관찰된다.오래 지속된다면 암 발생 위험이 높아진다. 염증 완화를 위한 치료가 중점이지만 약물치료로 해결하지 못한다면 수술적 치료를 진행해야 한다.

크론병도 만성 염증성 질환으로 완화와 재발을 반복한다. 소화기계 어디에서나 발생할 수 있지만 소장의 말단부위 대장의 시작부위인 회맹장부위에서 가장 흔하다. 일반적으로 복통, 발열, 설사, 체중감소를 보이며 소장부위 병변이면 흡수에 문제가 생겨 지방변이나 물설사(watery diarrher)를 보이며 심한 복통을 호소한다. 대장 부위 병변이라면 혈변을 보거나 변이 차지 않더라도 자주 변의를 느끼는 증상(Tenesmus, 이급후중)을 보인다. 세로로 뻗은 깊은 궤양을 보이며 연속적이지 않다. 크론병은 염증 부위 음식물을 비우고 회복할 시간을 벌 수 있도록 완전정맥영양(TPN)을 시행하는 것과 같이 영양요법이 가장 우선시 된다. 염증 완화 치료도 시행한다. 소화기계 어느 곳에라도 생기는 전이성을 보이므로 외과적 수술은 장폐색, 천공, 과다출혈과 같이 반드시 필요한 상황이 아니라면 신중해야 한다.

위 나선균(Helicobacter pylori, H. pylori)

H.pylori는 그람음성 막대균으로 이에 감염된 성인은 대부분 면역력의 힘으로 균을 제거하지만 면역력이 약한 영유아기에 감염되면 평생 위에 서식하면서 염증, 궤양, 암을 유발할 수 있다. 한국인의 80%가 H.pylori에 감염되어 있다고 하며 대부분 위생상태가 좋지 못하던 1950~60년대에 영유아기를 보낸 사람이다.

모든 H.pylori 감염환자가 이로 인에 질병을 경험하는 것은 아니다. 심지어 H.pylori 감염 환자 중 위암으로 진행하는 경우는 0.4% 밖에 안된다고 한다. 하지만 반대로 위축성 위염이나 십이지장 궤양 환자는 거의 100%에 가까운 환자가 H.pylori 감염증 환자다. 마찬가지로 위암 환자의 95%는 H.pylori 감염자다.

균 제거를 위해 PPI인 Omeprazole과 항균제인 Amoxicillin, Clarithromycin을 사용하는 3제 요법을 시행하며 균을 제거하면 H.pylori 감염 질환 개선에 효과가 있다.

간호사정 & 수행

간호사정	간호사정 방법
설사 확인	- 양상: 변이 물처럼 나오나요? 콧물같이 점액질과 같이 나오나요? - 횟수: 설사를 몇 번 하셨나요? - 항생제 투약 여부 확인: 항생제 투여로 일시적인 설사 여부 확인 * 항생제는 감염을 일으키는 세균을 죽이지만 유익한 장내 미생물까지 함께 죽일 수 있다. 특히 C.difficile은 장내 존재하는 세균이지만 항생제 사용으로 과도한 증식을 하여 설사를 유발할 수 있고, C.difficile감염으로 악화되는 경우 심각한 설사, 복통, 발열, 탈수 등을 유발하고 타인에게 전염도 가능하다. - 설사 합병증 확인: 탈수, 피부 건조, 전신쇠약감, 복통, 항문 헐음 등 확인
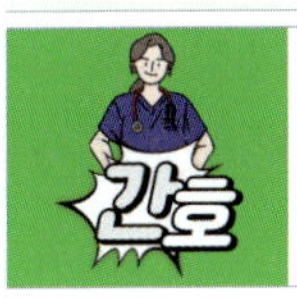	▸ 설사 시 탈수와 전해질 불균형에 유의하여 수분 섭취나 전해질 음료 섭취 권장 ▸ 항문 주변 피부 청결 유지: 깨끗한 물로 씻을 것을 안내하고 필요시 보습제 사용
발열 확인	- 열이 나는 것 같으세요? - 체온(Body temperature) 측정 - 몸이 떨리세요? (오한-chilling, Shivering 확인) - 땀이 많이 나세요? (발한-sweating 확인) - 목마르세요? (탈수-dehydration 확인)
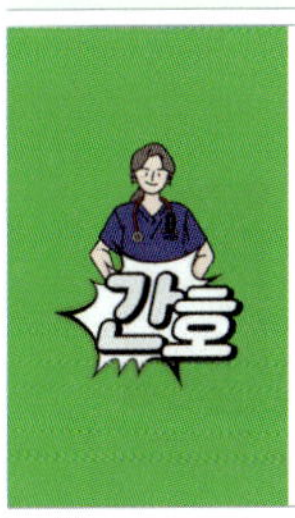	▸ Chilling에 대한 얇은 이불 덮어주기: 38.0도가 넘는 Fever 발생 전 미열과 함께 Chilling이 동반될 수 있다. 이때 열이 난다고 이불을 덮지 않도록 하는 것이 아니라 얇은 이불을 덮어주어 환자의 정서적 지지를 해주는 것이 좋다. 이후 지속정도에 따라 의사로부터 Chilling에 대한 처방을 권유. ▸ ICE Pack: 동맥이 흐르는 부위(주로 액와동맥의 겨드랑이, 총경동맥의 목 옆, 대퇴동맥의 허벅지 사이)에 대어준다 ▸ 미온수 마사지(Tepid massage): 스펀지나 수건에 미지근한 물을 적셔 몸을 닦아 증발하도록 하는 방법으로 특히 소아에게 효과가 좋다.

예상되는 처방

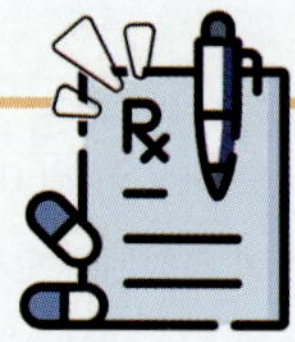

- ▸ **지사제(설사 완화) 투여**: Fotagel or Smecta(Dioctahedral Smectite), Lopmin(Loperamide) 등
- ▸ 탈수 예방을 위한 Fluid Hydration
- ▸ 필요시 NPO & TPN(완전비경구영양) 투여
- ▸ **추가 검사 F/U**: Lab(혈액검사), Stool lab, Blood Culture(혈액배양검사), Chest X-ray
- ▸ **해열진통제 or 소염진통제 투약**: Tylenol or Setopain(acetaminophen), paceta(propacetamol), Keromin(Ketorolac) 등

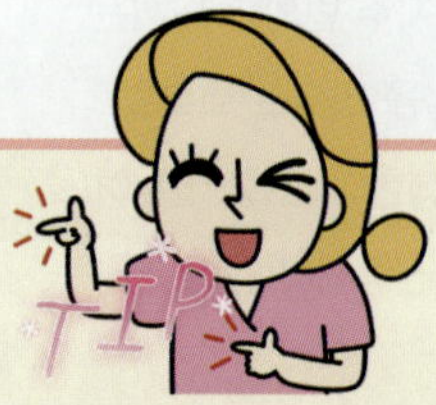

Stool routine Lab F/U 알아보기

Stool routine lab은 장내 미생물이나 바이러스로 인한 감염 여부를 알아보는 검사로, 의료기관마다 설사 환자에 대해 일반적으로 수행하는 stool lab들이 있다. Stool box에 대변을 넣고 검사실로 보내는 것이 일반적인데, 다음 대표적 검사에 대해 알아보자.

* 균 배양(Stool Culture): 대변 내 세균 배양 또는 감수성 검사
* 바이러스 검출(Diarrhe virus panel): 설사 원인 바이러스를 감별하기 위한 검사
* 잠재적 혈변 검사(Occult Blood test, Stool OB): 대변 내 혈액을 검출하는 검사
* C.difficile Toxin(A&B) & Culture

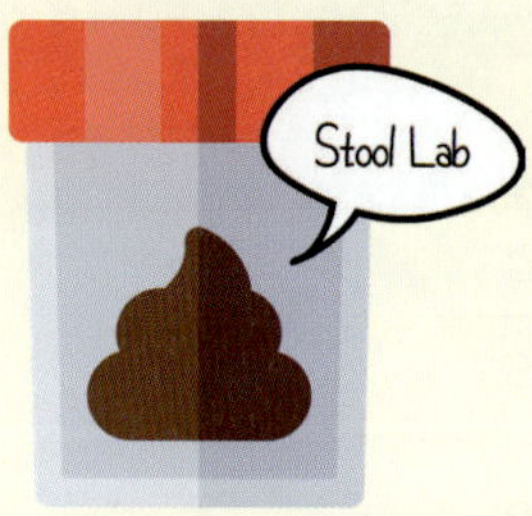

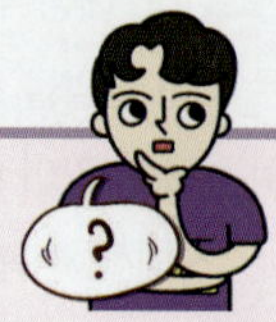

항생제 투약 후 설사? C.difficile??

장 속에는 다양한 미생물이 적당하게 존재한다. 이들은 음식 소화나 영양 흡수를 촉진하고 면역 체계를 강화하기도 하며, 장 건강을 유지시키기도 한다. 하지만 항생제 투약으로 장내 미생물 균형에 영향을 미치게 되면 특정 감염증을 유발한다. 그 중 C.difficile의 증식으로 유발되는 Clostridioides difficile(CDC) 감염이 대표적이다. 다음 C.difficile 검사와 특징에 대해 알아보자

* C.difficile toxin A&B: 독소 유전자 검출 검사. CDC 감염의 경우 A독소(endotoxin), B독소(cytotoxin)를 생성하여 장 점막 손상, 염증, 설사를 유발한다
* C.difficile Culture: Stool Culture는 CDC 진단의 표준법이다. Positive 결과 시 CDC 감염증에 의한 격리치료를 시행한다.
* 검사 대상자와 격리기간: 설사 대상자 중 최근 2개월 이내 항생제 사용력이 있거나 항생제 치료 시작 72시간 이후 설사를 한다면 C.difficile검사를 시행하며, Stool Culture결과상 positive 시 격리치료 시작. 설사 증상 없이 대변이 정상화 된 후 72시간 경과 후 격리를 해제할 수 있으나 의료기관마다 상이할 수 있다.
* 항생제 치료: C.difficile 감염 시 Metronidazole IV + Vancomycin PO 병용요법을 주로 처방한다.

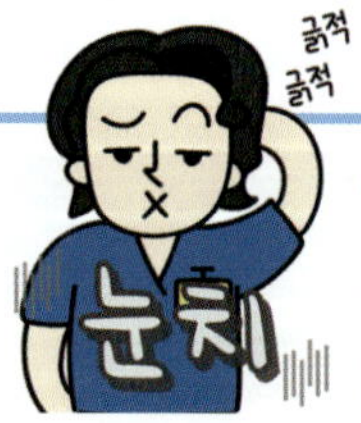

"대변이 설사인지 정상인지.. 헷갈리더라구요..?"

대변양상은 매우 주관적일 수 있다. 하지만 이를 위해 객관적 평가도구(Bristol Stool Form Scale,BSFS)가 있으니 알아두면 정말 유용하게 설사 간호 사정을 할 수 있을 것이다.

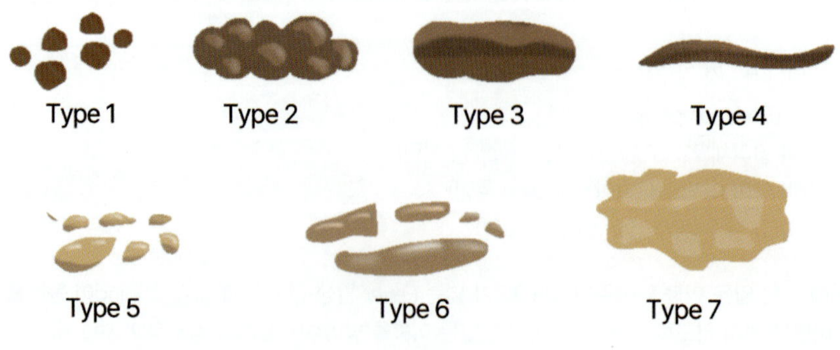

- Type 1 & 2 = 변이 딱딱하고 건조하여 통과하기 어려운 상태로 변비를 나타냄
- Type 3 & 4 = 3&4 Type이 일반적으로 가장 건강하고 전형적인 대변 형태
- Type 5 = 정상적이나 조금 묽어서 설사를 암시
- Type 6 & 7 = 대변이 묽고 색이 더 연할 수 있다. 설사를 나타낸다.

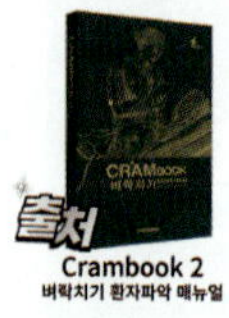

출처 Crambook 2 벼락치기 환자파악 매뉴얼

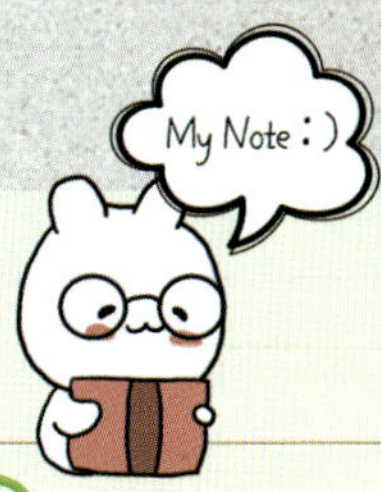
My Note :)

3

Bleeding(출혈)

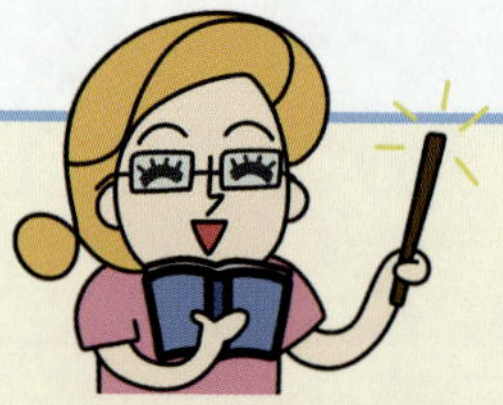

Pre study: What is 복부 출혈

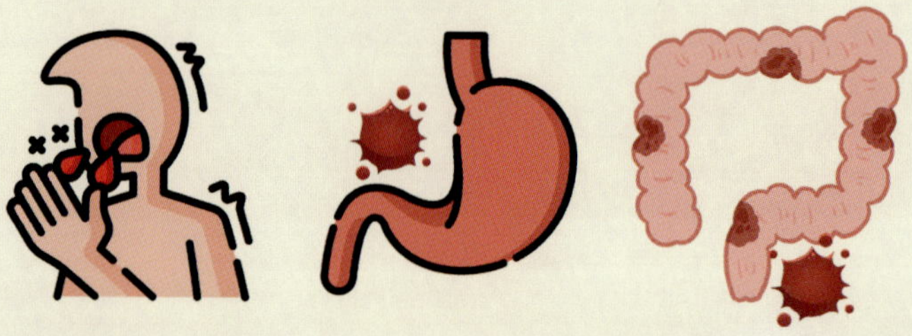

소화기계 출혈(GI bleeding)이 발생하였다면 그 혈액은 대변에 섞여 항문으로 나오는데 이를 혈변(Hematochezia)이라고 한다. 이 중 항문으로 배출되기 전까지 몸 안에 오래 머무를수록 혈액은 검게 변하는데 이를 흑변(Melena)이라고 한다. 반대로 출혈량이 많아 소화관에 혈액이 고이면 장, 항문 방향으로 통과하지 못하고 식도를 통해 입으로 나오는데 이를 토혈(Hematemesis)이라 한다.

혈변(Hematochezia)이나 흑변(Melena)은 출혈 부위가 항문에서 멀어질수록, 즉 상부 소화기계(위, 십이지장) 출혈이면 흑변일 가능성이 높다. 최소 50cc 이상의 출혈량이면 흑변이 생기며 소량의 출혈은 검게 변하지 않는다. 따라서 흑변을 보이는 환자는 위나 십이지장에 문제가 생길 수도 있는 출혈이 있었음을 알 수 있다. 상행결장에서 직장 부위에 출혈이면 대변이 적갈색에서 선홍색 사이를 보인다. 직장과 항문에서의 출혈은 선홍색의 혈변을 보인다. 원인은 장중첩증, 허혈성대장염, 크론병, 대장폴립, 대장암, 치핵 등 십이지장 아래 하부 위장관계 질환들이다. 하부 소화기계 급성 출혈이 의심된다면 젊고 활력징후가 안정적인 환자들은 sigmoidoscopy와 colonoscopy를 시행할 수 있으며, 고령이고 활력징후가 불안정하다면 upper endoscopy와 colonoscopy를 시행할 수 있다.

토혈(Hematemesis)은 출혈이 상부 소화기계(식도, 위, 십이지장)에서 발생했을 때 출혈량이 많아 혈액이 고이면 생긴다. 출혈 속도가 빠르다면 토혈까지 걸리는 시간도 짧으며 서서히 출혈이 일어난다면 토혈까지 걸리는 시간도 길어진다. 위액 속에 염산은 헤모글로빈을 갈색으로 변화시키는데 토혈의 색에 따라서 혈액이 위 안에 정체되어 있던 시간을 판단할 수 있다. 빨간 신선한 피(fresh blood)의 색이라면 대량의 식도 출혈로 혈액이 위까지 내려가지 못했음을 의미한다. 반면에 커피색(갈색, 흑갈색)을 보인다면 위 안에 어느 정도 정체되어 있었음을 의미한다. 토혈은 위궤양이나 급성위점막질환, 위암, 식도암, 식도정맥류 파열, 십이지장 궤양 등이 원인이 된다. 위, 식도 주변은 동맥혈의 공급이 많으므로 출혈이 발생하면 많은 양의 혈액이 빠르게 손실되어 저혈량 쇼크와 사망으로 이어질 수 있다. 활력징후의 안정성을 유지하면서 출혈을 멈추는 것이 가장 우선적으로 이루어져야 한다. 혈관조영실에서 출혈 부위를 확인하고 색전술을 시행하는 것으로 출혈을 멈출 수 있으며, 경우에 따라서 esophagogastroduodenoscopy(EGD)를 통해 출혈 부위를 확인하고 지혈술을 시행한다.

간호사정 & 수행

간호사정	간호사정 방법
배변 시 출혈 (혈변, 흑변 등)	- 색깔: 혈변을 보셨나요? 흑변을 보셨나요? - 혈변과 흑변 직접 확인: 변 보시면 물 내리지 말고 간호사에게 알려주세요 - 양: 종이컵, 소주잔 등 비교 가능한 것으로 양을 사정 - 횟수: 혈변 또는 흑변을 몇 번 보셨어요? - L-tube가 있을 시: Drain하거나 Regurgitation후 출혈 확인
신체사정 (어지러움, 식은땀 등)	- 어지러우신가요? - 피부 창백함 사정: 얼굴 눈 밑, 손 끝, 혓바닥 등 - 오심(Nausea) 여부 확인: 속이 메스꺼우신가요? 토할 것 같나요? - 활력징후 측정(V/S Check)
Lab 결과 확인	- 응급 CBC검사로 헤모글로빈(Hb) 수치 확인(이전 검사결과와 비교 후 변화량을 꼭 확인할 것)

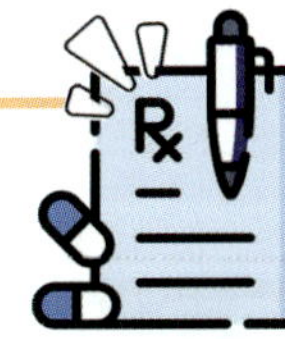

예상되는 처방

- **추가 검사 F/U**: CBC, ABGA 등, 객혈 확인을 위한 CT F/U
- 필요시 O_2 공급
- 필요시 **수혈(Transfusion, T/F)**: RBC(농축적혈구), PLT(혈소판), FFP(신선동결혈장) 등
- **지혈제 투여**: Tranexamic acid, Botropase(Hemocoagulase solution), Esbix(p-Aminomethyl Benzoic Acid)
- **PPI(프로톤 펌프 억제제) 투약**: pantoloc(pantoprazole), Nexium(Esomeprazole) – 위장관계 출혈 시 PPI는 위산의 분비를 억제하여 위점막을 보호하고 혈액 응고를 촉진하며 재출혈 위험을 감소시키는데 효과적이다.

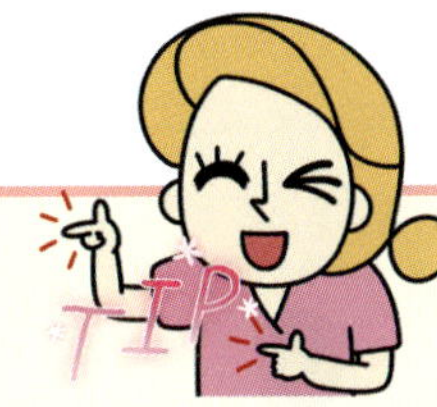

대변 색깔로 알아보는 상부위장관 출혈 VS 하부위장관 출혈

양상	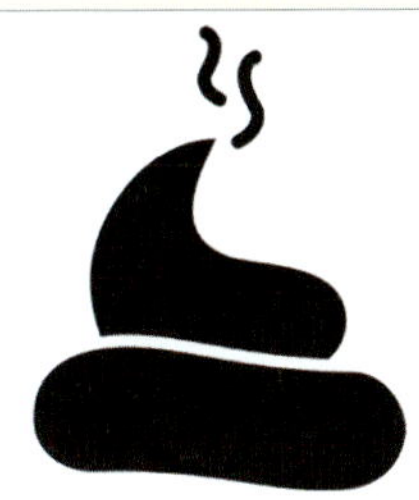 흑변(Melena)	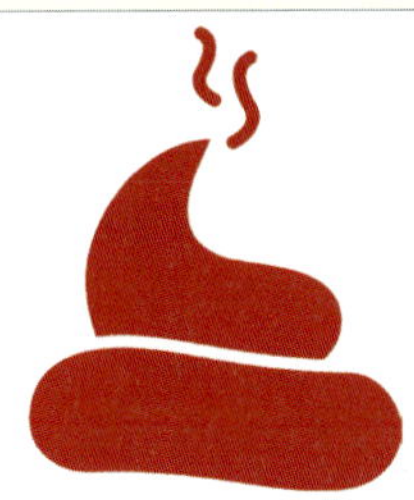 혈변(Hematochezia)
색깔	검은색, 타르색, 춘장색 대변	붉은색, 분홍색 대변
원인	위산과 혈액이 반응하여 발생 출혈로 고여있던 혈액이 혈종(hematoma)으로 변하며 검붉은색을 띨 수 있음 철분제 복용 시 철분 산화작용으로 검은변을 띄기도 함	혈액이 대변에 직접 섞여 발생
특징	냄새가 강하고 타르처럼 끈적거림 광택이 없고 덩어리가 있을 수 있음 대변 검사를 통해 잠재적 혈변 확인 가능	출혈 부위가 하부위장관에 가까울수록 붉은색 혈변 가능성 높아짐 출혈량이 많거나 빠르게 발생할수록 혈변이 붉은색 변기에 혈액이 묻거나 혈액만 배출될 수 있음
주의	- 흑변은 상부위장관 출혈의 대표적인 증상이나 하부위장관 출혈 가능성을 배제할 수는 없다 - 혈변으로 내시경적 지혈술 후 위장관에 고여있던 혈액이 배출될 때 흑색을 띨 수 있다	

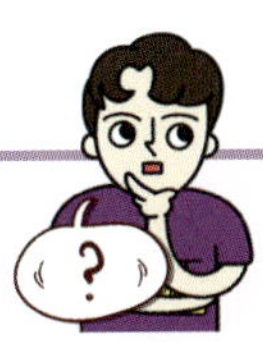

"혈변인지 애매할 때 과산화수소수를 부어보던데… 왜죠?"

과산화수소수는 혈액과 반응하여 거품을 발생시킨다. 이는 혈액 내 헤모글로빈의 효소 작용에 의해 산소를 발생시키는 것이다. 하지만 과산화수소수는 식물성 혈색소나 과일, 육류 등 다른 물질에 의해 거품을 발생시키기도 하므로, 혈변인지 애매할 때 과산화수소수를 부어 그 반응을 살필 수 있지만 혈변 감별의 정확도는 낮다.

따라서 혈변이 의심될 때 과산화수소수 반응은 참고만 하고, Stool OB(대변 잠혈 검사)나 Hb변화, 환자 상태 변화 등 다양하게 참고해야 하며, 확진을 위해 내시경검사나 조영제를 이용한 CT검사를 시행할 수 있다.

출혈 간호 수행 & 예상되는 처방

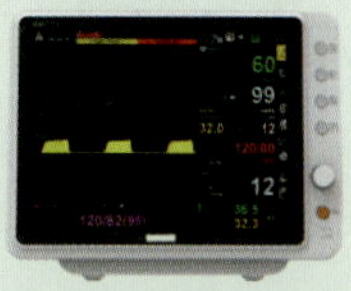

V/S monitoring

1. **저혈압:** 하지 거상 자세 취하기. 하지 거상 자세는 순환혈액량을 증가시켜 혈압을 상승시키는 효과가 있다.
2. **빈맥 & 빈호흡 & SpO_2저하:** 출혈의 주요 증상은 빈맥(tachycardia)과 빈호흡(tachypnea), 산소포화도 저하이다. 환자의 호흡 지지를 위해 상지 거상 또는 편안한 자세를 취해주고 심호흡을 격려하며 안정을 취하도록 한다
3. **Hb & SpO_2 monitoring:** 환자의 Hb변화를 확인하고, 필요시 응급 CBC검사나 ABGA검사로 보고되는 Hb수치를 확인할 수 있다. Hb는 산소화된 혈액을 운반하는 기능을 하므로, 출혈로 인한 Hb저하 시 산소포화도가 급격히 감소할 수 있으므로 환자의 호흡과 SpO_2 monitoring을 필수적으로 수행해야 한다.
4. **V/S monitoring & 의식수준 파악 후 즉시 의사Notify**

- 예상되는 처방: 수액 공급, , 수혈(T/F), 12 lead EKG monitoring & cardiac marker F/U

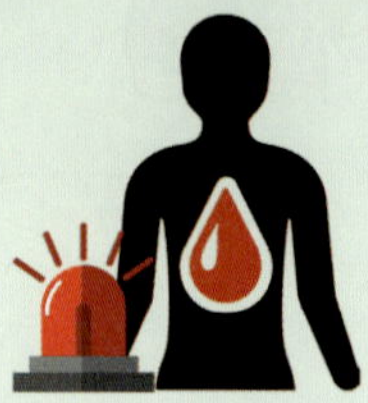

응급 치료

〈출혈 관련 검사 진행〉

1. **직장수지검사(Digital Rectal Examination, DRE):** 직장에 손가락을 넣어 잠혈(occult blood-소변이나 분변 속에 섞여있는 혈액)을 확인하는 검사. 혈액이 묻어나오면 Positive, 묻어나오는 혈액이 없으면 Negative로 판정. 과산화수소수 반응을 동시에 평가하기도 함.
2. **위세척(gastric irrigation):** 비위관(Levin tube)을 삽입하여 위세척을 수행하여 상부위장관 출혈 정도를 평가하는 검사. 세척 시 배액된 용액 color를 관찰한다
3. **내시경검사 or 조영제CT검사 or 초음파검사**
   ➜ 급성 출혈 확인 시 내시경적 지혈술 or 혈관조영 지혈술 시행
4. **재출혈 방지를 위한 PPI 투약:** Pantoprazole Continuous IV(8mg/hr over 72hr or 80mg loading후 40mg bid or qd)

〈V/S Care〉

1. **저혈압 대처:** 수액 공급, 승압제(Inotropic) 투여
2. **Hb 평가 & 수혈:** Hb수치에 따라 RBC 수혈. 혈장이나 혈소판 수혈 가능
3. **환자 호흡 지지를 위한 산소 공급**

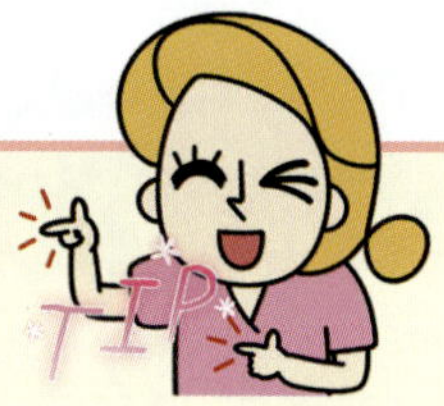

위장관계 출혈? 어느 위치인지 추정하기!

1. 출혈 양상 확인
   - 토혈, 흑색변은 상부위장관 출혈 가능성 높음
   - 혈변은 하부위장관 출혈 가능성 높음
   - 다량의 상부위장관 출혈은 혈변을 일으킬 수 있음
   - 원위부 소장, 근위부 대장에서의 소량 출혈은 흑색변을 일으킬 수 있음
2. 비위관 삽입 및 세척 (Levin tube insert & irrigation)
   - 상부위장관 출혈 여부를 확인하기 위한 방법
   - 세척 중 혈성 흡입물이 배액되면 상부위장관 출혈로 진단 가능
   - 혈성 흡입물이 배액되지 않는다고 상부위장관 출혈을 배제할 수는 없음(위음성 25%)
   - 응급 내시경의 정확도를 높이기 위한 전 처치로도 활용
3. 진단 및 지혈 목적의 내시경
   - 출혈의 위치가 추정되면 상부 또는 대장내시경을 시행하여 출혈의 원인을 진단하고 동시에 내시경 치료를 시행할 수 있음
4. 어느 부위인지 추정되지 않으면 조영제 CT검사를 통해 혈관출혈 및 혈관조영지혈술을 시행할 수 있음

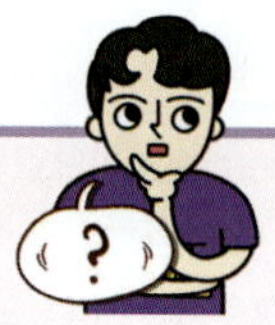

"위장관 출혈 상황에서는 왜 조영제를 이용한 CT검사를 하죠?"

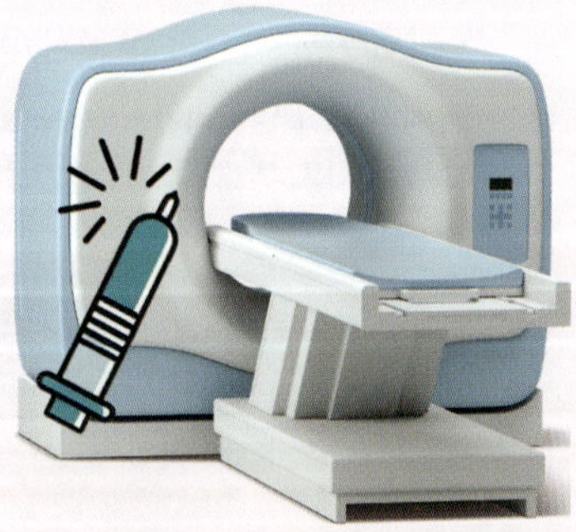

위장관계는 장기도 다양하고 각종 중요 혈관도 존재한다. 따라서 위장관계 출혈 부위를 정확히 진단하기 위해서는 혈관까지 볼 수 있도록 조영제를 이용한 CT검사가 권장되는 것이다.

조영제 CT 검사 전 체크사항!

* **조영제 부작용:** NPO(금식), IV route 확보, 조영제 동의서 작성
* **신장 문제 확인:** 신장 문제가 있는 경우 주입된 조영제 배출에 문제가 있을 수 있으니 검사 전 신장 보호를 위한 Acetylcysteine투약, 검사 후 Fluid hydration, 필요시 투석치료까지 필요할 수 있다.

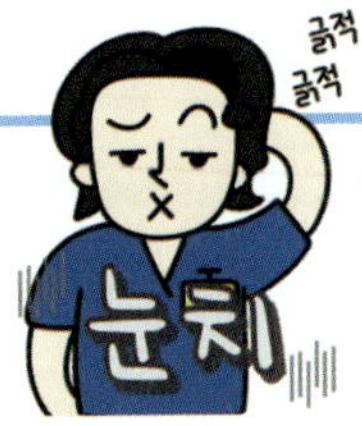

"어떤 상황에 어떤 수혈제제가 필요할지 헷갈려요…"

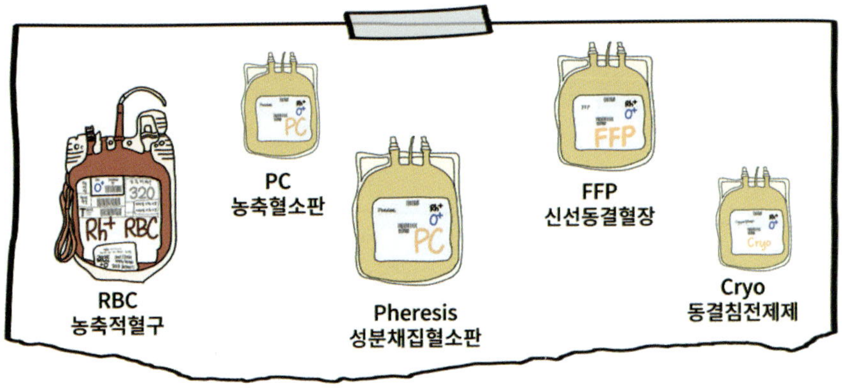

RBC(Red Blood Cell, 적혈구)	- Hb(헤모글로빈), Hct(헤마토크릿) - 일반적으로 Hb 7-8g/dL 이하 수혈 고려
PC & Pheresis (Platelet Concentrat, 혈소판 농축액) (Apheresis-성분채집 혈소판)	- Platelet(혈소판) - 출혈 증상이 있는지에 따라 혈소판 목표 값이 다름
FFP (Fresh Frozen Plasma, 신선동결혈장)	- INR(국제표준화비율 프로트롬빈 시간), aPTT(활성화 부분 트롬보플라스틴 시간) - 응고 검사 결과 이상 소견이나 다량 출혈 시 수혈 고려 - Vit K 부족 시 우선 투약 고려
Cryo (Cryoprecipitate, 동결침전제제)	- Fibrinogen(피브리노겐-혈액 응고에 중요 역할을 하는 섬유소원) - Fibrinogen 50-100mg/dL 이하 또는 출혈 위험에 따라 수혈 고려

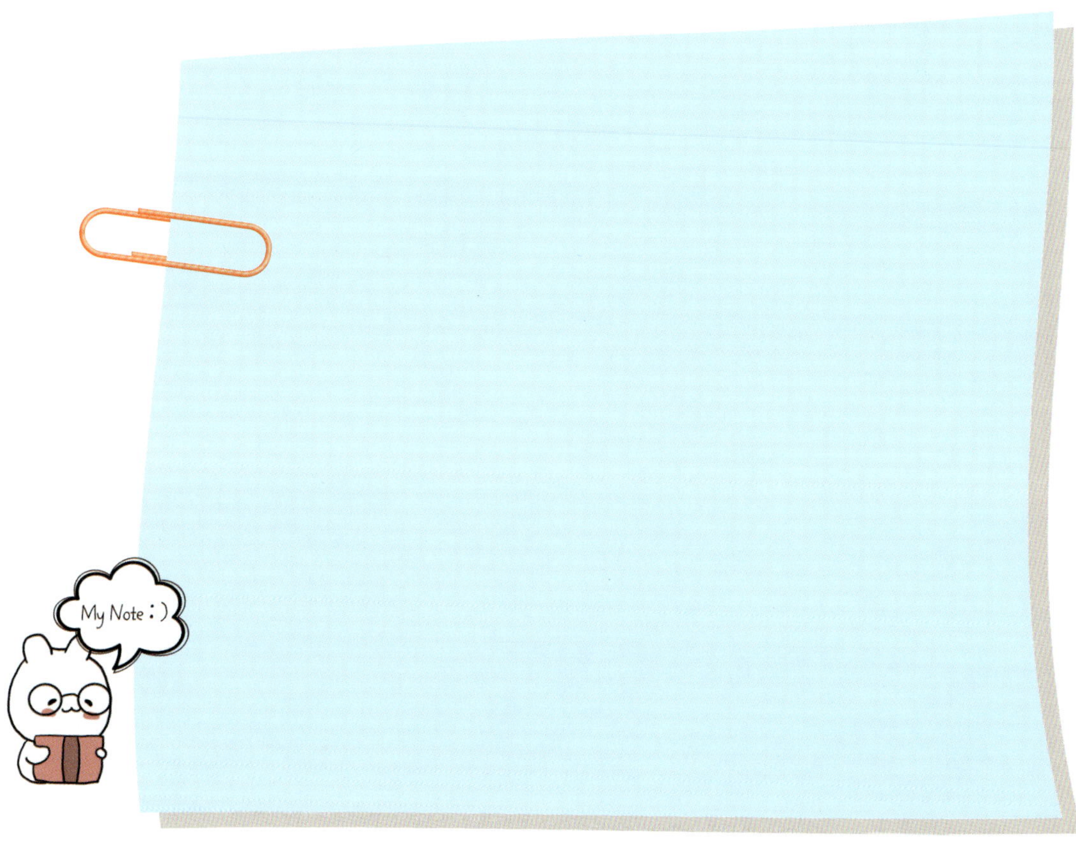

Early Gastric Cancer

EGC, 조기위암

Gastric Cancer & Colon Cancer

위암 & 대장암

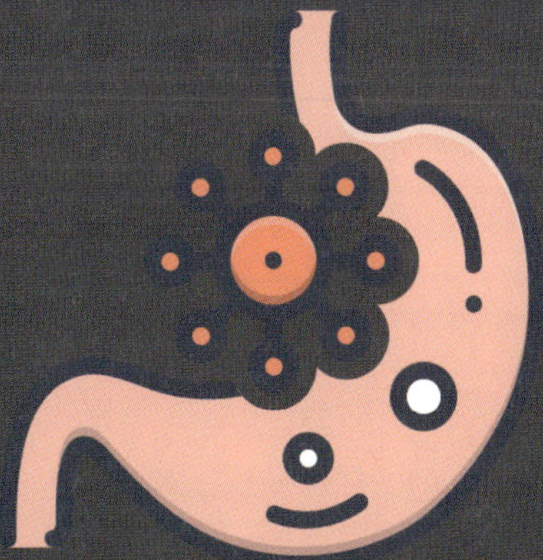

EGC(조기위암), 위암 & 대장암 - Why Algorithm 알고리즘 사고력 기르기

1. 소화기계 암 환자 주요 문제 증상

공통적인 소화기계 문제 증상은 앞서 학습한 것처럼 소화불량, 오심, 구토이다. 소화기계 암으로 인한 문제는 안타깝게도 그 증상이 일반과 비슷하다. 다만, 암이 진행될수록 급성이 아닌 다음과 같은 만성적 특이 증상들이 나타나기 시작할 수 있다.

- 배변습관의 변화: 평소와 다른 변의 횟수 증가나 감소 등이 나타날 수 있다. 대변 양상은 이전과 비슷하나 대변 배출까지 시간이 늘어날 수 있다.
- 변 양상 변화: 지속적인 변비 혹은 설사가 나타날 수 있다. 대변이 굵어지거나 얇고 길어질 수 있다. 암과 관련된 종양이나 궤양으로 인해 검고 끈적끈적한 변이나 적혈구로 인해 혈변을 볼 수 있다.
- 식욕부진, 체중감소: 설명할 수 없는 식욕 부진이나 체중 감소가 일어날 수 있다. 암세포는 정상 세포보다 빠르게 성장하며, 이 과정에서 많은 영양소를 필요로 한다. 따라서 인체 내 영양소를 흡수하면서 암세포가 성장하고, 이에 따라 정상 조직 영양 공급이 부족해져 체중 감소가 발생할 수 있다. 암세포의 호르몬이나 면역반응으로 식욕 감퇴가 일어날 수 있다.

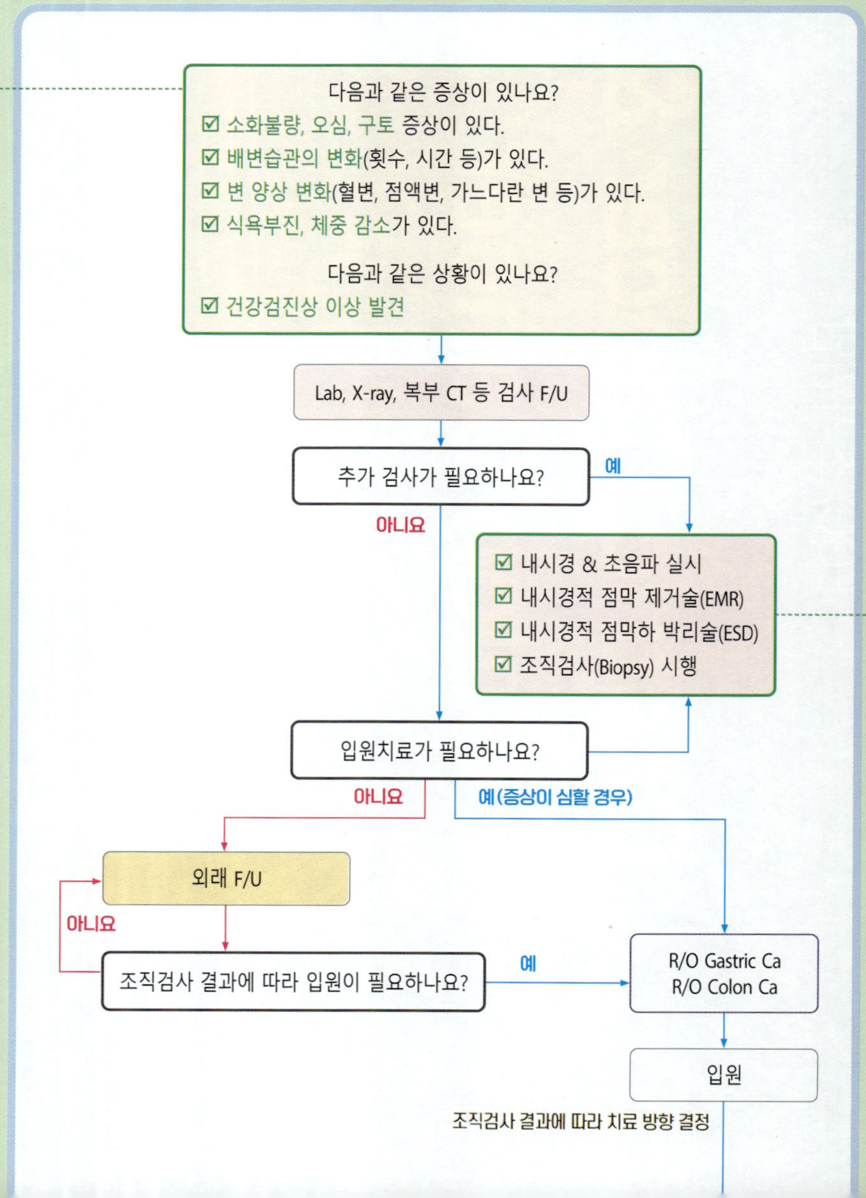

2. 소화기계 암 환자 추가 검사 및 시술

증상으로 암이 의심될 때 혈액검사와 영상검사를 진행하고, 이상 조직이 예상된다면 이 물질이 무엇인지 확인하는 절차가 필요하다. 위장관계 이상 물질을 채취하고 확인하기 위해서는 내시경검사가 필요하다. 내시경검사를 통한 이상 물질 제거나 박리, 조직검사 채취 등에 따라 그 이름들이 나뉜다.

항목	내시경적 점막 제거술(EMR)	내시경적 점막하 박리술(ESD)	내시경적 생검(Biopsy)
목적	점막 암성 병변 치료, 조직검사	점막하층 종양 치료, 조직검사	병변 진단
절제범위	점막층	점막하층	점막층 일부
시술방법	전기/고주파 에너지 이용	점막하 주사 후 분리 및 절제	겸자 이용 조직 채취
시술 시간	5-30분	30-2시간	5-30분
합병증	출혈, 천공, 협착, 통증		

3. 소화기계 암 환자 입원 과정

입원 후에는 두 가지 과정이 동시에 진행된다.

① 진단을 위한 협진 과정: 암 관련 조직검사 결과에 따라 양성조직일 경우 경과 관찰. 악성조직일 경우 암 전이 검사와 혈액종양내과 또는 외과와 협진 후 종양 크기와 범위에 따라 치료 계획 수립.

② 현재 호소하는 증상의 조절과 내시경 후 치료: 환자의 호소 증상과 내시경 후 관리를 통해 항암이나 외과적 절제, 또는 퇴원을 위한 컨디션을 올리기 위한 간호 과정.

따라서 간호사는 위 2가지 치료 경과를 모두 이해하고 있어야 하며, 자세한 사항은 상황별 간호 사정&수행 부분에서 학습하도록 하자.

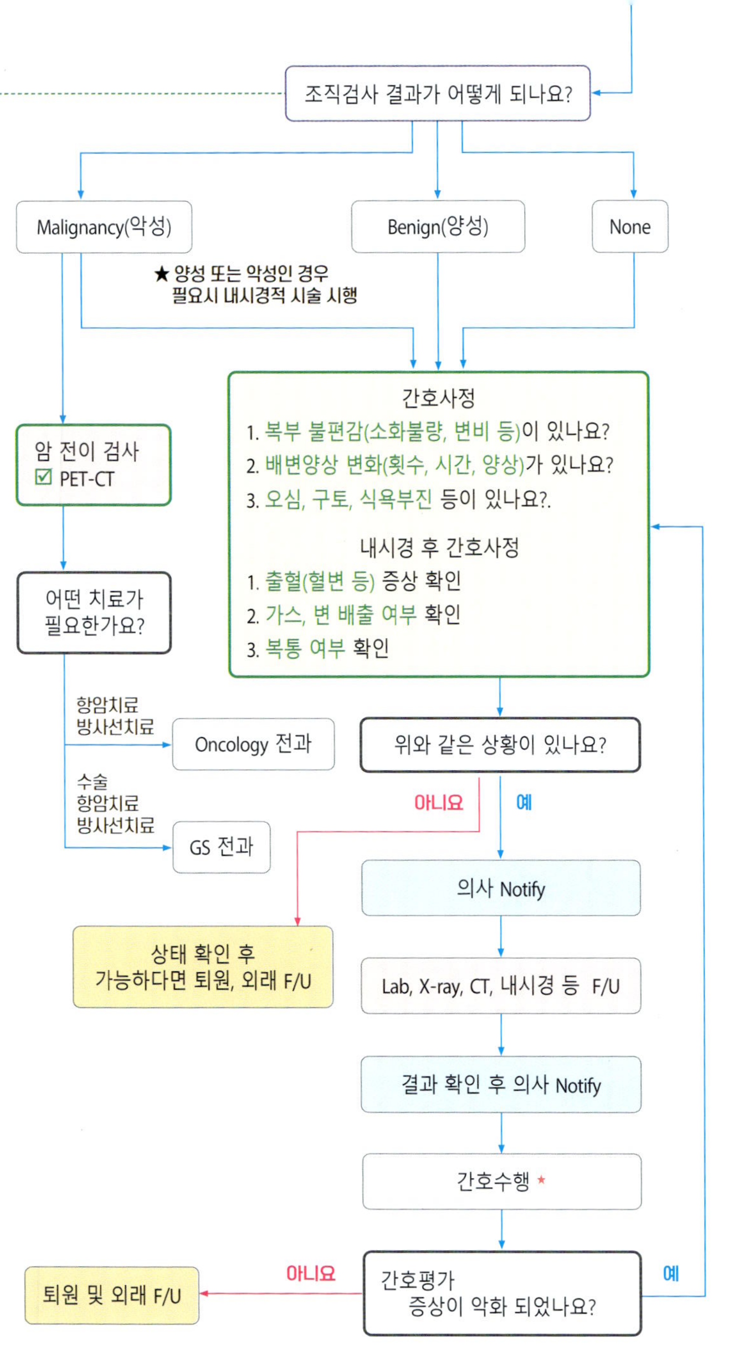

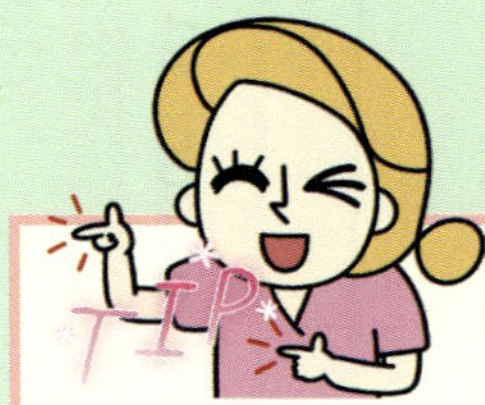

협진 VS 전과

병원에서 의사들의 전문분야는 점점 세분화됐다. 환자가 소화기계 문제로 처음 방문한 과는 소화기내과이지만, 암으로 진단 받은 후에는 암을 보다 전문적으로 치료할 수 있는 혈액종양내과나 절제 수술을 할 수 있는 외과에 치료 문의를 해야 한다. 이를 협진이라 하고, 환자가 가진 문제를 보다 전문적으로 담당할 수 있는 과로 변경하는 것을 전과라고 한다. 임상에서 협진의뢰는 Consult, 전과는 Transfer Out/In으로 표현하고 있다. 협진과 전과는 의료 전문가들이 환자의 진단과 치료 방향을 논의하고 최적의 치료를 수행하기 위한 과정이다. 따라서 병원 입원 환자의 치료 과정을 이해하기 위해 협진과 전과는 꼭 알아두자!

소화기계 암 관련 질병 이해하기

1 위암(Gastric cancer)

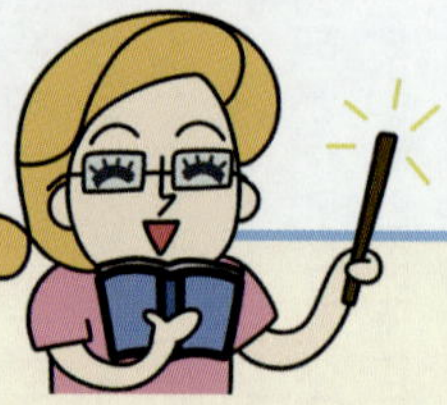

Pre study: 위암(Gastric cancer)

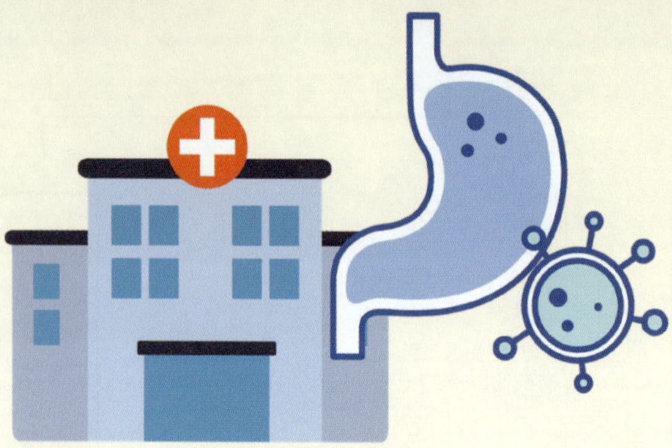

위암(Gastric cancer)은 위 점막 상피세포에 발생하는 악성 종양을 의미한다. 가장 많이 발생하는 연령은 50~60세로 남성에서 더 많다. 선암이 대부분이다.

위암은 초기 증상이 없으며 느낀다 해도 속이 더부룩한 정도에 그치기 때문에 조기에 알아차리기 어렵다. 명치 부위 통증을 느끼거나 식욕감소, 오심, 빈혈, 체중감소와 같은 증상이 나타난다. 육류 위주의 식사, 반복되는 위염과 같은 환경적인 요인이 주된 원인이며 위암 환자의 95%는 위나선균(Helicobacter pylori) 감염자이다.

건강력, 신체검진, 내시경 검사, 혈액검사, 잠혈검사, 위액검사 등에서 위암을 의심할 비정상 소견을 발견할 수 있으며 조직생검을 통해 확진한다.

위암은 0형부터 4형으로 분류하고 0형은 조기위암, 1~4형은 진행위암으로 분류한다. 암 병변의 깊이에 따라 조기위암과 진행위암으로 분류하는데 조기위암은 암 조직의 침윤이 위 점막하층(Submucosa, SM)까지 침범한 경우다. 진행위암은 암 조직의 침윤이 점막하층을 넘어 고유근육층(Muscularis propria, MP)까지 도달한 경우다.

조기위암(Early Gastric Cancer, EGC)은 육안으로 보이는 모양에 따라 I형(융기형), II형(표면형), III형(함몰형)으로 분류하는데 II형이 가장 흔하다. 조기위암은 병변 정도에 따라 내시경적 점막절제술(EMR), 내시경적 점막하박리술(ESD)를 시행하거나 외과적으로 복강경 또는 개복술로 위절제술을 시행한다. 내시경적 절제술이 가능한 경우는 암의 크기가 2cm 이하이며 림프절 전이 위험이 거의 없는 완전 절제가 가능한 병변에서 시행한다. 궤양을 동반하지 않으며 세포의 분화도가 좋으면서 점막에 국한된 암인 경우다.

진행위암은 1형(국한 융기형), 2형(국한 궤양형), 3형(궤양 침윤형), 4형(미만 침윤형)의 형태로 구분하며. 3형이 가장 흔하다. 1, 2형은 예후가 비교적 좋은 편이나 3, 4형은 예후가 나쁘다.

진행위암(Advanced gastric cancer, AGC)은 복막으로 파종성 전이를 일으키는 빈도가 가장 높은 암이다. 복막 전이는 암성 복막염을 일으켜 적혈구가 많이 섞인 혈성 복수를 만든다. 여성 환자에서 파종 종양이 더글라스 오목(Douglas pouch)으로 전이하는 Schnitzler 전이가 일어날 수 있다. 원격전이로는 선암종이 난소로 전이되는 Krukenberg 종양을 일으킨다. 원격 림프절전이는 왼쪽 가슴림프관(Thoracic duct)을 타고 왼쪽 쇄골상와 림프절로 전이하는 Vichow 림프절 전이가 흔하다. 복막 전이와 림프 전이는 침윤 경향이 심한 3, 4형에서 흔하다. 반대로 1, 2형은 종양이 국한되어 있는 경우가 많으며 혈행 전이가 많다. 혈행 전이는 간 문맥을 통한 간 전이가 가장 흔하다.

진행위암의 치료는 암의 부위와 크기에 따라 외과적 절제술을 시행할 수 있다. 인접 장기까지 침범하였다면 함께 절제하고 남은 부분을 문합한다. 원격전이나 복막전이가 있다면 수술은 하지 않고 화학요법을 진행한다.

2
용종(Polyp) & 대장암(Colon cancer)

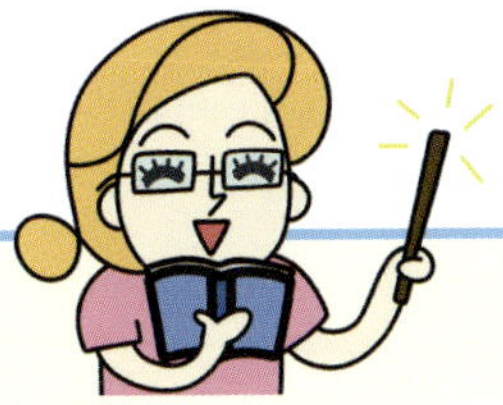

Pre study: 용종(Polyp) & 대장암(Colon cancer)

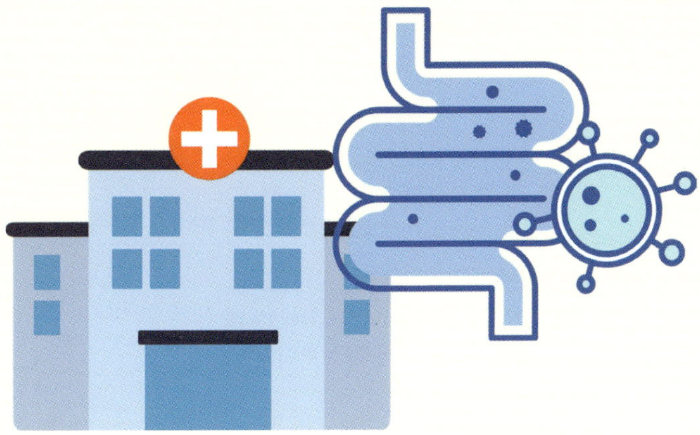

용종(Polyp)은 점막에서 생기는 병변으로 주변보다 돌출되어 있는 융기한 병변을 의미한다. 조직형에 따라 종양성과 비종양성으로 우선 구분한다.

비종양성은 염증성이나 과오종성(소아폴립증, Peutz-Jeghers syndrome 등), 기타 미분류 형태로 구분하며 암으로 변하지 않는다.

종양성 용종 중 양성인 것을 선종(adenoma)이라 하며 악성이면 암이라고 한다. 대장 용종 중 85%를 차지하는 선종은 양성 종양이지만 암으로 변화하는 모체가 되므로 가볍게 생각해서는 안된다.

폴립증(Polyposis)은 용종이 다발하는 상태를 의미하며 암으로 변할 수 있는 선종폴립증은 유전성이 있다.

대장은 크게 직장과 결장으로 구분하며 직장에 생기는 암을 직장암, 결장에 생기는 암을 결장암이라 한다. 이 둘을 **대장암(Colon cancer)**이라 한다.

대장암의 원인은 고기나 달걀 위주의 고칼로리 식이, 고지방식이, 저섬유질 식이, 저비타민 식이 등 식습관 원인이 대부분이다. 오래 앉아 있는 생활패턴과 비만, 알코올이 원인이 될 수 있다. 만성 궤양성 대장염도 원인이 될 수 있다. 고령일수록 발생 확률이 높아지며 60대가 호발 연령이다.

주 증상은 복통, 혈변, 설사와 변비가 같이 나타나는 배변 이상이다. 항문에 가까운 부위인 직장이나 S상 결장, 하행결장 부위 암은 대장 내 내용물이 고형에 가까워 혈변을 보는 경우가 많다. 따라서 대변 잠혈검사 등을 통해 조기에 암을 발견할 수 있다. 항문에서 먼 상행결장, 맹장 부위 암은 대장 내 내용물이 액체이므로 암 조직에 의한 통과장애가 생기지 않아 병변이 어느 정도 진행되어야 증상이 나타나는 경우가 많다.

대변잠혈검사나 직장수지검사, 복부초음파, 대장조영술(Colon study), CT, MRI, 대장내시경 검사 등이 이루어진다. 내시경 검사와 병리검사를 통해 정확한 진단을 한다.

혈행 전이는 간 문맥을 통해 간, 하대정맥을 통해 폐로 전이하는 것이 흔하며 림프전이도 생길 수 있다.

외과적 수술이 기본적인 치료이나 조기 대장암의 경우 내시경 절제술로 해결할 수 있다. 외과적 수술에서는 암의 진행상태에 따라 절제부위를 결정한다. 결장암의 경우에는 병변 부위를 잘라낸 후 이어 붙이는 방식으로 대부분 진행한다. 하지만 직장암의 경우 항문의 기능을 보존할 수 있는지 여부에 따라 장루(인공항문) 조성술이 필요할 수 있다.

공통 간호사정 & 수행

"소화기계 암 환자에서 이것만큼은 꼭 확인!"

1 배변 양상 변화

배변 양상 변화는 평소와 다른 배변 횟수, 배변 형태, 변 색깔 등의 변화를 의미한다.

간호사정 & 수행

간호사정	간호사정 방법
배변 양상 확인	- 횟수: 평소와 다르게 배변 횟수가 달라졌나요? - 양상: 평소와 다르게 배변 양상이 묽어졌나요? 딱딱해졌나요? - 시간: 평소와 다르게 배변 보는 시간이 증가/감소 했나요? - 혈변: 대변에 피가 섞여 나오나요? - 냄새: 대변 냄새가 고약해지셨나요?

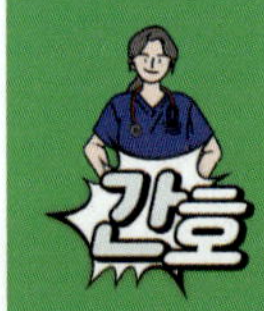

- 변화 양상 monitoring: 배변 일지 작성하도록 교육.
- 암 진단 및 치료 과정으로 인한 스트레스, 불안, 우울 등 심리적 지원
- 설사, 변비, 혈변, 점액변 등 증상 완화를 위한 의사 처방을 제안

예상되는 처방

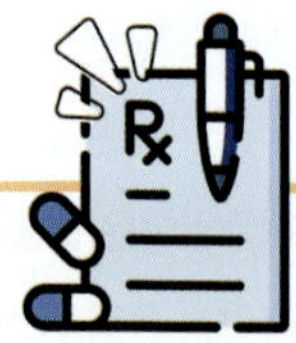

- **변비 시 하제 투약**: Dulackhan syrup, Magmil(Magnecium Hydroxide), 둘코락스 좌약(Bisacodyl)-직장자극
- **지사제(설사 완화) 투여**: Fotagel or Smecta(Dioctahedral Smectite), Lopmin(Loperamide) 등
- 환자 증상에 맞는 대처, 식이처방 변경(치료식)

2 식욕부진(Anorexia) & 체중감소

식욕부진은 충분한 영양 섭취를 위해 필요한 만큼의 식욕을 느끼지 못하는 증상이다. 체중감소는 의도적이든 비의도적이든 체중이 감소하는 것을 의미한다.

간호사정 & 수행

간호사정	간호사정 방법
오심 & 구토 확인	- 오심이 있으신가요? - 구토하실 것 같나요? - 속이 더부룩하시나요?
음식 섭취	- 식사를 전혀 못드시나요? - 식사를 하셨다면 식사 전체 기준으로 어느 정도 하셨나요?(1/2, 1/3 등)
체중 측정	- 환자 몸무게를 매일 측정한다 - 복부팽만이 있을 경우 복부둘레 매일 측정 - 환자의 수분섭취 배설량(I/O)을 평가

간호

- 환자 개개인에 맞춘 영양 관리 계획(일반식 or 치료식). 필요시 영양팀 협의
- 증상 정도에 따라 혈청 알부민, 헤모글로빈 등 Lab F/U을 의사에게 제안
- 식욕이나 체중변화 등 영양 상태를 지속적으로 평가
- 환자 또는 가족에게 중재 내용과 목표를 설명하고 참여를 유도

예상되는 처방

- **항구토제(antiemetics) 처방**: Macperan(Metoclopramide), Dompidone(Domperidone Maleate), Ganakhan(Itopride), 명인클로르프로마진(Chlorpromazine),
- 필요시 NPO(금식) & TPN(완전비경구영양) 투여
- dehydration(탈수) 예방 위한 Fluid Hydration
- **식욕 촉진제 투약**: Megace(Megestrol Acetate), Trestan cap(Cyproheptadine Orotate 등).

식욕촉진제?

Megestrol은 암 또는 AIDS환자의 식욕부진, 원인불명의 체중감소의 치료에 사용되는 전문의약품이다. Cyproheptadine 복합체는 식욕부진 상황에 복용할 수 있는 일반의약품이다. 두 약물 모두 정확한 식욕촉진 작용 기전은 밝혀지지 않았으나, 과도한 Cytokine분비를 억제함으로써 포만감을 덜 느끼게 하고 시상하부의 뉴로펩타이드Y 분비를 촉진해 식욕을 증진시키는 것으로 연구되고 있다.

Cyproheptadine은 세로토닌 작용 억제로 포만감이 덜 느끼도록 한다. Vitamin B12도 결핍 시 식욕부진을 일으킬 수 있기에 섭취하면 식욕증진에 도움이 되므로 알아두자.

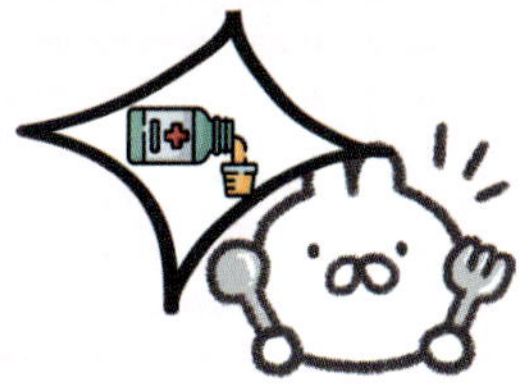

TIP 위절제술 환자의 치료식 간호

덤핑증후군(Dumping syndrome)은 위 절제수술 후 겪는 질환이다. 위의 일부 또는 전체를 제거하면서 위가 음식을 저장하는 능력이 감소해 소장으로 더 빨리 음식이 이동해서 겪는 징후를 뜻한다. 위절제술을 받은 환자에게 몇 년이 지난 뒤에도 나타날 수 있는 위암 환자의 장기적인 합병증이다. 식사 후 20~30분에 발생하는 조기 덤핑증후군과 2~3시간 후 발생하는 후기 덤핑증후군이 있다.

* **조기 덤핑증후군**: 음식물이 소장으로 급격하게 들어가면서 오심, 구토, 설사, 복통, 심계항진, 발한, 현기증, 무력감과 같은 다양한 증상을 보인다.
* **후기 덤핑증후군**: 마찬가지로 소장으로 빠르게 급격하게 들어간 음식물들이 원인이다. 공장이 빠르게 당을 흡수하면서 혈당이 급상승하고 이로 인해 인슐린 분비가 촉진되면서 식후 2~3시간 후 무력감, 심계항진, 손떨림과 같은 저혈당 증상을 경험한다.
* **간호**: 덤핑증후군은 고단백, 저탄수화물 식단을 조금씩 나누어 하루 6~8회 정도로 나누어 진행한다.

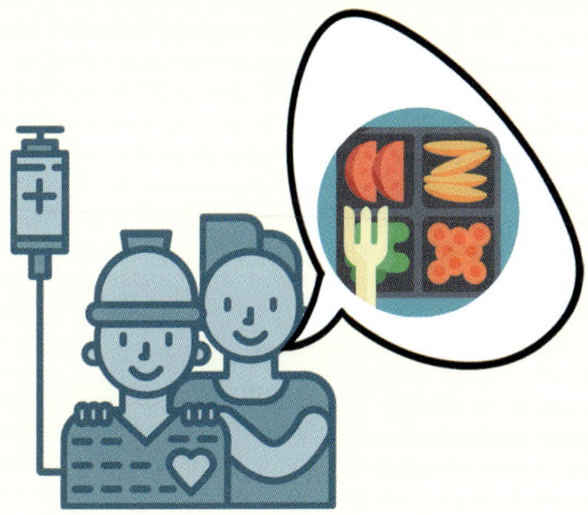

호주에서 오심이 있다?

바로 first line medication으로 Ondansetron 4mg을 투약합니다.
우리나라에서는 암환자 오심예방에 주로 Ondansetron을 줬던 반면에 호주에서는 성인이라면, 어떤 환자를 불문하고 오심 구토? Ondans 4mg! (Ondansetron을 줄여서 Ondans 온댄스 라고 합니다)
그럼 Ondansetron과 metoclopramide의 차이는 뭘까요?
간단히 비교해보면 Ondansetron는 anti-nausea medication이고 metoclopramide(맥페란)는 위장관 운동을 증가시키는 "prokinetic drug"로 분류됩니다. 두 약 모두 동일하게 부작용으로는 fatigue와 drowsiness가 있을 수 있습니다.

상황별 추가 간호사정 & 수행

1 내시경 전/후 간호사정 & 수행

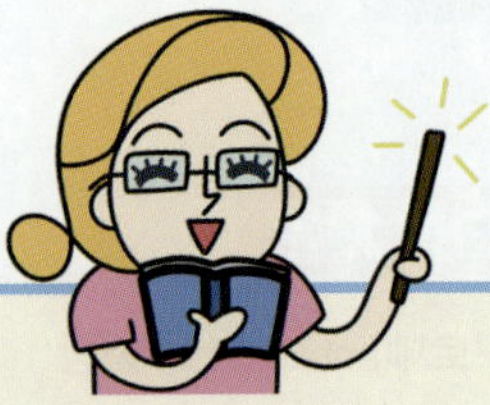

Pre study: What is 내시경검사

내시경 검사는 카메라와 조명 장치가 달린 얇고 긴 튜브(내시경)를 사용해 몸 안의 장기를 직접 관찰하는 검사 방법이다. 어떤 장기를 관찰하느냐에 따라 위 내시경 검사(Esophagogastro-duodenoscopy), 대장 내시경 검사(Colonoscopy), S상 결장 내시경 검사(Sigmoidoscopy), 기관지 내시경(Bronchoscopy) 등으로 분류된다. 인체 내로 내시경이 삽입되는 침습적 검사이므로 의사의 동의서, 그리고 검사를 잘 끝마치기 위한 준비 과정 등이 있으니 알아보자

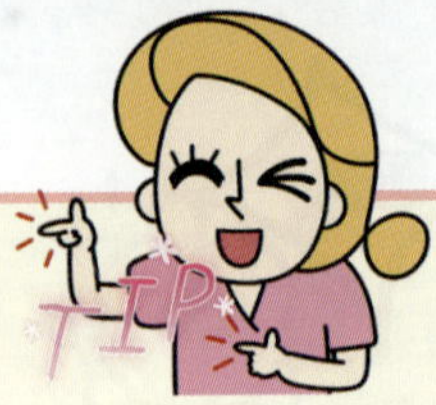

위 내시경 VS 대장 내시경

소화기내과의 대표적 2가지 내시경 검사와 준비 사항을 알아보자

	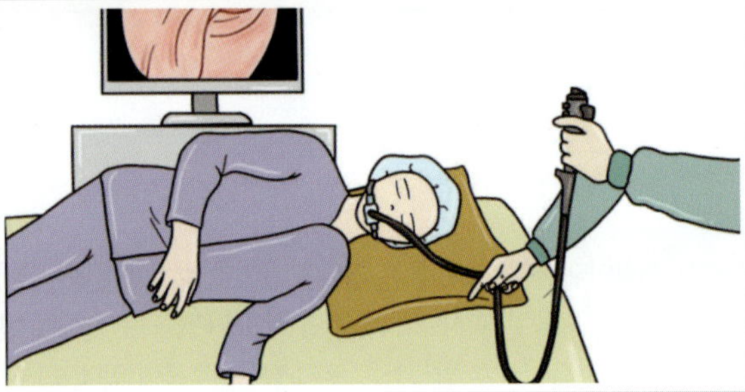 Esophago Gastro Duodeno Scopy (EGDS, 상부위장관 내시경)	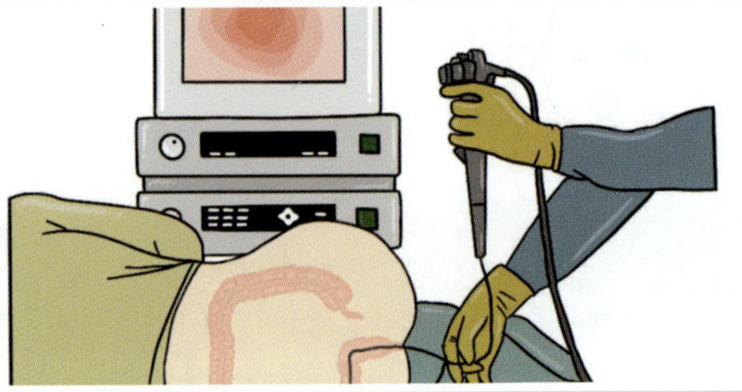 Colonoscopy (대장 내시경)
정의	내시경을 입을 통해 식도로 삽입하여 위, 십이지장까지 관찰하며, 이상이 있는 경우 조직검사를 통해 진단하는 검사 방법	항문으로 내시경을 삽입하여 대장 내부 및 대장과 인접한 소장의 말단 부위까지 관찰, 조직검사를 시행할 수 있는 검사 방법
적응증	위 용종, 위암 선별검사, 위장관 출혈 병소 확인, 기타 복부 불편감으로 인한 감별을 위해, 종양 위치 표시:수술 전 표시 등	대장암의 선별검사, 위장관 출혈 병소 확인, 염증성 장 질환 진단 및 검사, 협착 부위의 풍선확장술, 종양 위치 표시:수술 전 표시 등
검사 전 준비	- 검사 전 8시간 이상 금식 - 항응고제, 혈전용해제 복용 여부 확인 - 위와 관련된 시술을 한 경험이 있을 경우 결과 확인 필요 - 검사 전 통증 경감을 위해 국소마취제 사용 - 검사 동의서 & 필요시 수면마취동의서	- 검사 전 금식과 장 준비를 위한 관장약 복용(관장약 복용 시 대상자들이 많이 힘들어하므로 공감과 격려 필요) - 항응고제, 혈전용해제 복용 여부 확인 - 대장 관련 시술을 한 경험이 있을 경우 결과 확인 필요 - 검사 동의서 & 필요시 수면마취동의서
검사 시 투약	- 장 운동 감소를 위한 진경제 투여: Alpit inj(Cimetropium Bromide) - 타액이나 위액 분비 억제제: Atropine sulfate - 필요시 장 가스 제거를 위한 약물 투여: Pancreatin(Simethicone) - 필요시 통증 완화를 위한 진통제 투여: NSAIDs는 위장관계 출혈 위험으로 사용하지 않음. - 수면 내시경 시 진정제 투여: Midazolam, Propofol 등. 길항제 Flumazenil도 준비. - 위 내시경 시 인후 마취제를 사용하기도 함: Lidocaine	
주의 사항	- 검사 중 트림을 하지 않도록 교육(가스를 통해 위를 부풀려 검사를 하는데 트림을 할 경우 제대로 된 검사를 할 수 없음) - 수면 내시경 시행할 경우 과도한 수면으로 호흡곤란이 발생할 수 있으니 주의 - 검사 후 복통이 심해지거나 배변 시 출혈이 있는지 확인할 것	- 검사 후 내시경 시 주입한 공기로 인해 가스가 찬 느낌을 받거나 변의를 느낄 수 있음을 설명하고 복부 마사지를 통해 가스 배출을 도와줄 수 있음을 설명 - 가스 주입되는 특징으로 내시경 검사 후 복부초음파검사는 정확히 이루어질 수 없기에 검사 스케쥴 조정 필요 - 복부 불편감이나 통증 여부 확인 - 배변 시 출혈이 있는지 확인할 것

대장내시경 전 관장약?

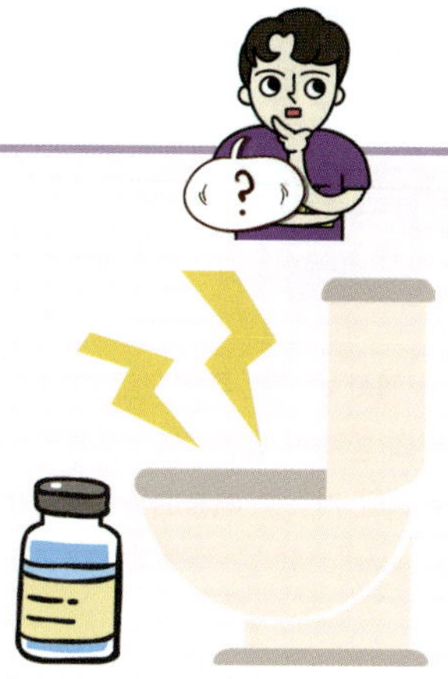

대장 안에 대변이 있으면 정확한 내시경 검사가 불가하다. 따라서 대장내시경의 경우 철저한 관장이 필수적이다. 관장을 위한 약품 종류는 매우 다양하고, 의료기관마다 상이하다. 따라서 자신이 속한 의료기관 내 방침을 기억하는 것이 좋으며, 대표적인 관장액들은 다음과 같다.

* Sodium Phosphate: 상품명 플리트(Fleet). 장내 삼투압을 증가시켜 대변 배출을 촉진
* Polyethylen glycol: 상품명 쿨프렙산. 장내 수분을 증가시켜 대변 배출을 촉진

주의점으로, 검사 시간(오전/오후)에 따라 관장액 복용을 전날 저녁부터 하느냐, 밤과 아침부터 하느냐 차이가 있다.

검사 후 간호사정 & 수행

간호사정	간호사정 방법
배변 시 출혈	- 색깔: 혈변을 보셨나요? 또는 흑변을 보셨나요? - 혈변과 흑변 직접 확인 - 양: 종이컵, 소주잔 등 비교 가능한 것으로 양을 사정 - 횟수: 혈변 또는 흑변을 몇 번 보셨나요?
신체사정 (어지러움, 식은땀 등)	- 어지러우신가요? - 피부 창백함 사정: 얼굴 눈 밑, 손 끝, 혓바닥 등 - 오심(Nausea) 여부 확인: 속이 메스꺼우신가요? 토할 것 같나요? - 활력징후 측정(V/S Check)
Lab 결과 확인	- 응급 CBC검사로 헤모글로빈(Hb) 수치 확인(이전 검사결과와 비교 후 변화량을 꼭 확인할 것)

예상되는 처방

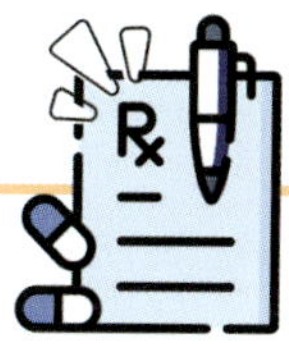

- **추가 검사 F/U:** CBC, ABGA 등, 객혈 확인을 위한 CT F/U
- **필요시 O_2 공급**
- **필요시 수혈(Transfusion, T/F):** RBC(농축적혈구), PLT(혈소판), FFP(신선동결혈장) 등
- **지혈제 투여:** Tranexamic acid, Botropase(Hemocoagulase solution), Esbix(p-Aminomethyl Benzoic Acid)
- **PPI(프로톤 펌프 억제제) 투약:** pantoloc(pantoprazole), Nexium(Esomeprazole)

가스, 대변 배출 조절	- 가스 배출 여부: 방귀(가스)가 나왔나요? 필요시 장음 청진 - 배변 여부: 변을 봤나요? 정상 변인 가요? 색깔은 어땠나요?

예상되는 처방

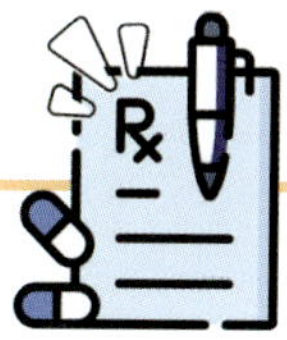

- 필요시 하제 투여 또는 관장: Dulackhan syrup(Laculose), Magmil(Magnecium Hydroxide), Lactulose or Saline Enema

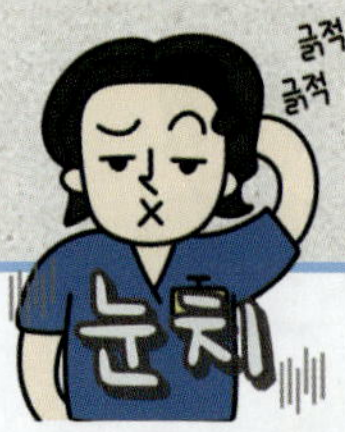

"검사 후 가스 배출이 잘 되지 않아 더부룩하다고 많이들 그러시더라구요…"

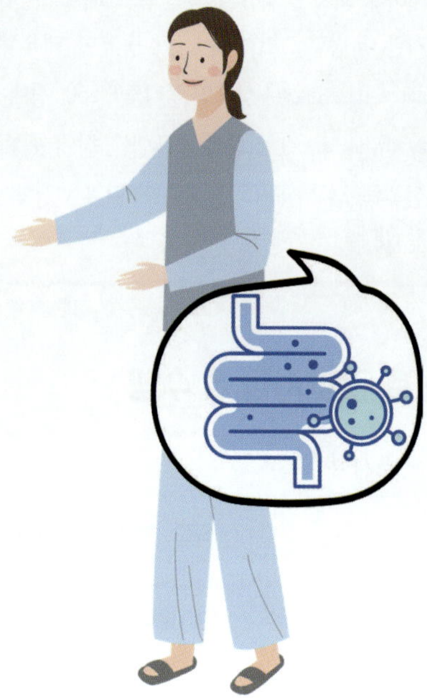

내시경 검사시 가스 주입으로 검사 후 복통이나 복부 불편감을 호소할 수 있고, 대부분의 환자는 속이 더부룩하다고 표현하기도 한다. 이때는 간단한 복부 마사지나 온열찜질로 가스를 배출해줄 수 있다. 만약 출혈 위험이 없는 경우 가스 배출을 위해 Ambulation(보행)을 격려해보자. Ambulation의 효과는 다음과 같다.

- 장 운동 활성화: 보행은 장 근육 수축을 촉진해 장 운동을 활발하게 한다.
- 혈액 순환 개선: 보행으로 혈액 순환을 개선하여 장 조직의 산소 공급을 증가시킨다. 장 기능 회복에 도움이 된다.
- 스트레스 감소: 보행은 스트레스를 감소시켜 장 기능에 영향을 미치는 스트레스 호르몬 분비를 감소시킬 수 있다.

주의사항으로 환자의 통증이 심하거나 어지러움이 있는 경우 무리하지 않도록 해야 하며, 처음에는 천천히 시작하여 점차 거리와 시간을 늘려가도록 하고, 보행 후 충분한 휴식을 취하도록 하자.
그 외 가스 배출 촉진 방법으로 따뜻한 물 마시기(장운동 활성화, 가스 배출 촉진), 섬유질 섭취(대변량을 증가시켜 가스 배출을 촉진), 가스 생성 음식 피하기(특히 탄산음료) 등의 방법이 있으니 알아두자.

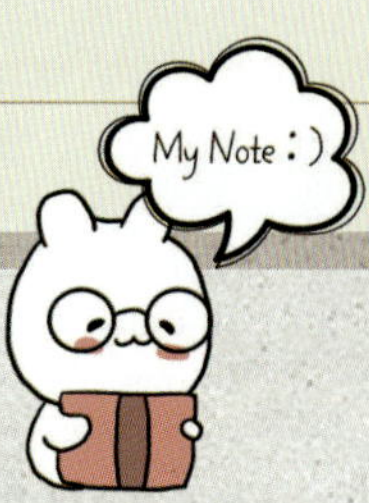

My Note :)

소화기내과 투약

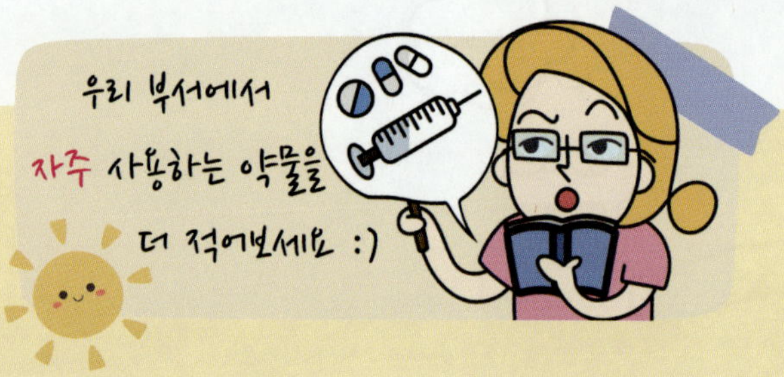
우리 부서에서
자주 사용하는 약물을
더 적어보세요 :)

1 Fluid(수액)

수액	구분	내용
0.9%NaCl (Normal Saline)		주로 발열 상황에서 Hydration목적으로 사용. 탈수나 전해질 불균형 교정을 위함. 내시경 시 혈압 저하가 예상될 때 N/S을 빠르게 hydration하기 위해 연결해 놓기도 함(Keep vein으로 활용). 고나트륨 혈증 시 체액량 과부하를 일으킬 수 있으므로 제한.
5%DW (dextrose water) Hartmann & Dextrose		내시경 검사 전 NPO를 하는 특징으로 적절한 에너지를 공급하기 위해 Dextrose가 섞인 Fluid를 사용.
필요시 TPN(완전비경구영양)		NPO를 유지하는 동안 투약할 수 있음
하트만용액 (hartmann's solution) (Lactated ringer's soluntion)	적용	다량의 혈액 손실이 예상되는 수술이나 화상에 주로 사용. 수술 환자에서 다량의 생리식염수 투여로 인한 대사성 산증 유발될 수 있음
	특징	- K, Ca 조성이 체액과 유사 - Lactated Ringer's 용액은 간기능 저하 시 Lactate가 HCO_3로 전환되는 능력이 부족하므로 투약 금지
Plasma solution-A	적용	생리식염수와 치환되어 사용할 수 있음
	특징	- 대사성 산증 시 선호됨 - 고칼륨혈증, 대사성 혹은 호흡성 알칼리증 환자에게는 부적합
교질용액 (Collid)	적용	혈액량으로 보충되어 저혈량성 shock에서 유용
	특징	- 전혈, 혈장, Pack RBC, 알부민(5%, 20%), Dextran 등
Albumin	적용	혈장단백질로 혈장량 보충을 위해 유용함. 이뇨제 반응을 올리기 위해서도 투약함.
	특징	- 복막천자(paracentesis)나 hepatorenal syndrome에서 유용 - 주입속도 주의: 폐부종, 식도정맥류 출혈 위험

2 Antibiotics(항생제)

- 보통의 경우 사용하지 않는 것이 권장됨(출혈을 유발할 수도 있기 때문)
- 시술 중 천공이 발생했거나 다른 문제 혹은 시술 후 열이 날 경우 Culture(배양검사) F/U 후 경험적 항생제 사용(Cefotaxime 등)
- 소화기계 세균 감염 시 Metronidazole 투약, Ciprofloxacin or Tetracycline계 사용.
- 내시경 후 발열은 시술로 인한 경우가 많으므로 Culture결과에 따라 항생제 지속 여부 결정

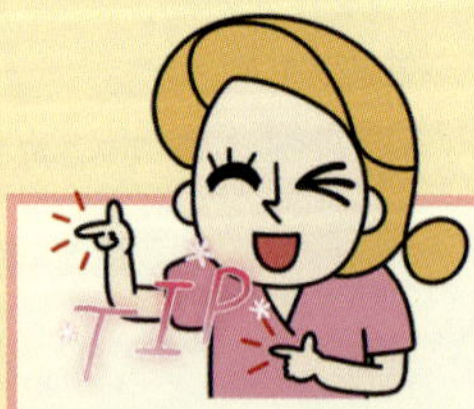

소화기계 감염 환자 항생제 관련 Flow

* 위장관계 감염 입원시에는 보통 IV 투여
* 상태 악화 시 Antibiotic Escalation(단계적 확대) 시행
* Culture(배양검사) 결과에 따라 적합한 항생제 변경
* Lab(혈액검사) & Culture 결과와 상태에 따라 항생제 단계적 조절 및 PO(경구약) 변경
  - "Anti Escalation하자" 라는 말은 더 강력한 항생제로 단계적 변경을 의미한다. 초기 투여된 항생제가 효과가 없을 때, 환자 상태가 악화될 때, 새로운 병원체가 발견될 때 자주 사용한다.

3 증상 조절 약물

소화불량	1. 위장운동 촉진제 - Trimebutine (트리메부틴정) - Metoclopramide(맥페란=macperan)) - Domperidone(돔페리돈정) - Cellulase(판크론=Pancron) - Mosapride(가스모틴=Gasmotin) - Itopride (가나칸= Ganakhan) 2. 위장관 가스 억제제 - Simethicone (판크레아틴)
변비 (하제)	- Lactulose Concentrate(듀라칸시럽=Dulackhan syrup) - Magnecium Hydroxide (마그밀= Magmil) - Bisacodyl (둘코락스 좌약)
설사 (지사제)	- Dioctahedral Smectite(포타겔=Fotagel, 스멕타=Smecta) - Loperamide (로프민=Lopmin)
출혈	1. 지혈제 - Tranexamic acid(트라넥삼산) - Hemocoagulase solution (보트로파제= Botropase) - p-Aminomethyl Benzoic Acid (에스빅스=Esbix) 2. PPI(프로톤 펌프 억제제) - pantoprazole (판토록= pantoloc) - Esomeprazole (넥시움=Nexium)
식욕촉진	- Megace(Megestrol Acetate) - Trestan cap(Cyproheptadine Orotate 등
복통	- 진통제: Tramadol(트리돌 = Tridol), Acetaminophen(타이레놀=Tylenol), Opioid(마약성진통제) - 해열진통제 or 소염진통제: acetaminophen(Tylenol or Setopain), propacetamol(파세타=paceta), Ketorolac(케로민=Keromin) 등 - 진경제: Scopolamine Butylbromide-항콜린성(부스코판= Buscopan), Dicyclomine Hydrochloride-평활근이완(사이베린=Cyverine), Tiropramide(티로파= Tiropa) 등, Cimetropium Bromide(알피트= Alpit)
위산분비 억제제	- PPI(양성자펌프억제제): pantoprazole(판토록), lansoprazole(란스톤), Esomeprazole(넥시움) - H_2 Blocker(H_2 수용체차단제): Cimetidine(타가메트), Nizatidine(액시드) - potassium competitive acid blocker (상품명 케이캡 정)

4 검사&시술 관련 약물

관장약	- Fleet(플리트, 성분명 Sodium Phosphate) - 쿨프렙산(성분명 Polyethylen glycol)
내시경검사	- 장 운동 감소를 위한 진경제: Alpit inj(Cimetropium Bromide) - 타액이나 위액 분비 억제제: Atropine sulfate - 필요시 장 가스 제거를 위한 약물: Pancreatin(Simethicone) - 십이지장 연동 운동 감소: hyoscine butylbromide or Glucagon - 수면 내시경 시 진정제 투여: Midazolam, Propofol 등. 길항제 Flumazenil - 위 내시경 시 인후 마취제: Lidocaine
지혈 출혈예방	- 트라넥삼산(성분명 Tranexamic acid) - Botropase(보트로피제, 성분명 Hemocoagulase solution) - Esbix(에스빅스, 성분명 p-Aminomethyl Benzoic Acid) - PPI(프로톤 펌프 억제제): pantoloc(pantoprazole), Nexium(Esomeprazole)

소화기내과 검사 & 시술

1 혈액검사: 감염과 출혈

위장관 질환에서는 염증과 궤양, 출혈이 핵심 키워드이다. 단순 채혈에서 염증반응을 시사하는 검사와 출혈 관련 검사를 통해 소화기계 염증을 예측하고 궤양성 병변으로 인한 출혈이 있는지, 출혈의 위험성은 어떨지 확인할 수 있다. 또한 치료 중인 환자에서는 치료의 효과를 판단할 수 있는 기준이 된다.

염증이나 감염 여부를 확인하는 검사!

- WBC(White Blood Cell, 백혈구)

백혈구는 감염에 대항하는 역할을 하며 면역 체계의 중요한 구성 요소다. 백혈구 수의 절대적인 상승은 체내에서 염증반응이 일어나고 있음을 시사한다.

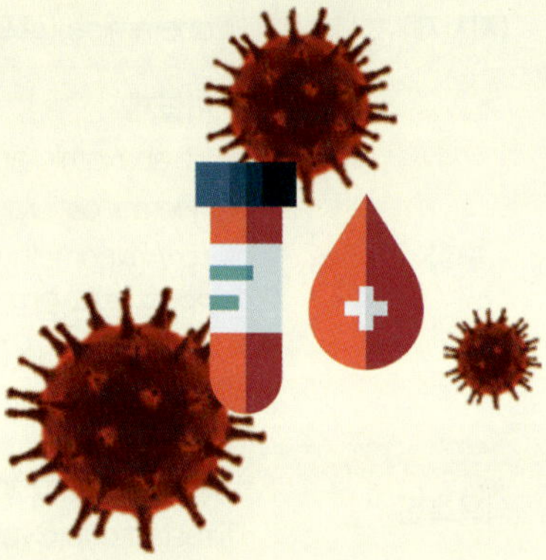

- CRP(C-reactive protein)

염증, 외상 상태일 때 이에 반응하여 간에서 생성되는 반응성 단백질이다. CRP 수치의 상승은 염증성 질환이나 외상, 악성종양, 면역질환 등을 시사한다. CRP의 정밀 측정수치 hs(high sensitivity)-CRP 또한 같은 임상적 의미를 가진다. 급성 염증을 빠르게 감지하는데 유용하다.

- ESR(erythrocyte sedimentation rate)

염증반응이 일어나면 혈장단백질 중 글로불린(globulin)과 섬유소원(fibrinogen)이 많아지면서 적혈구의 침강속도가 증가한다. 따라서 ESR 수치의 상승은 염증성 질환이나 외상, 악성종양, 면역질환 등을 시사한다 CRP 검사만큼 민감하진 않으나 만성 염증을 감지하는데 유용하다.

- Procalcitonin(PCT)

세균 감염 진단을 위한 중요한 검사 수치. 세균 감염에 걸리면 갑상선, 신장, 백혈구 등 다양한 조직에서 생성되어 혈액으로 방출된다. 바이러스나 염증성 질환에서도 PCT 수치는 증가할 수 있다.

- ANC(Absolute Neutrophil count, 절대 호중구수)

전혈검사(CBC)에서 호중구의 백분율을 곱하여 계산한 수치. 호중구는 방어기전에서 탐식, 소화, 살균작용을 하는 가장 중요한 역할을 담당. 연령에 따라 정상수치의 범위가 달라질 수 있으나 정상수치보다 상승하면 염증, 감염을 시사한다. 감소한다면 면역력이 저하되었음을 의미하므로 감염 예방에 힘써야 한다. 만약 ANC가 500 이하로 저하되면 심각한 면역결핍 상태로 여겨 보호격리 치료를 시행한다.

- 배양 검사(Culture, Cx)

검체에서 병원균을 분리하고 증식시켜 염증이나 감염의 원인균과 항생제 감수성을 확인하는 검사. 결과 확인까지 시간이 다소 소요된다. 혈액(Blood), 소변(Urine), 객담(Sputum), 상처(Wound), 뇌척수액(CSF), 카테터 팁(Tip), 배액관(PCD, Drain) 등 종류가 다양하며, 기본적인 혈액, 소변, 객담 세 가지에 대한 배양검사를 수행하는 것을 Pan Cx라 한다.

* 그 외, 특정 바이러스나 박테리아에 대한 항체 검사를 수행할 수 있다.

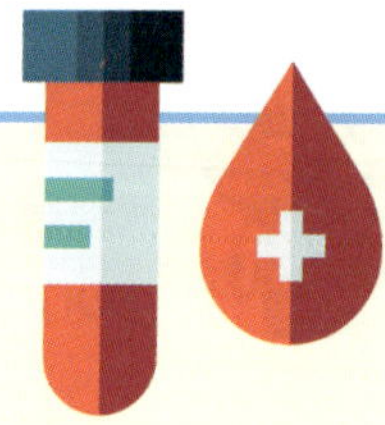

출혈 관련 혈액검사!

- Hb(Hemoglobin, 헤모글로빈) 검사

헤모글로빈은 적혈구를 구성하는 분자 성분이다. 출혈 시 적혈구 손실이 일어나므로 전혈검사에서 헤모글로빈 수치가 감소하면 출혈이 있음을 시사하며 출혈로 감소한 헤모글로빈 수치는 빈혈을 유발한다.

- Hct(Hematocrit, 적혈구용적률) 검사

혈액을 원심분리하면 혈구성분과 혈장성분이 분리되면서 혈구성분은 아래로 가라앉는다. 이때 혈구성분이 차지하는 비율을 적혈구용적률이라고 한다. 남자는 45%, 여자는 42%가 정상 수치이며 빈혈 평가에서 중요하지만 절대적 수치가 아닌 비율이므로 출혈로 혈량 자체가 줄어들었을 때에는 평가도구로서 신뢰도가 떨어진다.

응고인자 검사

- PT(Prothrombin time)와 INR(International normalized ratio)

프로트롬빈 시간은 혈장성분 중 트롬보플라스틴(Thromboplastin)을 포함한 응고덩어리가 생길 때까지의 시간. INR은 검사 시약마다 다른 PT 검사의 차이를 국제 정상화 비율로 보정하여 나타낸 수치이다. 경구용 항응고제 복용(특히 와파린)환자는 INR수치 감시가 필수다.

- aPTT(Activated partial thromboplastin time)

활성화 부분 트롬보플라스틴 시간 검사는 혈장의 계면활성제를 포함한 응고덩어리가 생길 때까지의 시간이다. 헤파린 사용 환자에게서 aPTT 수치 감시는 중요하다.

응고인자 검사는 환자의 응고능력과 출혈경향 감시에 중요한 역할을 한다. 응고인자 수치가 감소한 환자들은 작은 상처, 염증, 궤양에도 출혈 경향이 심해질 수 있으므로 이런 환자들은 출혈 예방에 적극적인 감시와 약물 치료가 필요하다. 또한 응고인자 수치 감소 환자가 출혈을 보인다면 집중관찰이 필요하다.

2 복부 X-ray

복부 단순 X-ray 검사는 복부 내 비정상적인 가스와 대변 유무 등을 확인할 수 있다. X-ray 상에서 공기는 검정색으로 지방은 회색으로 뼈는 흰색으로 보인다. 장기가 직접적으로 보이는 곳은 아니지만 공기와 액체부분의 음영 차이를 통해 현재 상태를 추측해볼 수 있다.

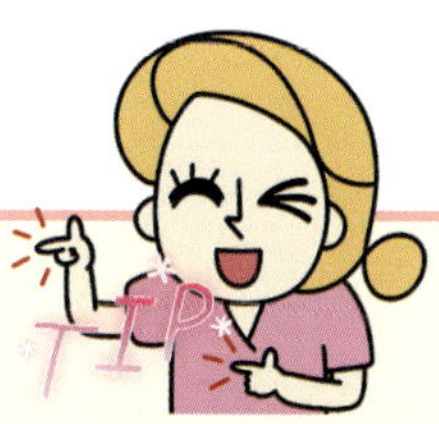

복부 X-ray로 얻을 수 있는 소화기계 정보

* 소화기계 내 많은 가스와 액체: 소화기계 통관장애(소화불량, 장폐쇄 등)를 확인할 수 있다.
* 복강 내 공기: 소화기계 천공 등의 이유로 소화기계 가스가 복강 내로 새는 것을 의미한다.

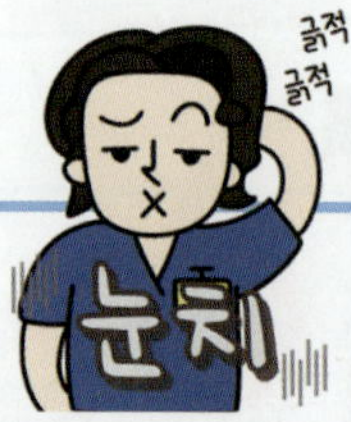

"걸을 수 있는 환자인데 잘못된 처방인 줄 모르고 portable로 복부 X-ray 검사를 진행했다가 혼났어요."

영상의학과 검사실에서 단순 X-ray 촬영을 시행하지만 전신 컨디션 저하나 인공호흡기 치료 등의 이유로 거동이 불가능한 환자는 불가피하게 침상에서 portable 촬영기를 이용해 촬영한다. 하지만 portable 촬영기는 원래 chest X-ray 촬영을 위한 이동식 장비다. 이것으로 복부 X-ray 촬영을 시행하면 영상의 품질이 떨어져 정확한 진단이 어려울 수 있다. 따라서 가급적이면 영상의학과 검사실에서 직접 촬영하는 것이 좋다. Portable로 촬영을 하였다면 그 이유를 의료진들끼리 공유하고 인수인계 시 놓치지 않도록 주의한다.

따라서 복부 x-ray검사의 경우 누워서 찍는 것인지(Supine), 서서 찍을 것인지(Erect or Standing)이라고 구분하여 오더를 맞춰 두는 것이 일반적이다.

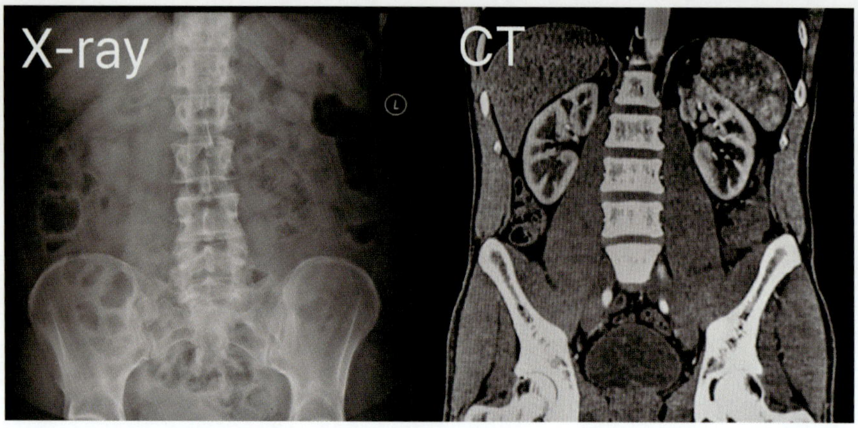

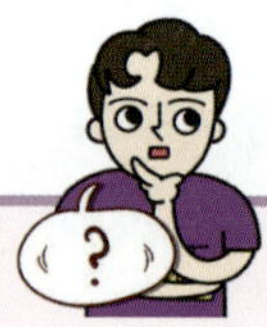

"복통이 있을 때 Abdomen X-ray를 왜 많이 F/U할까?

장의 운동이 마비되어 장 내용물이 제대로 이동하지 못하는 상태를 장마비(Ilus)라 한다. 장마비(Ilus)는 변비와 다르게 장 운동 자체가 마비된 상태로 수술 후유증, 약물 부작용, 장폐색(Intestinal obstruction) 등 다양한 원인에 의해 발생한다 이는 변비와 유사하게 복부 팽만감, 복통, 배변 곤란 등의 증상을 보이며, 장마비는 변비와 다르게 방치하면 장 괴사 등의 합병증이 유발할 수 있는 위험한 상태이다.

따라서 복통이나 복부 팽만 등의 문제가 발생했을 때 abdomen x-ray F/U을 많이 수행하며, 간호사는 대략적으로 X-ray 결과를 볼 줄 알아야 적극적 간호과정에 임할 수 있을 것이다.

Abdomen x-ray에서 쉽게 발견할 수 있는 장마비(Ilus) 소견

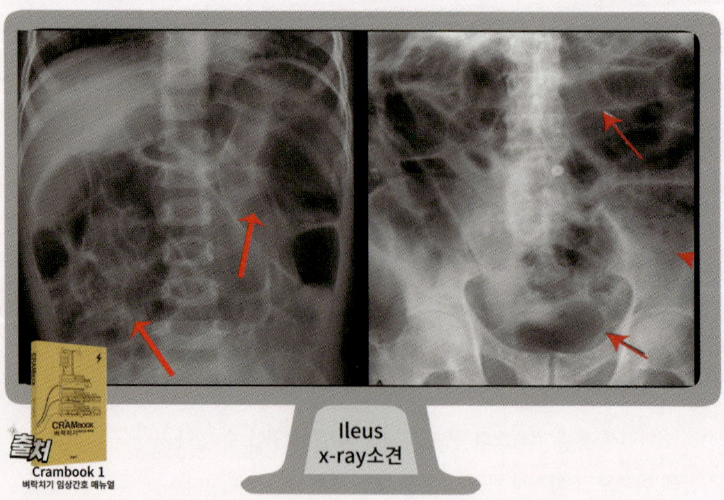

복부 전체에 걸친 다양한 Air-Fluid(짙은 음영)들이 관찰되며, 대장 및 소장의 팽창을 동반한 횡격막의 상승이 나타남. 장 팽창이나 확장에 주목. 그 외 마비성 장폐색의 경우 저활동성 장음(Hypoactive bowel sound)이 들리므로 참고하자.

3 Abdominal CT

CT(Computed tomography, 컴퓨터단층촬영술)는 몸의 단면을 연속적으로 촬영하는 기법이다. 단순 X-ray보다 고해상도의 이미지를 얻을 수 있다. 복부 CT는 조영제를 사용할 수 있고 사용하지 않고 검사할 수 있으나 알러지나 신장기능 저하 등 조영제 사용에 어려움이 있는 것이 아니라면 조영제를 사용하는 것이 보다 다양하고 정확한 정보를 얻을 수 있다.

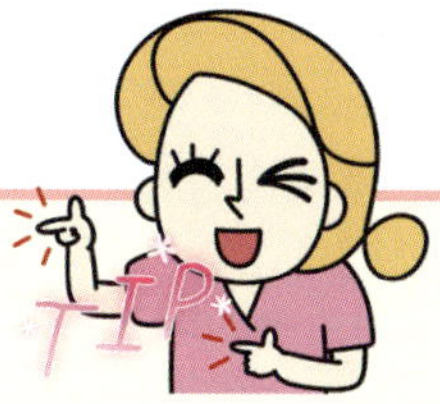

복부 CT로 얻을 수 있는 정보

* 액체, 공기, 출혈 등을 확인하여 위, 장관의 전반적인 정보를 얻으므로 질환의 진단과 현재 상태, 치료효과 판정과 같은 다양한 정보 수집.
* 농양, 낭포, 가성낭포, 혈종, 종양 등의 정보를 확인할 수 있다.
* 발견하지 못했던 악성종양을 찾아낼 수 있다.

4 Stool lab(대변검사)

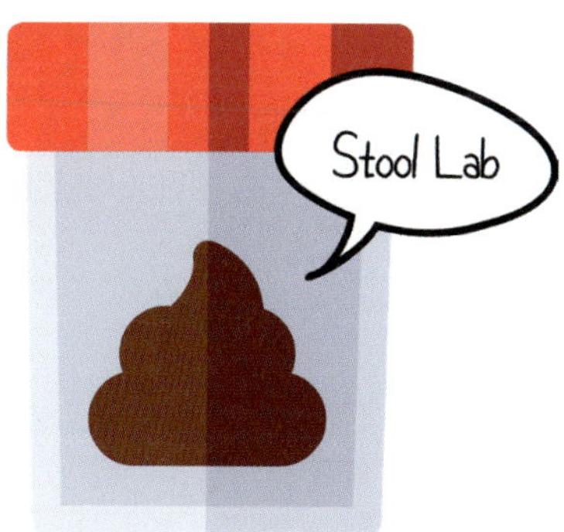

소화기계 질환에서 대변은 많은 정보를 줄 수 있다. 잠혈 유무, 기생충 유무, 세균배양이나 바이러스 검사, 독소 검사 등을 통해 질환의 원인이나 증상을 확인한다.

소변이나 변기물이 묻지 않은 대변을 검체 용기 뚜껑의 스푼으로 떠 검체 용기에 넣는다. 점액이나 혈액과 같은 비정상적인 부분 위주로 채취한다. 필요시 stool swab으로 검사할 수 있다.

CT 검사 전 체크사항

✓ X-ray와는 다른 별도의 검사이므로 환자가 필요성을 이해하도록 설명이 필요하다.

✓ 조영제 사용 시 요오드나 조개류 알러지가 있는지 또는 이전에 조영제 부작용을 경험한 적이 있는지 확인해야 한다. 만약 있다면 Notify 후 항히스타민제나 스테로이드와 같은 전 처치 약물을 처방받아 투약한다.

✓ 조영제 사용을 위해 최소 4~6시간 금식을 유지하고 정맥주입로 확보를 한다.

✓ 환자의 신장기능을 확인하고 Acetylcysteine과 같은 전 처치 처방받아 투여할 수 있으며 검사 후 수분섭취와 소변배출을 격려해야 한다.

✓ 검사 중 움직여서는 안되며 밀실에 있는 듯한 공포감을 느낄 수 있다고 설명해준다. 검사 시간은 보통 5-30분 내외로, 폐쇄공포증이나 움직임으로 협조가 되지 않는 환자는 검사를 위한 sedation(진정)이 필요할 수 있다.

대변 검사 종류와 목적

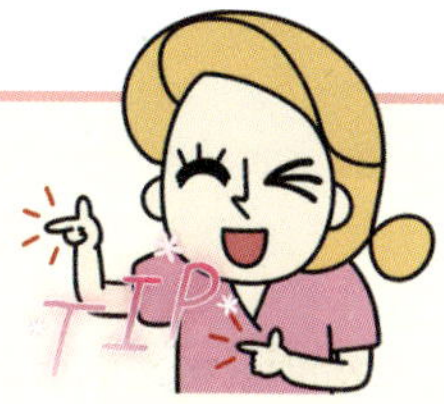

대변잠혈검사(Stool occult blood)

* 헤모글로빈 항체를 이용하여 대변 내 숨어있는 혈액을 찾아내는 검사.
* 위장관계 출혈 예측.
* 대장암의 조기발견을 위한 선별검사.

기본 대변 검사(Routine stool)

* 기본적인 대변 성분 검사
* 대변 내 백혈구나 적혈구와 같은 세포 성분 확인. 대변 내 백혈구가 증가한다면 감염성 결장염이나 염증성 장질환을 의심해 볼 수 있다.
* 대변에 지방성분이 많다면 소화효소를 분비하는 췌장질환이나 흡수를 담당하는 소장의 문제를 예측해 볼 수 있다.
* 기생충이나 기생충의 알을 확인할 수 있다.

배양검사(culture)

* 대변 안에 존재하는 세균을 배양하여 원인균을 확인
* 설사 환자에서 주로 시행한다.
* 균에 따라 다양한 배지에서 배양한다.

PCR(중합효소연쇄반응)

* 핵산증폭검사의 방법으로 유전자를 증폭하여 균을 확인.
* culture보다 빠르게 결과를 얻을 수 있다.
* 설사를 일으키는 세균이나 바이러스의 존재 유무를 신속하게 알 수 있다.
* 대장균이나 노로 바이러스 등 확인할 때 유용하다.

5

상부위장관조영검사(Upper gastrointestinal series, UGIS)

위 투시라고도 부르는 상부위장관조영검사는 조영제인 황산바륨(barium sulfate)을 마시고 다양한 각도와 체위로 Fluoroscopy 촬영을 하는 검사. 병변 부위에는 바륨이 겉돌거나 고여서 뚜렷하게 보이므로 식도, 위, 십이지장에서 궤양과 암 같은 병변의 유무와 그 위치를 알 수 있다. 암의 유무와 위치는 알 수 있으나 양성인지 악성인지 알 수 있는 방법은 없기에 정확한 진단을 위해서는 내시경 검사와 병리검사가 필요하다.

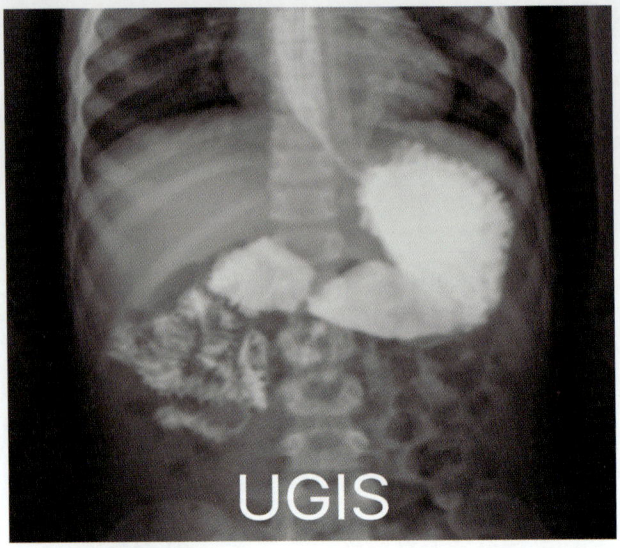

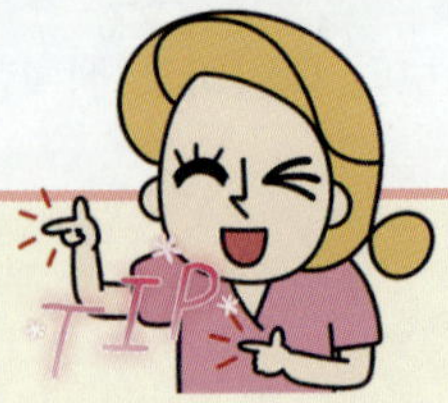

바륨은 무엇인가?

반응성이 큰 알칼리 토금속 원소 중 하나. 바륨 금속 광석을 황산바륨 형태로 생산하여 검사에 사용한다. 금속 성질이라 X-ray가 통과하지 못해 흰색으로 비춰진다. 흰색 액체이며 맛이 없다고 호소하는 환자들도 있는데 요즘에는 먹기 편하게 맛을 첨가하는 경우도 있다고 한다. 물에 녹지 않는 성질을 가지고 있어 배출이 어렵기 때문에 일반적으로 검사가 끝난 후 수분섭취를 권장하고 하제를 복용하여 변과 함께 배설하도록 유도한다.

UGI 체크사항

- ✓ 위를 비워야 하므로 검사 전일 저녁 9시 이후로는 식사를 금하도록 한다. 필요에 따라 혈압, 항부정맥 약과 같은 경우는 소량의 물과 섭취할 수 있다.
- ✓ L-tube를 가지고 있는 환자는 따로 제거하라는 처방이 없다면 유지한 채 검사를 진행한다.
- ✓ 조영제 부작용 증상(두드러기, 가려움증, 오심, 구토 등)에 대해 설명하고 증상이 있다면 즉시 알리도록 한다.
- ✓ 바륨에 의해 변비가 생길 수 있으므로 검사 후 최소 3일은 다량의 수분 섭취를 권장하고 필요시 하제를 처방 받아 투여한다.
- ✓ 장폐색증과 같은 소화기관 통과장애 환자는 바륨 사용 금기이다.
- ✓ 소화관 천공(perforation) 환자나 위루(gastric fistula)를 가지고 있는 환자는 바륨 사용 금기이다.
- ✓ 폐흡인(aspiration) 위험이 높은 환자는 바륨 사용 금기이다.
- ✓ 바륨이 소화기관에 남아있을 경우 내시경 검사에서 병변 부위 확인이 어려워 검사 진행에 문제가 생긴다. 따라서 내시경 검사가 예정되어 있는 환자라면 적극적인 수분섭취와 하제 투여가 필요하다. 바륨이 섞인 변은 흰색임을 설명하고 완전히 배설되었는지 확인하는 과정이 필요하다. 필요시 위세척을 시행할 수도 있다.

6

대장조영술(Colon study)

대장의 염증성 질환이나 대장암을 관찰하기 위한 검사. 튜브를 이용해 항문으로 바륨과 공기를 주입한 후 여러 자세를 취하여 대장을 통과하는 모습과 대장의 윤곽을 촬영한다. 원인불명의 혈변, 만성 설사나 변비, 체중감소나 빈혈, 복통, 복부팽만 등의 환자에게서 용종, 종양, 폐색, 장중첩, 폐색, 기능부전, 암과 같은 병변 확인에 용이하다.

대장조영술 체크사항

✓ 소화기계를 비워야 하므로 저녁 9시 이후에는 식사를 금하도록 하고 혈압, 항부정맥제와 같은 필요한 약은 소량의 물과 함께 섭취하도록 한다.
✓ 조영제 부작용 증상(두드러기, 가려움증, 오심, 구토 등)에 대해 설명하고 증상이 있다면 즉시 알리도록 한다.
✓ 바륨에 의해 변비가 생길 수 있으므로 검사 후 최소 3일은 다량의 수분 섭취를 권장하고 경구 섭취가 어려운 환자는 수액을 정맥 주입하여 수분을 보충해준다.
✓ 검사 전일 식사는 죽과 미음으로 먹도록 한다.
✓ 검사 전일부터 장 준비를 위한 설사제를 투약하며, 검사 당일에도 좌약을 통해 장 준비를 시행할 수 있다.
✓ 탈수가 올 수 있으므로 주의하고 필요시 정맥 수액 주입으로 수분을 보충해준다.
✓ 비협조적인 환자는 검사가 어려울 수 있다.
✓ 장 천공이 의심된다면 검사 금기다.
✓ 이전에 상부위장관조영술, 식도조영술과 같은 검사를 시행했던 환자라면 바륨 배설을 위해 3일 이상 경과 후 대장조영술 검사가 가능하다. 필요시 X-ray를 통해 바륨 배설을 확인할 수 있다.

7 PET-CT(Positron emission tomography-CT, 양전자 방출 컴퓨터 단층 촬영)

암은 물질대사가 활발한 세포이기 때문에 PET-CT검사에서 방사선 포도당 동위원소가 더 많이 축적되어 음영이 진하게 나타나는 경향이 있다. 이를 이용해 PET-CT 검사를 통해 소화기계 암을 진단하고 전이 유무를 파악하기 위해 시행할 수 있다.

양전자를 방출하는 동위원소를 정맥 주사하여 영상 촬영을 시행한다. 질병이 있는 부위에 생리학적, 기능적 변화를 파악하여 3차원 영상으로 나타낸다. 암의 진단, 병기 설정, 재발 평가, 치료효과 판정 등에 주로 이용한다.

방사선 동위원소 주사 후 몸에 흡수가 잘 되도록 안정실에서 1시간 대기하면서 필요시 위장관 운동 억제제를 복용할 수도 있다. 대기 동안 물을 500cc 이상 섭취하고 검사 직전 소변배출을 통해 방광을 비운다.

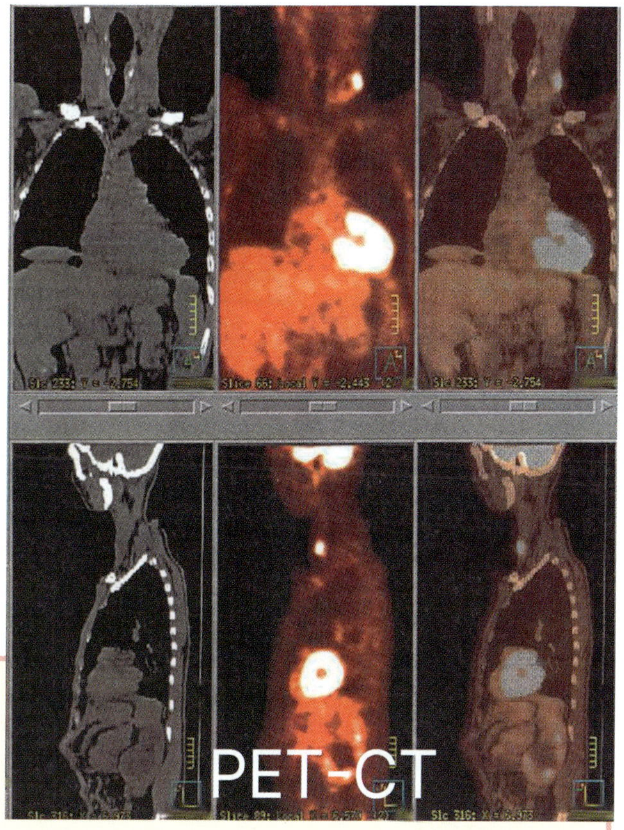

준비과정이 꽤 까다로운 PET-CT검사!

* 임산부는 검사 금기.
* 검사 전 8~12시간 이상 금식이 필요하다.
* 검사 2~3시간 전 생수 500~1000cc를 섭취하도록 한다.
* 방사선 동위원소 주입을 위한 정맥 주입로를 확보한다.
* 포도당이 검사 결과에 영향을 미칠 수 있으므로 검사 전 자정부터는 포도당이 섞인 수액은 주입 중단한다
* 당뇨환자는 검사 당일 인슐린이나 혈당 약을 복용해서는 안된다.
* 검사실로 보내기 전 BST를 체크한다. 너무 높거나 낮으면 검사를 연기해야 할 수 있다.
  → BST가 높으면 정상 세포에도 동위원소가 과도하게 흡수되어 검사 결과가 오염될 수 있다.
* 검사실 출발 전 소변을 보도록 하고 필요시 furosemide를 함께 보낸다
  → 이뇨제로 신장 기능을 촉진하여 동위원소가 빠르게 배출되도록 하여 암세포 영상의 명확도를 올리는데 도움이 된다.
* 검사 후 방사선 동위원소가 배출되도록 다량의 수분섭취와 소변 배출을 교육한다.

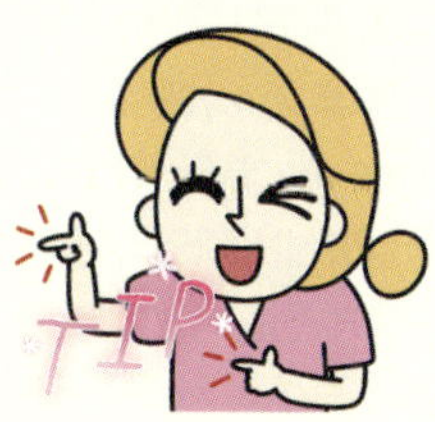

8 내시경적 점막제거술(Endoscopic mucosal resection, EMR)

수술이 아닌 내시경을 통해 종양을 절제하는 시술방법. 조기 위암 환자 중 내시경적 절제술이 가능한 경우는 암의 크기가 2cm 이하인 분기형 병변(함몰형의 경우 1cm 이하)이며 림프절 전이 위험이 거의 없는 완전 절제가 가능한 병변에서 시행한다. 궤양을 동반하지 않으며 세포의 분화도가 좋으면서 점막에 국한된 암인 경우다.

TIP 내시경적 점막제거술(EMR)과 내시경적 점막하 박리술(ESD)의 차이

*** 내시경적 점막제거술(Endoscopic mucosal resection, EMR)**

: 올가미처럼 생긴 와이어(Snare)를 종양에 걸어 기시부를 졸라매어 조이면서 고주파 전류를 흘려보내 조직을 절제하는 시술 방법.

*** 내시경적 점막하 박리술(Enodscopic submucosal dissection, ESD)**

: 병변 부위 점막층에 바늘을 찔러 생리식염수를 주입하여 융기를 시킨 후 나이프를 이용하여 종양 주변을 절개하고 점막하층을 박리하는 방법. EMR에 비해 큰 병변도 시행할 수 있어 보편적으로 이용하는 방법이다.

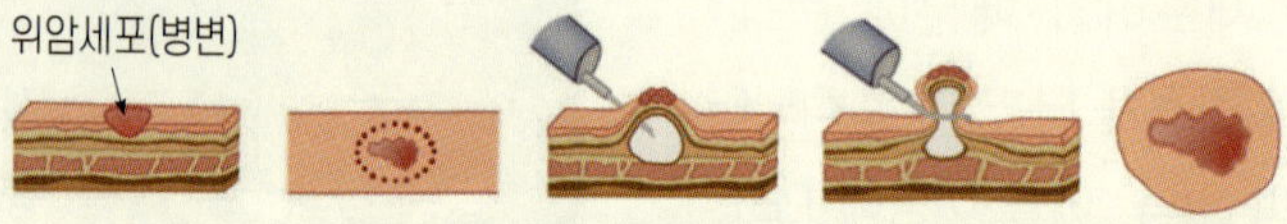

[내시경 점막 절제술]

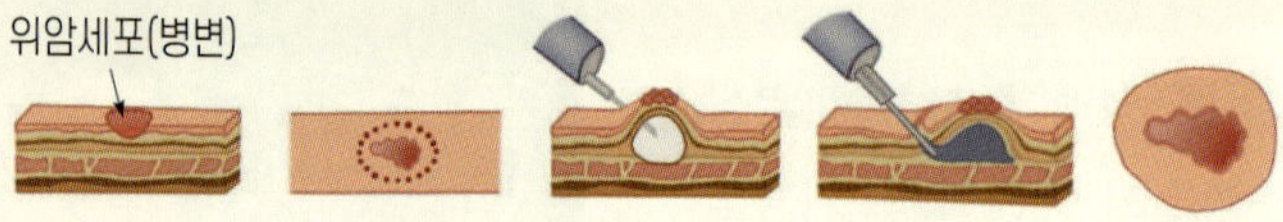

[내시경 점막하 박리 절제술]

CHECK EMR과 ESD 체크사항

- ✓ 위를 비워야 하므로 검사 전일 저녁 9시 이후로는 식사를 금하도록(최소 8시간 이상 금식 유지) 한다. 필요에 따라 혈압, 항부정맥 약과 같은 경우는 소량의 물과 섭취할 수 있다.
- ✓ 출혈 위험이 있으므로 항응고제, 혈전용해제 등의 복용을 금한다.
- ✓ 중증의 출혈 경향이 있는 환자는 금기다.
- ✓ 시술 후 24시간 이내 출혈이 발생하므로 위장관계 출혈 증상(토혈, 혈변)이 있는지 확인한다.
- ✓ 시술 후 X-ray에서 위 속에 'Free air' 상태를 확인한다.
  (Free air: 출혈이 없을 때 위 속이 액체가 아닌 공기가 차 있어 검정색으로 보인다.)
- ✓ 출혈이 발생하였다면 내시경을 통해 색전술(Embolization)이나 clip을 이용한 결찰술이 필요할 수 있다.
- ✓ 드물게 천공이 발생할 수 있다. 천공 시 구멍이 작다면 clip을 사용하여 봉합할 수 있으며 금식과 L-tube 삽입, 예방적 항생제 투여를 통해 보존적 치료를 유지한다. 구멍이 커 심한 복막 자극과 통증이 동반되고 호전이 없다면 외과적 수술이 필요할 수 있다.
- ✓ 시술 후 식이에 대해 반드시 확인 후 단계별로 시행한다.
  (금식부터 유동식 죽식 일반식과 같이 기관 지침과 주치의 처방에 맞는 식이를 단계적으로 시행한다.)

9
내시경적 풍선확장술 & 스텐트 삽입술

식도, 위, 소장, 대장에 질환에 의한 폐색이나, 양성 또는 악성종양에 의한 협착이 있을 때 풍선 또는 스텐트를 사용하여 협착 부위를 넓혀 소화기계 개통성 유지. 수술 전 수술 성공 확률을 높이기 위해 시행하거나 증상 완화의 목적으로 시행하며 치료가 아닌 고식적인 방법이다. 시술과 함께 방사선 치료나 항암치료를 병행하여 질병이 호전된다면 효과를 볼 수 있으나 그렇지 않다면 반복적으로 시술이 필요할 수 있다

내시경적 풍선확장술, 스텐트 삽입술 체크사항

- ✓ 폐색의 정도나 길이를 확인하고 천공 유무 확인을 위해 해당 부위 조영술을 사전에 시행한다.
- ✓ 천공과 같은 부작용 발생을 대비해 예방적 항생제 투약이 필요할 수 있다.
- ✓ 출혈 위험을 줄이기 위해 항응고제, 혈전용해제 복용을 중단해야 한다.
- ✓ 이미 천공이 존재하는 환자는 금기이다.
- ✓ 해당 장기 비움을 미리 준비한다(장 준비, Bowel prep).
- ✓ 드물게 천공이 발생할 수 있다. 천공 시 구멍이 작다면 clip을 사용하여 봉합할 수 있으며 금식과 L-tube 삽입, 예방적 항생제 투여를 통해 보존적 치료를 유지한다. 구멍이 커 심한 복막 자극과 통증이 동반되고 호전이 없다면 외과적 수술이 필요할 수 있다.
- ✓ 출혈이 발생하였다면 내시경을 통해 색전술(Embolization)이나 clip을 이용한 결찰술이 필요할 수 있다.
- ✓ 재협착이 생길 수 있다. 재협착이 발견되었다면 재시술이 가장 효과적이다. 대변에 의한 협착은 하제를 사용한다.

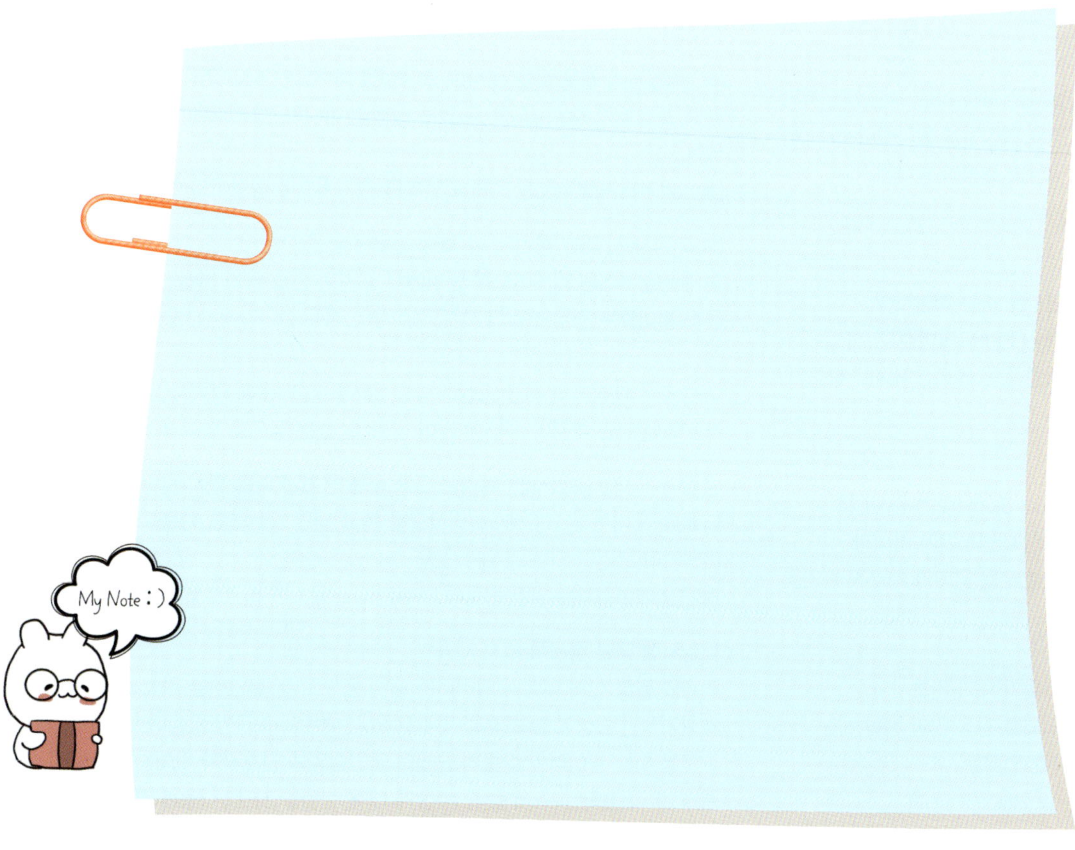

*

소화기내과 간호사's 노하우

대상자사정

위장관내 출혈 대상자를 사정할 때 잘 관찰할 수 있는 방법은?	- 위장관 출혈로 인한 복통, 오심 등은 개인의 호소 정도에 따라 차이가 있을 수 있으므로 창백한 얼굴이나 피부를 살펴보는 것이 좋은 팁이 될 수 있음. - 특히 평소의 상태를 잘 기억하고 있다가 차이가 느껴질 정도로 의심될 때는 꼭 CBC를 F/U해보려는 습관을 가지는 것이 필요함.

약물

혈변 등 출혈 양상을 보이는 소화기 문제 대상자에게 훼로바가 처방되었을 때 대상자에게 미리 설명해야 할 것은?	- 훼로바의 경우 철분으로 인해 변의 색이 갈색보다 진한 고동색으로 나와 흑변으로 착각하여 대상자가 놀랄 수 있으므로 미리 설명해야 함.
PPI(제산제)는 위 보호제로만 쓰는 게 아닌가요?	- 위장관 출혈을 예방하기 위해 Fluid에 Mix하여 PPI를 투여 할수 있음
항응고제, 혈전용해제를 복용하면 안되는 검사의 경우에는 얼마나 복용하면 안되는 건가요?	- 보통 검사 5~7일 전부터 Stop하는데 차이가 있을 수 있음. stop 시기에 따라 검사 시기가 달라질 수 있어 중요하므로 각자 자신의 병동 지침을 확인하는 것이 필요함. 그리고 외래를 통해 입원하는 경우 5~7일 전부터 복용을 이미 Stop한 상태로 입원하는 경우가 많으므로 입원 시 반드시 확인
항응고제, 혈전용해제를 복용 중인 대상자의 경우 무조건 복용을 멈추고 검사 또는 시술을 받아야 하나요?	- 순환기내과(CardioVasular) 대상자의 경우 항응고제, 혈전용해제를 복용하고 있는 경우가 많은데, 이러한 대상자가 소화기 문제가 생겨 내시경 또는 내시경시술을 해야 한다면 관련 Consult(협진)을 통해 항응고제, 혈전용해제의 복용 여부, 복용 기간 등을 확인한 후 진행함

기타

설사를 자주 하는 고령 대상자의 경우 화장실을 왔다갔다 하기에 낙상의 위험이 높다면?	- 노인대상자의 경우 잦은 설사로 화장실을 다녀오는 사이 기력이 빠져 낙상의 위험도가 매우 높음 특히, 보호자가 Keep을 할 수 있는 상황이 아니라면 Diaper(기저귀)를 apply하는 것이 팁이 될 수 있음. - Diaper(기저귀)를 apply 하게 되었다면 정기적으로 엉덩이의 발진이 생길 수 있으므로 잘 관찰하자!
설사를 하는 대상자의 Stool Study(대변검사) 시 대변 양은 얼마큼이어야 하는가?	- Stool 검사 시 대변 용기에 다 채울 필요는 없음. - 설사인 경우에는 액체이므로 변기에서 용기로 변을 담기 어렵기 때문에 대상자가 어떻게 해야 할지 몰라 물어보는 경우가 많다. 신규간호사의 경우 설사가 안 나올 때 받아달라고 하는 실수를 범하기도 함. 이런 경우 대상자의 지금 증상에 대한 검사이기 때문에 미뤄지면 안된다는걸 명심하고 용기의 숟가락 부분에 설사인 부분이 최대한 많이 묻을 수 있는 정도로 찍어서라도 검사를 내려야 함.
Stool Study(대변 검사) 시 일반 대변용기가 아니라 Culture용 용기가 따로 있는가?	- 병원마다 차이가 있지만 Stool은 Culture용 용기가 따로 있지 않다. - Culture 오더를 받고 Culture 바코드를 뽑고 나면 Lab처럼 Aseptic한 전용용기가 따로 있는 것이 아닌가라 고민이 되는 경우가 있음 하지만 대변검사는 일반 병동에 구비된 대변용기에 바코드를 붙여서 검사실로 보내면 됨
소화기 내과 간호사가 의외로 가장 많이 해야 하는 간호업무는?	- 대상자에 대한 정서적 지지 제공! - 타과와 달리 신체 내에서 일어나는 출혈 등으로 늘 불안감을 가지고 있으며 복통이나 울렁거림 등 소화기적인 증상에 늘 초점을 맞추고 있기 때문에 조금만 증상이 느껴져도 간호사에게 찾아와 많은 질문을 하는데 이러한 질문의 근원이 불안감임을 간호사가 이해하고 충분히 설명해 줄 수 있어야 함 특히, 미리 일어날 수 있는 증상 등에 대해 설명을 자세히 해준다면 불안감을 많이 줄여줄 수 있음

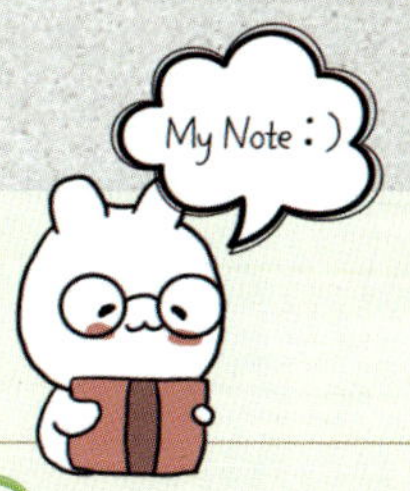
My Note :)

Hepatology
간담췌내과

소화기내과 주요 의학 용어

가려움증: Itching Sense
구토: Vomiting
복부팽만: Abdomen Distension
복통: Abdomen Pain
오심(=메스꺼움): Nausea
통증: Pain
황달: Jaundice
Abdomen X-ray: 복부 방사선 촬영
Ambulation: 거동
Bilirubin: 빌리루빈, 간기능 검사 중 하나
ENBD: Endoscopic Nasobiliary Drainage, 내시경적비담도배액술
EPBD: Endoscopic Papillary Balloon Dilation, 내시경적유두풍선확장술
ERBD: Endoscopic Retrograde Biliary Drainage, 내시경적역행담도배액술
ERCP: Endoscopic Retrograde Cholangiopancreatography, 내시경적역행담췌관조영술
Gallbladder: 담낭(쓸개)
I/O: Input(혹은 Intake)/Ouput, 섭취량과 배설량
Lab: 혈액검사
MRCP: Magnetic Resonance Cholangiopancreatography, 자기공명담췌관조영술
NPO: 금식
Pancreas: 췌장(이자)
Paracentesis: 복수천자
PCD: Percutaneous Catheter Drainage, 경피적 카테터 배액술
PTBD: Percutaneous Transhepatic Biliary Drainage, 경피경간담도배액술
PTGBD: Percutaneous Transhepatic Gallbladder Drainage, 경피경간담낭배액술
Puncture Site: 천자부위
TPN: 완전비경구영양
V/S: Vital Sign, 활력징후

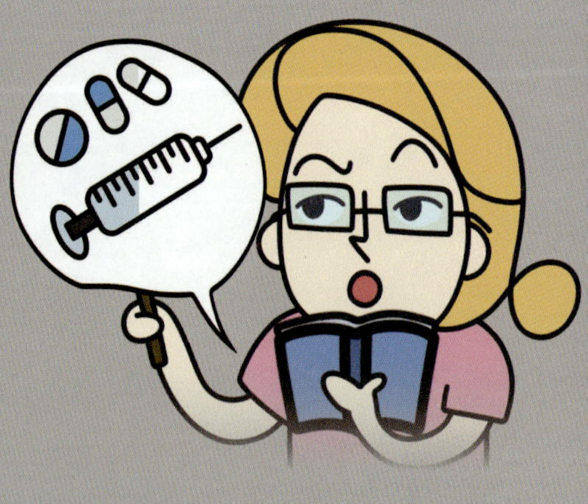

Liver

간

Gallbladder + Pancreas

담낭 + 췌장

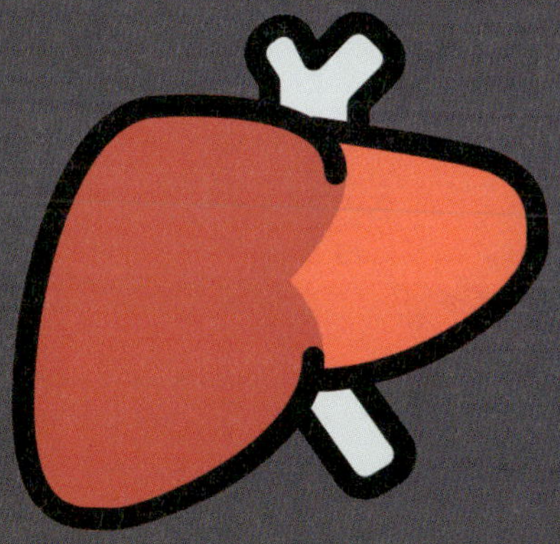

간담췌내과 - Why Algorithm 알고리즘 사고력 기르기

1. Liver (간) & Gallbladder(담낭) & Pancreas(췌장) 공통 문제 증상

우리 몸에서 탄수화물, 단백질, 지방의 대사와 담즙산 및 빌리루빈 대사, 해독 작용 등 주요 기능을 담당하는 간, 간에서 생성된 담즙을 저장하는 담낭, 그리고 소화 효소와 호르몬을 분비하는 췌장은 밀접한 관계를 가지고 있다. 그렇기에 다음과 같은 공통적 문제 증상이 발생할 수 있다.

- 황달(Jaundice): 간 기능 저하로 혈액 내 빌리루빈(Bilirubin-노화된 적혈구가 붕괴될 때 헤모글로빈이 분해되어 생성) 대사 감소로 그 수치가 증가함에 따라 발생할 수 있다. 그 외 담관(Bile duct-간에서 만들어진 쓸개즙을 옮기는 관의 일부) 폐쇄로 빌리루빈 배출이 방해될 때 나타날 수 있다. 주증상은 피부나 안구 백색 부위가 노랗게 변색된다.
- 오심(Nausea) & 구토(Vomiting): 간이나 췌장의 문제로 담즙이 역류하거나 소화 효소가 부족하거나 염증 작용이 일어나 위장 자극이 증가하여 발생할 수 있다.
- 소화불량(Dyspepsia): 담즙 분비 감소와 소화 효소 부족 등으로 음식 분해 및 흡수에 문제가 생겨 발생할 수 있다.
- 식욕부진(Anorexia): 혈액 내 독소 증가와 소화 장애, 영양 불균형, 염증 등으로 음식에 대한 흥미가 감소하는 식욕부진이 발생할 수 있다. 식욕부진의 경우 여러 요인이 복합적으로 작용한다.

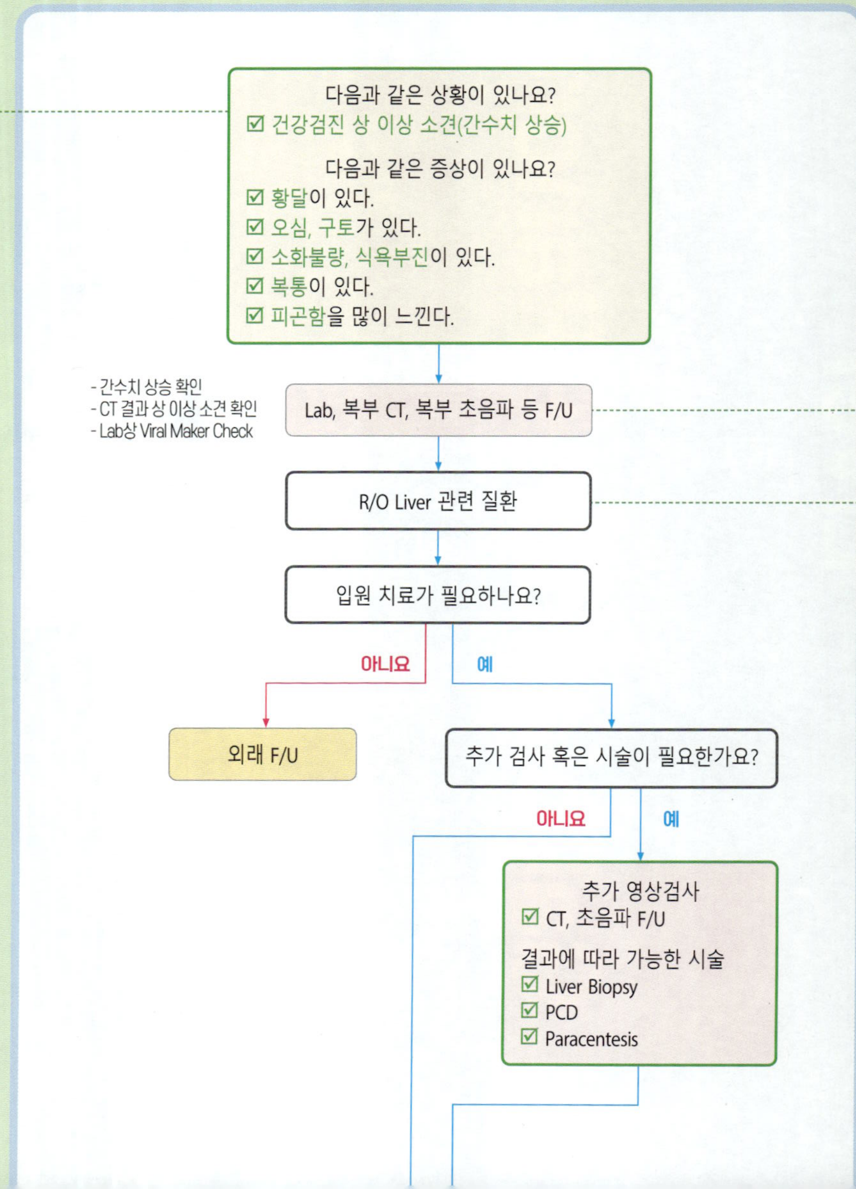

2. 공통 문제 증상에 대한 기본 검사와 질병 추정

간, 담낭, 췌장에 문제가 있을 때 특정 질병을 예측하기 위해 기본적으로 수행하는 검사의 특징은 다음과 같다.

- 혈액검사: 간 기능 검사(AST, ALT, ALP, GGT, 빌리루빈, 알부민 등)를 측정하여 간 손상 여부를 확인. 혈액 응고 검사(PT, INR 등을 측정하여 간의 응고 기능을 확인). 바이러스 검사(A-B-C형 감염 등 바이러스 감염 여부를 확인), 종양 지표 검사(AFP, CEA, CA19-9 등)를 측정하여 간암이나 췌장염 가능성을 확인, 혈액 내 Amylase, Lipase 수치를 측정하여 췌장염 여부를 확인, 공복 혈당이나 식후 혈당, HbA1c 등을 측정하여 당뇨병 여부를 확인.
- 복부 초음파: 간, 담낭, 췌장의 크기나 모양, 표면 상태 등을 확인하여 간 손상, 간경변, 간암, 담낭 결석, 담낭염, 췌장염, 췌장암 등을 진단하기 위함
- 복부 CT: 간, 담낭, 췌장을 더욱 자세히 관찰하기 위함. 혈관 상태를 확인

이들 검사를 통해 R/O Liver 관련 질환, R/O Gallbladder 질환, R/O Pancreas 질환으로 알고리즘이 진행된다.

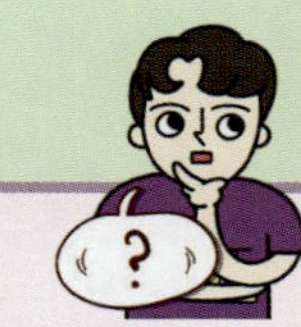

R/O ?

어떤 질병이 확진이 아니고 추정할 때 사용하는 용어. r/o pneumonia라 하면 폐렴이 추정되는 상태를 의미한다. "r/o Pn에 준해 anti tazoperan 투약 중이다" 라고 하면 폐렴을 추정하여 tazoperan을 투약하고 있다는 뜻. 알고리즘과 환자의 치료 경과 이해를 위한 필수 단어이다.

- 복통(Abdomen Pain): 담낭 결석이나 췌장염, 간비대 등 여러 요인이 복합적으로 작용하여 통증이 발생할 수 있다.
- 피곤함: 영양 불균형, 빈혈, 염증, 호르몬 변화 등으로 에너지가 부족하고 혈액 순환 문제가 작용한다.
- 고혈당: 담낭 기능 저하나 담낭 결석으로 담즙 분비가 감소하면 지방 소화가 어려워져 혈당 조절에 영향을 미칠 수 있고, 췌장의 인슐린 분비 감소로 당뇨병이 유발될 수 있다.

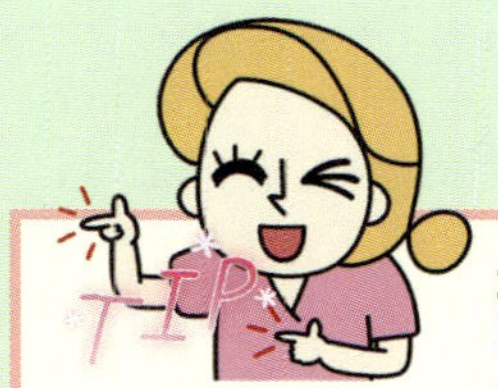

간 질환과 의식장애. 그리고 암모니아?

간 기능 저하로 혈액 내 암모니아(Ammonia) 수치가 증가하면 뇌 기능 장애가 발생할 수 있다. 이를 간성 뇌증(Hepatic Encephalopathy)이라 한다. 암모니아는 단백질 분해 과정에서 생성되는 독성 물질이고, 이는 간에서 조절된다. 간 기능 저하 시 혈액 내 암모니아 수치가 증가하여 뇌 기능 장애를 유발하게 되는 것이다. 따라서 간 질환을 가진 환자가 의식저하 상태에 빠진다면 간성 뇌증을 의심하여 신속하게 병원을 방문하여 암모니아 검사를 수행해야 한다.

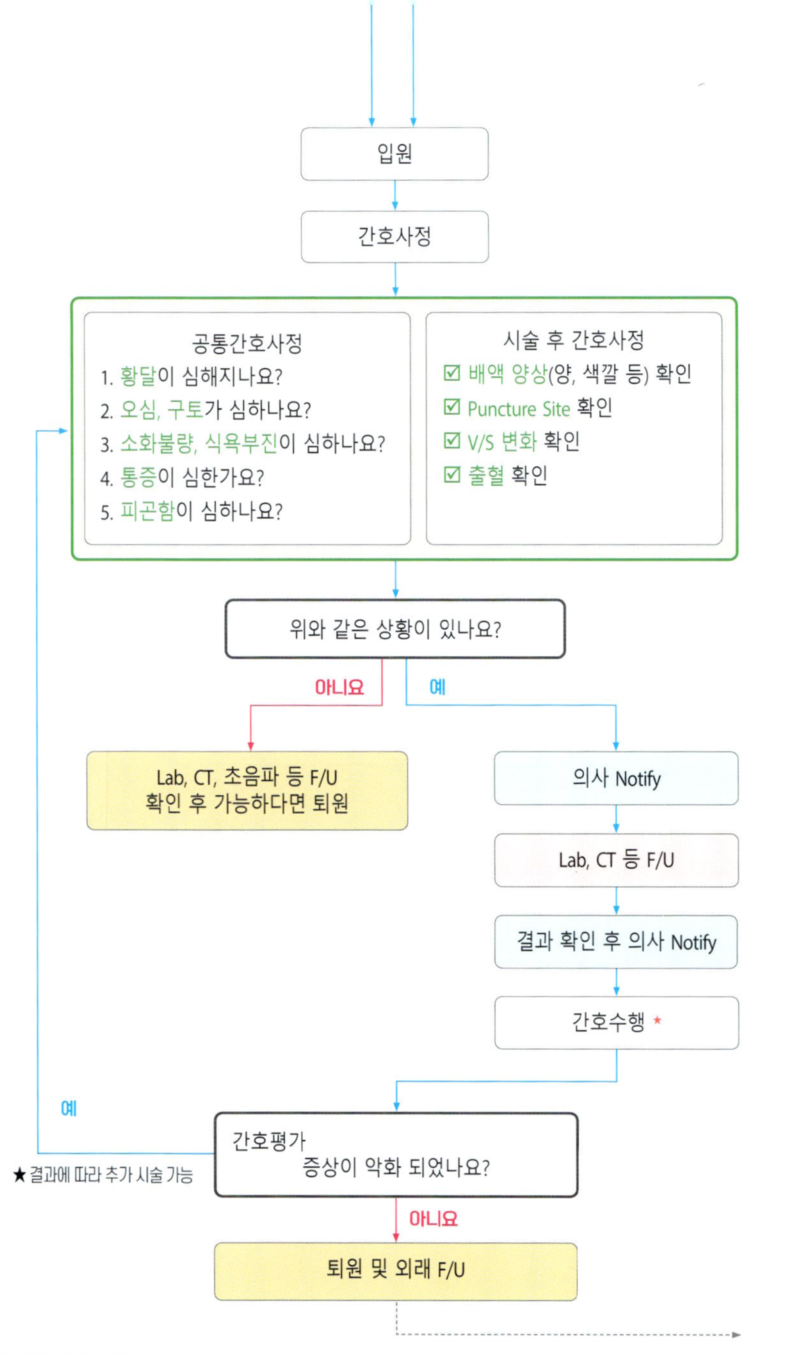

3. 간 질환 추가 영상 검사와 가능한 시술

간 질환 환자 알고리즘 이해를 위해서 간 질환 관련 주요 검사와 시술에 대한 이해가 필요하다.

- 간 생검(Liver Biopsy): 간 조직을 채취하여 현미경으로 관찰 후 정확한 진단이나 진행 정도를 평가하기 위한 검사
- 경피적 배액술(Percutaneous Catheter Drainage, PCD): 담관 폐쇄와 같이 폐색된 부위에 카테터를 삽입하여 외부로 배액하는 시술
- 복수천자(Paracentesis): 복강에 쌓인 복수를 제거하여 증상 완화 및 합병증을 예방하기 위한 시술

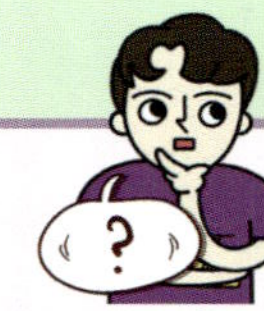

간 질환을 겪는 환자에게 복수는 왜 차는 것일까?

첫째, 간경변증으로 인한 문맥 고혈압

간경변증이 진행되면 간으로 혈액이 원활히 흐르지 못하게 되며, 이로 인해 혈액이 장막 순환계로 쏠리게 되며 복강에 수분이 누출되어 복수가 발생한다

둘째, 저알부민혈증

간은 알부민을 생상하는데, 간 기능이 저하되면 알부민 생산량이 감소한다. 알부민은 혈액 내 수분을 혈관 안에 유지하는 역할을 하기에 저알부민 상태에서는 혈관에서 수분이 누출되어 복수가 발생하게 된다.

그 외 복수가 차는 원인으로는 복강 내 암이나 신장 기능 저하로 수분과 염분 조절을 하지 못하는 상태, 심장 기능 저하로 순환에 문제가 생길 때이다.

간담췌내과 - Why Algorithm 알고리즘 사고력 기르기

4. 담낭 & 췌장 질환 추가 영상 검사와 가능한 시술

담낭이나 췌장 질환을 정확히 진단하기 위해서는 내시경이나 영상 검사가 필수적이다. 그 중 ERCP와 MRCP는 담낭과 췌장의 상태를 자세히 확인할 수 있는 주요 검사이다. 주로 담낭 결석이나 협착, 폐색, 종양 등을 관찰한다.

- ERCP(Endoscopic retrograde cholangiopancreatography, 내시경적 역행성 담관췌장조영술): 내시경을 사용하여 담관과 췌관에 직접 조영제를 주입하여 관찰. 정확한 진단과 치료(담낭 결석 제거, 스텐트 삽입 등)가 가능하지만 침습적 시술이므로 합병증 위험이 높다
- MRCP(Magnetic Resonance cholangiopancreatography, 자기 공명 담관췌장조영술):자기 공명을 이용하여 담관과 췌관을 비침습적으로 영상 촬영. ERCP보다 정확도가 떨어지고 추가적 시술은 불가하다.

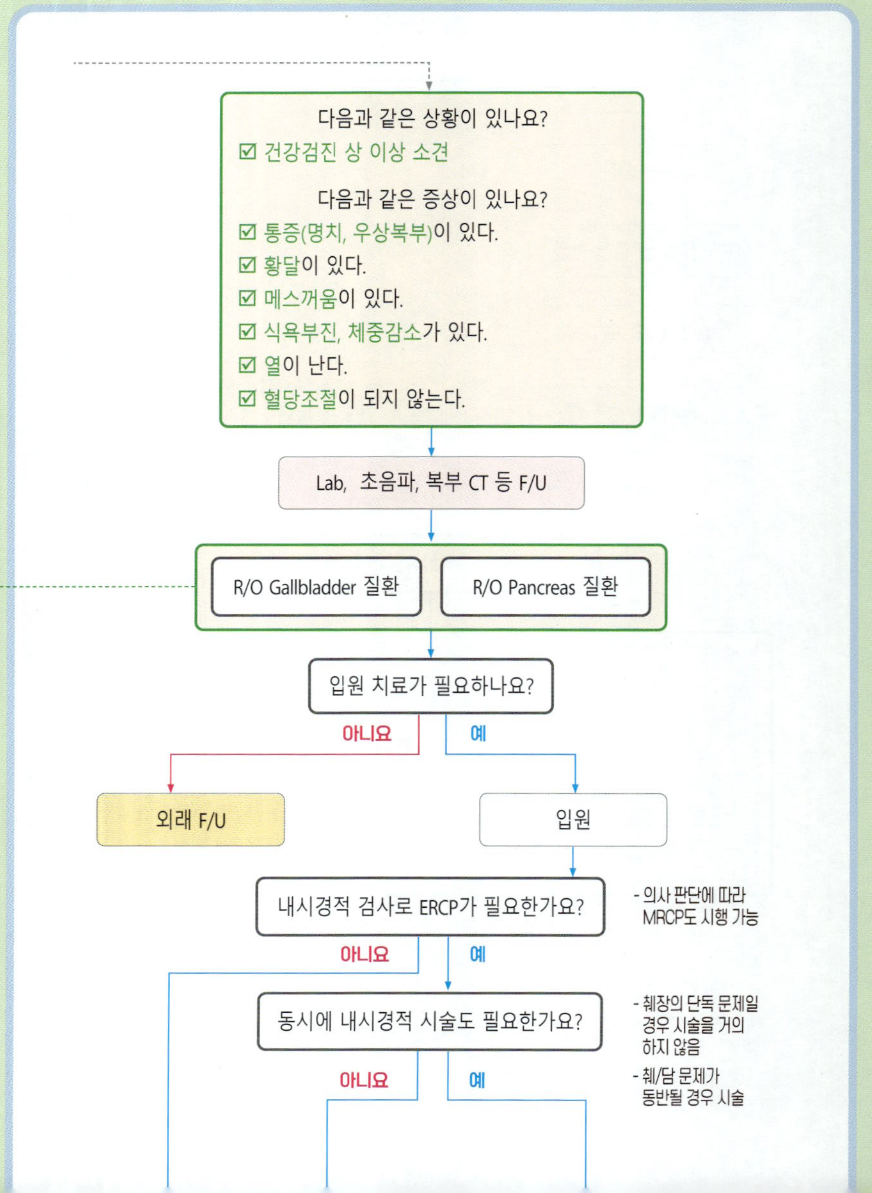

담낭이나 췌장 관련 시술을 이해하기 위해서는 해부학이 필수!

시술 이름은 방법+부위+종류로 구성되므로 해부학을 꼭 알아야 한다. 사진에서 보이듯이 얇은 관이 특징인 담관과 췌장으로 이어지는 췌관은 폐색되기 쉽기에 배액관 삽입술이 정말 많고, 위험도가 높은 것이 특징이다.

- ENBD(Endoscopic nasobiliary drainage): 비강을 통해 담관에 drain 삽입
- EPBD(Endoscopic pancreatobiliary drainage): 내시경을 통해 담관 또는 췌관에 drain 삽입
- EPBD(Endoscopic retrograde biliary drainage): 역행성 방식으로 담관에 drain 삽입

* EPBD의 경우 endoscopic papillary balloon dilatation이라고 내시경 시술 시 풍선으로 유두부를 확장하여 결석을 제거하는 과정을 말하기도 한다.

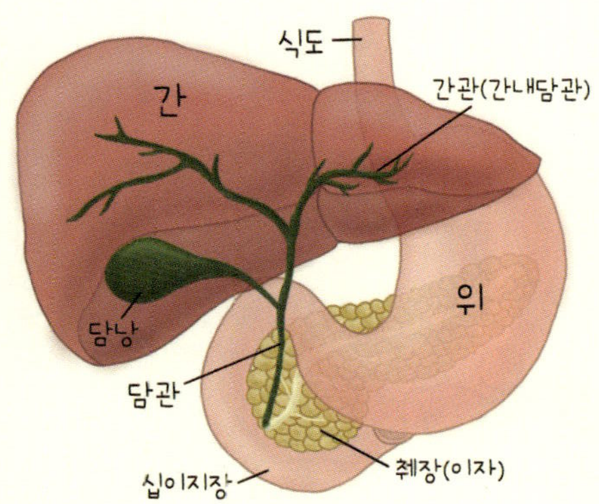

십이지장, 췌장, 담낭의 구조적 관계

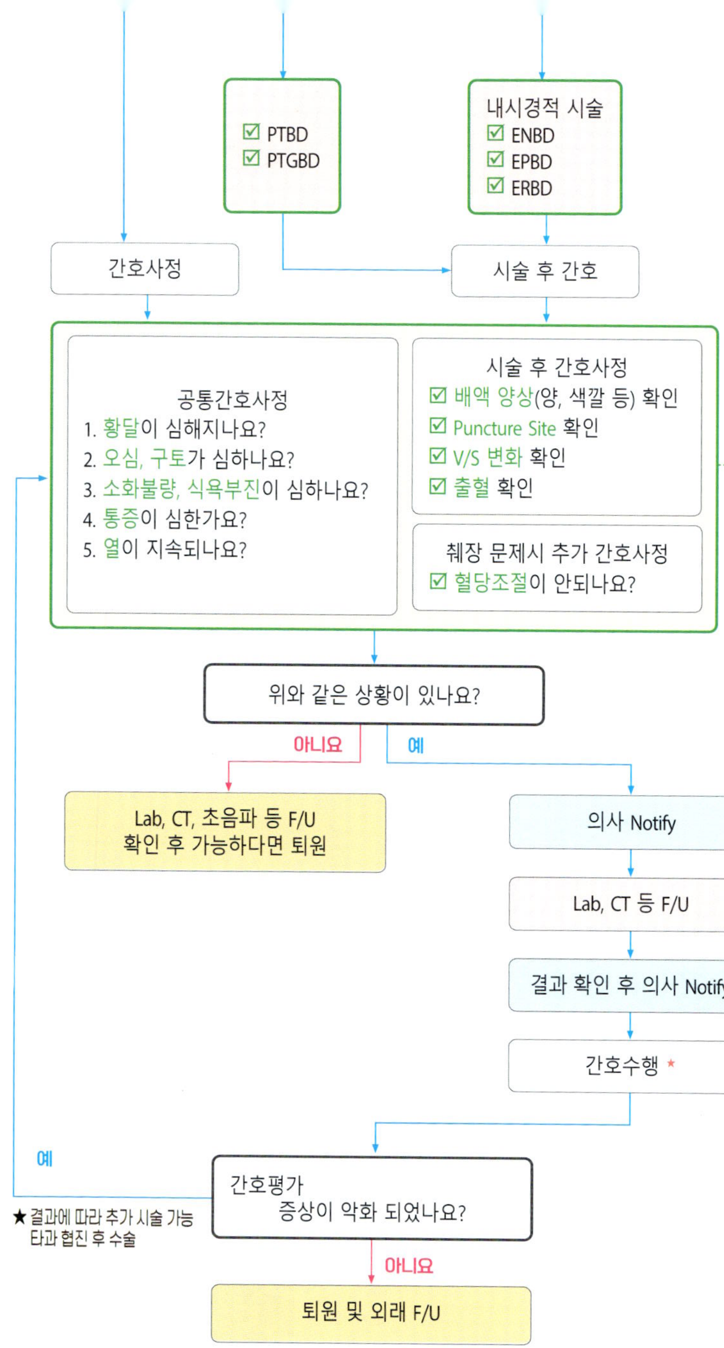

5. Liver (간) & Gallbladder(담낭) & Pancreas(췌장) 상황별 간호 사정 & 수행

간, 담낭, 췌장 질병으로 입원 치료를 할 경우, 환자의 공통 간호사정을 반복한다. 그 외 시술을 받았다면, 시술 후 합병증을 관리하기 위해서 입원하는데, 이때 간호사는 각 시술에 대한 post care 방법을 이해해야 한다. 시술은 결석이나 협착으로 폐쇄된 순환을 외부로 배출시켜주는 배액술이 가장 많으며, 이에 따라 전신상태 변화부터 배액량과 배액 부위 관찰, 누출, 출혈 등 관리 방법에 대해 상황별 간호 사정&수행 부분에서 학습해보자.

6. Liver (간) & Gallbladder(담낭) & Pancreas(췌장) 공통 입원 경과

공통 간호 사정&수행과 상황별 간호 사정&수행에 대해 잘 학습했다면, 입원 환자의 사정과 수행, 평가 과정에서 감지된 증상 변화, 그리고 처방에 따른 검사 결과나 치료 반응에 대해 의사에게 노티(notify)하는 과정을 거친다. 그 외 처방 확인이나 검토, 서류 작성과 같은 병원 행정적 절차 등의 이유로 노티할 수도 있다. 이 과정에서 환자에게 더 관찰할 증상이 없다면 곧 퇴원계획을 할 수 있을 것이다.

공통 간호사정 & 수행

1 황달(Jaundice) 조절

황달은 빌리루빈(Bilirubin)이 혈액에 축적되어 피부와 눈의 흰자위가 노랗게 변하는 증상이다. 신생아의 경우 간 기능이 완전히 발달하지 않아 일시적으로 황달이 나타나며, 황달은 간 기능과 밀접한 관련이 있다. 그 외 용혈성 빈혈이나 말라리아 등으로 인한 적혈구 과도 분해, 담관 폐색이나 췌장암으로 빌리루빈 배출 장애가 있는 경우 나타날 수 있다.

간호사정 & 수행

간호사정	간호사정 방법
피부색, 눈동자 확인	- 피부색, 공막(눈동자) 색 변화 관찰: 노란색 - 최근에 피부색이 노랗게 변했나요?
소변 양상 확인	- 소변색과 냄새 확인 ➜ 짙은 노란색 또는 갈색, 거품뇨, 비린 냄새. * 간은 혈액에서 빌리루빈(bilirubin)이라는 노폐물을 제거하고 담즙으로 배출하는데, 간 기능 저하 시 혈액 내 빌리루빈 수치가 증가하고 소변으로 배출되면서 노랗고 거품뇨가 발생하게 된다. 배출되지 못한 담즙산이 혈액으로 역류하여 거품뇨가 발생하기도 한다.
피부 가려움	- 피부가 건조하세요? - 피부가 가려우세요? * 빌리루빈, 담즙산 침착으로 인해 가려움증을 호소할 수 있다.

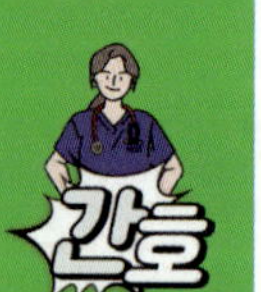

- ▸ 충분한 수분 섭취 권장: 소변량을 늘려 빌리루빈 배출을 촉진
- ▸ 수분 섭취 제한: 체내 수분 잔류 감소 및 부종 완화
- ▸ 카페인이나 알코올 피하기: 간 기능 향상.
- ▸ 피부 보습제 사용과 교육: 피부를 긁지 않도록 교육. 긁음으로 상처 유발을 막기 위해 손톱을 짧게 유지하도록 설명

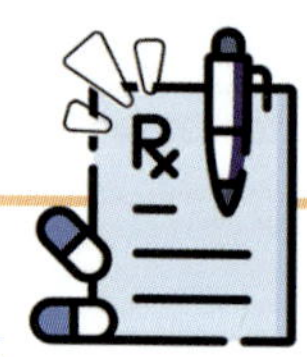

예상되는 처방

- ▸ Lab f/u: 간 기능 검사(LFT)
- ▸ **필요 시 antihistamine(항히스타민제) 투여**: 간 기능 감소로 인해 약물 투여나 용량에 신중함이 필요함
- ▸ **필요 시 Cholestyramine(콜레스티라민) 투여**: 담즙산이 소장 내에서 재흡수되는 것을 막아 콜레스테롤을 이용한 합성을 도와줌. 담즙산과 콜레스테롤 감소에 효과적. 고지혈증 환자에게 투약하기도 한다.
- ▸ **피부문제 발생 시 피부과 협진**

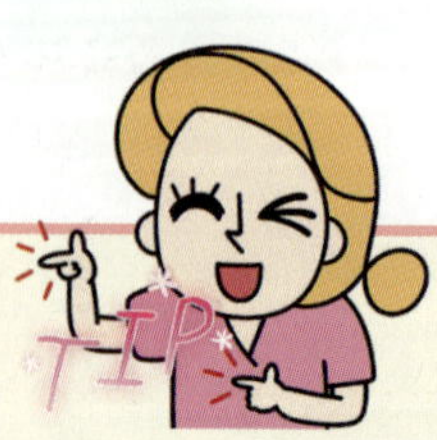

임상에서 정말 많이 사용하는 항히스타민제

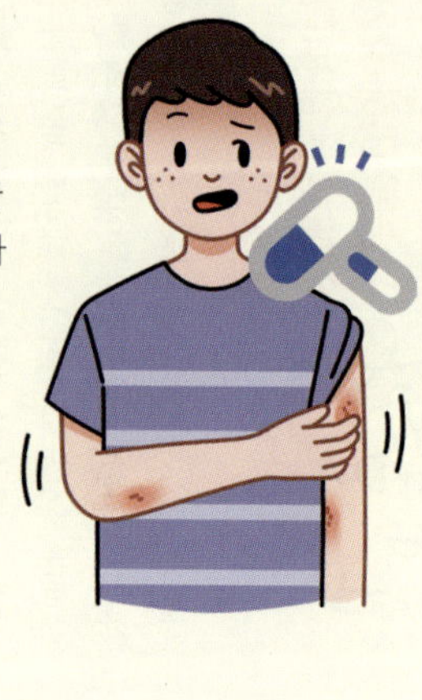

히스타민은 혈관 확장, 가려움증, 부종 등을 유발하는 물질로, 항히스타민제는 히스타민이 H_1수용체에 결합하는 것을 차단하여 주로 알레르기 증상을 완화한다.. 항히스타민제는 개발 순서에 따라 1, 2, 3세대로 나뉘며, 세대가 높아짐에 따라 부작용은 적지만 가격이 상승하는 등 복합적 요인이 있으니 의사가 환자 상태에 맞춰 투약을 결정한다.

* **1세대 항히스타민 클로르페니라민(Chlorpheniramine)**: 1세대 중 안정성이 뛰어나고 부작용이 적어 가장 대중적으로 이용
* **2세대 항히스타민 Zyrtec(지르텍,성분명=Cetirizine)**: 1세대 항히스타민보다 안정성이 좋다
* **3세대 항히스타민 Allegra(알레그라,성분명=Fexofenadine)**

My Note :)

질환별 추가 간호사정 & 수행

1 간 질환

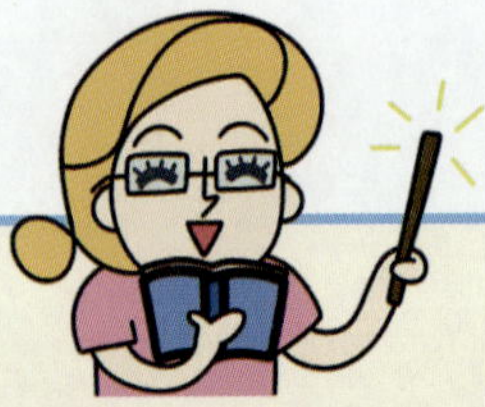

Pre study: What is 간 질환

간염(Hepatitis)은 간세포가 죽고 그 자리에 염증이 생기는 것을 의미한다. 80~90%는 바이러스에 의해 생기며 알코올이나 약에 의해 간세포가 파괴될 수 있다. 6개월 이상 간기능 이상과 바이러스 감염이 지속되면 만성간염(Chronic hepatitis)이라고 하며 반대로 6개월 미만이면 급성간염(Acute hepatitis)이라고 한다. 급성간염 중 증상이 나타난 후 8주 이내에 고도의 간기능 장애에 의한 간성혼수와 PT(Prothrombin time) 연장을 보이는 질환을 전격간염(Fulminant hepatitis)이라고 하며 이는 급성간부전(Acute liver failure)이라고 한다. 실제로 간염바이러스는 간세포에 기생할 뿐 직접적인 손상을 일으키는 것은 아니다. 간염바이러스를 위험으로 인지한 우리 몸의 면역체계가 이를 공격하면서 간세포가 파괴되므로 간염을 일으키는 것이다. 보균자 상태는 면역체계에 발각되지 않고 바이러스가 간세포에 기생하는 상태를 의미하며 **급성간염**은 바이러스들이 모두 발각되어 면역체계에 의해 전부 공격당하면서 간세포가 급격한 손상을 입고 회복되어가는 과정이다. **만성간염**은 일부는 면역체계에 발각되었으나 일부는 살아남아 지속적으로 면역체계의 바이러스 공격(= 간세포 사멸)과 회복이 반복되는 상태를 의미한다. 만성간염이 지속되어 간세포가 죽고 재생하고 반복하다 보면 상처에 흉터를 남기듯 간 내에 섬유화가 일어나 간의 구조가 서서히 붕괴되어 가는데 이를 간경화(간경변, Liver cirrhosis)라 한다.

간염바이러스에는 A ~ E까지 다섯 가지가 알려져 있으나 우리나라에서는 임상적으로 A, B, C형이 가장 흔하고 간염의 원인 대부분을 차지한다. A형 바이러스는 경구로 감염되며 백신이 존재한다. 급성간염 원인의 50%를 차지하지만 평생면역을 얻으므로 만성화되지 않는다. B형 바이러스도 백신이 존재한다. 성관계나 혈액감염으로 감염이 되면 대부분 만성화되지 않고 일회성으로 끝나지만 엄마-아기 사이의 수직감염은 보균자 형태로 지내고 만성간염을 유발할 수 있다. C형 바이러스는 혈액 전파로 백신은 존재하지 않는다. 수혈을 통해 많이 감염되었으나 수혈 혈액에서 바이러스 검사를 시행하므로 줄어드는 추세이다. 대부분 만성화되어 간경화나 간암을 유발하는 원인이 된다.

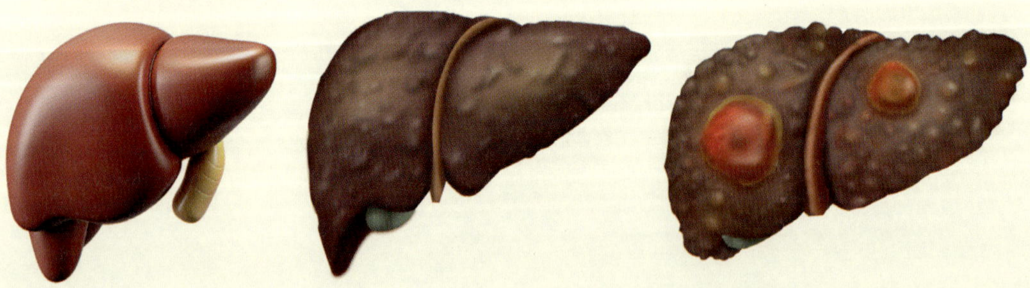

급성간부전(Acute Liver Failure)은 급성간염 중 심각한 간 손상을 유발할 때 발생한다. 급격한 간기능 부전으로 암모니아가 체내에 축적되어 간성혼수를 일으킨다. Flapping tremor(asterixis, 새 날개짓처럼 손을 위 아래로 흔드는 펄럭거리는 떨림)가 대표적인 증상이다. 마찬가지 간기능 부전에 의해 응고인자 합성에 문제가 생겨 PT가 지연된다. PT 수치는 중증도 평가에 중요한 지표다. 그 외에 황달이 나타나며 발열, 전신 권태감, 소화기계 이상 증상을 보인다. 원인을 교정하고 간 괴사로 진행되지 않도록 노력하며 간부전으로 인한 증상들을 조절하는 것이 중요한 치료과정이다.

간에서 대사하는 약제에 의해 간세포가 손상을 입는 **약제성 간질환(Drug-induced hepatitis)**이 발생할 수 있으며 발열, 발진, 황달, 소양감을 동반한다. 대부분 약제를 중단하면 회복하며 필요시 스테로이드 치료를 진행하는 경우도 있다.

비만, 당뇨, 알코올 등에 의해 간에 중성지방이 축적되는 **지방간(Fatty liver)**은 지방조직에 의해 간 기능에 문제를 일으키고 심하면 간경화까지 진행할 수 있다. 지방섭취 제한과 운동, 체중감량 등으로 대부분 교정이 가능하다.

알코올 간질환(Alcoholic liver disease)은 과한 알코올 섭취로 인해 지방간, 간염, 간경화, 간섬유증(Liver fibrosis)을 일으키는 것을 의미한다. 알코올이 간에서 대사하면서 생기는 간세포의 저산소증과 독소에 의해 간세포가 손상을 입기에 발생한다. 간경화, 간섬유증은 흔하지만 간암의 원인은 되지 않는다. C형 간염환자에서는 알코올이 암의 원인이 될 수 있다. 술을 끊으면 개선되지만 갑작스런 금주로 인한 알코올 이탈 증후군과 진정 섬망에 주의가 필요하다.

위에서 언급한 간의 염증, 즉 간세포의 죽음과 재생이 계속되는 과정이 반복되면 간은 구조적으로 변화가 생긴다. 이를 **간경화(간경변, Liver cirrhosis)**라고 하며 간 질환의 종점이라고 봐도 무방하다. 간세포가 죽으면 섬유화(Fibrosis)가 발생하여 간은 딱딱하게 굳고 작아진다. 간세포가 재생을 위해 노력하는 과정에서 재생결절(가짜소엽, Regenerative nodule)을 만드는데 이는 간의 소엽에서 혈관 구조를 망가트린다. 망가진 혈관들에 의해 혈액이 간을 통과하기 어려워지면서 간 문맥압을 상승시킨다. 결국 간경화는 문맥압 상승을 반드시 동반하며 이는 시간이 경과하면 식도정맥류 파열과 같은 심각한 소화관 출혈 문제를 일으킬 수 있다. 그 외에 간부전에 의한 간성뇌증, 간성신장증후군, 복수와 복막염과 같은 타 장기 손상 문제를 동반할 수 있고 간세포암을 유발할 수 있다. 교정할 수 있는 원인은 교정하며 간부전의 증상을 조절해 주는 것으로 치료를 진행한다.

간암(Liver cancer)은 간에 생기는 악성종양이다. 전이성 간암을 제외한 원발성 간암은 90%가 간세포암종(Hepatocellular carcinoma)이며 그 외 담관암종(Cholangiocarcinoma), 간모세포종(Hepatoblastoma) 등이 있다. 간세포암종은 정상적인 간에서 생길 확률은 매우 낮다. 대부분 만성 간염이나 간경화와 같은 질환에 의해 발생하며 그 원인은 대부분 B, C형 바이러스에 의한 만성 간염이다. 초기 증상이 거의 없는 간암의 특성상 바이러스성 만성간염을 앓고 있는 환자들은 주기적으로 간세포암종 관련 검사를 시행하는 것이 필요하다. 초음파나 CT를 통해 확인할 수 있으며 정확한 진단은 생검을 한다. 암이 진행되면 증상은 발열, 복통, 복강 내 출혈, 장기 전이 등을 보인다. 간의 남은 기능과 간세포암종의 크기, 수에 따라 치료 방향을 결정한다. 문맥을 포함한 간 절제, 고주파 열치료(RFA), 경동맥화학색전술(TACE), 경피에탄올주입요법(PEI)을 시행할 수 있다.

식도정맥류?

소화관에서 흡수한 물질들을 품은 혈액은 문맥(Portal vein)을 통해 간으로 흘러 대사, 저장한다. 간경화로 혈액이 간을 통과하기 어렵거나 문맥의 협착과 같은 원인으로 문맥압력이 높아지면 정맥혈액은 식도 정맥으로 우회하여 심장으로 들어간다. 그 과정에서 식도 정맥이 팽창하여 식도정맥류(Esophageal varix)가 생긴다.

식도 정맥류는 혈액의 전신순환을 확실히 개선시켜줄 수 있으나 간으로 들어가는 혈류는 개선해줄 수 없다. 팽창한 식도 정맥은 많은 양의 혈액이 흐르고 파열되기 쉬워 위험하지만 파열 전에는 특별한 증상이 없다. 만약 파열된다면 복통과 함께 다량의 토혈, 저혈량 쇼크로 이어질 수 있다. 대부분 간경화를 동반하고 있어 응고 장애를 겪는 환자들이 많아 지혈이 어려워 생명이 위험할 수 있다.

파열 시 SB tube를 삽입하여 압박하고 Vasopressin을 정맥 투여하여 문맥압을 낮추는 방법을 시도할 수 있다. 내시경을 통해 혈관 바깥에 염증을 만들어 경화시키거나 Clip을 통한 결찰술(EVL)을 시행하여 파열을 예방할 수 있다.

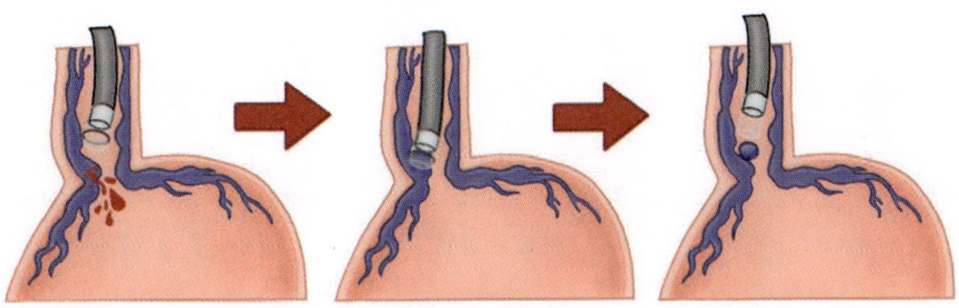

식도정맥류 내시경적 결찰요법의 원리

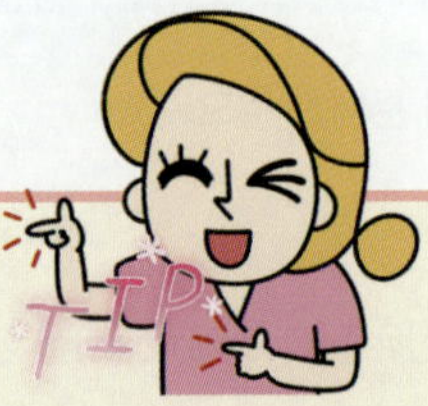

식도정맥류 출혈 응급 처치!

SB tube는 내시경적 지혈술이 실패한 경우 지혈을 위한 임시방편으로 사용하며, 활동성 출혈의 80%까지 지혈이 가능하다고 보고된다. 하지만 삽입 후 2시간 이내 지혈 소견을 보이지 않으면 다른 치료를 고려해야 하고, 삽입관의 이동이나 흡인, 식도 괴사와 천공 등의 합병증이 발생할 수 있으므로 보통 24시간 이상 사용하지 않는다. 활력징후 집중 감시가 필요한 상태로, 보통 중환자실에서 관찰한다.

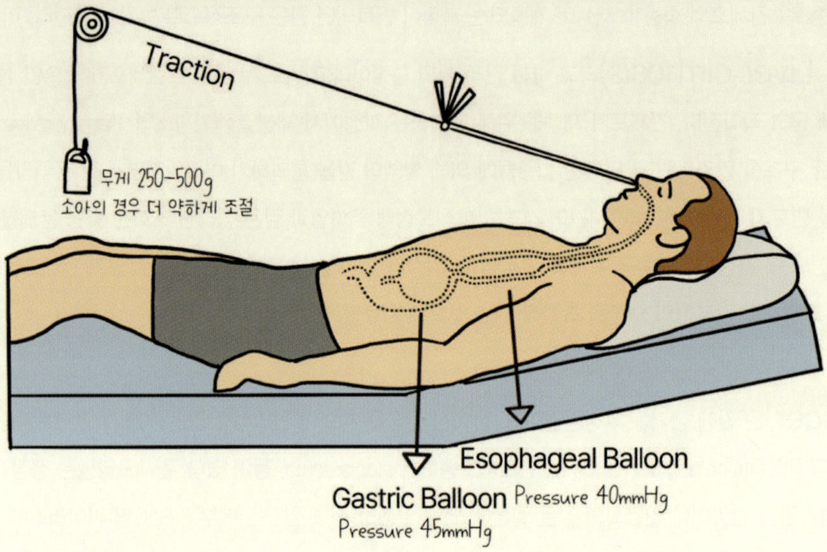

삽입	유지
· NG Tube삽입 방식으로 위까지 삽입 · Gastric balloon 200~250ml 공기 삽입 · gastric balloon이 위식도 접합부에 닿도록 튜브를 천천히 당김 · 적정Pressure 45mmHg설정 · Bedside Traction적용 · X-ray로 위치 확인 · 출혈지속시 esophagus balloon을 확장 · 식도 손상 및 파열의 위험으로 balloon최대압 40mmHg권장	· Traction 유지에 따른 환자 통증 조절 · Pressure 40~45mmHg이상 상승하지 않도록 주기적인 점검 · 점막 손상 방지를 위해 Esophageal balloon은 6~24시간, Gastric balloon은 최대 48시간 이상 확장금지 · 출혈 증상에 따라 pressure를 서서히 감압하며 환자 상태를 관찰
제거	· esophageal balloon air를 먼저 syringe를 이용해 제거 · gastric balloon air를 제거 · traction과 balloon air제거 후 보통 24시간 동안 tube는 유지한채 rebleeding있는지 관찰 · rebleeding있을시 balloon 재확장, 없다면 SB tube removal

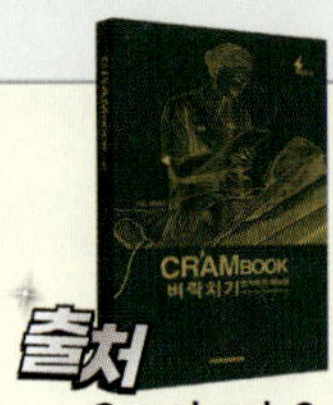

출처
Crambook 2
벼락치기 환자파악 매뉴얼

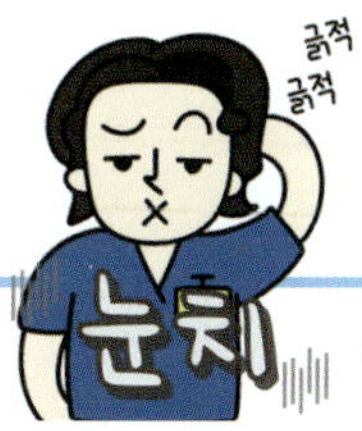

"간-신 증후군? 간이 안 좋으면 신장도 안 좋다는 질병인데.. 중요한가요?"

Hepatorenal syndrome (HRS)은 주로 말기 간질환(end-stage liver disease)에서 발생하는 신부전(renal failure)이다. 주된 기전은 심한 간질환으로 인해 신장으로 가는 혈류가 감소하면서 신장 기능이 저하되는 것이다. 특히 간경변(liver cirrhosis) 환자에서 흔히 발생하며, 우리가 꼭 기억해야 할 점은 바로 간이 안좋은 환자에게 신장 기능 저하가 발생하지 않는지 주의해야 한다는 점이다.

→ 간의 기능 부전(간경변-liver cirrhosis, 복수-ascites, 세균성복막염-spontaneous bacterial peritonitis-SBP)으로 인해 신체의 보상 작용으로 전신 혈관이 확장되고, 이는 혈압 저하와 신장으로 가는 혈류를 줄이며 결국 신장 기능을 저하 시킴.

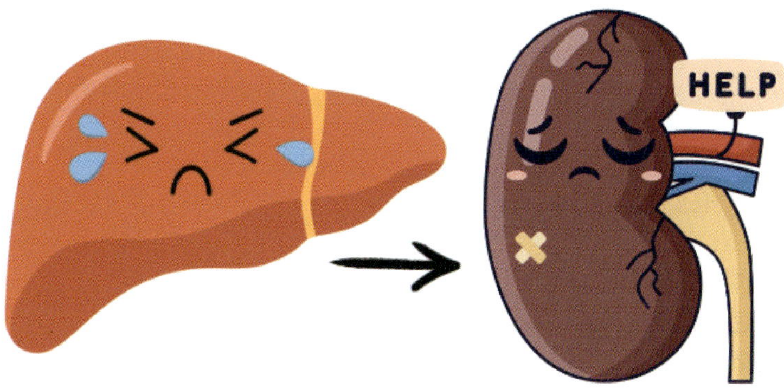

▸ 증상 (Symptoms) & Check

급성 신부전(acute kidney failure): 소변량 감소(oliguria) 또는 무뇨(anuria)	I/O Check!
복수(ascites)의 악화	복부둘레 Check!
전신 부종(generalized edema)	부종 정도 평가!
고혈압(hypotension) – 문맥고혈압(portal hypertension), 체액 저류로 인한 고혈압(ascites or edema), 신장 기능 저하로 인한 고혈압(renal failure)	V/S Check!
황달(jaundice) 및 간성 뇌병증(hepatic encephalopathy)	피부나 공막 색깔 & 의식수준 Check!

▸ 치료와 간호

HRS의 치료는 간 기능을 개선하고 신장 기능을 보존하는 데 중점을 둔다.

1. 약물 치료
   1) 바소프레신 유사체(vasopressin analogues, 예: 테라리프레신 [terlipressin]) : 혈관을 수축시켜 hepatorenal syndrome기전을 방지.
   2) 알부민(albumin) 투여 : 혈관 내 체액을 유지하는 데 유용(혈장 콜로이드 삼투압을 증가시켜 체액이 혈관 내로 다시 돌아오게 하여 혈액 순환량을 증가시킴)
2. 간이식(liver transplantation): 근본적인 치료법
3. 혈관확장제(vasodilators): 예를 들어 미도드린(midodrine)과 옥트레오타이드(octreotide) : 주로 신장의 혈관을 확장시켜 신장으로 가는 혈류를 증가시킴(간경변 환자에서 저혈압으로 인한 신기능 저하 방지에 유용)
4. 지속적 신대체요법(continuous renal replacement therapy, CRRT): 중증 신부전 환자의 혈액투석치료
5. 지속적 monitoring : 소변량과 체액 균형, 전해질(electrolytes) 및 혈압을 정기적으로 측정
6. 저단백, 저염 식이를 권장하여 복수와 뇌병증 악화를 예방

간 질환 입원 확인사항

현병력 (Present illness, P.I)	입원동기, 주호소(Chief complaint) 의식수준, 복부둘레 혈액검사 수치(간 기능, 출혈 경향 등)
과거력 (past history)	이전 병력, 현재 복용 중인 약물, 알러지 유무(항생제, 조영제 등) 간 질환 과거력 확인(간염이나 수술 등).

간호 사정

간호사정	간호사정 방법
검사결과	간 기능 검사(Liver function test, LFT)
피곤함	- 피곤하세요? 매일 피곤한가요? - 오늘 잠은 충분히 주무셨어요? - 오늘 운동하셨나요? 얼마나 하셨어요?.
복수	- 오늘 얼마나 드셨어요?(식사, 물 등) - 화장실은 몇 번 가셨어요? ➜ I/O확인 - Fluid 처방 적정성 확인: 충분한 수액 공급량인지, 경구 섭취량에 비해 과하지 않은지 등 - 복수로 인해 발생하는 증상 확인(복부 불편감, 통증, 호흡곤란, 피부문제 등) * 복수는 복강 내 과도한 체액이 축적되는 것으로, 심하면 호흡곤란 등 심각한 합병증을 유발할 수 있다.
출혈	- Hematemesis(토혈) 확인 - Hematochezia(혈변), Melena(흑변) 확인 - Lab 결과 확인: CBC검사 상 Hb(헤모글로빈) 수치 및 변화 확인 * Hb는 꼭 수치와 이전에 비교한 변화를 동시에 확인할 것! - 출혈 관련 증상 확인: 어지러움, 식은땀, 호흡곤란, 창백함, 저혈압, 빈맥 등 - 출혈 경향 확인: PT or aPTT, INR, PLT, Fibrinogen

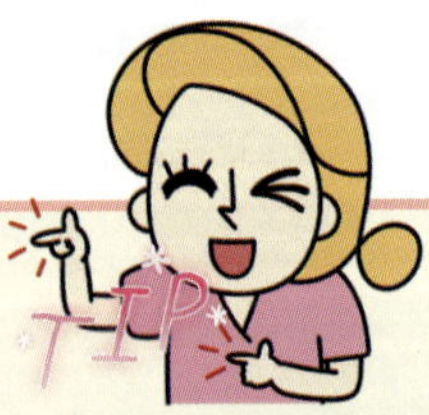

간 기능 검사(LFT) 정리!

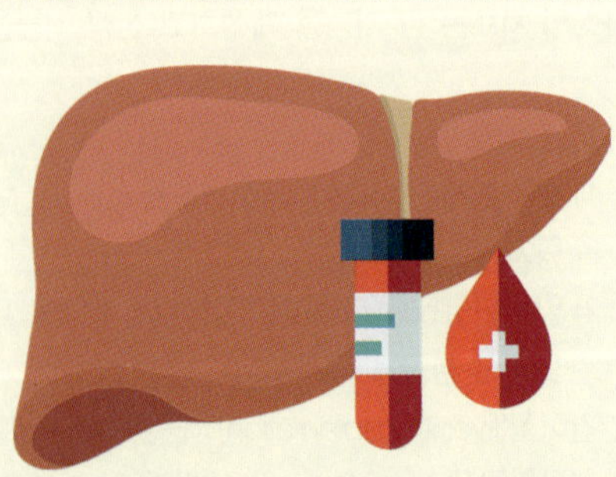

* AST(아스파테이트아미노전이효소, GOT): 간세포 손상 시 증가
* ALT(알라닌아미노전이효소, GPT): 간세포 손상 시 증가
* ALP(알칼리인산분해효소): 담관 폐쇄 또는 간세포 손상 시 증가
* GGT(감마글루타밀전이효소): 담관 폐쇄 또는 간세포 손상 시 증가
* γ-GTP: 간 세포 손상 시 γ-GTP가 혈액으로 유출되어 상승(담관 협착 등의 가능성도 있다)
* 빌리루빈(Total or Direct): total bilirubin은 담즙 배출 문제나 적혈구 파괴 시 증가, direct bilirubin은 담즙 배출 문제시 증가
* 알부민(Albumin): 간 단백질 합성 기능 저하 시 감소
* 총 단백질(Total protein): 간 단백질 합성 기능 저하 시 감소
* LDH(젖산탈수효소)

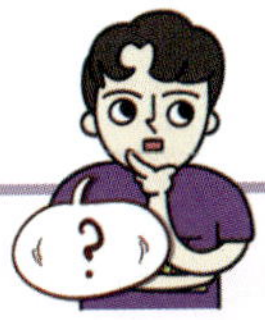

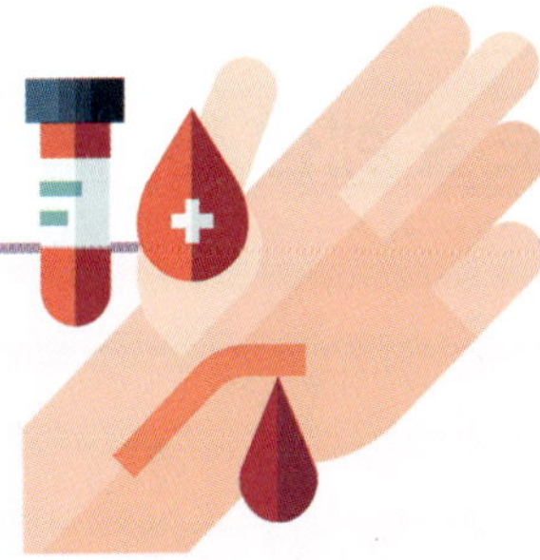

출혈 경향 확인 혈액 검사?

* PT(프로트롬빈 시간): 혈액 응고에 걸리는 시간 측정
* INR(국제 표준화 비율): PT결과를 표준화하여 다른 검사 결과와 비교 가능하게 한 수치
* aPTT(활성화 부분 트롬보플라스틴 시간): 혈액 응고 과정의 특정 단계 측정
* Platelet(혈소판): 혈액 응고에 중요한 역할을 하는 혈액 세포. 혈관 손상 시 혈소판이 응집되어 혈전을 형성하여 혈액 손실을 막는다.
* Fibrinogen(피브리노겐): 혈액 응고 과정에서 중요한 역할을 하는 단백질로 혈액 응고를 촉진.
  - PT, aPTT, INR의 증가는 응고 기능 저하. 혈소판과 피브리노겐 감소는 혈액 응고 인자 감소를 뜻하여 모두 출혈 경향을 증가시키는 결과로 해석하자.

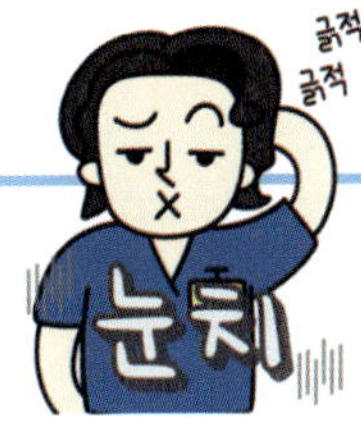

"간 문제 환자분들에게는 수혈을 너무 많이 해요…"

간 기능 저하 환자가 출혈 경향이 높은 이유를 알아두자.
첫 째, 간의 합성 기능 저하: 혈액 응고에 필요한 단백질(응고 인자) 합성 감소, 응고 과정에 중요한 역할을 하는 비타민K 합성 감소
둘 째, 혈소판 감소: 간 비대 등으로 인한 비장 기능의 저하와 혈액 파괴 증가
셋 째, 혈관 이상: 간 기능 저하로 인한 혈관 내피 손상과 정맥류로 인한 출혈 위험 증가

간호 수행

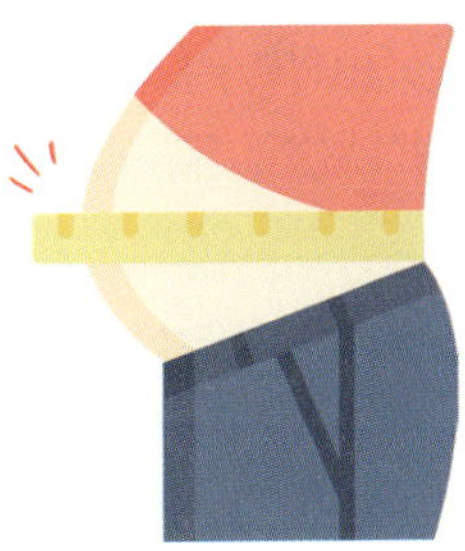

복수(Ascities)

- 매일 아침 같은 시간 체중 측정: 배뇨 후
- 매일 아침 같은 시간, 같은 위치에서 복부 둘레 측정
  * 복부(배, 허리 등)에 지워지지 않는 표시를 두고 같은 위치에서 측정하는 것이 중요
- 복수로 인한 호흡곤란 시 원활한 호흡을 위해 Semi-Fowler position 취함
  * 원인에 따라 다르지만 과도한 복수로 인해 환자에게 증상이 생긴다면 의사에게 즉시 알린 뒤 이뇨제 처방이나 복강 천자 등의 치료가 필요하므로 환자의 상태를 정확히 의사에게 알리도록 하자.

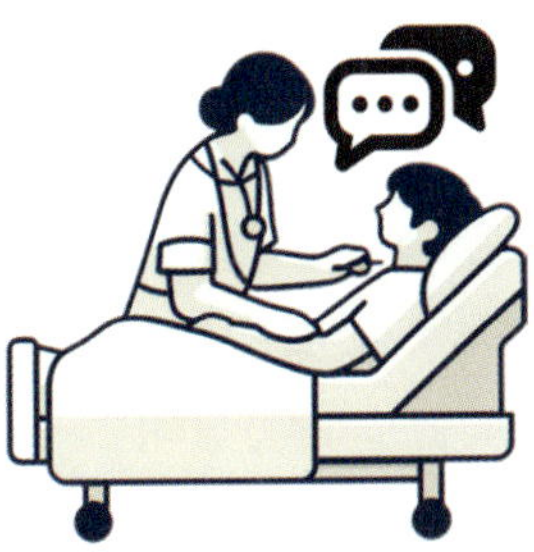

교육

- 피곤함을 동반한 수면과 의식 저하를 잘 구분해야 한다.
- 간수치가 호전되면 피곤함 증상이 좋아질 수 있음을 설명하고 지지한다.
  * 간의 구조 이상, 암 등의 문제가 아니라 보통의 간염이라면 간수치가 호전되었을 때 모든 증상이 드라마틱하게 좋아질 수 있다.

예상되는 처방

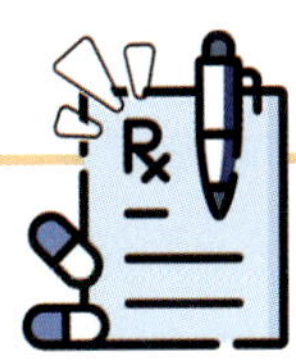

- **복수천자**(Paracentesis) 시행
- **간보호제**(Hepatotonics) **투약**: Ursa(Riboflavin), Legalon(Milk-thistle Dried Ext.powder), Godex(Adenine Hydrochloride) 등
- 필요시 **이뇨제 투여**
- **전해질 불균형 교정**
- **추가 검사 F/U**: Lab, X-ray(Abdomen or Chest)

2

담도 & 췌장 질환

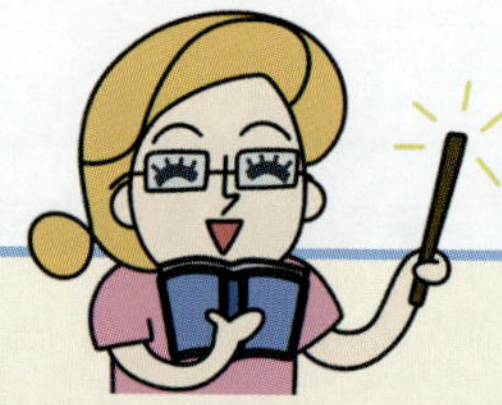

Pre study: What is 담도 & 췌장 질환

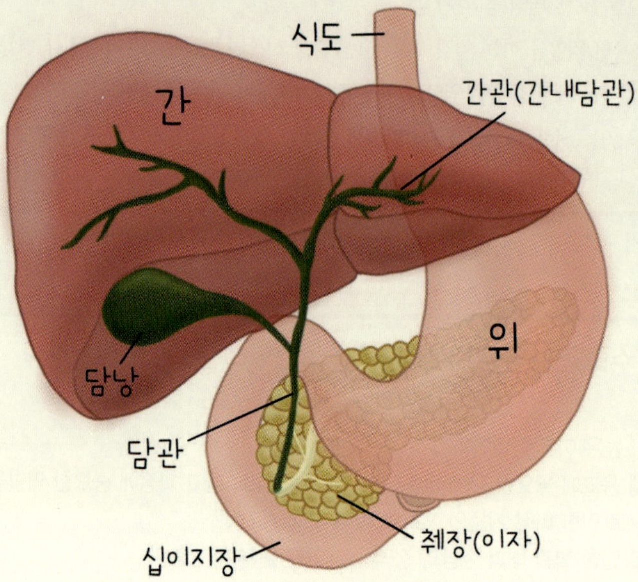

십이지장, 췌장, 담낭의 구조적 관계

담석(Gallstone)은 담낭(Gallbladder, 쓸개), 총담관(Common bile duct, 온쓸개관), 간 등에 생긴 결석(Calculus)을 말한다. 담석은 콜레스테롤이 주성분인 담석이 가장 많고 그 다음 빌리루빈이 주성분인 담석이 많다. 그 외에 기타 인지질들에 의한 담석도 드물게 생길 수 있다.

간세포에서 합성된 콜레스테롤 중 일부는 담즙과 함께 소화관을 통과해 배설된다. 하지만 다음과 같은 원인에서 콜레스테롤 담석이 생긴다. ① 비만, 고지혈증, 당뇨 등의 환자는 담즙으로 배설되는 콜레스테롤의 절대적인 양이 많아 전부 배설되지 못하고 고여 담석을 만든다. ② 담즙 속의 담즙산과 lecithin은 콜레스테롤을 감싸며 미포(micelle)를 형성하여 콜레스테롤이 소화관을 통해 이동하도록 하는데, 문맥압 상승 환자나 회장에 병변이 있는 환자는 담즙의 장간 순환에 문제가 생겨 담즙산이 부족해 미포를 형성하지 못하여 콜레스테롤이 담낭 내 쌓이면서 담석을 만든다. ③ 정맥영양을 시행하는 환자의 경우는 경구섭취가 없어 CCK(Cholecystokinin, 담낭수축자극효소) 방출이 되지 않아 담낭이 수축하지 못하고 담즙이 고이면서 담석을 만든다.

이와 다르게 담즙 속에 빌리루빈은 물에 녹기 쉬운 글루쿠론산과 합성된 수용성 성질의 직접빌리루빈 형태로 배출된다. 하지만 담도에 감염이 있다면 세균이 가지고 있는 β-glucuronidase라는 효소가 직접빌리루빈에서 글루쿠론산을 분리해 물에 녹기 어려운 간접빌리루빈 형태로 바꿔버려 빌리루빈 담석이 생긴다. 장에서 상행 감염으로 담관에 염증이 생겼을 때 나타나며 감염이 없다면 빌리루빈 담석은 생기지 않는다.

담석이 있어도 50~80% 아무 증상이 없지만 증상이 나타나는 경우는 치료가 필요하다. **담석증(Gallstone disease, cholelithiasis)**의 경우 대부분의 증상은 산통발작으로 명치나 오른쪽 갈비뼈 아래 부위가 식후나 야간에 갑자기 발생한다. 심한 경우 오른쪽 어깨나 등으로 방사통(Radiating pain)을 보인다. 술이나 기름기가 많은 음식을 먹은 후 나타나기 쉬우며 30분에서 수 시간에 걸쳐 지속된다. 엄지로 늑골궁(costal arch)을 누른 채로 심호흡을 해보도록 하면 통증 때문에 들숨 중 멈추는데 이는 Murphy 징후로 담석증의 대표적인 증상이다.

담석증에 걸리기 쉬운 유형은 5F로 표현한다. 5F는 다음과 같다.
① Fatty(지방질), ② Female(여성), ③ Forties(40대), ④ Fertile(다산), ⑤ Fair(백인).

정상인 상태에서 담관과 담낭 안에는 세균이 존재하지 않는다. 하지만 담석증이나 종양과 같은 원인으로 담즙의 흐름이 유지되지 못하면 장에서 상행성으로 세균 감염이 생길 수 있다. 대부분 대장균(E.coil)과 Klebsiella 등이다. 담석에 의한 감염이 담도계 염증 원인의 대부분이다. 담낭이 폐쇄되면 담낭 내강과 벽에 염증이 생기는 **담낭염(Cholecystitis)**이 발생하는데 이로 인해 담낭이 붓고 팽팽해져 혈류에 문제가 생기고 괴사된다. 이 괴사는 담낭 천공을 유발하는데 천공부위가 주변 소화관과 맞닿아 있다면 누공(fistula)가 형성되면서 병이 더 진행되지 않아 발견이 어려운 경우도 있다. 반대로 천공 부위가 다른 소화관과 맞닿아 있지 않다면 복강 내로 내용물들이 흩어지면서 복막염을 동반한 패혈증(sepsis)으로 진행되어 위험할 수 있다.

결석이 담관을 폐쇄하면 담관 내강과 벽에 염증이 생기는 **담관염(Cholangitis)**이 발생하는데 세균이 담낭으로 침투하면 담낭염을 동반할 수 있다. 이와 다르게 담관 안의 세균을 가득 품은 담즙이 총담관에서 간 방향으로 역행하여 간세포까지 침투하면 이로 인에 간 내에 다발성 농양을 일으킨다. 담관염은 단순 담낭염보다 위험할 수 있다. 담도 내압 상승으로 복통을 호소하고 발열을 보이며 담관 폐쇄로 황달을 보이는 샤르코 3징후(Charcot's triad)가 중요한 소견이며 빠른 처치가 필요하다. 금식, 항생제 투여를 시행하며 내시경이나 경피적 방법으로 담도 배액을 실시하는 것이 가장 우선적인 치료이다.

담석증과 담도계 염증의 치료 방법은 내과적으로 체외충격파쇄석술, 경구 담석용해요법, 직접 담석용해요법, 내시경 유두괄약근절개술, 방사선 치료 등이 있으며 외과적으로는 복강경이나 개복술로 담장절제술을 시행하거나 개복하여 총간관절개술을 시행할 수 있다.

담낭암(Gallbladder cancer)은 담석증, 담관 합류 이상, 선종에 의해 생긴다. 담낭암 환자의 50~60%는 콜레스테롤 담석을 동반하고 있지만 담석이 있다고 담낭암에 걸릴 확률이 높다고 확답할 수는 없다. 담낭에 생기는 폴립도 2cm 이상 커지면 담낭암으로 발전할 수 있으므로 담낭 절제술을 시행한다. 조기 암에는 단순 담낭절제술로 치료 가능하지만 초기 증상이 없다. 만약 황달이 나타난다면 이미 담관으로 전이되어 나타나는 폐쇄황달이다. 발견 시에는 진행성 암으로 대부분 근치적 수술을 불가능하고 담낭과 간의 일부분, 림프절을 함께 절제한다.

담관암(Cholangiocarcinoma)은 대부분 초기부터 폐쇄황달을 보이고 암이 진행될수록 악화를 보인다. 담관암에 의해 담관 출구가 막혀 담즙이 고이면 담낭이 담즙으로 부풀어 오르는데 이는 담낭염 때와 달리 만져도 통증을 호소하지 않는다. 이를 무통성 담낭촉지(Convoisier 징후)라고 하며 담관암의 중요한 증상 중 하나다. 황달이 심한 경우 바로 수술을 하면 합병증과 사망 가능성이 높아지므로 경피적, 내시경적 또는 ENBD(Endoscopic naso-biliary drainage)를 통해 배액하여 우선적으로 황달을 완화하는 것이 필요하다. 암의 부위에 따라 담관과 간 부분을 절제하거나 담관과 췌장 머리부분, 십이지장을 절제할 수 있다. 수술이 불가능한 경우 배액을 통한 황달 완화와 대증적 요법을 시행한다.

췌장염(Pancreatitis)은 췌장의 소화효소에 의한 자기소화(Self-digestion)에 의해 생긴다. 급성 췌장염의 경우 주된 원인은 알코올이며 그 다음이 특발성(원인불명), 담석 순이다. 만성췌장염의 경우 알코올이 원인의 약 70%를 차지하며 담석은 만성췌장염의 원인은 아니다. 췌장의 소화효소는 췌장 안에서 활성화되지 않도록 설계되어 있으나 위의 원인에 의해 췌장 안에서 활성화되면 췌장의 세엽(Acinus) 자신을 소화하면서 염증이 발생하고 조직이 탈락, 괴사한다. 이것이 재생이 된다면 급성췌장염에서 끝나지만 섬유화되면 간경화처럼 비가역적인 상태가 되고 이런 비정상적인 상태가 다시 자기소화를 유발하면서 만성췌장염이 된다.

급성췌장염(Acute pancreatitis)의 경우 염증과 조직의 탈락, 괴사의 과정이 빠르고 격렬하게 일어나 패혈증성 쇼크에 의한 다발성장기부전으로 진행되기 쉽고 사망 위험이 높다. 명치부위 통증과 등 쪽의 방사통을 보이며 통증은 강하고 지속적이다. 앞으로 구부리는 자세에 통증이 완화되는 모습을 보인다. 혈액검사상 Amylase 수치가 상승한다. CT 검사로 확인할 수 있다. 음식물 섭취를 중단하여 CCK 의한 췌장소화효소 방출을 억제하고 단백분해효소 억제제를 투여하여 치료한다. Morphine은 오디괄약근(Oddi sphincter)을 조여 췌장염을 악화시키므로 투약 금기다. 패혈증에 의한 쇼크, 호흡부전, 신부전을 미리 예측하고 예방적 치료를 시행할 필요가 있다.

만성췌장염(Chronic pancreatitis)은 염증과 조직의 탈락, 괴사가 비교적 천천히 진행하지만 췌장의 섬유화로 인한 기능저하 문제가 발생하며 오래 지속된다. 지속되어 췌장의 기능부전이 심해지면 소화흡수불량과 당뇨가 생긴다. 저지방 식이와 금주, 항콜린제 복용을 통해 췌장소화효소 분비를 억제할 수 있다. 소화효소제 투약으로 소화효소를 보충해주고 인슐린 투약을 통해 혈당을 조절하는 치료를 한다. 만성췌장염은 초음파검사나 CT 검사에서 췌장의 석회회로 확인할 수 있다.

췌장암(Pancreatic cancer)은 췌장의 어느 부위에도 생길 수 있지만 외분비(소화효소분비) 기관 중 췌관암이 85%를 차지한다. 그 외에 외분비를 담당하는 세엽(Acinic)에 생기는 세엽세포암종(Acinic cell carcinoma)과 내분비를 담당하는 랑게르한스섬(Langerhans islands)에 생기는 췌도세포종(Islet cell tumor) 등이 있다. 일반적인 췌장암은 췌관암을 의미한다고 봐도 무방하다.

췌장암의 70%는 머리부분에 생기는데 대부분 담도를 막기 때문에 황달이 생기므로 발견이 빠르고 조기에 치료할 확률이 높다. 30%는 몸통이나 꼬리에 생기는데 초기 증상이 없어 암을 발견하였을 때는 이미 치료시기를 놓친 경우가 많다. 췌관압 상승에 의한 췌장염 발생이나 암의 신경 침윤으로 통증을 느끼는 것이 가장 흔한 증상이며 등 쪽으로 방사통을 보인다. 그 외 식욕부진, 오심, 구토 등의 증상을 보인다. 초기 증상이 비특이적이고 유용한 조기암 판별법이 존재하지 않아 진단이 어렵다. 허리나 등의 통증, 황달, 상복부 통증, 당뇨병의 발병, 체중감소 등이 있다면 췌장암을 의심해보고 검사가 필요할 수 있다. 혈액검사를 통해 Lipase, Amylase 수치를 확인하고 초음파검사나 CT 검사를 통해 확인할 수 있으며 ERCP, 초음파내시경(EUS) 등을 통해 진단한다.

발견하였을 때 다행히 원격전이가 없다면 외과적으로 절제하고 화학요법과 방사선요법을 시행한다. 국소적으로 주변장기(복강동맥, 상장간동맥 등)로의 침윤이 있다면 절제는 불가능하며 화학요법과 방사선요법을 시행한다. 복막이나 간, 폐로 전이되었다면 절제나 방사선요법은 불가능하고 화학요법 치료만 적용한다. 추가로 담도폐쇄가 있다면 담관우회술이나 담즙배액술 등을 시행하고, 소화관 폐쇄를 동반한다면 우회로술을 적용하는 등 증상에 따라 완화, 대증요법을 시행한다.

담도 & 췌장 질환 입원 확인사항

현병력 (Present illness, P.I)	입원동기, 주호소(Chief complaint) 체중감소 여부, 발열 확인
과거력 (past history)	담낭 또는 췌장 질환 관련 과거력(담낭 결석, 췌장염, 암 등) 수술 여부, 알레르기 여부(약물, 음식)

간호 사정

간호사정	간호사정 방법
검사결과	- 췌장 질환 관련: Amylase(포도당 분해 효소, 췌장 및 침샘 손상 시 증가), Lipase(지방 분해 효소, 췌장 손상 시 증가), Chymotrypsin(췌장 기능 평가) - 담낭 질환 관련: Total/Direct bilirubin, Alkaline phosphatase(ALP), Gamma-glutamyl trasferase(GGT), Triglycerides(담낭 결석 형성 위험 증가) - 염증 관련: ESR(Erythrocyte sedimentation rate), CRP(C-reactive protein) - 염증 반응 지표
체온	- 열이 나는 것 같으세요? - 체온(Body temperature) 측정 - 기침을 심하게 하나요? 객담이 나오지 않나요? 객담 색은 어떤가요? - 설사를 하시나요? - 몸이 떨리세요? 추우세요? (오한-chilling, Shivering 확인) - 땀이 많이 나세요? 환의가 땀으로 젖었는지 확인 (발한-sweating 확인) - 목마르세요? (탈수-dehydration 확인)
혈당	- 당뇨가 원래 있으세요?(BST 측정) - 다갈, 다음, 다뇨 확인 - 혈액검사 상 Glucose, HbA1c(당화혈색소) 확인 - 혈당을 높일 수 있는 원인 사정(수액, 식습관 확인 및 교육 등)

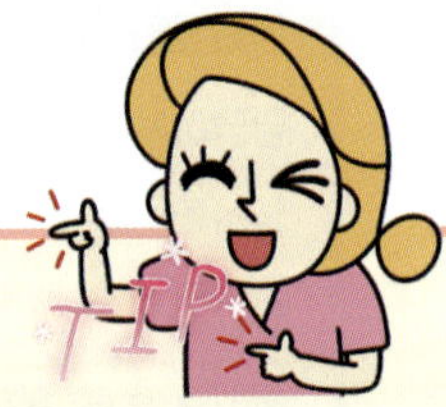

소화와 관련된 소화기내과에서는 지질 검사도 알아둬야지? Lipid Study

Lipid study는 혈액 내 콜레스테롤과 중성지방의 양을 측정하는 검사로, 소화기계뿐만 아니라 고지혈증 진단에도 유용하다. 주로 담즙 배출이 문제가 되거나 췌장 기능이 저하될 때 지질 흡수나 대사 과정에 영향을 미칠 수 있다.

* Triglycerides: 중성지방
* Total Cholesterol: 총 콜레스테롤
* HDL(High density lipoproteins): Good Cholesterol
* LDL(Low density lipoproteins): Bad Cholesterol

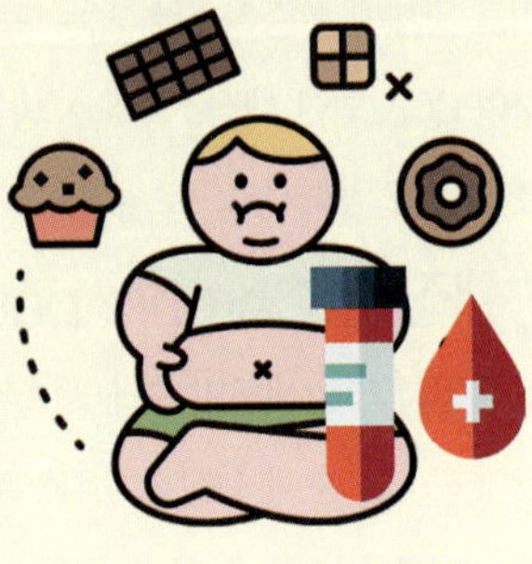

간호 수행

고체온

- ICE Pack: 동맥이 흐르는 부위(주로 액와동맥의 겨드랑이, 총경동맥의 목 옆, 대퇴동맥의 허벅지 사이)에 대어준다.

- **미온수 마사지(Tepid massage)**: 스펀지나 수건에 미지근한 물을 적셔 몸을 닦아 증발하도록 하는 방법으로 특히 소아에게 효과가 좋다.

- **탈수(dehydration) 방지**: 환자가 입마름이나 수분섭취배설량(Intake&Output) 확인 후 탈수 소견이 있다면 수분섭취 권장

오한(chilling, Shivering) 발한(sweating)

- 오한과 발한은 모두 체온 조절 기능의 이상으로 발생한다. 고체온 시 의사 노티 후 해열진통제를 투약할 수 있다.

- **오한**: 갑작스럽고 심한 떨림. 추위에 떨리는 듯한 느낌.
  환자는 추워할 수 있으므로 이불이나 담요를 덮어줄 수 있다.
  * 심한 떨림은 신진대사 속도를 증가시키고 환자의 활력징후를 불안정하게 만들 수 있기에 Buspirone이나 Magnesium sulfate등을 투약할 수 있다.

- **발한**: 땀이 많이 나오는 증상으로 체온 상승과 연관이 깊다.
  근육 활동 증가로 인해 고체온 발생 위험
  얇은 옷이나 시원한 환경을 유지
  수건으로 땀 닦거나 젖은 옷 교환
  * 과도한 땀 배출로 인한 불감성 수분 소실(insensible loss)로 탈수 위험이 있기에 hydration이 필요할 수 있다

예상되는 처방

- **혈액검사 F/U**: 혈액검사 CBC, ESR, CRP 등,
- **Culture(배양검사) F/U**: Stool
- **필요시 Fluid Hydration(수액 공급)**
- **해열진통제 or 소염진통제** 투약: Tylenol or Setopain(acetaminophen), paceta(propacetamol), Keromin(Ketorolac) 등
- **필요시 지사제 투여**: Smecta(Dioctahedral Smectite), Tiropa(Tiropramide), Ramnos(Lactobacilus)
- **필요시 항생제 투여**: Culture(배양검사) 결과가 나오면 배양 검사 결과에 맞춰 항생제 투약. 결과 보고 이전에는 예방적, 경험적 광범위 항생제 투약.
- 고혈당 시 주기적인 BST F/U, 필요시 Insulin(인슐린) 투약

췌장 질환과 인슐린 치료?

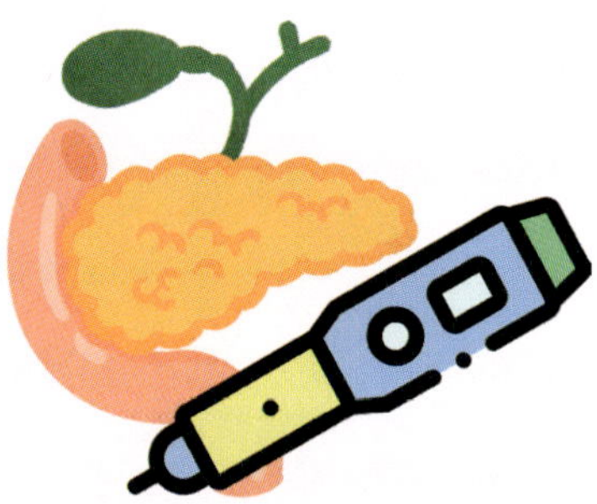

췌장에서 충분한 인슐린을 분비하지 못하는 경우 2형 당뇨병에 속한다. 급성기에는 인슐린을 투약하여 혈당을 조절하며 인슐린 종류는 다음과 같다.

* **초속효성 인슐린(Rapid-acting Insulin)**: 식사 직전에 주사하여 혈당 상승을 빠르게 낮춘다. 보통 10-15분 이내 작용하고 3-4시간 지속된다 - Humalog(Lispro), Apidra(Glulisine)
* **속효성 인슐린(Short-acting Insulin)**: 초속효성 인슐린보다 작용 시간이 길다. 투여 후 30분 뒤 작용하고 4-6시간 정도 지속된다 - Regular Insulin(RI)
* **중간형 인슐린(Intermediate-acting Insulin)**: 1-4시간 뒤 작용하고 10-16시간 정도 지속된다. - 휴물린 엔(NPH Insulin)
* **지속형(Long-acting Insulin)**: 1시간30분부터 작용하고 20-24시간 이상 지속된다. - Tuojeo or Lantus(Glargine), Tresiba(degludec)
* **혼합형 인슐린(Mixed Insulin)**: 초속효성 인슐린과 지속성 인슐린의 혼합 제재 - Novomix(아스파트+중간형) 등 다양.

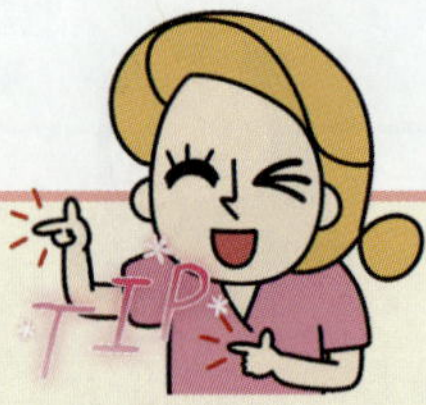

임상에서 꼭 알아두어야 할 인슐린 관련 팁!

* **인슐린 펜 보관**: 냉장 보관. 사용 중인 인슐린은 실온에서 보관하며 1달간 유효
* **인슐린 Continuous IV(지속 정맥 주입)**: 인슐린을 정맥으로 지속적으로 주입하는 방법. 혈당 조절이 매우 어려운 급성 상황에 자주 시행. 감염이나 저혈당 위험이 높은 단점이 있다.
* **MSII(Multiple Subcutaneous Insulin Injection)**: 하루에 4회 이상 인슐린을 피하주사 하는 것으로 혈당 수치를 혈당 변화에 따라 유연하게 조절할 수 있다. 보통 지속형-속효성X3 방식으로 적용한다. 혈당 상승을 방지하는 전처치 방식
* **Sliding Scale**: 혈당 수치에 따라 인슐린 용량을 조절하여 투약. 혈당수치에 따라 조절하는 후처치 방식.

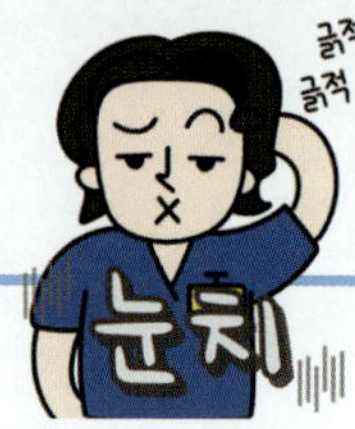

"RI (Regular Insulin)를 누구는 IV, 누구는 SC하는데 헷갈려요.."

RI(Regular Insulin)는 작용 시간이 짧고 빠르게 혈당을 낮추는 효과를 가지고 있다. 인슐린은 일반적으로는 피하주사(SC)를 하지만, 급성으로 혈당을 빠르게 낮춰야 할 경우 정맥주사(IV)도 가능하다. SC보다 정확한 용량을 정확하게 투여한다는 장점이 있지만 그만큼 저혈당 위험이 높다. RI 정맥투약은 임상에서 많기에, 정맥주사용으로 mix가능한 다회용량 vial로 공급되고 있다.

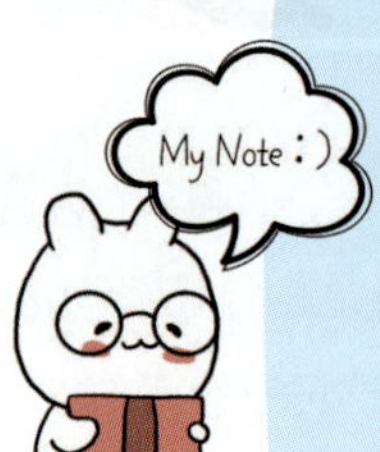

My Note :)

상황별 추가 간호사정 & 수행

1 ERCP 전/후 간호사정 & 수행

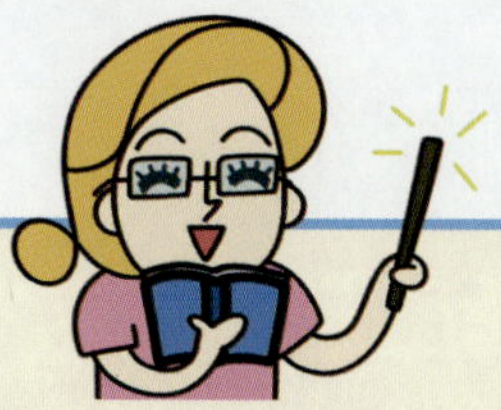

Pre study: What is ERCP

ERCP(Endoscopic Retrograde Cholangiopancreatography)는 내시경을 십이지장까지 삽입하여 담췌관과 십이지장이 연결되는 십이지장 유두부라는 작은 구멍을 통해 조영제를 투여하여 방사선 촬영을 실시한다. 이후 투여한 조영제를 방사선 촬영하면서 담석증, 담관 폐쇄나 협착, 담낭염 병변 부위, 결석, 종양 등을 알아볼 수 있다.

담관염은 주요 치료가 대증적 처치(수액, 약물치료), 항생제 사용, 그리고 담즙 배액이다. 중증의 경우 담즙 배액을 24시간 이내 시행해야 하므로 ERCP과정을 응급으로 진행할 수 있다.

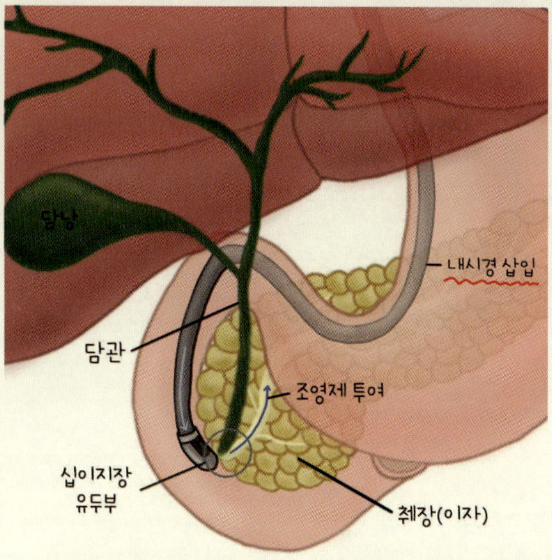

ERCP 원리

적응증

- 급성 담관염, 담석증, 담관 폐쇄, 담도암 등 담도 질환
- 담도의 병리학적 검사
- 급성 췌장염, 췌장암 등의 췌장질환, 췌관의 병리학적 검사
- 십이지장의 유두부암

검사 전 간호

- 금식(NPO): 8시간 이상 필요, 위와 십이지장을 비운 상태에서 검사. 구토를 예방.
- Permission(동의서): 침습적 검사와 조영제를 사용하므로 동의서가 필수
- IV Route: ERCP는 좌측위 상태로 시술하므로 Rt arm Route확보가 유리. 조영제 투약으로 심각한 부작용이 발생했을 때 즉각 대처를 위해 18G로 확보.
- 투약력 확인: 항응고제, 항혈소판제 등을 복용할 경우 주치의에게 Notify
- 전처치 확인: 수면 내시경으로 진행할 때 진정제, 진통제, 진경제 필요

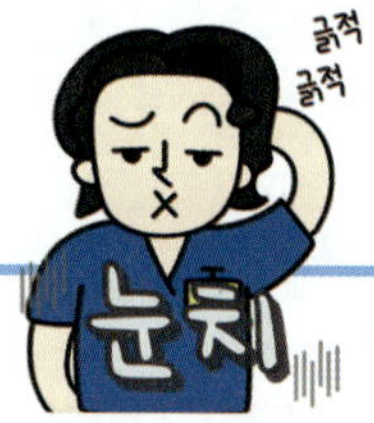

"두려운 ERCP...."

ERCP의 적응증과 시술 종류가 다양하므로 어렵게 다가올 수 있지만 핵심만 잘 기억해보자.
췌장 단일 질환의 경우에 내시경을 시행하는 경우는 드물고, 담도 문제가 동반되면 ERCP, MRCP 등의 검사를 할 수 있다. 췌장 단일 질환의 경우 OP를 의뢰하거나 방사선 치료를 하기 위해 검사를 하는 경우가 많다. 물론, ERCP 중 시술로 해결이 되지 않을 때 외과와 협진하여 응급으로 수술을 진행하기도 한다는 점을 꼭 기억하자.
ERCP는 일반적인 내시경 시술에 비해 합병증, 부작용 빈도가 높아 보통 입원 후 시행한다.

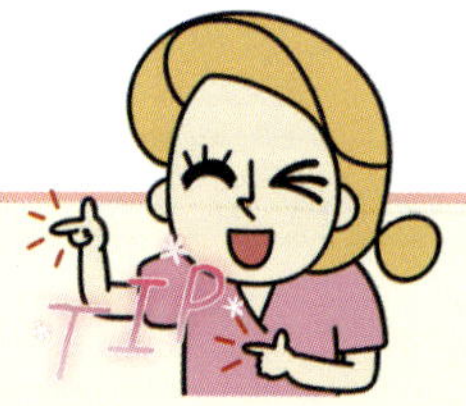

꼭 기억해야 할 ERCP 전처치!

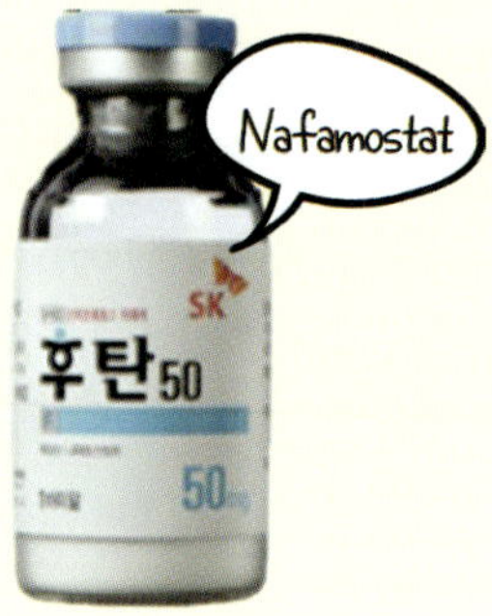

* ERCP로 인해 췌장에 압력이 가해지고 조영제의 영향으로 췌장염 합병증이 발생할 수 있다. 따라서 급성 췌장염 치료제 Nafamostat mesilate를 주로 투약한다. Nafamostat은 항응고 치료제로도 사용되므로 투약 용법과 용량, 그리고 출혈 위험에 주의하자. Nafamostat 중단 시기는 환자 상태마다 다르나 보통 검사 후 24시간 이내 중단한다.

- Nafamomstat 주의사항: vial 약물을 용해할 때는 꼭 DW를 이용! Normal saline과 같은 타 용액 이용하여 용해 시 백탁 또는 결정이 생길 가능성이 있기에 이는 제조사 권고사항이다. 다만 완전히 용해된 후 Normal saline에 mix하여 투약하는 것은 가능하다.

예상되는 처방

- ▸ 마취, 내시경 삽입, 조영제 투여
- ▸ 수면 유도 시 보통 Midazolam(Benzodiazepin), 그리고 깨우기 위한 길항제 Naloxone(Flumazenil).
- ▸ 위액이나 타액 분비 억제를 위해 atropine sulfate
- ▸ 십이지장 연동 운동 감소 목적으로 hyoscine butylbromide or Glucagon
- ▸ 진통제: 마약성 진통제 Pethidine. *Fentanyl이나 Morphine은 오디괄약근 압력 상승으로 미사용.
- ▸ 치료 시술: 담석 제거, 협착된 담관 확장 등의 치료

  * ERCP를 하면서 바로 시술을 하는 경우가 많으며, 가능한 시술은 ENBD(Endoscopic Nasobiliary Drainage, 내시경적비담도배액술), ERBD(Endoscopic Retrograd Biliary Drainage, 내시경적역행담도배액술) 등이 있다. 추후 검사와 시술 부분에서 자세히 학습하도록 하자.

간호 사정

간호사정	간호사정 방법
금식 해제	- SOW(입만 적셔주는 정도의 물) 상태 유지 후 주치의 판단에 따라 Diet(식이) 결정. 음식 섭취로 인해 복통을 유발할 수 있으니 설명함을 잊지 말자
합병증 확인	- 시술 후 발생할 수 있는 증상 확인: 복통, 발열, 오심, 구토 등 - Lab F/U: Amylase/Lipase 등. 치료 효과를 평가하기 위한 검사. 보통 4시간 후 검사한다. - V/S Check & 합병증 관찰: 검사 후 출혈, 감염, 췌장염 등의 합병증이 발생할 가능성이 있다 - 필요 시 Fluid Hydration & 예방적 항생제 투여
배액관 확인	- 시술 중 배액관을 삽입했을 경우 배액 양상 확인: 양, 색깔(Bile, Active Bleeding, Turbid) 등 - 배액관 Insert site 확인: Rendness, Pain 등 - 배액관 Dressing 상태 확인 * 어렵게 삽입한 배액관이 빠지지 않도록 특히 주의하자

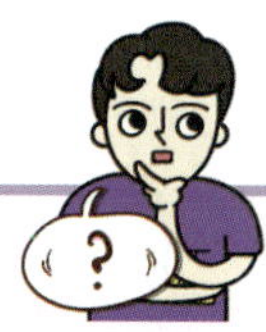

AB-PD CT Enhance ??

AB-PD CT는 Abdomen Biliary & Pancreas Dynamic CT 즉 복부, 담도, 췌장을 집중적으로 관찰하는 CT 종류이며, Enhance는 Enhancement를 줄여서 표현한 것으로, 조영제를 투여하여 선명한 대비를 해주어 특정 조직이나 혈관이 잘 보일 수 있도록 하는 검사이다.

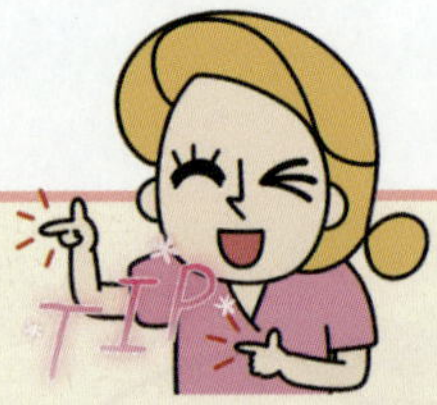

간호사가 알아야 할 배액관 관리 방법

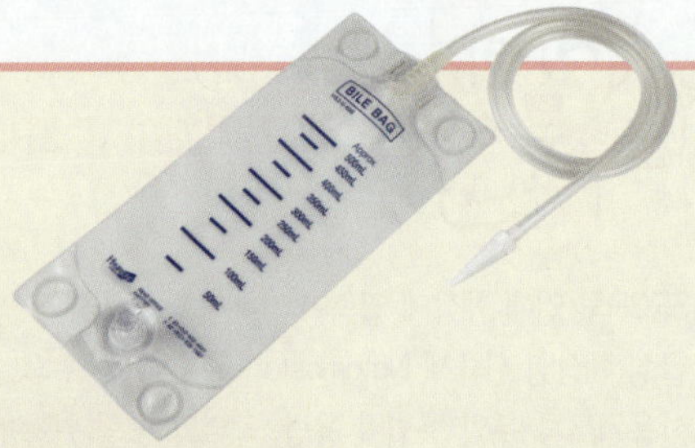

* 양, 색깔, 냄새, 염증으로 인한 불순물 여부 등을 자주 확인하고 기록.
* 최소 8시간마다 배액 bag을 비워주고 매일 총 배액량을 확인.
* 공기로 인해 배액 bag이 부풀어 오르고 심하면 터질 수 있으니 필요시 공기를 제거.
* 담즙의 점성으로 인해 도관이 막히거나 배액이 원활하지 않다면 의사와 상의 후 생리식염수 irrigation을 시행.
* 배액의 색깔은 다양하며, 염증이 의심되는 불순물이 있으므로 turbid 양상도 확인 후 기록

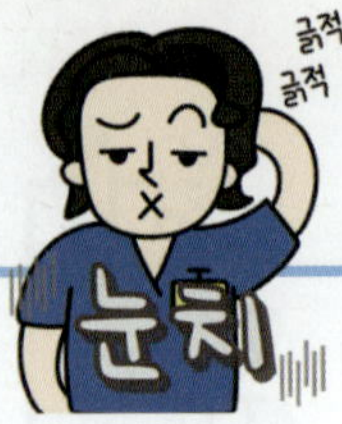

"배액관 색이 너무 다양해요…"

배액관은 두 가지를 보아야 한다.
첫 째, 배액 색깔: 주로 보이는 색 그대로 기록하면 된다(Dark green 등)
둘 째, 배액 양상(Turbidity): 혼탁도를 기록한다. Pus양상으로 배액되기도 한다.

- **배액 색깔**

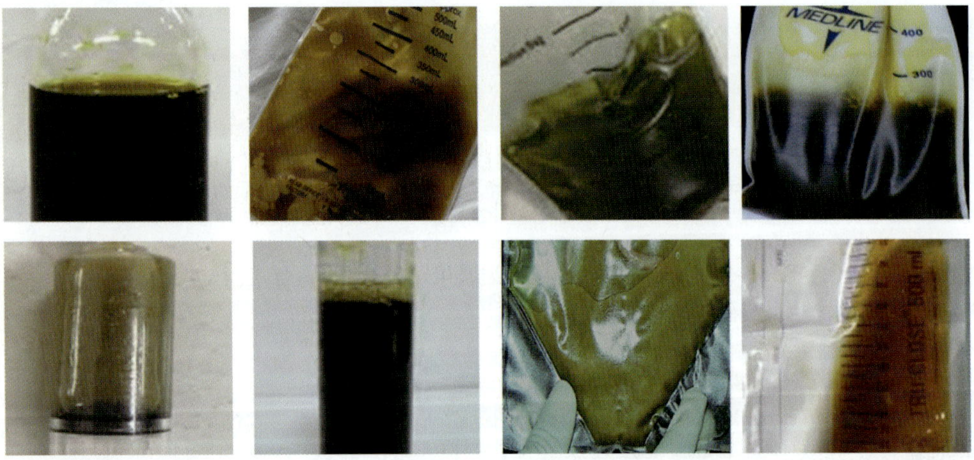

- **배액 Turbidity**

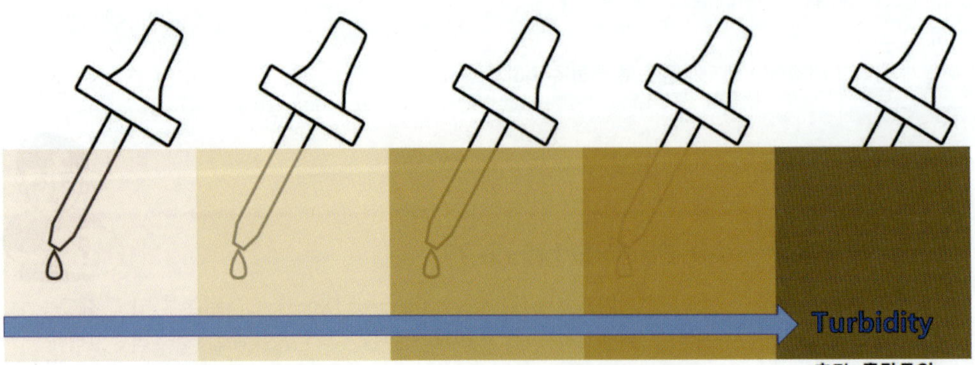

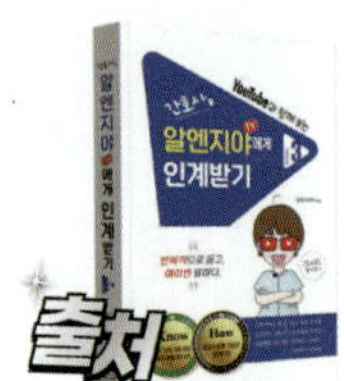

출처 알엔지야에게 인계받기

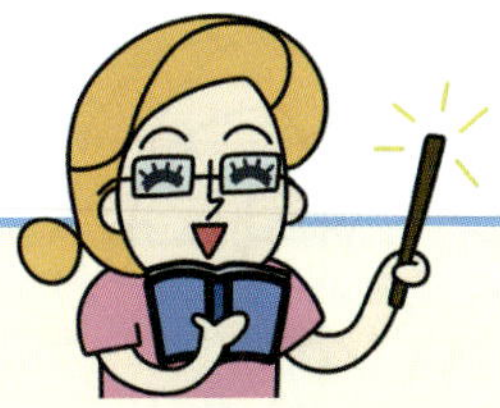

침습적 검사 ERCP 대신 비침습적 검사 MRCP

Magnetic Resonance Cholangiopancreatography (MRCP, 자기공명담췌관조영술)

① 정의

- 큰 자석으로 된 기기 내 고주파를 발생시켜 인체 내 수소원자핵을 공명시킴으로써 수소원자핵을 함유한 조직의 생화학적 특성에 관한 정보를 얻는 검사
- 초음파, CT를 통해 간췌담도 병변 발견 시 더 정확한 진단을 위해 시행
- 조영제 부작용이 있는 대상자들에게 적용
- 그 외 조영제를 사용하여 영상을 더 자세하게 얻을 필요가 있을 때는 조영제 사용
- 대상자의 자세 변화 없이 인체를 다양한 방향에서 영상을 자유롭게 얻을 수 있다는 장점이 있음

② 적응증

- 조영제 부작용이 있는 대상자
- 간췌담도 병변의 진단: 담도암, 담낭암, 담도염, 담관 협착, 췌장암, 췌장 낭종, 전이암 등
- 암의 조기 진단: 악성, 양성 감별
- 암의 전이 정도 및 병변 위치 파악

③ 검사 전 간호

- 필요 시 금식: 6시간 이상
- 금속 물질 제거: 자기장으로 인해 검사에 방해가 될 수 있음
- 신체 내에 있는 금속 물질(인공심장박동기, 뇌동맥 클립, 정형외과적 금속삽입물 등)이 있을 경우 주치의에게 Notify
  : 검사 가능 여부 확인
- IV Route 확보: 조영제 사용 검사가 필요할 경우

④ 검사 후 간호

- V/S Check
- 필요 시 관련 Lab F/U
- 조영제 사용했을 경우 조영제 부작용 확인: 발열, 오심, 구토, 발진 등
- 조영제 희석을 위해 가능하다면 충분한 Fluid Hydration
  : 신독성 예방

간담췌내과 투약

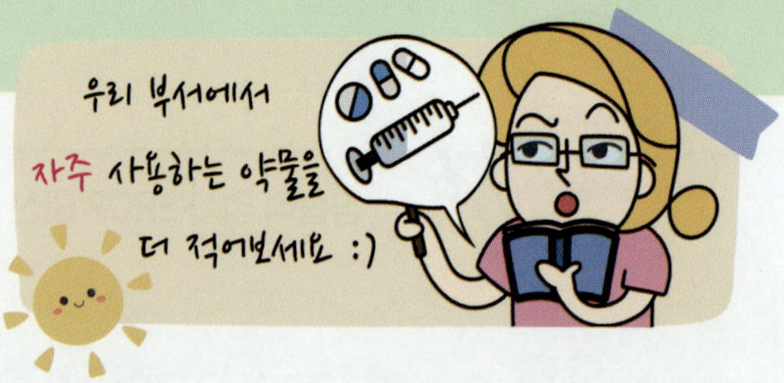

우리 부서에서
자주 사용하는 약물을
더 적어보세요 :)

1 간(Liver)

간성 뇌증 (Hepatic encephalopathy)	- Lactulose 경구복용(PO) or 관장(enema): 장내 암모니아 생성을 감소시키고 기존의 암모니아 농도 감소. 70~90% 환자에서 간성 뇌증이 회복된다. - Hepa-merz(헤파멜즈) & Liveract(리브락) = 성분명LOLA: 혈중 암모니아 농도 감소에 효과적. 간질환 해독. - Rifaximin: 급성기 간성 뇌증에서 효과적인 항생제 - Metronidazole: 장내 암모니아 생성을 감소 효과 항생제
간부전 (Liver failure) 간경변증 (Liver cirrhosis, LC)	- 알부민(albumin): 항염증, 면역조절 작용으로 간경변증 환자에게 도움이 된다. - 간보호제(Hepatotonics): Ursa(Ursodeoxycholic acid - 간 & 담도 기능 개선제), Legalon(Milk-thistle – 간질환용제, Godex(adenine Hydrochloride) - Sadenin tab(SAMe): 간 해독을 향상 - Tathion tab(Glutathione): 간 해독을 향상 - Vitamin B12, Vitamin D, Vitamin K
황달	- 항히스타민제: 페니라민(성분명 Chlorpheniramine), 지르텍(성분명 Cetirizine), 알레그라(성분명 Fexofenadine) - Cholestyramine(콜레스티라민)

2 Gallbladder(담낭) & Pancreas(췌장)

담낭 질환	- Ursa(Ursodeoxycholic acid): 간 & 담도 기능 개선제
췌장 질환	* 췌장 질환은 소화효소 보충제가 중요 - Foistar(호이스타, 성분명 Camostat mesylate) = 만성췌장염(단백분해 효소) - Creon(크레온캡슐, 성분명 Pancrease powder) - 그 외 아밀라아제(amylase), 리파제(lipase) 복합 조성 소화제 - Nafamostat: 급성 췌장염의 치료
염증시 항생제	Amoxicillin, Cefazolin, Ciprofloxacin, Levofloxacin 등
당뇨병	- 인슐린: Humalog(Lispro), Apidra(Glulisine), RI(regular insulin), NPH insulin, Lantus(Glargine) 등

3 췌장염에 대한 항생제

췌장 관련 감염증에 대한 항생제요법은 췌장 조직이나 도관에 잘 침투할 수 있는 항생제를 투약하는 것이 중요하다.

췌장 조직 침투 살균작용 효과적 항생제	플루오로퀴놀론(Quinolones:예,Ciprofloxacin) 이미페넴(Imipenem) 메로페넴(Meropenem) 메트로니다졸(Metronidazole) 플루코나졸(Fluconasole)

My Note :)

간 질환 검사 & 시술

1 혈액검사

염증이나 감염 여부를 확인하는 검사

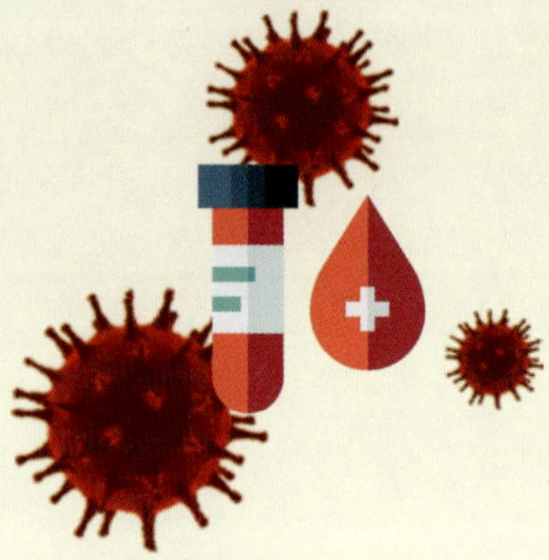

- WBC(White Blood Cell, 백혈구): 백혈구는 감염에 대항하는 역할을 하며 면역 체계의 중요한 구성 요소다. 백혈구 수의 절대적인 상승은 체내에서 염증반응이 일어나고 있음을 시사한다.
- CRP(C-reactive protein): 염증, 외상 상태일 때 이에 반응하여 간에서 생성되는 반응성 단백질이다. CRP 수치의 상승은 염증성 질환이나 외상, 악성종양, 면역질환 등을 시사한다. CRP의 정밀 측정수치 hs(high sensitivity)-CRP 또한 같은 임상적 의미를 가진다. 급성 염증을 빠르게 감지하는데 유용하다.
- ESR(erythrocyte sedimentation rate): 염증반응이 일어나면 혈장단백질 중 글로불린(globulin)과 섬유소원(fibrinogen)이 많아지면서 적혈구의 침강속도가 증가한다. 따라서 ESR 수치의 상승은 염증성 질환이나 외상, 악성종양, 면역질환 등을 시사한다 CRP 검사만큼 민감하진 않으나 만성 염증을 감지하는데 유용하다.
- Procalcitonin(PCT): 세균 감염 진단을 위한 중요한 검사 수치. 세균 감염에 걸리면 갑상선, 신장, 백혈구 등 다양한 조직에서 생성되어 혈액으로 방출된다. 바이러스나 염증성 질환에서도 PCT 수치는 증가할 수 있다.
- ANC(Absolute Neutrophil count, 절대 호중구수): 전혈검사(CBC)에서 호중구의 백분율을 곱하여 계산한 수치. 호중구는 방어기전에서 탐식, 소화, 살균작용을 하는 가장 중요한 역할을 담당. 연령에 따라 정상수치의 범위가 달라질 수 있으나 정상수치보다 상승하면 염증, 감염을 시사한다. 감소한다면 면역력이 저하되었음을 의미하므로 감염 예방에 힘써야 한다.
- 배양 검사(Culture, Cx): 검체에서 병원균을 분리하고 증식시켜 염증이나 감염의 원인균과 항생제 감수성을 확인하는 검사. 결과 확인까지 시간이 다소 소요된다. 혈액(Blood), 소변(Urine), 객담(Sputum), 상처(Wound), 뇌척수액(CSF), 카테터 팁(Tip), 배액관(PCD, Drain) 등 종류가 다양하며, 기본적인 혈액, 소변, 객담 세 가지에 대한 배양검사를 수행하는 것을 Pan Cx라 한다.

* 그 외, 특정 바이러스나 박테리아에 대한 항체 검사를 수행할 수 있다.

LFT (Liver function test)

- AST & ALT: 아미노전이효소(Aminotransferase). AST(Aspartate aminotransferase)는 GOT(Glutamic oxaloacetic transaminase)라고도 부른다. ALT(Alanine aminotransferase)는 GPT(Glutamic pyruvic transaminase)라고도 부른다. 많은 의료진들이 이 둘을 OT/PT라고 부르며 간기능 이상 평가에 중요한 요소 중 하나로 본다. AST는 간, 심장, 근육과 같은 다양한 장기 손상에서 상승하며 ALT는 간에서 생성되는 효소로 간 손상에서 상승한다. 두 가지가 동시에 상승할 때 간 손상을 시사한다.
- Bilirubin: 수명을 다한 적혈구가 대식세포에 의해 대사될 때 헤모글로빈의 분해 산물이다. 비장에서 대식세포에 의해 분해된 빌리루빈은 물에 잘 녹지 않는 간접빌리루빈(Indirect bilirubin) 형태인데 알부민과 함께 간으로 이동한다. 간세포에서 흡수한 간접빌리루빈은 쿨루쿠론산(glucuronic acid)과 결합하여 수용성인 직접빌리루빈(Direct bilirubin) 형태로 담관을 통해 소화관을 거쳐 배설된다. 간접빌리루빈의 증가는 용혈과 같은 비정상적인 적혈구 파괴를 의미할 수 있다. 직접빌리루빈의 증가는 담도 폐쇄와 같은 빌리루빈 배설 문제를 예상해볼 수 있으며 Total bilirubin의 상승은 간염과 같은 간기능 문제를 의미할 수 있다.

▸ Albumin & total protein: 우리 몸에서 거의 모든 알부민과 단백질은 간에서 합성한다. 따라서 간 손상이 심하면 단백질과 알부민 수치는 감소한다. 하지만 신장 손상이나 장에서의 흡수 불량, 영양결핍 등의 이유에서도 감소할 수 있으므로 다른 검사를 참고하여 판단한다.

▸ ɣ-GPT: 간에서 발견되는 효소로 간 손상이 있을 때 상승. 알코올에 의해 상승할 수 있으므로 음주 후 24시간 이내에 상승할 수 있다. 검사 시 약물 복용이나 음주 여부 확인이 필요하다.

ɣ-GTP 수치 해석(단위: U/L)	
~ 60	60에 가까울수록 여러 간 질환 초기 증상 의심 → 비활동성 간경변, 초기급성 간염 등
61 ~ 99	급성 간염, 만성 간염, 비활동성 간경변, 췌장염 의심
100 ~ 199	알코올성 간장애, 활동성 간경변 의심
200 ~ 599	간암, 간경변, 알코올성 간경화 의심
600 이상	폐색 의심

▸ 간염 바이러스 검사: 간염 바이러스에 따른 간염 여부를 확인하는 지표

검사항목		해석
A형	HAV IgM	Positive, A형 간염 의심
	HAV IgG	Positive, 과거 감염 또는 백신으로 면역력이 있는 상태
	HBs Ag	Positive, B형 간염 의심
B형	HBs Ab	Positive, 과거 감염 또는 백신으로 면역력이 있는 상태
C형	HCV Ab	Positive, C형 간염 의심

▸ ALP: 알칼리성 인산염 분해 효소(Alkaline phosphatase)는 간세포 내 담관에 존재하는 효소로 담즙 배설에 문제가 생기면 빠르게 상승한다.

LFT의 해석 예시
간 세포의 손상: ALT & AST가 상승하면서 ALP는 3배 미만으로 상승. ALT와 AST의 상승 정도와 상승 속도, AST와 ALT의 상승비, 간염 바이러스 검사 등을 함께 보며 종합적인 판단에 쓰인다.
담즙 정체와 간부전: 간세포 자체의 손상이 아닌 담즙 정체에 의해 간 기능에 문제가 생기는 상황. ALP, total bilirubin, ɣ-GPT가 함께 상승을 보이며 황달, 가려움증 호소하는 경우가 많다.
간 침윤 질환: 간암, 림프종, 결핵이나 진균, 매독균에 의한 간 침범과 기능 이상. ALP와 ɣ-GPT가 많이 상승하지만 bilirubin 수치는 큰 차이가 없거나 약간의 상승만을 보일 때 예측해볼 수 있다. Biopsy를 통해 정확한 진단이 필요.

췌장 소화효소 검사

▸ Amylase: 췌장에서 외분비하는 소화효소로 탄수화물 소화에 쓰임. 급성 췌장염에서 약 4~6배까지 상승하며 췌장 손상 후 12~72시간 내 상승하고 회복할 때까지 증가되어 있다. Lipase와 동반 상승하는 경우가 많다. 만성 췌장염의 경우 Amylase 수치가 감소할 수 있다.

▸ Lipase: 췌장에서 외분비하는 소화효소로 지방 소화에 쓰임. 췌관이 막히거나 손상되었을 때 혈액으로 유입되어 혈중 농도가 상승한다. 급성 췌장염에서 5~10배까지 상승. 췌장 손상 후 24~48시간 내에 상승하며 7일 정도 지속. 췌장에 영구적 손상이 생겼을 때에는 Lipase 수치가 감소한다.

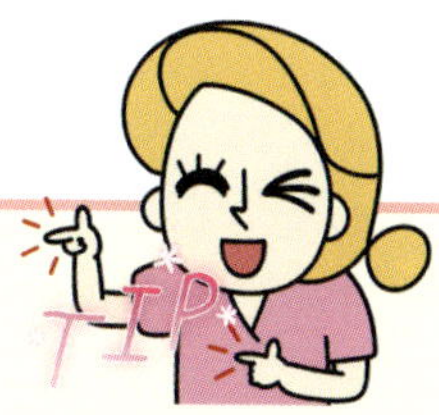

암모니아와 간성 혼수

암모니아는 단백질 대사 산물로 간성 혼수의 주원인이 되는 독소다. 정상적인 경우 단백질 대사 중 발생한 암모니아는 간에서 요소로 전환 후 신장으로 이동하여 소변을 통해 배설된다. 하지만 간 기능 부전의 경우 암모니아가 배설되지 못하고 혈청 암모니아 수치가 상승한다. 암모니아는 혈류를 통해 뇌로 이동하여 중추신경 장애를 일으킨다.

2 CT

CT(computed tomography, 컴퓨터단층촬영술)는 몸의 단면을 연속적으로 촬영하는 기법이다. 흉부 X-ray보다 고해상도의 이미지를 얻을 수 있다.

경우에 따라 abdominal CT 또는 liver CT 등 검사 방향을 다양하게 설정한다. 검사 종류와 목적에 따라 조영제 사용이 필요할 수 있다.

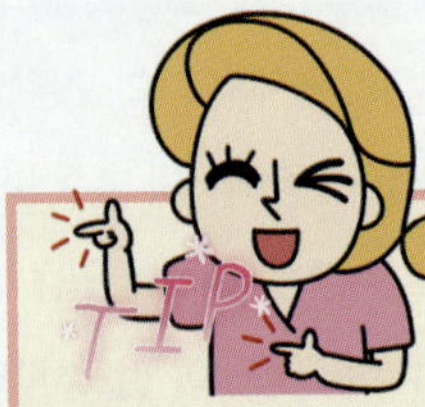

CT로 확인하는 간, 담, 췌 정보.

발견하지 못했던 악성종양을 찾아낼 수 있다.

* 황달 환자에서 폐쇄성과 비폐쇄성 황달 구분.
* 췌장염의 확인과 진단.
* 지방간, 간경화 등 간의 병변을 확인.
* 복수 유무 확인.
* 담석이나 췌석을 확인.

CT 검사 전 체크사항

✓ X-ray와는 다른 별도의 검사이므로 환자가 필요성을 이해하도록 설명이 필요하다.
✓ 조영제 사용 시 요오드나 조개류 알러지가 있는지 또는 이전에 조영제 부작용을 경험한 적이 있는지 확인해야 한다. 만약 있다면 Notify 후 항히스타민제나 스테로이드와 같은 전 처치 약물을 처방 받아 투약한다.
✓ 조영제 사용을 위해 최소 4~6시간 금식을 유지하고 정맥주입로 확보를 한다.
✓ 환자의 신장기능을 확인하고 Acetylcysteine과 같은 전 처치 처방 받아 투여할 수 있으며 검사 후 수분섭취와 소변배출을 격려해야 한다.
✓ 검사 중 움직여서는 안 되며 밀실에 있는 듯한 공포감을 느낄 수 있다고 설명해준다. 폐쇄공포증 환자는 sedation이 필요할 수 있다.

3 MRI

MRI(Magnetic resonance imaging, 자기공명영상)는 강력한 자기장 속에 환자를 위치한 후 수소원자핵만을 공명시키는 고주파를 순산적으로 보냈다가 중단하여 수소원자핵에서 나오는 신호를 영상으로 구현하는 검사다. 비침습적 검사 중에서는 간 질환의 특징, 종양, 덩어리, 낭종 등을 확인하는데 가장 유용하다.

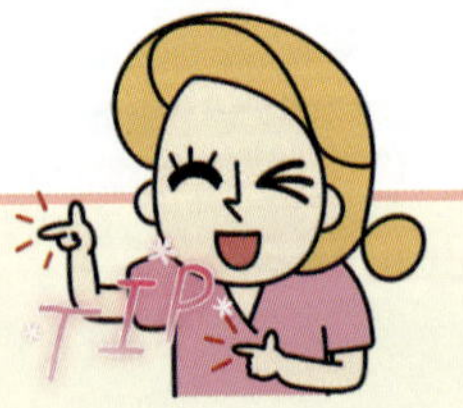

MRI 검사는 무엇을 주의해야 할까?

* 자기장 때문에 금속성분을 가지고 검사실로 들어갈 수 없기 때문에 생명유지 의료기기의 도움을 받고 있는 컨디션 악화 환자라면 검사가 불가능 할 수 있다.
* 조영제 사용 시 요오드나 조개류 알러지가 있는지 또는 이전에 조영제 부작용을 경험한 적이 있는지 확인해야 한다. 만약 있다면 Notify 후 항히스타민제나 스테로이드와 같은 전 처치 약물을 처방 받아 투약한다.
* 조영제 사용을 위해 최소 4~6시간 금식을 유지하고 정맥주입로 확보를 한다.
* 환자의 신장기능을 확인하고 Acetylcysteine과 같은 전 처치 처방받아 투여할 수 있으며 검사 후 수분섭취와 소변배출을 격려해야 한다.
* 강한 자기장 때문에 금속성 장신구는 전부 제거해야 하며 보청기나 의치도 제거한다.
* 인공심박기 이식 환자는 심장내과 협진을 통해 촬영이 가능한 모델인지 확인하고 필요 시 인공심박기 설정 변경을 통해 안전하게 촬영한다.
* 검사 중 움직여서는 안 되며 밀실에 있는 듯한 공포감을 느낄 수 있다고 설명해준다. 폐쇄공포증 환자는 sedation이 필요할 수 있다.

4 상복부 초음파(Abdominal ultrasonography)

초음파 검사는 Probe(탐촉자)를 검사부위 피부에 밀착시켜 초음파를 보내고 되돌아오는 초음파를 영상화하는 검사다. 상복부 초음파는 상복부(간, 담낭과 담도, 췌장, 비장)의 상태를 초음파로 실시간 평가하는데 시용한다. CT나 MRI에 비해 간단하게 시행할 수 있고 환자가 겪는 불편함도 적다. 조영제를 사용하지 않아 제한이 적으며 임산부나 간부전, 신부전 환자도 검사가 가능하다.

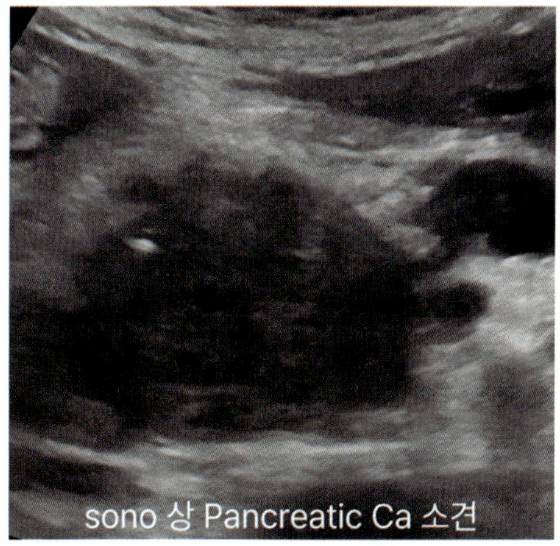

sono 상 Pancreatic Ca 소견

상복부 초음파는 이럴 때

* 간농양, 간낭종, 간세포선종, 지방간, 급성 및 만성 간염, 간경화 확인.
* 담낭염, 담도염, 담석 유무 확인.
* 복부 장기의 원발성 및 전이성 종양 확인.
* 복수나 농양 확인.
* 급성, 만성 췌장염 확인.

초음파 검사 체크사항

✓ 위(Stomach) 안에 공기에 따라 초음파 영상이 다르게 보일 수 있으므로 검사 전 6시간 이상의 금식이 필요하다.

✓ 검사 중 정확한 검사를 위해서 호흡과 자세를 변경하는 것이 중요하므로 환자에게 미리 협조가 필요함을 설명하여 검사가 원활히 진행되도록 한다.

✓ 같은 날 위장관 조영술이나 내시경 검사가 있다면 위 안의 수분과 공기로 인해 초음파 검사에 영향을 미치므로 초음파 검사를 미리 시행하도록 조절이 필요하다.

5 간담도 스캔(Hepatobiliary scan)

방사성 콜로이드를 정맥주사한 후 간과 비장 안의 방사능 분포도를 스캐너로 기록하는 핵영상(Nuclear imaging) 기법. 총담관의 폐쇄와 급성 또는 만성 췌장염, 담즙누출, 담도폐쇄, 간기능 확인에 이용한다. 단독으로 진단에 사용하지는 않으며 초음파나 CT, 생검과 같은 다른 검사와 함께 확인한다.

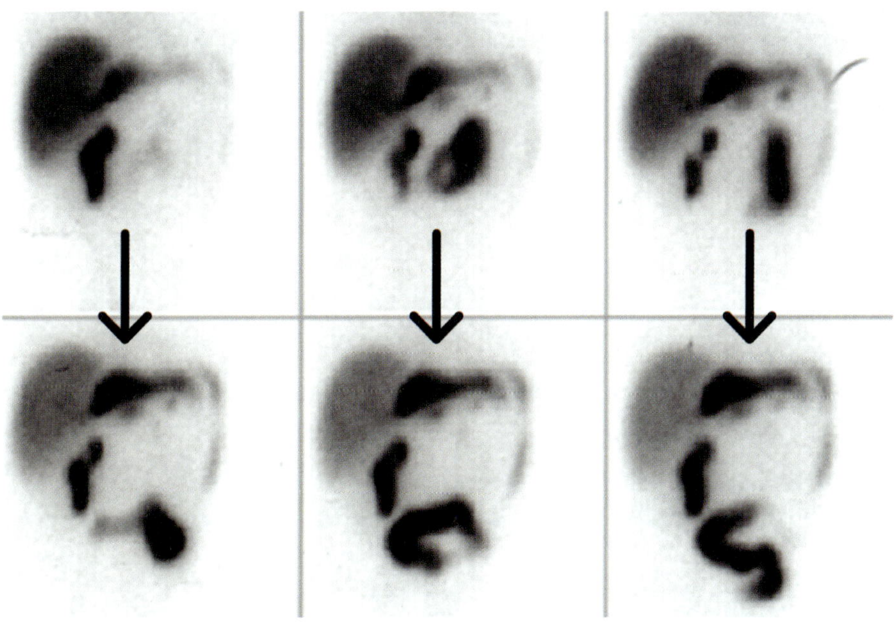

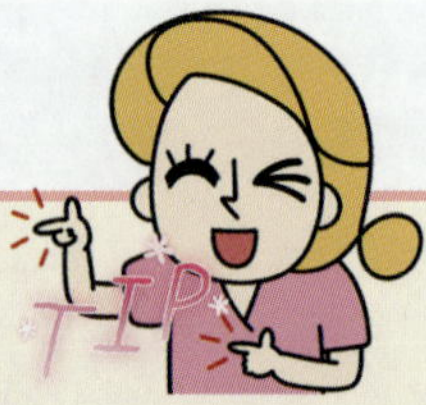

간담도 스캔은 무엇을 준비할까?

* 방사선 물질 투여를 위해 정맥주입로를 확보한다.
* 금식은 필요하지 않다.
* 임산부는 금기이며 수유부는 검사 후 최소 24시간 수유를 금한다.
* 방사선 동위원소 배출을 위해 주사 후 다량의 수분섭취와 소변 배출을 권한다.
* 얼굴이 화끈거리거나 발열, 두통, 호흡곤란과 같은 부작용 증상이 있다면 즉시 알리도록 교육한다.

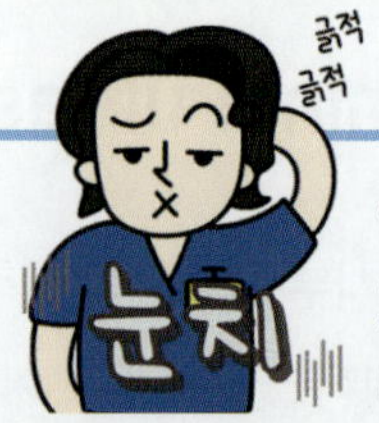

"MRI, CT, 핵영상… 검사 처방이 동시에 터져버리면 머리 아파요…"

- MRI 검사와 핵의학과 검사(간담도 스캔, PET-CT 등) order가 같이 있는 경우.
  → MRI 검사를 먼저 시행한다. 만약 핵의학과 검사를 먼저 시행하였다면 MRI 검사는 같은 날 시행 불가능. 최소 다음 날 이후로 연기해야 한다.
- MRI 검사와 CT 검사가 같이 있을 경우.
  → MRI 검사가 조영제를 사용하는 검사라면 CT보다 먼저 시행하야 한다. 조영제를 사용하지 않는다면 순서는 관계 없이 검사 가능하다.

* 환자에게 하루 투여될 수 있는 조영제 양은 의료기관마다 다르게 설정하고 있다. 따라서 조영제를 사용해야 되는 검사들이 동시에 처방된다면 영상의학과에 문의하여 검사 가능 유무를 살펴야 한다!

6 PCD(Percutaneous catheter drainage, 경피적 배액술)

카테터를 이용하여 체액을 배액하는 술기. 배액 bag을 연결하여 계속적으로 배액(Continuous drain)할 수 있다. 양이 적다면 천자 후 배액 bag 연결없이 1회성으로 뽑아낸 후 끝낼 수도 있다. 간내 농양이나 혈종, 담액종이 있거나 혈흉이 있을 때 시행한다.

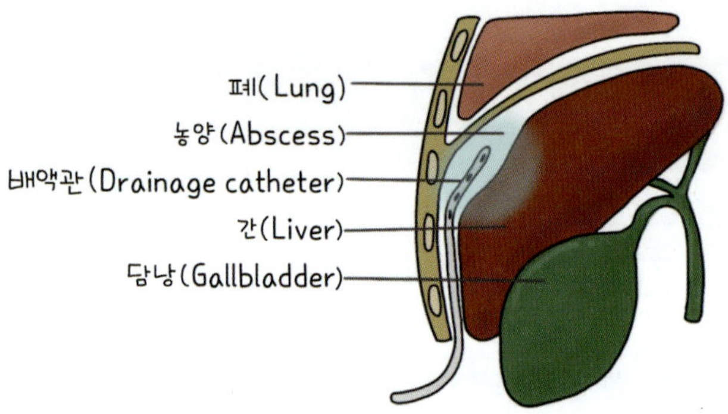

Percutaneous Catheter Drainage, 경피적 배액술

천자 과정에서 폐, 간, 비장과 같은 장기의 손상이 생길 수 있으므로 영상의학과에서 초음파나 fluoroscopy를 통해 안전하게 천자하는 경우가 많다. 침상에서 진행하더라도 초음파를 보면서 천자할 수 있도록 의사가 요구하지 않더라도 미리 초음파 기계를 준비해 놓는 것이 환자 안전에 유리하다. 출혈경향이 있거나 항응고 치료 중인 환자, 인공호흡기 치료를 적용하고 있는 환자들은 합병증의 위험성이 증가하므로 천자 전 의사에게 한 번 더 확인하는 것이 중요하다.

PCD 시술 전·후 간호

시술 전 간호

✓ 정맥주사 확보 및 동의서 확인

✓ 영상 확인하며 천자 시 조영제를 사용하는 경우도 있기에 사전에 알러지 유뮤를 확인하고 최소 4시간 이상 금식하도록 한다.

✓ 출혈경향이 있거나 항응고 치료 중인 환자, 인공호흡기 치료를 적용하고 있는 환자들은 합병증의 위험성이 증가하므로 천자 전 의사에게 한 번 더 확인하는 것이 중요하다.

✓ 검체 검사가 있는지 미리 확인하고 준비한다.

시술 후 간호

✓ 카테터를 계속 유지하고 있다면 삽입부위의 감염징후를 확인한다. 발적, 삼출물, 출혈 등을 확인하고 기록한다.

✓ 카테터 삽입부위 dressing 일정을 관리하고 삽입 경과 일을 기록하여 치료 경과에 따른 제거 시기를 의사와 상의한다.

✓ 시술 중 조영제를 사용했다면 조영제 부작용 유무를 확인한다.

✓ 1회성 배액으로 끝났거나 카테터를 제거했다면 천자했던 부위에 감염징후를 확인하고 새어나오는 삼출물(Discharge)은 없는지 확인한다.

✓ 환자가 호소하는 증상이나 시술 부위 상태에 따라 진통제, 항생제 사용이 필요할 수 있다.

7 복수천자(Abdominal paracentesis)

Ascites(복수) puncture라고 부르기도 하나 병원현장에서는 paracentesis 또는 para라고 부르는 경우가 흔하다. 복벽에서 바늘로 천자하여 복강 내에 있는 복수를 배액하거나 치료 목적으로 채취하는 방법.

복수천자의 목적

- 다른 치료에 호전이 없는 많은 양의 복수 진단 및 치료 목적
- 치료를 위한 복막액 분석 목적
- 기존에 복수가 동반된 환자에서 열, 복통, 간성혼수, 대사성 산증, 신장기능 악화 등 증상이 있을 때
- 복부 내 압력 감소와 호흡곤란의 완화 목적
- 외상성 손상 후 복부 내 출혈 발견 시

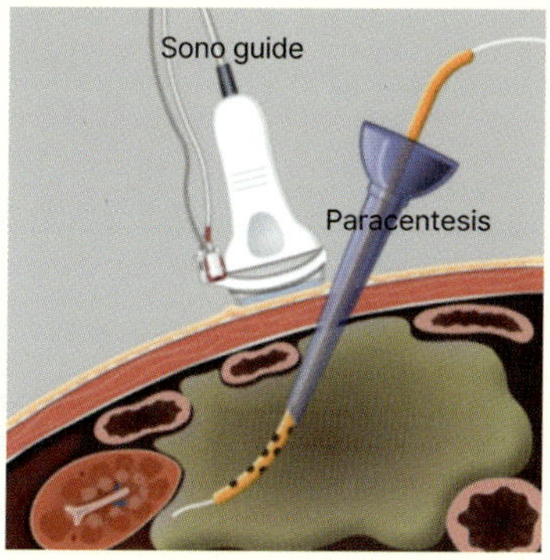

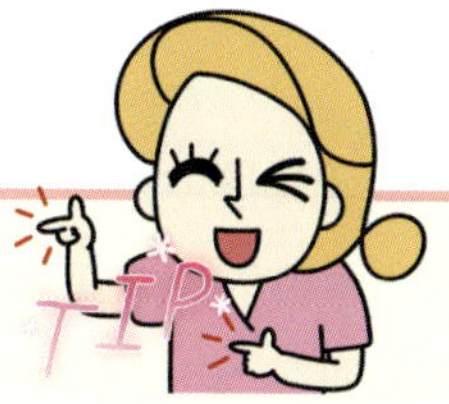

복수천자를 위한 자세

* 복수천자 후 배액을 용이하게 하려면 침상에 앉은 자세가 좋다. 환자의 컨디션이 괜찮다면 등과 팔을 지지하여 침대 가장자리에 앉는 자세를 취하도록 한다. 이런 자세는 복강 아래쪽에 체액이 쌓이도록 하며 이 때 복부 내 장기들은 체액 흐름을 위해 반대 저항과 압력을 제공해주어 체액 배액이 용이해진다.

복막천자 시술 전·후 간호

시술 전 간호

- ✓ 정맥주사 확보 및 동의서 확인
- ✓ 출혈경향이 있거나 항응고 치료 중인 경우 합병증 위험이 증가하므로 응고검사 결과와 투약력, 과거력을 확인한다.
- ✓ 방광손상을 막기 위해 미리 소변을 보도록 한다.
- ✓ 체중과 복부 둘레를 기록한다. 일관성 있는 기록을 위해 둘레 측정부위를 펜으로 표시한다.
- ✓ 사전에 복수천자 과정과 천자 자세를 설명한다. 좌측위나 반좌위로 천자를 진행하며 시간이 오래 걸릴 수 있으니 가능한 범위 안에서 편안한 자세를 취하도록 설명한다.

시술 중 간호

- ✓ 천자 후 배액 중 가능하다면 활력징후, 산소포화도, EKG 모니터링을 최소 15분 간격으로 진행한다.
- ✓ 처치 중 움직이면 바늘이나 카테터가 빠질 수 있으므로 움직이지 않도록 교육한다.
- ✓ 1500cc 이상의 복막액이 한 번에 빠른 속도로 배액되면 어지러움, 발한, 빈맥, 저혈압 등 shock의 징후를 보일 수 있다. 배액 bag의 높이를 조절하여 배액 속도를 늦추고 필요시 배액을 중단한다.

시술 후 간호

- ✓ 천자했던 바늘이나 카테터를 모두 제거했다면 제거부위 dressing을 확인한다. 새어나오는 복수가 있는지, 봉합하였다면 봉합부위에 이상은 없는지 확인하고 압박 dressing을 시행한다.
- ✓ 카테터를 가지고 있다면 삽입부위 감염징후를 확인하고 dressing 일정을 관리한다. 또한 카테터로 배액되는 체액 양의 제한 범위를 반드시 의사에게 확인하고 배액 양상을 확인한다.
- ✓ 지침에 따라 활력징후, 산소포화도, EKG 모니터링을 시행한다. 최소 시술 후 1시간은 15분 간격으로 확인하는 것을 추천한다.
- ✓ 어지러움, 발한, 빈맥, 저혈압과 같은 출혈과 shock의 징후를 확인한다. 하복부동맥이나 장골정맥의 천공, 맹장 전벽의 혈종, 방광 파열과 같은 합병증에 의해 발생할 수 있으므로 모니터링이 중요하다.
- ✓ 통증이 증가하고 복부 경직이 있다면 장 천공이 있을 수 있다. 혈뇨가 있다면 방광 손상을 의심할 수 있다.
- ✓ 체중과 복부둘레를 확인한다. 복수의 재발 발견을 위해 매일 측정하는 것이 좋다.

8 경피적 간생검(Percutaneous liver biopsy)

간 질환의 원인과 현재 상태를 확인하고 치료 방향을 결정을 목적으로 조직학적 분석을 위해 간세포 중심부를 바늘로 흡인하는 검사. 보통은 국소마취 후 초음파 가이드 하에 시행한다.

간염의 정도를 확인(진행성, 비진행성, 간경화)하거나 간암의 최종진단을 위해, 희귀질환이나 선천성질환에서 시행한다. 간 질환의 치료 경과 관찰 및 예후 판정을 위해 시행하기도 한다.

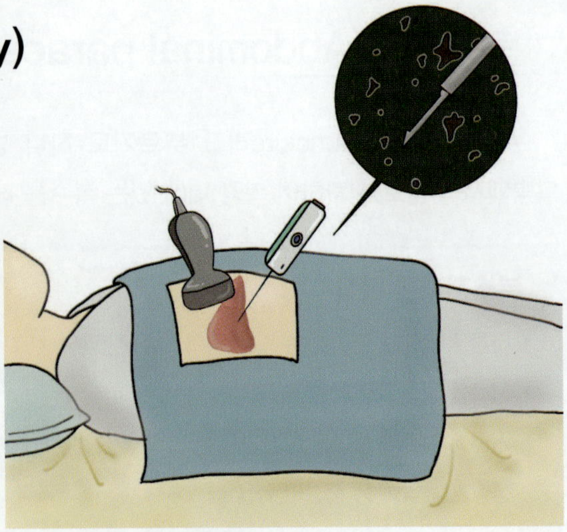

Liver Biopsy, 간생검

간 생검 체크사항

- ✓ 간 질환 환자는 대부분 응고문제를 가지고 있으므로 사전에 응고검사를 시행하고 출혈위험성이 있는 약물은 사전에 복용을 중단, 변경하도록 의사와 상의한다.
- ✓ 필요 시 수혈을 위한 교차검사를 미리 시행할 수 있다.
- ✓ 늑막염이나 우하엽의 폐렴과 같이 생검 부위에 국소적 감염이 있는 환자는 금기다.
- ✓ 협조를 위해 미리 절차를 설명하고 불편감을 느낄 수 있음을 알린다. 협조가 어려운 환자는 시행할 수 없다.
- ✓ 복수가 심한 환자는 안전한 검사물을 얻을 수 없으므로 금기다.
- ✓ 최소 8시간 이상 금식이 필요하다.
- ✓ 생검 후 천자 부위에 압통, 경직, 출혈과 복막염 증상을 확인한다.
- ✓ 기흉의 증상이 있는지 확인한다. 빈호흡과 호흡곤란, 지속적인 어깨 통증이나 늑막성 흉통이 있다면 의사에게 알린다.
- ✓ ABR(절대침상안정)과 모래주머니를 이용한 압박 지혈이 필요하다. 모래주머니 최소 4~6시간 유지.
- ✓ 모래주머니 적용이 어렵다면 우측위를 취해 천자부위 압박을 유지한다.
- ✓ 소변량을 확인하고 방광손상에 의한 혈뇨가 있는지 확인한다.
- ✓ 식사는 의사와 상의 후 처방에 맞게 시작할 수 있다.

9 경정맥간내문맥정맥단락술(Transjugular intrahepatic portosystemic shunt, TIPS)

간경화나 문맥(Portal vein) 협착 등으로 인한 문맥압 상승으로 발생하는 합병증을 감소시키기 위한 비수술적 치료방법. 경정맥을 통해 접근하여 간정맥까지 내려간 후 간정맥과 문맥을 연결하는 스텐트(Stent)를 삽입하여 단락(shunt)을 만드는 시술.

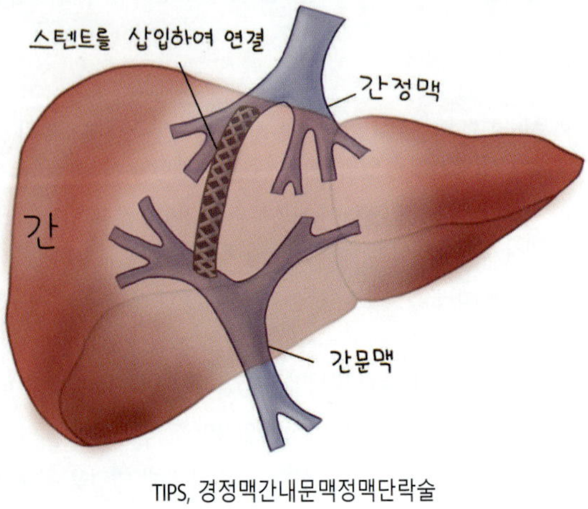

TIPS, 경정맥간내문맥정맥단락술

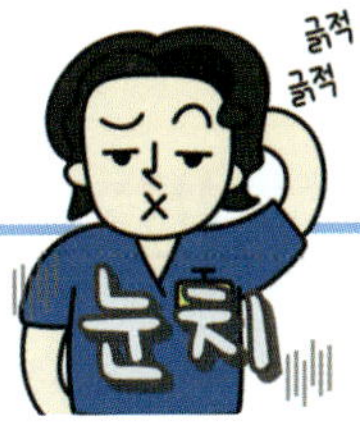

문맥압이 높아지면 어떤 문제가 발생하나요?

소화관에서 흡수한 물질들을 품은 혈액은 문맥(Portal vein)을 통해 간으로 흘러 대사, 저장한다. 이후 간정맥을 통해 대정맥으로 합류, 전신 순환한다. 간경화로 혈액이 간을 통과하기 어렵거나 문맥의 협착과 같은 원인으로 문맥고혈압이 생긴다.

- 문맥압력이 높아지면 정맥혈액은 대부분 식도 정맥으로 우회하여 심장으로 들어간다. 이로 인해 식도정맥류를 유발하고 높아진 압력에 의해 파열과 출혈을 반복한다.
- 문맥고혈압은 폐, 복부 장기의 체액 저류를 유발하고 혈액 역류를 만들어 복수를 만든다.
- 높은 문맥압력을 피해 간 주변 혈관으로 우회하며 혈류가 흐르면서 암모니아가 간에서 대사되지 못해 축적되어 간성혼수를 유발한다.

TIPS는 문맥 고혈압을 감소시키는 효과적인 치료방법이다.

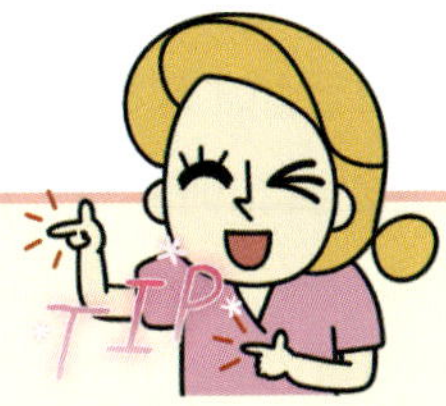

TIPS는 어떤 환자에게 시행하나요?

* 두 개 또는 이를 초과하는 정맥류를 경험하는 환자
* 약물요법(Vasopressin, Octreotide, Beta-adrenergic blocker)으로도 출혈 조절이 힘든 환자.
* 내시경적 밴드 결찰술과 경화요법으로 출혈이 조절되지 않는 환자.
* 이식을 기다리는 환자 중 정맥류나 난치성 복수를 가지고 있는 환자나 이식을 실패하고 재이식을 기다리는 환자.

TIPS 체크사항

✓ 혈관조영술을 통해 시행하므로 임산부는 금기다.
✓ 조영제 알러지 유무를 확인하고 필요시 항히스타민제나 스테로이드제 투약과 같은 전 처치를 시행한다.
✓ 시술 전 최소 6~8시간 금식을 유지해야 하며 18G 정맥 주입로 확보와 KVO이 필요하다.
✓ 간 질환 환자는 대부분 응고문제를 가지고 있으므로 사전에 응고검사를 시행하고 출혈위험성이 있는 약물은 사전에 복용을 중단, 변경하도록 의사와 상의한다.
✓ 시술 후 활력징후와 인지상태를 주의 깊게 관찰하며 체액 상태를 확인하기 위해 섭취-배설량을 정확하게 기록하고 체중, 복부둘레를 사정한다.
✓ 시술 후 출혈 증상과 징후를 확인하고 응고검사를 확인한다.
✓ 혈액이 간을 통과하면서 정상적인 대사가 일어나는 것이 아니라 션트를 통해 우회하므로 간성 혼수와 전해질 불균형을 유발할 수 있기 때문에 혈청 암모니아 수치와 전해질 수치를 확인하고 졸리거나 혼미해지는 간성 혼수 증상을 보이는지 확인한다.
✓ 심장으로 들어가는 혈액량이 증가하면서 생길 수 있는 심부전에 주의한다.
✓ 션트의 폐색은 인한 간성혼수, 정맥류 파열로 인한 출혈, 복수 등 증상이 나타날 수 있다.

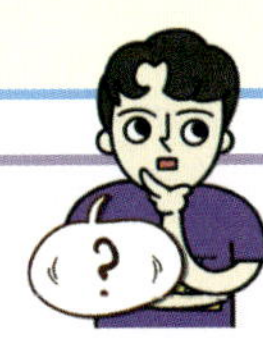

TIPS 환자의 퇴원교육

* 알코올 섭취를 금하도록 교육한다.
* 저염, 저단백 식이를 유지한다.
* 매일 체중을 측정하도록 교육한다.
* 처방 약물을 반드시 복용해야 함을 교육하고, 새로운 약물 복용하기 전 의사와 상의가 필요함을 교육한다.
* 간성혼수, 출혈, 복수 등 합병증의 증상을 미리 교육하고 발생 시 병원에 내원하도록 교육한다.
* 가족에게 인지 상태 변화가 나타나면 병원에 내원하도록 교육한다.
* 퇴원교육 내용을 가족에게 공유하고 퇴원 후 치료적 생활과 환자 관찰에 함께 참여하도록 교육한다.

10

역행성 경정맥폐쇄술(Retrograde transvenous obliteration, RTO)

TIPS 시술이 필요한 환자에게 대안으로 시행할 수 있는 시술. TIPS는 간으로 들어가는 혈류가 shunt를 통해 흐르므로 혈액의 정상적인 간 대사가 이루어 질 수 없다. 이에 환자에 따라서는 간성혼수와 같은 부작용이 악화되는 경우도 있으며 간 기능이 역으로 저하되는 경우도 있다. 또한 간 혈관으로 직접 시술 기구들이 들어가 비교적 침습적이라 할 수 있다.

역행성 경정맥폐쇄술은 문맥 고혈압에 의해 위, 십이지장 정맥류를 가지고 있는 환자들에서 대퇴정맥을 통해 접근하여 정맥류가 있는 혈관과 이에 혈액을 공급, 배출하는 혈관들에 색전술을 시행한다. 때문에 TIPS에 비해 덜 침습적이며 간으로 가는 혈류가 유지되므로 간 기능이 어느 정도 유지되면서 문맥 고혈압에 의한 출혈 합병증을 줄일 수 있다는 장점이 있다. 하지만 간으로 들어가는 혈류가 늘어나 복수가 생기거나 다른 정맥류가 악화되는 등의 부작용을 야기할 수 있으므로 환자의 상태에 따라 TIPS 또는 RTO를 알맞게 적용해야 한다.

혈관 폐쇄에 사용하는 방법에 따라 3가지 종류로 나뉜다.

BRTO(Balloon-occluded retrograde transvenous obliteration, **풍선 사용 역행적 경정맥폐쇄술**)
: 풍선을 사용하여 혈관을 막고 경화제를 사용하여 혈관을 폐쇄한다. 풍선으로 인한 혈관 파열의 위험이 있으며 풍선을 부풀리고 경화제를 도포 후 굳히는 과정을 완전 폐쇄까지 반복해야 하므로 시술 시간이 길다. 경화제로 인한 색전증의 위험성이 있다. 좁고 구불구불한 혈관의 경우 풍선의 접근이 어려울 수 있다.

PARTO(Plug assisted retrograde transvenous obliteration, **플러그 사용 역행적 경정맥폐쇄술**)
: 플러그를 사용하여 혈관을 폐쇄한다. 시술 시간이 비교적 짧다. 플러그라는 기성품을 사용해야 하므로 크기에 제한이 있어 18mm가 넘는 큰 정맥류를 가진 환자에게는 적용이 어려울 수 있다. 좁고 구불구불한 혈관에서는 플러그 통과가 어려울 수 있다.

CARTO(Coil assisted retrograde transvenous obliteration, **코일 사용 역행적 경정맥폐쇄술**)
: 코일을 사용하여 혈관을 폐쇄한다. 플러그에 비해 비교적 30mm 정도의 큰 혈관까지 시술을 적용할 수 있다. 좁고 구불구불한 혈관에도 위의 두 시술에 비해 접근이 용이하다. 코일 사용량에 따라 비용이 많이 청구될 수 있다.

RTO 체크사항

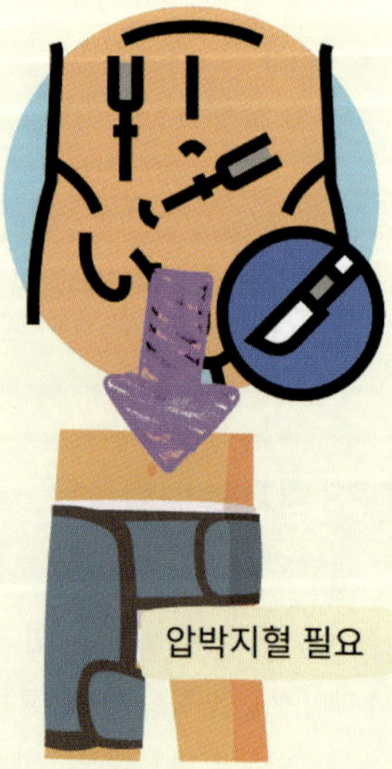

- ✓ 혈관조영술을 통해 시행하므로 임산부는 금기다.
- ✓ 조영제 알러지 유무를 확인하고 필요시 항히스타민제나 스테로이드제 투약과 같은 전 처치를 시행한다.
- ✓ 시술 전 최소 6~8시간 금식을 유지해야 하며 18G 정맥 주입로 확보와 KVO이 필요하다.
- ✓ 간 질환 환자는 대부분 응고문제를 가지고 있으므로 사전에 응고검사를 시행하고 출혈위험성이 있는 약물은 사전에 복용을 중단, 변경하도록 의사와 상의한다.
- ✓ 시술 후 활력징후와 인지상태를 주의 깊게 관찰하며 체액 상태를 확인하기 위해 섭취-배설량을 정확하게 기록하고 체중, 복부둘레를 사정한다.
- ✓ 시술 후 출혈 증상과 징후를 확인하고 응고검사를 확인한다.
- ✓ 간으로 들어가는 혈류의 증가로 복수의 증가, 정맥류의 악화가 생길 수 있으므로 주의 깊게 관찰한다.
- ✓ 천자부위에 sheath를 가지고 돌아왔다면 기관 지침에 맞게 시술 중 사용한 약물 용량에 따른 제거 시기를 확인하고, sand bag apply 및 ABR time 확인한다.
- ✓ Sheath를 제거하고 왔다면 기관 지침에 맞게 sand bag apply 및 ABR time 확인한다.
- ✓ 천자부위 혈종, 출혈 등의 여부를 자주 확인하고 해당 고관절부위 신전과 ABR 필요성을 환자에게 교육한다.
- ✓ 족배 동맥을 확인하고 말초부위 변색, 온도변화 등을 관찰한다.
- ✓ 조영제 부작용 유무를 확인하고 필요시 처방에 따른 약물을 투여한다.

11

고주파열치료(Radiofrequency thermal ablation, RFTA)

초음파 가이드 하에 고주파를 발생시키는 전극을 종양에 위치시켜 암세포를 파괴하는 시술. 피부를 통해 바늘을 삽입하여 종양에 고주파를 발생시켜 조직 괴사를 유발한다. 미리 CT, MRI, 초음파 검사 등을 통해 병변의 크기와 개수, 시술 가능한 위치인지 확인하는 과정이 필요하다.

3cm 이하의 원발성 간암, 전이성 대장암과 직장암, 갑상선암 등에서 시행 가능하고 병변이 3개 이하인 경우 시술을 시행한다.

RFTA 체크사항

- ✓ 시술 전 인접한 소화기(위, 장 등)의 팽만을 줄이기 위해 최소 6~8시간 금식을 유지한다.
- ✓ 18G 정맥 주입로 확보와 KVO을 유지한다.
- ✓ 시술 중 필요시 진통제나 진정제 사용이 필요할 수 있다.
- ✓ 시술 후 ABR과 활력징후 모니터링이 필요하다.
- ✓ 시술부위(Puncture site) 지혈을 위해 sand bag을 적용한다.
- ✓ 시술부위 출혈이나 삼출물을 관찰하고 감염 징후가 있는지 확인한다.
- ✓ 필요시 진통제 투여를 통해 통증을 조절해준다.
- ✓ f/u CT 촬영을 통해 시술 전 영상과 비교하여 시술이 잘 되었는지, 추가 시술이 필요한지 평가할 수 있다.
- ✓ 식이는 의사와 상의 후 처방에 따라 진행한다.

My Note :)

12 경동맥화학색전술(Transarterial chemoembilization, TACE)

간암 치료에서 가장 많이 시행하는 시술 방법. 종양에 산소와 영양분을 공급하는 동맥을 찾아 혈관조영술 시행 후 해당 혈관에 항암제와 색전물질을 주입하여 간암 조직 괴사를 유발한다. 정상적인 간 조직 손상을 최소화하면서 종양만을 선택적으로 치료할 수 있는 방법.

암 종양이 여러 개 있거나 외과적 절제가 불가능한 환자와 절제가 가능하나 남은 간의 기능적 예비력이 부족해서 절제 수술이 불가능한 환자에게 적용한다.

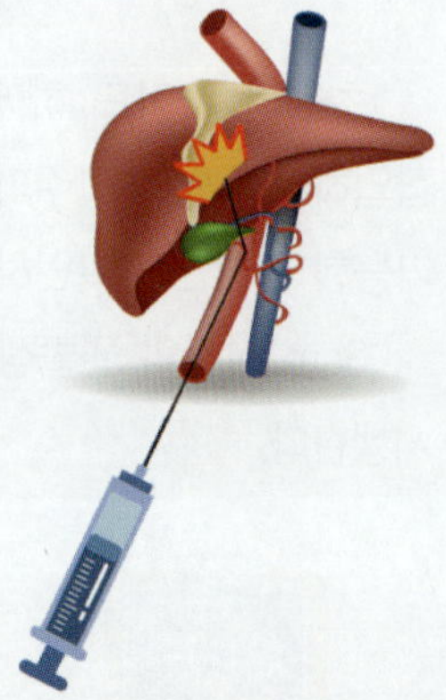

TACE 전·후 간호

TACE 전 간호

- ✓ 혈관조영술을 통해 시행하므로 임산부는 금기다.
- ✓ 조영제 알러지 유무를 확인하고 필요시 항히스타민제나 스테로이드제 투약과 같은 전 처치를 시행한다.
- ✓ 신기능 저하 환자도 조영제로 인한 신장 손상이 있을 수 있으므로 Acetylcisteine 투약과 같은 전 처치가 필요할 수 있다. 투석 환자라면 투석 스케줄을 조정하거나 추가 투석을 진행할 수 있다.
- ✓ 복수가 있거나 문맥(Portal vein) 주 분지에 색전이 있다면 금기다.
- ✓ 간에 광범위한 종양이 있는 환자는 시술 적용이 어렵다.
- ✓ 시술 전 최소 6~8시간 금식을 유지해야 하며 18G 정맥 주입로 확보와 KVO이 필요하다.
- ✓ 필요시 진통제나 진정제 투약이 필요할 수 있다.
- ✓ 대부분 대퇴동맥을 통해 접근하므로 서혜부 피부준비와 족배동맥 확인이 필요하다.

TACE 후 간호

- ✓ 시술 후 ABR과 활력징후 모니터링이 필요하다.
- ✓ 천자부위에 sheath를 가지고 돌아왔다면 기관 지침에 맞게 시술 중 사용한 약물 용량에 따른 제거 시기를 확인하고, sand bag apply 및 ABR time 확인한다.
- ✓ Sheath를 제거하고 왔다면 기관 지침에 맞게 sand bag apply 및 ABR time 확인한다.
- ✓ 천자부위 혈종, 출혈 등의 여부를 자주 확인하고 해당 고관절부위 신전과 ABR 필요성을 환자에게 교육한다.
- ✓ 족배 동맥을 확인하고 말초부위 변색, 온도변화 등을 관찰한다.
- ✓ 조영제 부작용 유무를 확인하고 필요시 처방에 따른 약물을 투여한다.
- ✓ 항암제 투약에 의한 오심, 구토와 같은 부작용 유무를 확인한다. 필요시 처방에 따른 약물을 투여한다.
- ✓ 통증이 있다면 진통제를 투여한다.
- ✓ 식이는 의사와 확인 후 처방에 따라 진행한다.
- ✓ 출혈 위험성이 높으므로 항응고치료 환자는 약물 복용에 대해 의사와 상의 후 처방에 따라 진행한다.

13 간 이식(Liver transplantation)

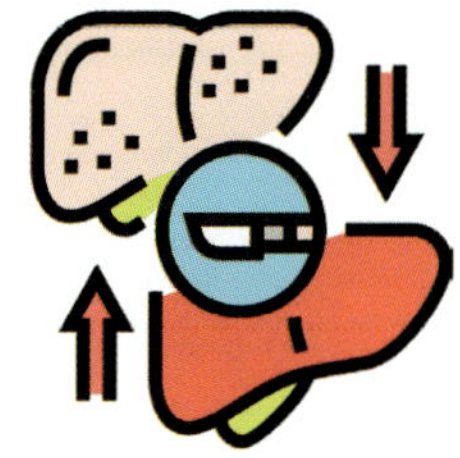

이식을 제외한 다른 치료에 반응하지 않는 간 질환 환자의 치료를 위한 최후의 수단. 뇌사자 또는 공여자의 간을 수술적으로 절제하여 환자에게 옮겨 붙여 간이 제 기능을 하도록 하는 수술방법.

선천적 담도기형, 선천적 대사 이상, 만성간염, 말기 간질환 환자에게 시행한다. 상황에 따라 다를 수 있으나 악성종양이나 진행 중인 감염이 있다면 금기이다.

간 이식 전·후 간호

간 이식 전 간호

✓ 이식 수술 전 기관 지침에 맞는 사전 검사가 모두 이루어졌는지 확인한다. 각종 혈액검사, CT나 MRI, 초음파와 같은 영상검사, 심전도와 심초음파, 폐기능 검사와 같은 수술 전 심폐 검사, 암 선별검사 등이 필요하다.

✓ 면역억제요법에 의한 합병증과 이식 거부반응과 같은 부작용으로 위험할 수 있는 심각한 처치임을 환자와 가족에게 충분히 설명하고 이식 수술 후 환자와 가족 모두가 합병증 관리에 힘써야 함을 설명한다. 이에 준비가 되었는지, 동의하는지 확인한다.

✓ 이식 대기 과정이 길어질 수 있음을 설명하고 길어진다면 정서적 지지를 제공해준다.

✓ 사전에 처방된 면역억제제가 있다면 투약한다.

간 이식 후 간호

✓ 수술 후 활력징후, 산소포화도, 심전도 등 혈역학적 상태를 적극적으로 평가한다.

✓ 체온 측정을 자주 한다. 갑작스러운 고열과 간 효소의 증가는 간 동맥 색전을 의미한다. 흉부와 복부 X-rat, 간혈관 도플러 초음파 등의 검사가 필요하다.

✓ 간 효소, 빌리루빈, 전해질, 응고인자, CBC 검사 등 혈액검사 수치를 확인한다.

✓ 수술부위 상처 삼출물과 출혈을 주의 깊게 사정한다.

✓ 감염예방에 적극적으로 임하고 철저하게 관리한다.

✓ 수술 후 보통 7~14일에 나타나는 급성 거부 증상과 징후를 보이는지 적극적으로 관찰한다. 불안감, 열, 이식 확대반응, 이식 장기의 기능 감소 등이 있다.

✓ 처방에 따라 코르티코스테로이드, 면역억제제, 광범위항생제와 같은 약물을 투여한다.

✓ 수술 후 스트레스와 불안 완화를 위한 정서적 지지를 제공해준다.

✓ 환자와 가족에게 합병증 증상과 징후를 교육하고 즉시 알리도록 한다.

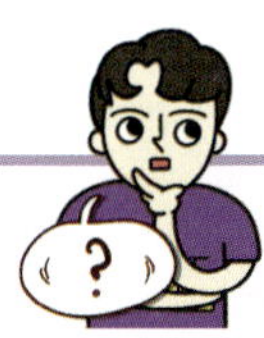

면역억제요법 환자 간호에서 중요한 것은?

* 면역억제요법은 이식에 대한 부작용을 최소로 줄이면서 반대로 저하된 면역력 때문에 생기는 기회 감염을 최소화하는 것이 중요하다.
* 면역 기능의 정도에 따라 필요시 보호격리를 시행한다.
* 발열, 빈맥, 오한, WBC 수치 증가, 발한과 같은 기회 감염 증상과 징후를 확인한다.
* 매일 체중을 확인하고 약물의 부작용이 있는지 평가한다.
* 아픈 사람들과의 접촉을 제한하고 이를 환자와 보호자에게 교육한다.
* 손 위생의 중요성을 환자와 보호자에게 교육하고 적극적으로 수행하도록 격려한다.

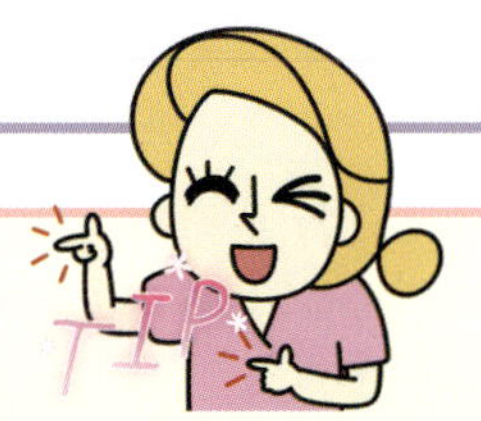

간 이식 합병증 관리

* 출혈과 저혈량 쇼크: 불규칙한 빈맥, 핍뇨, 의식저하 등 출혈 징후를 확인. Hb와 Hct 수치를 확인하고 정맥 주입 경로 유지. 필요시 혈액제제 준비.
* 혈관 폐쇄: RUQ 부위 경련, 압통, 오심, 구토의 징후. 필요시 응급 혈전제거술 필요.
* 상처 감염: 매일 dressing 하며 염증, 압통, 배액, 발열과 같은 감염 증상과 징후 확인. 감염을 나타내는 혈액검사 결과 확인. 배액 중이라면 배액 양상 확인.
* 폐 기능 회복: 가능한 범위 내에서 심호흡과 기침 격려. 무기폐와 폐렴 예방을 위해 강화폐활량계 사용 격려, 필요시 흡인.
* 간부전: 상부 위장관 출혈 감시, L-tube 유지 중이라면 배액을 통한 출혈 감시. 부종과 복수의 변화 확인. 소변량과 BUN/Cr, 전해질 수치를 통한 신기능 확인. 혈청 Amylase 수치 확인.

간질환 관련 검사 및 시술의 전후 체크리스트

	항목	PCD	Paracentesis	TACE	Live Bx.	RFTA	TIPS
전	NPO	4시간	-	6~8시간	6~8시간	6~8시간	6~8시간
	Permission	○	○	○	○	○	○
	IV Route	○	○	○	○	○	○
	Shaving	-	-	Inguinal	-	Inguinal	Inguinal
	조영제	-	-	○	-	○	○
	약물복용 여부	항혈소판제, 혈압강하제, 혈당강하제 복용 확인, 복용 시 의료진과 상의					
	사전검사	-	복부둘레, 체중	-	CBC, PT/aPTT	-	-
	기타	검체처방 확인	검체처방 확인	-	검체처방 확인	-	-
후	ABR	Bed Rest	Bed Rest	○	○	○	○
	식이	가능	가능	가능하나 의사와 상의	가능	의사와 상의	의사와 상의
	Sand Bag	-	-	○	○	○	○
	배액관	배액량, 양상 확인	배액량, 양상 확인	-	-	-	-
	기타	배액관 관리 교육 필요 검체접수 확인	V/S 변화 확인 복부둘레, 체중 측정	배뇨 여부, 항암제 부작용 확인	조직 검체 접수확인	CT F/U	LFT, Ammonia F/U

My Note :)

담도, 췌장 질환 검사 & 시술

1 내시경을 통한 십이지장 유두부 확장법

십이지장 유두부는 담관과 췌관이 연결되는 부위로, 해당 부위에 오디괄약근이 존재한다. 내시경적 십이지장 유두부 확장술은 좁아진 십이지장 유두부를 확장시키는 방법을 의미한다.

EST(Endoscopic sphincterotomy, 내시경적 유두괄약근 절개술)

: 내시경을 통한 췌담도 기본 시술. 십이지장 유두부가 좁거나 폐쇄되었을 때 시행. 전기수술기구를 이용해 유두부의 괄약근, 연부 조직 및 십이지장 벽 내 총담관을 절개하는 시술. 유두부 협착과 담관 폐색의 치료, 담관 결석 제거, 담석에 의한 췌장염 치료, 생검과 세포검사의 목적으로 시행.

EPBD(Endoscopic papillary balloon dilatation, 내시경적 풍선 유두 확장술)

: 내시경을 통해 접근하여 십이지장 유두부에 풍선확장술을 시행하는 시술. ERCP가 필요한 환자에서 유두부가 접근하기 어려운 환자에게 사전 시술로 많이 시행하며 담석증 환자의 담석 배출을 위해 시행한다. EST에 비해 출혈 위험이 낮고 췌장염 발생 위험이 낮다. 절개를 하지 않으므로 유두부의 오디괄약근 기능을 유지할 수 있다. EST와 EPBD는 함께 시행할 수도 있다.

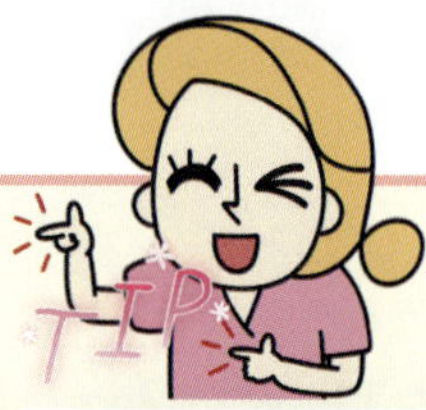

EST 와 EPBD 실제 사진으로 살펴보기

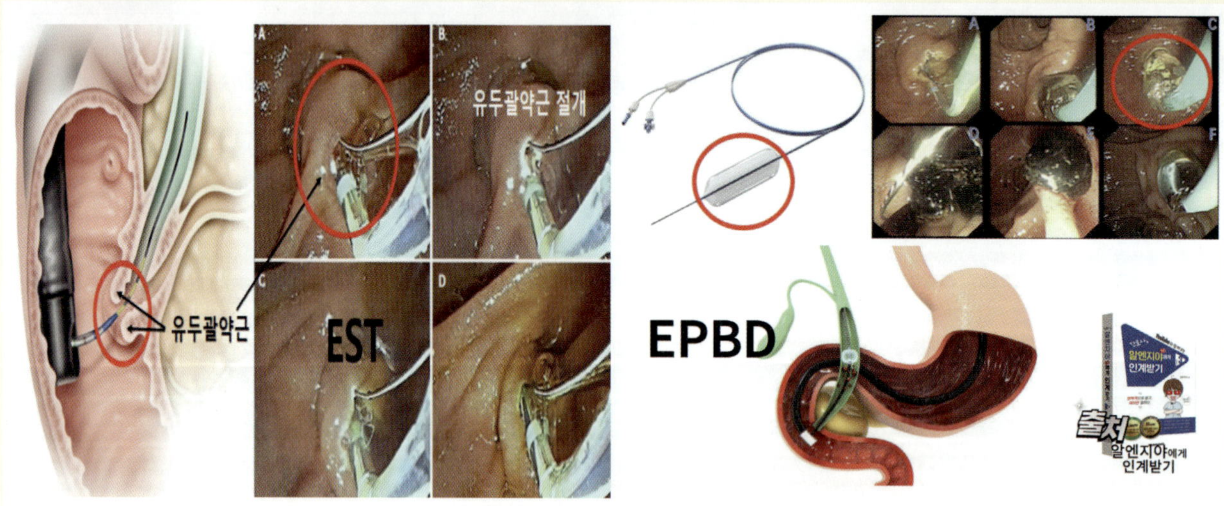

EST & EPBD 체크사항

- ✓ 위와 십이지장을 비운 채 검사해야 하므로 최소 8시간 이상 금식 필요.
- ✓ IV 주입로 확보 및 KVO.
- ✓ 항응고치료 적용 환자는 의사와 상의 후 약물 조절 필요.
- ✓ 진정제와 진통제를 사용하는 수면 내시경 하 진행.
- ✓ 시술 후 활력징후 모니터링이 필요하다.
- ✓ 시술 후 오심, 구토, 발열, 복통 등 증상 확인 후 필요시 약물을 통해 조절해줌.
- ✓ EST의 경우 위장관 출혈 증상 확인이 필요하다. 활력징후의 변화나 CBC 검사 수치의 변화 등을 관찰한다.
- ✓ 예방적 항생제 투여가 필요한 경우도 있다.
- ✓ 식이는 의사와 상의 후 처방에 따라 진행한다.

2 내시경을 통한 담도 배액술

ERCP(내시경적 역행 담관 췌관 조영술) 검사 중 환자 상태를 평가하고 담도 배액이 필요한 경우 이어서 시행. 어떤 부위로 어떻게 배액하느냐에 따라 이름이 나뉜다.

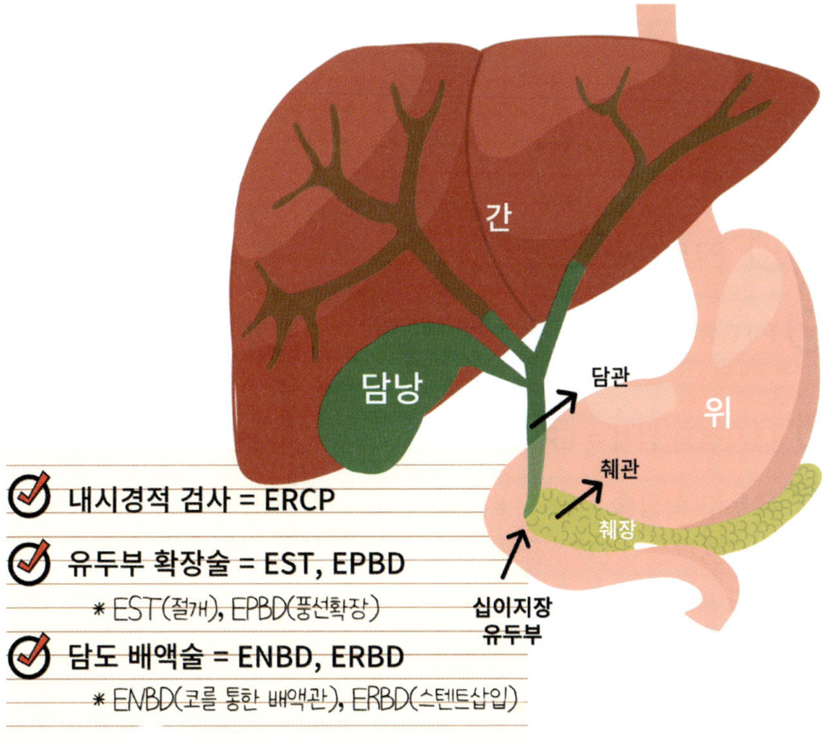

ENBD(Endoscopic nasobiliary drainage, 내시경적 비담도 배액술)

: ERCP 중 담도 폐쇄가 확인되었을 때 담즙을 외부로 배액할 필요가 있다고 판단되면 시행한다. 담관에 관을 유지하고 도관의 끝을 코로 빼내어 체외로 배출하는 시술.

ERBD(Endoscopic retrograde biliary drainage, 내시경적 역행성 담도 배액술)

: ERCP 중 담관의 협착이 확인되었을 때 담즙의 흐름을 원활히 하기 위해 시행한다. 담관의 협착부위에 스텐트(Stent)를 삽입하여 내강을 확보하는 방법으로 ENBD와는 다르게 체내로 원활히 흐르도록 하는 방법이다.

ENBD & ERBD 체크사항

- ✓ ERCP가 선행되어야 하므로 준비사항은 ERCP와 동일하며 ERCP 동의서도 있어야 함.
- ✓ 위와 십이지장을 비우기 위해 최소 8시간 이상 금식 유지.
- ✓ IV 주입로 확보 및 KVO. 원활한 ERCP를 위해 Rt. Arm 주입로가 유리하다.
- ✓ 항응고치료 적용 환자는 의사와 상의 후 약물 조절 필요.
- ✓ 진정제와 진통제를 사용하는 수면 내시경 하 진행.
- ✓ 시술 후 활력징후 모니터링이 필요하다.
- ✓ 시술 후 오심, 구토, 발열, 복통 등 증상 확인 후 필요시 약물을 통해 조절해줌.
- ✓ ENBD의 경우 배액량, 양상, 냄새 등을 확인하고 기록하며 도관이 담즙의 점성에 의해 막힐 수 있으므로 주기적으로 확인이 필요하다. 필요시 생리식염수 irrigation을 시행할 수 있다.
- ✓ ENBD 환자는 도관이 삽입되어 있는 코 주변 피부와 코 점막 관리에 주의를 기울인다. 상처, 염증, 통증 유무를 주기적으로 확인하고 필요시 진통제와 같은 약물 투여.
- ✓ ERBD 환자는 담관 폐색으로 인한 황달, 발열, 통증 등이 있는지 주기적으로 확인해야 한다.
- ✓ 식이는 의사와 상의 후 처방에 따라 시행한다.

3 경피적 간 담도 접근

내시경을 이용하는 것이 아니라 경피적(피부를 통하여 행하는)으로 피부를 직접 천자하여 간을 지나 담도나 담낭에 접근하는 치료 방법.

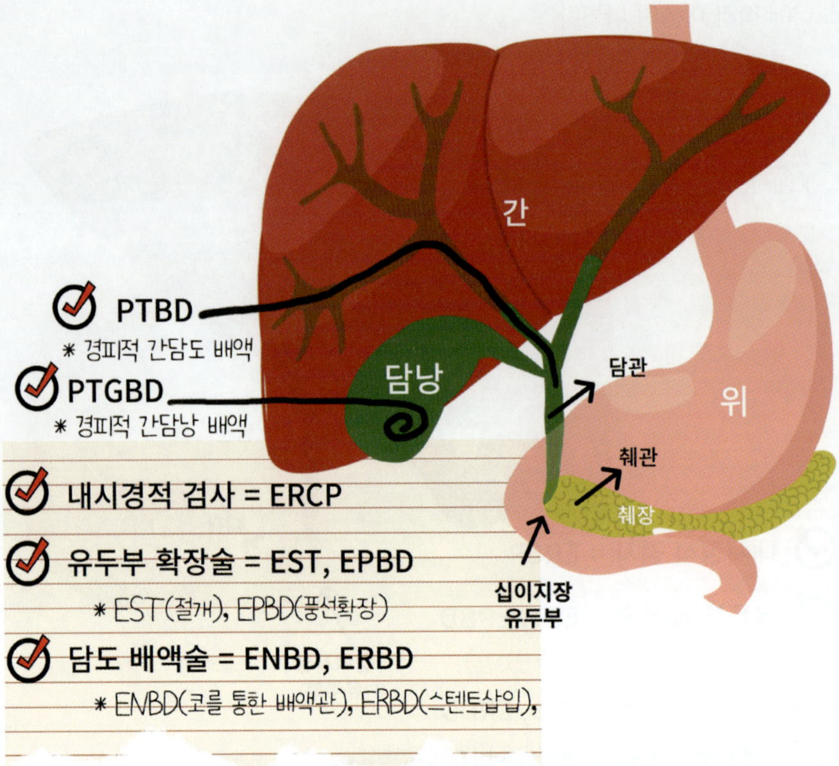

PTBD(Percutaneous transhepatic biliary drainage, 경피적간 담배액술)

: 경피적으로 피부를 직접 천자하여 간을 지나 담도에 직접 도달하여 담즙을 배액하는 시술. 결석이나 폐색으로 담즙 배출에 문제가 있는 환자에게 시행. 조영제를 주입하며 방사선 영상을 통해 배액관을 삽입하고 피부 밖으로 배액 bag을 유지하여 배액한다.

PTGBD(Percutaneous transhepatic gallbladder drainage, 경피적간 담낭배액술

: PTBD와 마찬가지로 경피적으로 간을 지나 접근하여 담낭에 도관을 위치시켜 체외로 배액하는 시술. 담낭 결석과 같은 이유로 담즙 배액에 문제가 있거나 폐색이 있는 경우에 적용한다. PTBD와 PTGBD는 도관이 담낭에 위치하는지 담도에 위치하는지 차이이며 시술 방법과 과정은 비슷하다.

PTCS(Percutaneous transhepatic cholangioscopy, 경피적 간담도경)

: PTBD를 가지고 있는 환자에서 배액관을 통해 담도경을 삽입하여 담관 내부를 직접 눈으로 확인하면서 진단 및 치료를 하는 시술. 담도계의 악성 질환 또는 담석의 정확한 진단 및 치료에 이용한다.

PTBD & PTGBD 체크사항

✓ 조영제를 사용해야 하므로 최소 4시간 이상 금식을 유지하도록 한다.
✓ 조영제 알러지 유무를 확인하고 필요시 항히스타민제나 스테로이드제 투약과 같은 전 처치를 시행한다.
✓ 신기능 저하 환자도 조영제로 인한 신장 손상이 있을 수 있으므로 Acetylcisteine 투약과 같은 전 처치가 필요할 수 있다. 투석 환자라면 투석 스케줄을 조정하거나 추가 투석을 진행할 수 있다.
✓ IV 주입로 확보 및 KVO.
✓ 시술 중 필요시 진정제나 진통제가 필요할 수 있다.
✓ 시술 후 활력징후 모니터링이 필요하며 발열 통증 등의 증상이 있는지 확인한다.
✓ 시술 후 배액관 삽입부위 출혈, 삼출물, 발적, 통증 등을 사정한다. 필요에 따라 진통제나 항생제를 투약할 수 있다.
✓ 배액 양상을 확인한다. 양, 색깔, 불순물 여부를 확인한다.
✓ 배액관이 막히거나 배액이 원활하지 않다면 의사와 상의 후 생리식염수 irrigation을 적용할 수 있다.
✓ 배액관 관리 방법을 환자와 보호자에게 교육하여 꺾이거나 빠지거나 막히지 않도록 한다.

Bile bag 관리

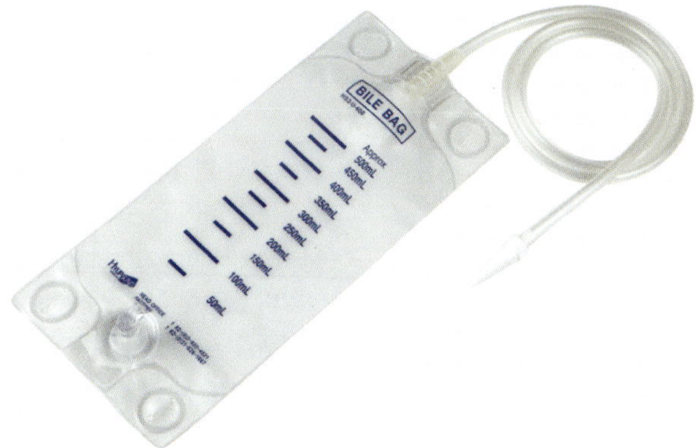

* 담즙 주머니는 세균감염 예방을 위해 깨끗한 곳에 유지
* 배출된 담즙이 역류하지 않도록 항상 삽입부위보다 낮게 유지
* 연결부위가 빠지거나 배액관이 꼬이거나 꺾이지 않도록 주의
  → 빠지게 될 경우 재시술
  → 움직이거나 일어날 때 Bile Bag을 짚고 일어나지 않도록 교육할 것
* 배액 주머니가 $\frac{2}{3}$ 이상 차면 비울 것
* 담즙의 양을 듀티마다 확인하여 줄거나 나오지 않을 경우 Notify

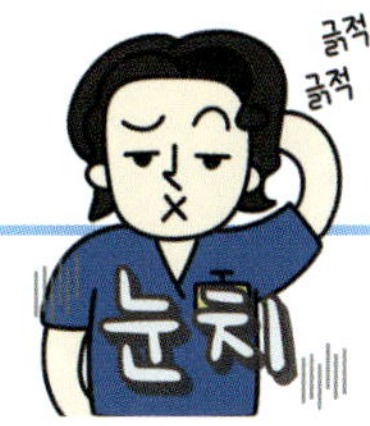

어쩔 때는 내시경적 담도 배액술, 어쩔 때는 경피적 간 담도 배액술… 어려워요

의사가 치료 방법을 결정하는 것처럼, 환자의 전반적인 건강 상태, 담낭 또는 담관위 위치, 협착의 정도, 의료진의 능력과 상황에 따라 내시경적, 경피적 배액술이 결정될 수 있다.
내시경적, 경피적 차이에 대해 이해해보자.

구분	장단점
내시경적	장점: 침습적이지 않고 회복이 빠름 단점: 기술적인 어려움, 활력징후 불안정 시 위험도 상승
경피적	장점: 내시경적 방법보다 시술 간편 단점: 침습적이고 피부 절개 부위 감염 위험

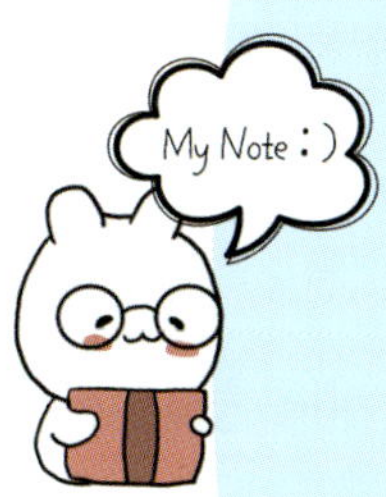

간담췌내과 간호사's 노하우

대상자 사정

응급상황 발생을 예측할 수 있나요?	Lab 결과 변화에 대해서 항상 주의 깊게 볼 것 - 작은 변화에도 큰 상황이 발생할 수 있기 때문에 Lab의 변화와 대상자의 증상을 잘 확인할 것 Melena, Hematochezia 등을 가볍게 여기지 말고 항상 잘 확인할 것 - 양이 많지 않아도 안에서는 많은 양의 출혈이 있을 수 있기 때문에 Lab F/U, V/S 등을 통해 대상자의 상태를 꼭 확인할 것 암모니아 수치 상승으로 인한 Encephalopathy(뇌병증) 사정 - 의식저하 - 횡설수설 하는 모습 - 배변 여부 확인 - Ammonia F/U

약물

간질환 대상자들은 약물을 잘 안 쓰는 이유가 있나요?	- 간질환 대상자들은 간 기능이 감소되어 있기 때문에 약물 대사 작용이 감소되어 있음. 다양한 약물 또는 과용량의 약물을 사용할 경우 오히려 간독성을 유발할 수 있기 때문에 약물 쓰는 것을 신중히 해야 함
간질환 대상자들은 수액을 많이 주면 안되나요?	- 간질환 대상자의 경우 체내 삼투압 유지의 어려움이 있음. 혈장 단백질의 종류인 Albumin(알부민)의 감소, 생성 저하 등으로 인해 혈장 삼투압의 변화로 부종이 일어나고 복수가 찰 수 있어 수액을 주는 것에 신중해야 함
PTBD, PTGBD 시술 후 대상자가 통증을 많이 호소하는데 어떻게 해야 하나요?	- 보통 통증이 심할 경우 진통제를 투여할 수 있으나 부서 특성상 검사 시술이 많아 대부분의 대상자가 진통제를 요구하므로 통증 사정과 처치하다가 하루를 보낼 수 있음. 따라서 PRN Order로 진통제를 처방받아 놓는 게 좋으며 진통제의 경우 하루 투여양의 제한이 있을 수 있으므로 한 가지 진통제 PRN Order만 받지 말고 여러 개의 PRN Order를 미리 받는게 도움이 됨.

기타

배액관을 가지고 퇴원하는 경우가 있나요?	- 간혹 퇴원할 때 배액관을 Keep하여 퇴원하는 경우가 있음 - 배액관과 배액 주머니 관리 방법, 소독법 등을 반드시 교육하고 이해했는지 확인할 것
배액관을 삽입한 후에 꼭 확인해야 할 것이 있나요?	- 배액관을 삽입한 후에는 검체 검사를 할 수 있음 따라서 시술 전 검체에 대한 처방이 있는지 확인을 해야 하며 시술 전 처방이 있을 경우 검체 Bottle를 만들어 검사실에 내려주거나 검사를 위한 Sample 부탁하면 효율적임 - 시술 후 검체가 접수되었는지 확인해야 하며 추후 결과를 확인할 것
인계할 때 무엇을 중심으로 인계해야 하나요?	전반적으로 크게 3가지를 나눠서 인계하는 것이 좋다. 1) 대상자의 시술과 검사가 어떤 것이 이루어질 것이며 그래서 해당 시술과 검사의 사전 준비가 어디까지 되었는지, 만약 시술과 검사를 실시하였다면 사후 간호를 어디까지 제공하였고 무엇을 앞으로 하면 되는지에 대한 내용 2) 시행한 시술에 따라 주의 깊게 봐야 하는 대상자 사정에 대한 내용이다. 예를 들어 PTBD, PTGBD의 경우 시술 부위의 출혈 여부 등을 꼭 인계해줘야 한다. 그리고 배액술의 경우 배액된 양, 색깔, 양상 등을 인계하는 것이 필요하다. 3) 자신의 듀티 동안에 대상자가 호소했던 증상이나 그에 따른 처치 등에 대해 인계하여 다음 듀티때 상태가 호전되었는지를 확인할 수 있도록 해야 한다.

* 간담췌내과 대상자's 궁금증

금식을 언제까지 해야 되나요?	- 금식이 필요한 이유를 대상자, 보호자가 이해할 수 있도록 설명하는 것이 중요함 예시) 소화기능을 담당하는 기관인데 음식을 섭취하게 되면 소화액이 분비되지만 결석, 폐색 등의 문제로 인해 현재 기능을 제대로 할 수 없어요. 분비된 소화액은 머물러 있고 그것으로 인해 염증을 유발되어 통증이 생기고 열도 나기 때문에 지금은 금식이 필요합니다. - 검사와 시술이 많은 과이므로 각 시술마다의 금식 시간을 따로 잘 정리하여 들고 다니면서 대상자에게 알려주면 훨씬 효율적으로 일할 수 있음(p255, p264의 검사 및 시술 체크리스트 참조)
배액관의 양이 많이 나오는데 문제가 없나요?	- 자연흡수가 되는 것도 있고 식이 여부에 따라서 양이 달라질 수 있기 때문에 대상자, 보호자가 이해할 수 있도록 설명하는 것이 중요함
검사나 시술을 왜 이렇게 자주 하나요?	- 같은 검사나 시술을 반복해서 자주하는 부서임 - 반복되는 여러 상황에 대해서 이해하기 쉽게 설명하는 요령을 터득하는 것이 좋음 - 입원기간 동안 이해를 시키겠다는 생각보다는 처음부터 확실히 설명을 하여 충분히 대상자, 보호자를 이해시키는 것이 중요함 - 이러한 이유에 대해서 대상자, 보호자에게 충분히 설명을 하는 것이 의료진에 대한 불신을 줄일 수 있는 방법이자 Complain을 줄일 수 있음
수액이 너무 천천히 들어가는 것 같은데, 좀 빨리 들어가게 하면 안되나요?	- 간질환 대상자의 경우 체내 삼투압 유지의 어려움이 있음. 혈장 단백질의 종류인 Albumin(알부민)의 감소, 생성 저하 등으로 인해 혈장 삼투압의 변화로 부종이 생기고 복수가 찰 수 있어 수액의 속도도 중요함. 따라서 설명을 미리 해주는 것이 필요함
대상자 상태, 좋아질 수 있을까요?	- 만성화가 될수록 외모도 바뀌고(검은 피부, 색소침착 등) Cachexia가 심해지며 얼굴은 작고 몸은 부음 - 몸에 있는 카테터들은 하나씩 늘어나고 잦은 시술과 반복되는 금식으로 대상자는 점점 지쳐가게 됨. - 퇴원할 수 없을 것 같은 불안감이 증가하고 반복되는 입원으로 퇴원 후 자살률이 높은 질환이므로 대상자의 마음을 충분히 공감하고 자가 간호 교육, 가족 지지 교육 등을 충분히 하는 것이 좋음

활력징후

혈압

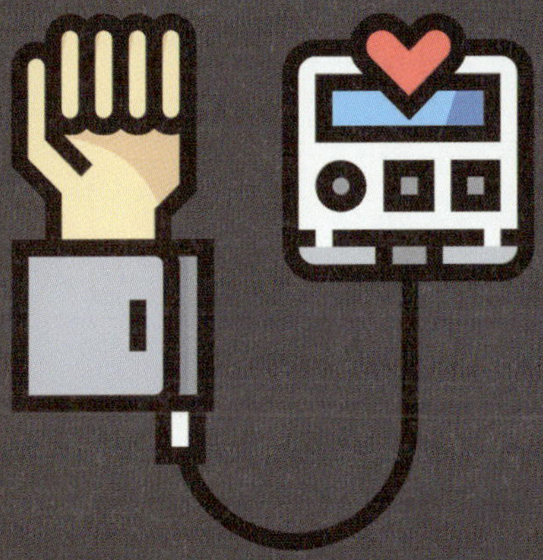

고혈압 - Why Algorithm 알고리즘 사고력 기르기

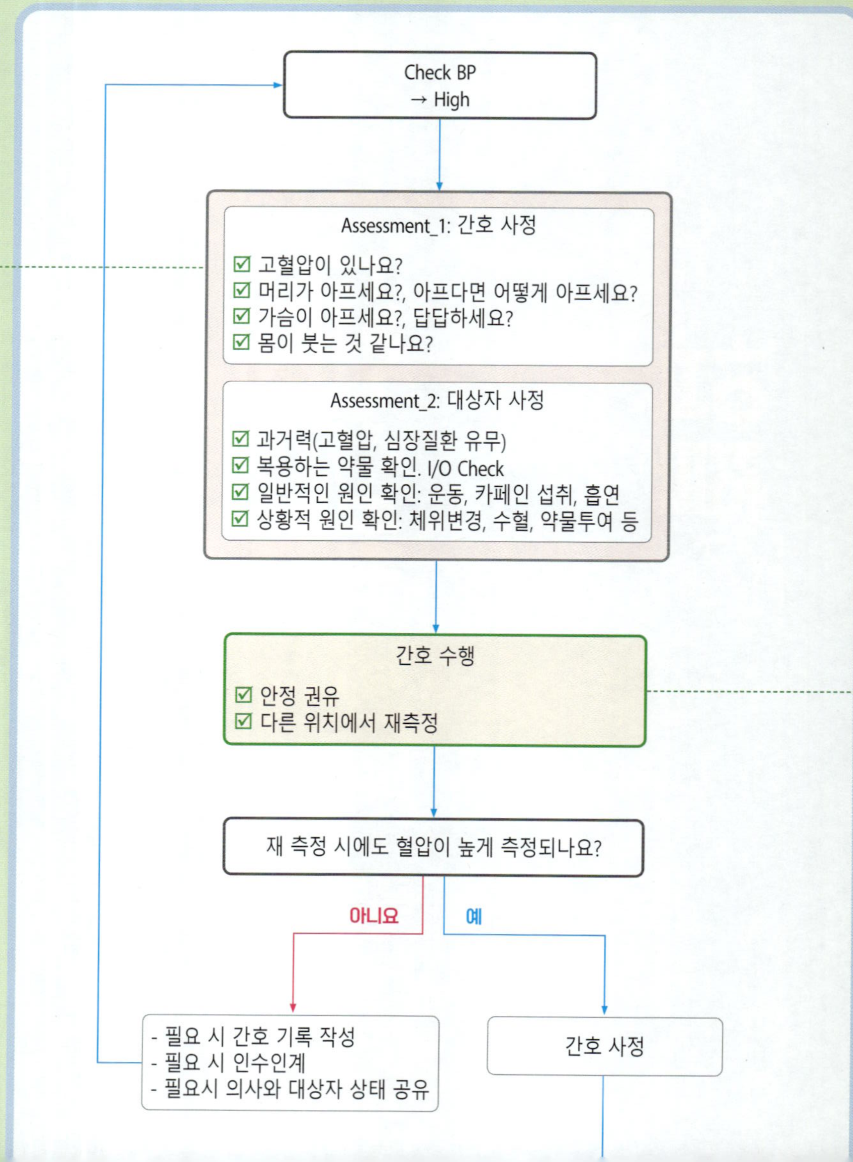

1. 고혈압 간호 사정

혈압이 높게 측정되었을 때 간호사는 "혈압이 높구나"에서 끝나는 것이 아니라 "혈압이 높아서 무슨 증상이 있을까? 왜 혈압이 높아졌을까?"라는 접근 방법이 필요하다.

- **두통**: 고혈압으로 뇌혈관에 가해지는 압력을 증가시켜 두통을 유발할 수 있다. 심하면 매스꺼움, 구토를 동반하기도 한다.
- **가슴 답답함**: 고혈압으로 심장이 무리가 가해질 수 있기에 가슴이 답답하거나 숨이 차는 증상을 느낄 수 있다. 심각한 경우 협심증이나 심장 마비로 이어질 수 있다.
- **몸이 붓는 것 같은 증상**: 혈관벽에 가해지는 압력이 증가하면 혈액 내의 수분이 조직으로 스며들어 손, 발, 얼굴 등이 부어 오를 수 있다. 특히 아침에 일어나면서 가장 흔하다.
- **운동**: 운동 시 근육 활동이 증가하면서 심장 박동수와 혈압이 상승한다. 운동 후 점차 정상으로 돌아온다.
- **카페인 섭취**: 카페인은 혈관을 수축시켜 혈압을 일시적으로 상승시킬 수 있다.
- **흡연**: 흡연은 혈관을 손상시키고 혈압을 상승시킨다.

2. 고혈압 시 기본적인 간호 수행

혈압을 상승시키는 일반적인 원인들을 교정하기 위해서는 안정 상태를 유지해야 한다. 일상적으로 체크하는 비침습적 방법의 혈압 측정은 결과에 영향을 주는 요인들이 많다. 따라서 혈압이 높을 때 다른 위치에서 혈압 재측정이 필요하다. 고혈압성 응급상황이 아닌 경우 안정을 취하는 약 5분 뒤 재측정을 하는 것이 좋다.

위치에 따라 달라지는 혈압

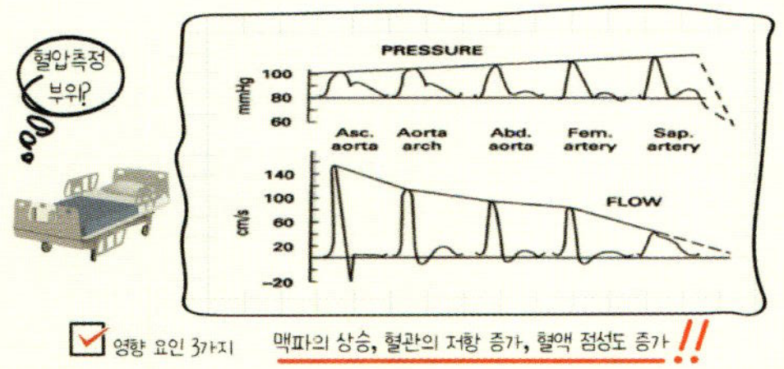

인체의 중심 심장으로부터 말초로 멀어짐에 따라 수축기압은 점점 증가한다. BP cuff를 상지가 아닌 다리로 측정하면 수축기압이 더 높아진다는 뜻.

혈압은 주로 팔(상지)에서 측정하게 되는데, 혈압 재측정의 기본은 처음 측정한 팔과 다른 팔에서 측정하는 것이다. 만약 다른쪽 팔을 측정할 수 없는 상황이라면 하지에서도 측정은 가능하지만 수축기압이 높아질 수 있기에, 같은 팔에서 재측정 하는 것이 낫다.

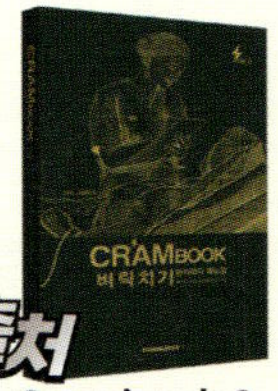

출처 Crambook 2 벼락치기 환자파악 매뉴얼

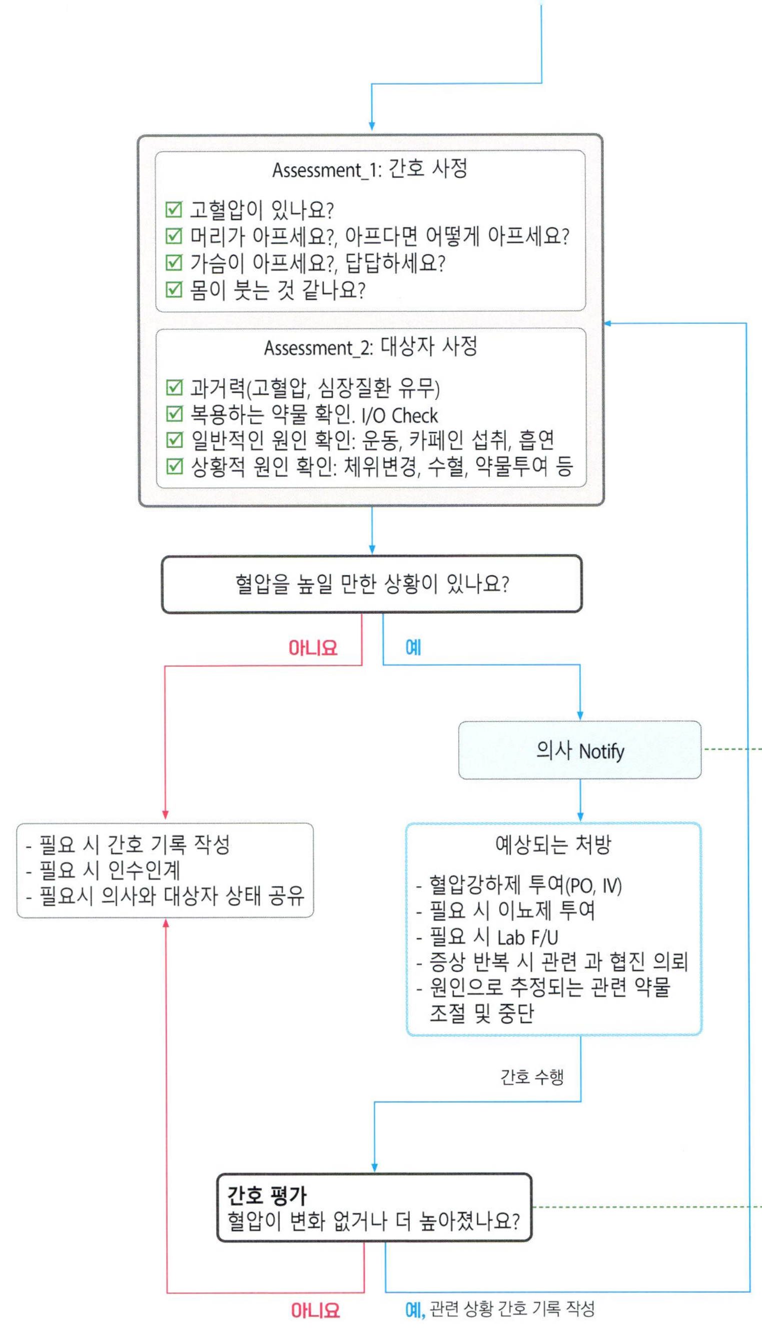

3. 재측정 후 간호 사정 고혈압 시

고혈압 상황이 반복될 경우 의사와 상의하여 다음 두 가지 경로를 거친다

- **증상 조절**: 혈압을 낮추는 혈압강하제 투약. 일반적으로 경구제, 응급상황에서는 빠른 혈압 강하를 위한 정맥투여. I/O 조절을 위해 이뇨제 투약
- **원인 교정**: 원인을 찾기 위한 혈액검사, 관련 과 협진의뢰, 약물 요인이 예측된다면 용량 조절 및 투약 중단

4. 간호 평가

의사 처방에 따른 간호 수행의 평가 과정. 고혈압이 호전되었다면 상황에 대한 간호 기록과 인수인계 과정으로 마무리하고, 호전되지 않았다면 이전 알고리즘 과정을 반복하며 환자의 혈압을 정상으로 유지시키기 위한 노력을 하게 된다.

저혈압 - Why Algorithm 알고리즘 사고력 기르기

1. 저혈압 간호 사정

혈압이 낮게 측정되었을 때 동반되는 증상이 있는지 확인하는 과정이 필요하다. 동시에 혈압 저하를 일으킬 수 있는 원인에 대한 대상자 사정도 잊지 말아야 한다.

- 평소혈압: 환자마다 기저질환 등으로 정상적으로 유지되던 혈압범위가 다르다. 환자에 따라 수축기압 80대 정도도 정상혈압으로 여기기도 하므로 환자의 평소 혈압을 확인하는 것이 필요하다.
- 어지러움: 혈압이 낮으면 뇌로 가는 혈액량이 감소하여 어지러움, 현기증, 시력 흐림 등의 증상이 나타날 수 있다. 심한 경우 실신으로 이어질 수 있다.
- 창백함: 혈액 순환이 불량해져 피부가 창백해지고 차갑게 느껴질 수 있다.
- 갈증호소: 순환혈액량이 저하된 탈수 상태에서 갈증호소를 느끼고, 신장 기능이 저하된 경우에도 갈증을 느낄 수 있다.
- 출혈 증상: 혈소판 기능 저하나 혈관 손상 등으로 잇몸 출혈, 코피, 자상, 혈변, 객혈 등의 출혈증상이 있을 수 있다. 혈압 저하의 원인으로 출혈은 응급상황이므로 환자가 출혈 위험이 있는 환자인지 체크하도록 하자
- 대상자 사정: 심장질환이나 패혈성 쇼크 등 환자의 기저질환과 현병력과 연관된 혈압저하가 발생했을 수 있다. 기립성 저혈압과 같이 자세 변경과 연관된 저혈압일 수 있고, 이뇨제나 고혈압 약제의 용량으로 저혈압이 나타났을 수 있다. 특히 순환혈액량과 혈압저하는 연관되므로 환자의 I/O balance를 확인하는 것도 잊지말자.

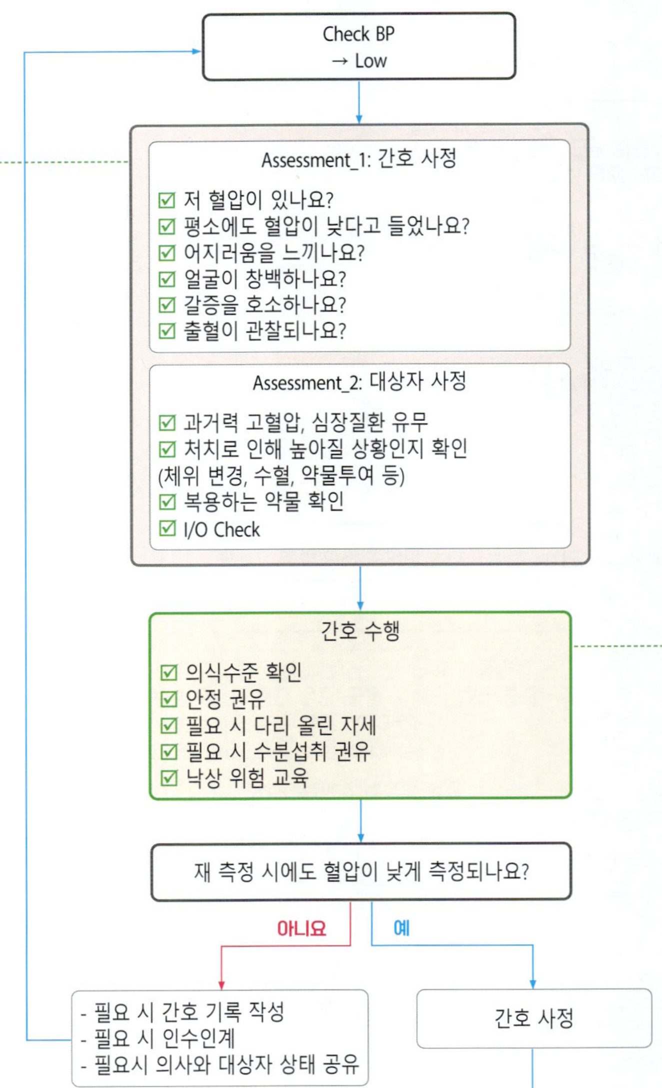

2. 저혈압 시 기본적인 간호 수행

혈압을 저하시키는 일반적인 원인들을 교정하기 위해서는 안정 상태를 유지해야 한다. 그 외 기본적인 간호 수행 방법으로 응급 상황 점검을 위해 의식수준 저하가 있는지 확인하고, 저혈압으로 동반되는 힘빠짐 등으로 낙상이 발생할 수 있어 이를 대비해야 한다.

혈압 저하는 특히 순환혈액량 저하와 연관될 수 있으므로 측정되는 I/O에 따라 수분 섭취를 권장하거나 누워있는 상태에서 다리를 심장보다 위로 올리는 Shock position을 취해줄 수 있다.

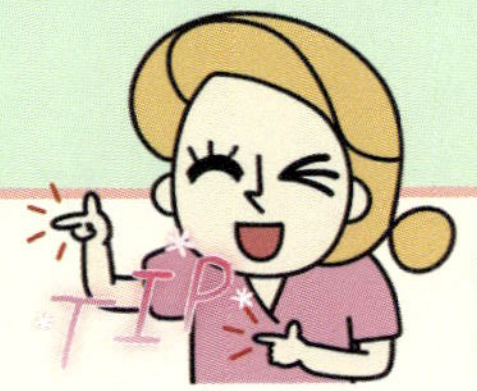

하지 거상으로 알 수 있는 순환혈액량!

환자의 혈압 저하에서 가장 흔하게 처방되는 것은 바로 수액 주입(hydration)이다. 이는 순환혈액량 저하가 혈압 저하의 가장 큰 요인으로 여겨지기 때문이다. 하지만 우리가 눈여겨 봐야할 것은 수액을 주입하는 용적소생법(Fluid resuscitation)에 대한 반응성이다. "수액을 주입했을 때 혈압이 상승했다"라는 것은 환자의 혈압 저하 원인은 순환혈액량 저하를 암시하는 것이다. 하지만 수액 주입에 대한 평가는 의사의 처방이 있어야 하므로 즉각적이지 못하다. 때문에 수액 주입 보다 선행될 수 있는 간호 수행이 바로 하지 거상이다.

* 하지거상: 환자를 눕힌 뒤 양 다리를 심장보다 높이 거상시키는 자세. 중력에 의해 하지의 정맥환류량을 증가시켜 혈압을 상승시키는 원리. 만약, 하지거상으로 혈압이 상승하였다면, 용적소생술 평가와 마찬가지로 환자의 혈압 저하가 순환혈액량 저하임을 암시한다. 만약 하지거상으로도 혈압이 상승하지 않았다면? 환자의 심장기능 저하나 패혈성 쇼크와 같은 기질적 원인이므로 이를 종합하여 의사에게 알린다.

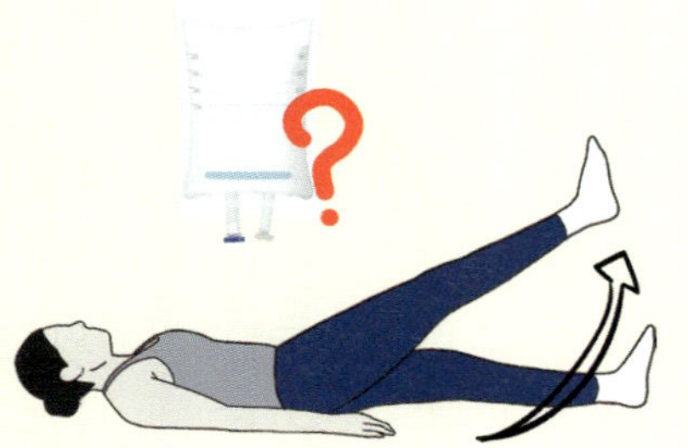

"환자 저혈압 발생하여 Shock position 취했지만 효과 없습니다. 어떡할까요?"

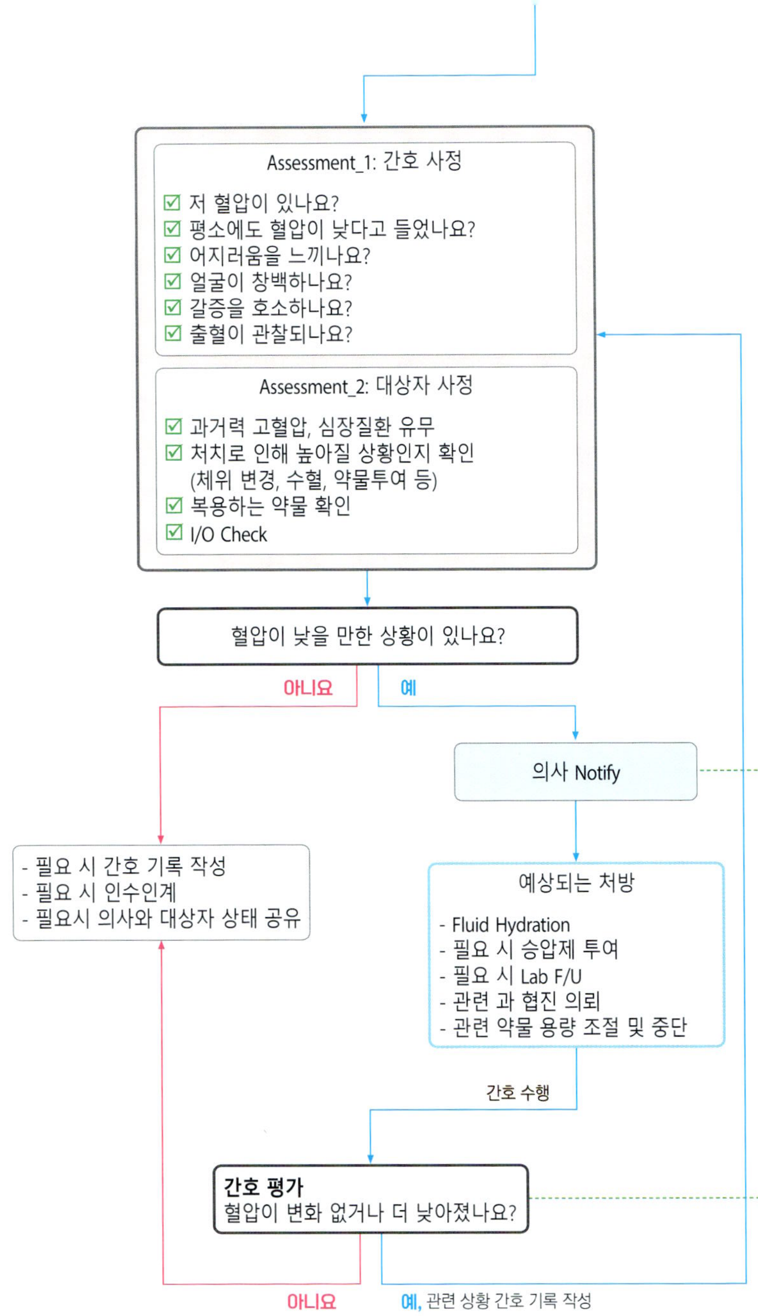

3. 재측정 후 간호 사정 저혈압 시

저혈압 상황이 반복될 경우 의사와 상의하여 다음 두 가지 경로를 거친다

- 증상 조절: 혈압을 올리는 수액요법, 혈압상승제 투약이 있다. 혈압 상승제는 경구제도 있지만 저혈압은 전신 관류 저하로 장기 손상 가능성이 있으므로 즉각적으로 혈압을 올리기 위한 정맥주입용 약물을 투약.
- 원인 교정: 원인을 찾기 위한 혈액검사, 관련 과 협진의뢰, 약물 요인이 예측된다면 용량 조절 및 투약 중단

4. 간호 평가

의사 처방에 따른 간호 수행의 평가 과정. 저혈압이 호전되었다면 상황에 대한 간호 기록과 인수인계 과정으로 마무리하고, 호전되지 않았다면 이전 알고리즘 과정을 반복하며 환자의 혈압을 정상으로 유지시키기 위한 노력을 하게 된다.

혈압(Blood Pressure, BP)

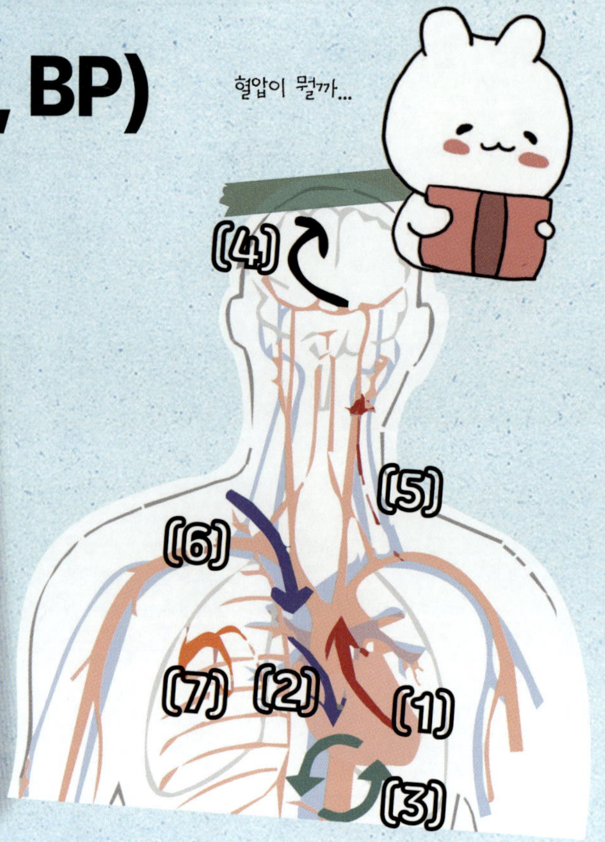

임상 Story

"중요한 것을 쉽게 이해시키기? 이게 은근 어렵네"

"혈압 정상 범위 120/80"

의료인이 아니더라도 이 정도는 제법 기억하고 있는 일반 분들이 많다.
하지만 그들이 이제 1년 정도 간호사로 근무한 나에게 *"120은 뭐고 80은*
*무엇을 의미하는거죠?"*라고 물어본다면... 그들에게 수축기나 이완기를
이해시키는 것은 어려운 문제이다.

"혈액이.. 아니 심장이.. 펌프... 하..."

병원 임상에서 간호사로 근무하다 보면 120/80으로 단순히 정리되는
혈압 뿐만 아니라 매우 다양한 혈압들을 마주하게 된다. 가볍게 여길 수
있지만... 각종 혈압을 이해한다면, 그만큼 환자에 대해 잘 이해할 수 있고,
나아가 올바른 대처를 빠르게 할 수 있다. 생각만해도 멋지지 않은가?
생각하며 행동하는 간호사!

혈압(Blood Pressure)

: 심장이 수축하여 혈액을 분출해 낼 때, 동맥벽에 미치는 혈액의 압력을 말합니다. 분출되는 혈액의 힘이라고 생각하셔도 됩니다.

1. 수축기압(systolic blood pressure)

: 좌심실이 수축할 때 혈액 분출로 동맥에 가해지는 최대 압력.

정상 범위는 90~120mmHg

2. 이완기압(diastolic blood pressure, 확장기압)

: 좌심실이 혈액으로 채워질 때, 즉 심장의 수축 이후 이완기 동안 혈액이 충전되면서 심장에 가해지는 압력.

정상 범위는 60~80mmHg

높은 이완기압 - 뇌졸중과 관련
낮은 이완기압 - 낮은 관상동맥압, 심장에 혈액과 산소가 부족한 허혈 상태

3. 맥압(pulse pressure)

: 수축기압과 이완기압의 차이. 맥압이 클수록 혈관의 탄력성이 낮다는 것을 의미합니다. 혈관이 탄성을 잃고 딱딱한 상태임을 추측해 볼 수 있어요.

정상 범위는 40mmHg

4. 두개내압(intracranial pressure, ICP)

: 두개골의 내강을 채우고 있는 뇌척수액의 압력. ICP가 높으면 머리로 향하는 혈액의 관류가 저하되어 뇌 산소 부족 현상이 발생할 수 있어요.

정상 범위는 1~15mmHg

5. 뇌관류압(cerebral perfusion pressure, CPP)

: 뇌로 가는 혈류를 원활하게 하는 압력. 뇌 속 관류를 평가할 수 있는 지표가 되며, "CPP=MBP-ICP"로 계산됩니다.

정상 범위는 50~100mmHg

6. 중심정맥압(central venous pressure, CVP)

: 중심정맥압은 우심방에서 측정한 정맥압으로, 정맥 환류나 혈액량을 간접 평가할 수 있는 지표에요. 동맥을 통해 분출된 혈액이 체순환을 거치고 다시 심장(우심방)으로 향하는 상대정맥에 중심 정맥 도관을 삽입하여 측정할 수 있어요.

정상 범위는 0~10cmH2O

7. 폐모세혈관쐐기압 (pulmonary capillary wedge pressure, PCWP)

: 폐동맥 원위부에 Swan Ganz 카테터를 삽입 후 측정한 압력으로 폐모세혈관의 압력과 좌심실 기능을 평가할 수 있어요. 주로 중환자실에서 폐고혈압 등을 관찰하기 위해 측정할 수 있습니다.

정상 범위는 4~12mmHg

평균혈압(mean blood pressure, MBP)

: 1회의 심장주기 동안의 평균 체순환압력.
수축기압과 확장기압을 통해 알 수 있으며 평균 수치를 나타내므로 환자의 순환 상태 평가를 위한 지표로 사용됩니다.

"평균혈압(MBP)"=(수축기압 + 이완기압 X 2) / 3"

Hypertension

: 수축기혈압 140 mmHg 이상
또는 이완기혈압(확장기혈압) 90 mmHg 이상인 경우를 말해요.

혈압은 왜 높아질까?

01. 교감 신경계 활성화

α수용체 자극 : 혈관 수축

α_1 receptor
혈관수축(vasoconstriction),
방광 괄약근 수축 → 전신혈관 저항 상승

α2 receptor
혈압 상승 방지

02. 2차성 고혈압

β수용체 자극 : 심장박동수, 수축력, 전도 속도 상승

β수용체 자극 : 심장박동수, 수축력, 전도 속도 상승
주로 심장에 분포하여 심박수 증가,
심수축력 증가, 신장의 레닌 분비 증가

β_2 receptor
기관지 확장, 평활근 이완,
말초 혈관-폐, 신장, 혈관 상피에 분포

etc. 발열, 대동맥판막부전, 갑상선 항진증, 패혈증, 빈혈시 나타나는 "High output failure" 등에 의한 맥압(pulse pressure) 증가, 심장 기능 상실이나 정맥 울혈 시 CVP 상승

임상 Story

"나쁘다는 것은 알지만... 구체적으로는..?"

"환자 혈압 높은데 아무것도 안했어?"
챠지 선생님께서 담당간호사였던 나에게 묻던 질문이었다. 순간 내가 무슨 잘못이라도 한 것처럼 겁에 질려했고, 몇 초의 시간이 흐른 뒤
"그 환자분은 수축기압 160대까지는 obs해도 되는 분입니다"
라고 대답할 수 있었다.
집에 와서 문득 오늘 일을 떠올리다보니, 문득 간호사인 나에게 묻고 싶었다.
(혈압이 높으면 나쁘다는 것은 알겠는데...
구체적으로 어떤 것이 안좋아지는 거지?)
부끄럽지만, 평소 생각치 못했던 질문이었다.

Tip!
비정상적으로 높은 혈압은 무엇보다 출혈(Bleeding)이나 조직에 산소 공급이 안되는 허혈(ischemia) 위험이 높아져 응급상황으로 이어질 수 있어요.

혈압이 높으면 무슨 문제가?

01. 심장

: 좌심 비대, 심부전, 협심증, 심근경색심근 산소 소모량 증가

02. 뇌

: 뇌출혈, 뇌경색, 뇌압 상승으로 인한 뇌혈류 감소 CPP가 100mmHg 이상 증가하면 두개내압(ICP)이 상승하며, ICP가 높아지면 뇌를 압박하기 때문에 뇌혈류 감소, 뇌 조직 압박으로 인한 허혈 및 저산소증이 발생하여 두통, 현기증, 의식 소실 등의 장애 발생

03. 신장

: 사구체여과율 저하, 신경화증(Nephrosclerosis), 신부전

etc. 사구체여과율 저하, 신경화증(Nephrosclerosis), 신부전

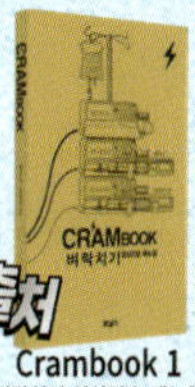

출처 Crambook 1 벼락치기 임상간호 매뉴얼

"흥분 좀 가라앉혀요, 혈압 높아져요!"
고혈압은 흔히 교감 신경계가 활성화 되었을 때(흥분) 발생하므로 이완이나 진정 방법이 익숙하실 거에요.
*하지만 혈압을 낮추는 작용 기전에 따라 약 종류가 너무 다양해 임상에서 상황에 맞게 대처하시려면 종류별로 공부하셔야 합니다! "성분명(약품명)" 으로 되어있고, ___ : 공란에는 각자 약제를 적어서 기억하시면 되겠습니다 ^^*

심장 관련 약물

✔ 교감 신경 수용체 차단(α or β blockers)

* $α_1$ Blockers : α 수용체는 혈관에 더 많이 존재하므로, 고혈압 치료제보다는 전립선 비대증 치료에 주로 사용됩니다.
  - Terazosin(Hytrin), Tamsulosin(Harnal-D), ________

* $β_1$ & $β_2$ Blockers : 혈관 확장 작용으로 혈압을 낮춥니다.
  - Labetalol(Betasin), Carvedilol(Dilatrend), Propranolol(Indenol), ________

* $β_1$ Blockers : 심수축력을 증가시키는 $β_1$ receptor를 선택적 차단합니다. 심장 선택성이 있어 심근경색, 심부전, 협심증, 빈맥성 부정맥에 효과적입니다.
  - Bisoprolol(Concor), Esmolol(Brevibloc), ________

✔ 혈관확장제(Calcium Channel Blockers, CCB) Type 1

* 심근의 calcium 이온 유입을 차단하여 심수축력과 심박수를 저하시킵니다.
  심박수 감소와 AV node에서 전도 속도를 크게 줄이는 효과를 가져오므로
  심방세동(A.fib)이나 조동(flutter)의 빈맥을 교정하기 위해 자주 사용됩니다.
  관상동맥 확장 작용이 있어 안정성 협심증에 효과적입니다.
  - Verapamil(Isoptin), Diltiazem(Herben), ________

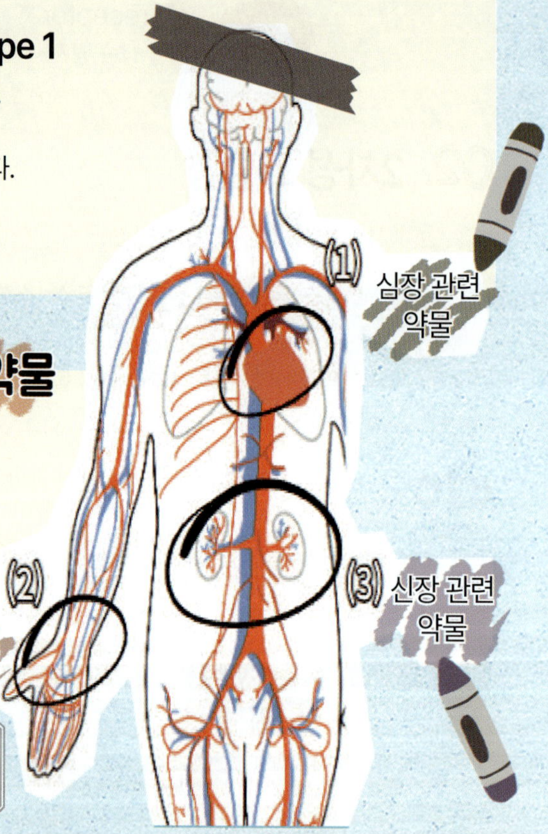

혈관 관련 약물

✔ 혈관확장제(Calcium Channel Blockers, CCB) Type 2

* 혈관 내 calcium유입을 차단해 혈관을 확장시킵니다.
  - Nifedipine(Adalat), Nicardipine(Perdipine), Amlodipine(Novasc), Felodipine(Munobal), ________

Tip!
Nicardipine(Perdipine)은 강력한 혈압 강하제로,
너무 농축해서 mix 할 경우 삼투압이 높아져 말초 정맥관
투여가 어려울 수 있어요!

✔ 레닌 - 안지오텐신1 - 안지오텐신2 - 알도스테론 기전(RAAS) 차단제

* Angiotensin receptor blockers(ARB)
  - Candesartan(Atacand), Valsartan(Diovan), ________

* Angiotensin converting enzyme inhibitors(ACEI)

: 심박수에 거의 영향을 주지 않으면서 전신 혈관저항을 줄여주는 효과를 가져옵니다.
좌심실 기능 저하 환자가 고혈압을 보이는 경우 사용이 적합합니다.
ACEI의 경우 신부전의 진행을 억제하는데 특별히 효과적이나 신혈관 협착시 투여하면 신 기능 장애를 악화시킬 수 있습니다.
  - Ramipril(Tritace), Enalapril(Lenipril), Alacepril(cetapril), ________

* 이뇨제(Diuretic)

: 신장에서 Na와 수분의 재흡수를 억제하여 혈류를 감소시켜 혈압을 낮춥니다.
  - Ramipril(Tritace), Enalapril(Lenipril), Alacepril(cetapril), ________

신장 관련 약물

고혈압성 응급상황 약물

Labetalol

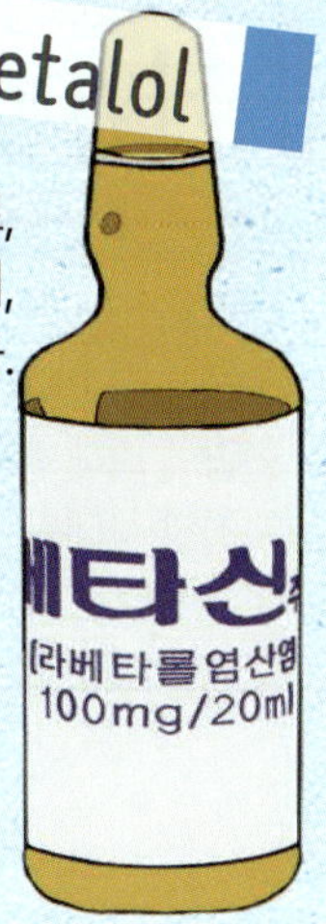

Labetalol은 intravenous 안정성이 입증된 약제로,
최대 2mg/min까지 continuous infusion이 가능하며,
20mg, 40mg 등 간헐적 주입 역시 최대 300mg까지 권장됩니다.

Perdipine

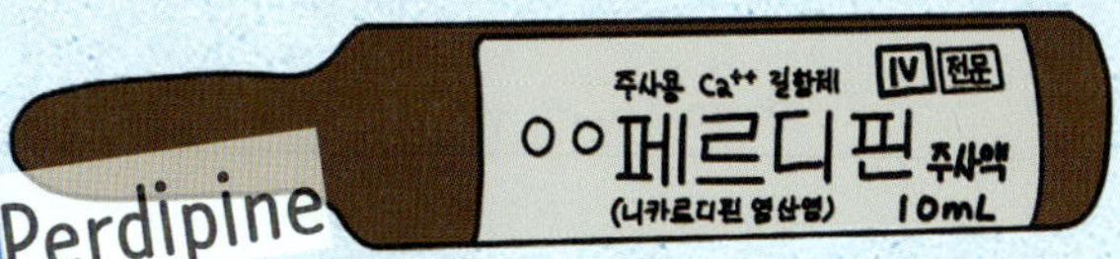

Nicardipine의 경우 보통 2~5mg를 bolus iv할 수 있고, 계속적으로 혈압을 안정시키기 위해 1-5mg/hr의 속도로 continuous infusion할 수 있다. 30분 후 측정된 효과에 따라 0.5~1mg/hr씩 증감량 하는 것이 권장됩니다.

Nitroglycerin

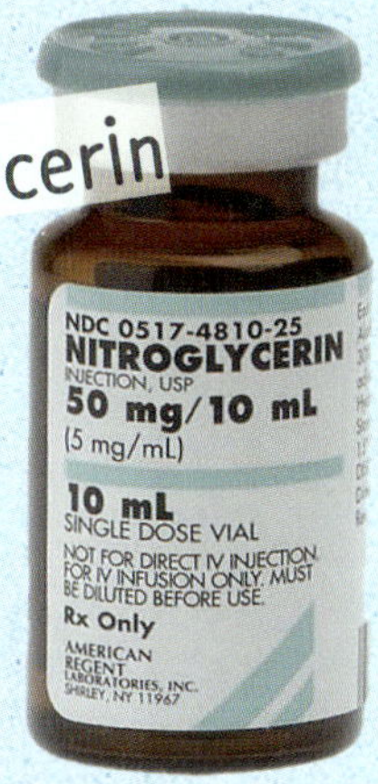

후부하 감소에 효과적입니다.
작용 시간이 2-5분으로 빠르고 중단 시 효과도 3-5분이면 소실됩니다. continuous iv의 경우 5mcg/min으로 시작 후 20mcg/min까지 증량 가능합니다.

우리 병원에서 사용하는 약물들
마구마구 필기하는 페이지 >_<

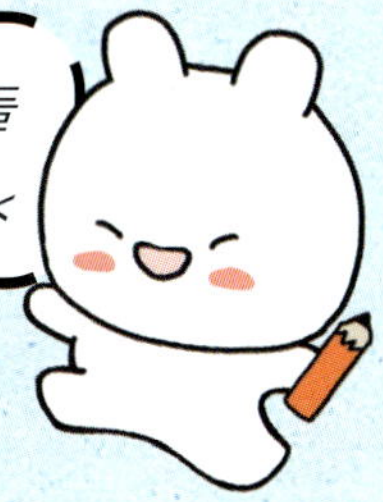

빠른 효과, 강한 강압 효과

Nitroprusside

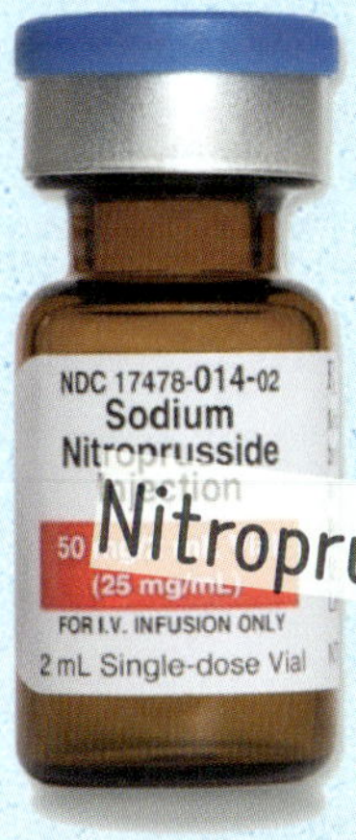

강압 효과가 급격하므로 주의해야 하며, 혈압 감소에 따른 심근 혈류 감소로 심근 손상을 초래할 수 있기에 주의해야 합니다.
또한 신부전의 경우 사용을 조심해야 합니다. 0.2-10mcg/kg/min의 용량으로 continuous iv 주입할 수 있어요

Tip!

각 의료기관, 그리고 의사마다 약물 주입 방법이 다릅니다. 따라서 혈압을 상승시키는 약물 종류에 대해 알고 계시면 되고,
주입 방법에 관해서는 오더에 따르거나 부서 내 표준화된 주입 용량 표에 따라 공부하셔야 해요.

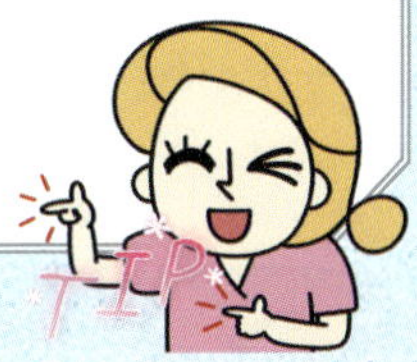

Fentanyl

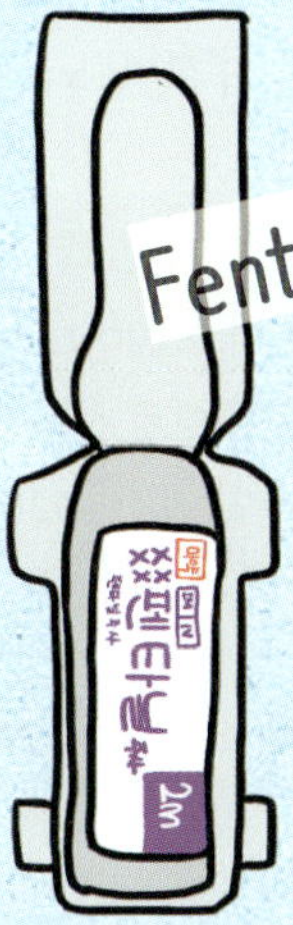

Morphine

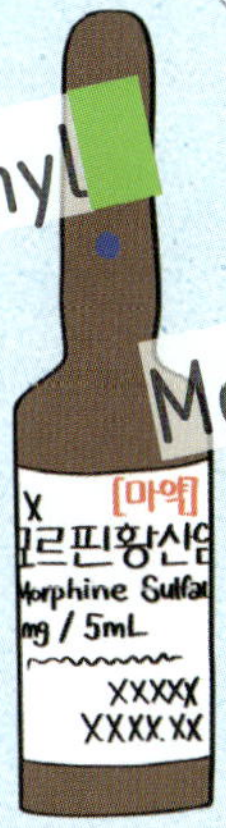

진통제나 안정제는 혈관 확장(vasodilatation)을 통한 후부하 감소, 그리고 중추신경계 억제에 따른 교감신경계 활동 저하 등의 이유로 혈압이 감소해요

Hypotension

: 수축기 혈압이 90mmHg보다 낮은 상태를 말합니다. 이완기 혈압은 수축기 혈압에 비해 환자의 기능 장애를 동반하는 저혈압 상태를 잘 반영하지는 않지만, 일반적으로 60mmHg 미만을 저혈압으로 정의합니다.

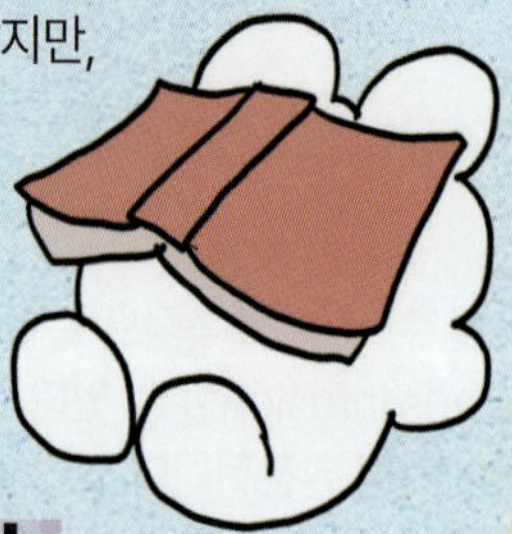

임상 Story

"역시 짬(?)은 무시 못하는구나..."

"선생님! 환자분 혈압이 뚝뚝 떨어져요!"

환자분의 의식도 이상하고, 측정한 혈압은 처음에 80/50이 측정되었으나, recheck 값은 68/45였다. 순간 섬뜩한 기분이 들며 주변 간호사 선생님들에게 도움을 청했다. 다행히 챠지 간호사 선생님은 Fluid를 가지고 오며 순식간에 Leg elevation과 환자의 의식을 깨우는 조치를 취하며 나에게 지시했다.

"주치의에게 바로 전화해서 혈압 저하와 의식저하 있다고 말하세요. Normal Saline은 준비됐고, 환자분 Septic Shock에 빠지는 것일 수 있으니 Norepinephrine도 투여할지 확인 받아주시구요. 빨리요!"

챠지 간호사 선생님은 이미 답을 알고 계시는 것처럼 상황을 진두지휘하였고, 이내 환자의 상태는 정상으로 유지되었으며, 도착한 주치의는 빠른 대처에 감탄하면서 간호사들에게 고마워하였다.

(나는 이렇게 빨리는 못하겠다... 이걸 어떻게 다 알지?!)

혈압이 낮으면 무슨 문제가?

01. 심혈관계

: 맥박수 증가, 약한 맥박, 맥압의 감소, 중심정맥압 감소

02. 호흡

: 호흡수 증가, 얕은 호흡, PO2 감소, PaCO2 증가

03. 신장

: 소변량 감소, BUN & Cr 증가되며 신부전 초래

04. 뇌

: 사구체여과율 저하, 신경화증(Nephrosclerosis), 신부전

etc.

Hyperlactatemia(lactic acidosis), 사지청색증(pale extremities), 혈액 순환 감소로 피부가 차갑고 축축함.

혈압은 왜 낮아질까?

- 저혈량증, 출혈 등으로 인한 혈액 양 감소
  → 저혈량증과 후부하 감소시 PCWP 감소
- 심장수축력 감소, 심수축증, 심압전증, 빈맥
- 패혈성 쇼크, 아나필락시스, 신경성 쇼크
- 혈관확장성 증후군(vascular collapse syndrome)
  : 전신 혈관 저항이 급격히 낮아지며 발생되는 일련의 증세

이해하기 어려운 내용들.. JUDY 와 함께 유튜브로 먼저 공부해볼까요?

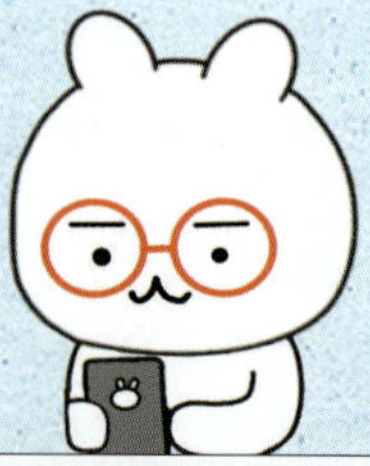

@rn_theboy

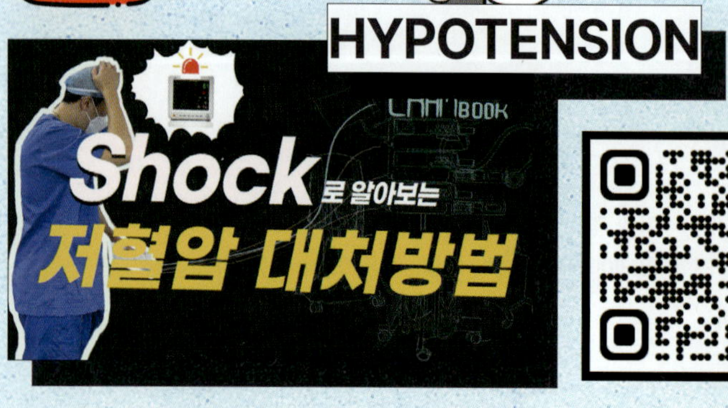

Tip!

비정상적으로 낮은 혈압은 조직관류 저하로 이어집니다. 조직으로 산소 전달이 제대로 되지 않아 다발성 장기부전(Multiple Organ Failure)이 초래될 수 있어 즉각적인 교정이 필요해요!

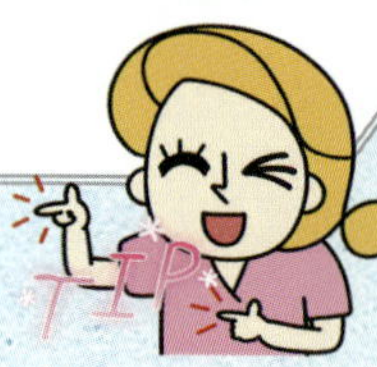

Shock 종류	MAP	CO	SVR	CVP
Hypovolemic	low or =	low	high	low
Obstructive	low	low	high or =	high
Cardiogenic	low or =	low	high	high
Distributive	low	high	low	low

MAP = (CO X SVR) + CVP

심장 기능 저하
- 강심제 (Inotropes), VA ECMO

Afterload감소
- 혈관수축제 (vasopressor)

Preload의 감소
: 순환 혈액량 자체가 감소
- 수액, 혈액(Fluid)

SV=CO X 1,000/HR
정상치는 60~130ml/beat

✔ 1회박출량(stroke volume, SV)

: 1회 수축시 심실에서 분출되는 혈액의 양

✔ 박출량지수(stroke volume index, SVI)

: SV의 절대치라고 볼 수 있어요.

SVI = 1회 박출량(SV) / 체표면적(body surface area, BSA)
정상치는 36~48 mL/beat/m²

✔ 심박출량 (cardiac output, CO)

: Arterial-wave의 systolic period에서 area under curve를 적분하여 계산할 수 있어요.

CO(L/min) = SV X HR

✔ 심장박출계수 (cardiac index, CI)

: CO의 절대치라고 볼 수 있어요.

CI = 심박출량(CO) / 체표면적(BSA)
정상치는 2~4 L/min²

✔ 전신 혈관 저항 (systemic vascular resistance, SVR)

✔ 중심정맥압 (central venous pressure, CVP)

Tip!

혈역학적으로 불안정하다는 상태는 수축기압이 80~90 이하 또는 평균동맥압이 65~75mmHg 이하!! 관류 유지를 위해 이 수치는 기억해주세요!

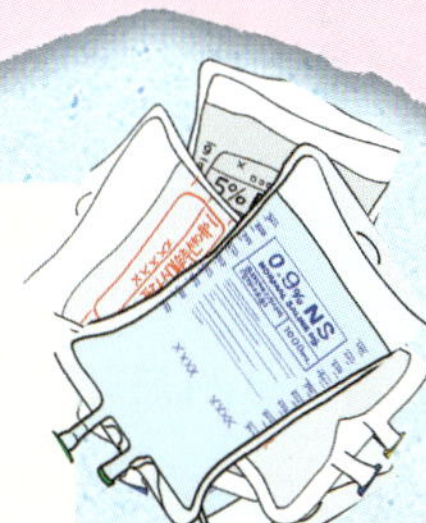

저혈압에서의 수액 치료

혈역학적으로 불안정하다는 상태는 수축기압이 80~90 이하 또는 평균동맥압이 65~75mmHg 이하!! 관류 유지를 위해 이 수치는 기억해주세요!

혈관 수축제

Norepinephrine

일차적인 혈관 수축제로 사용합니다. 말초 정맥 투여 시 정맥염 발생에 주의해야 합니다! β1을 자극하지만, α1자극도 큽니다.

Phenylephrine

순수한 혈관 수축제로 사용합니다.
α1만 자극하기 때문에 SVR 만을 증가시킵니다.

Epinephrine

Norepinephrine, Dopamine 보다 강력하게 작용하며 α1과 β1 자극이 강력하게 작용합니다.

Vasopressin

V1 수용체에 작용하여 SVR 을 증가시킵니다.
이차적인 혈관 수축제로 고려하며 후부하나 심박출량 증가의 효과는 없다.

Dopamine

Norepinephrine 에 비해 β1 자극이 강하여 심박수가 빨라지는 등의 부정맥 발생률이 높습니다.
약물 농도에 따라 혈관 수축제, 강심제로 다양하게 사용 가능합니다.

강심제

Dobutamine

β1 자극이 Epinephrine과 맞먹고, Dopamine보다 강합니다. 하지만 말초 혈관 저항(SVR)을 감소시켜 오히려 혈압이 감소할 수 있으므로 주의해야 하며, Dopamine과 마찬가지로 HR가 빨라지는 등 부정맥 발생률이 높으므로 주의해야 합니다.

Milrinone

phosphodiesterase inhibitor로, β blocker를 사용하고 있는 경우에도 심박출량을 증가시킬 수 있고, 폐동맥 저항을 낮출 수 있다는 장점이 있습니다. CO을 증가시키는데는 효과적이지만 SVR이 낮아지며 전신혈압저하가 발생할 수도 있습니다.

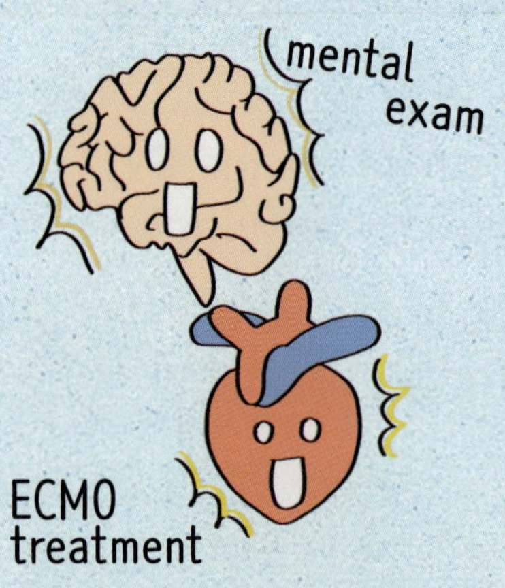

그 외 저혈압 대처 방법

* 진정제를 사용하고 있는 환자의 경우 의식 상태를 사정하여 진정으로 인한 혈압 저하 여부를 평가하여 진정제 용량을 감소시킬 수 있어요.
* 순환 보조를 위해 쇼크체위(modified Trendelen Burg's position)을 취해주거나, 항쇼크바지 적용, 그리고 체온을 정상 범위로 보온할 수 있습니다
* SaO2 90% 이상으로 산소화를 증진시키거나 수혈을 통해 Hb를 상승시킵니다.
* 감염으로 인한 패혈 쇼크 시 항생제 치료를 시작합니다
* 척수 손상으로 인한 신경성 쇼크 시 척수 부종 감소를 위해 Steroid를 투약합니다
* 심장기능 손상 시 Calcium을 투약할 수 있고, 해결되지 않는 심인성 쇼크와 관련하여 ECMO(ExtraCorporeal Membrane Oxygenation) 치료를 시행할 수 있습니다
* α_1 receptor 활성화에 따른 말초 혈관 저항 상승으로 복부 정맥의 혈류를 줄임에 따라 혈압을 유지하는 Midodrine(Midrone)을 경구(PO)로 복용시킬 수 있습니다.
  주로 기립성저혈압에 자주 사용됩니다.

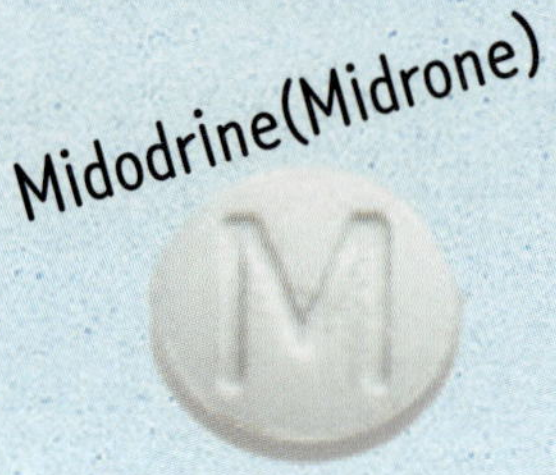

Tip!

강심제는 장기간 사용시 합병증이 발생하게 되므로 혈류역학적으로 불안정되지 않도록 사전에 weaning을 시작해야 합니다. 강심제의 weaning 순서는 합병증이 많은 약제부터 용량을 줄이는 것이 권장됩니다.

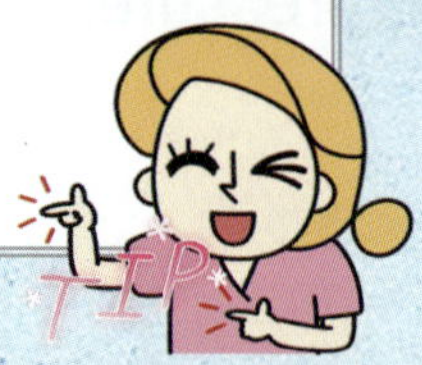

α_1 자극이 큰 Norepinephrine, Phenylephrine을 시작으로 Epinephrine, Dopamine으로 줄여주세요!

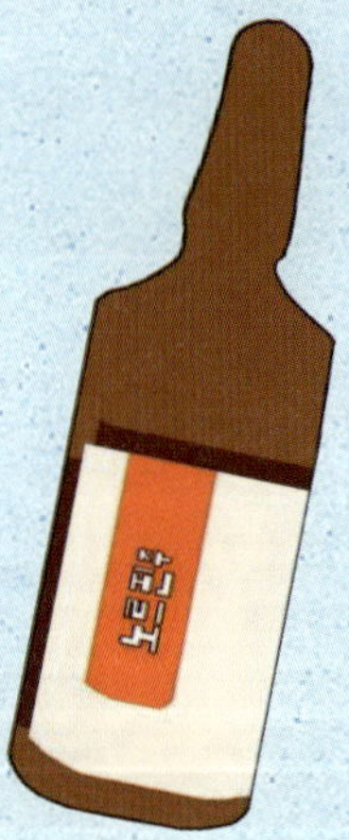

α1 자극이 강한 Norepinephrine은 혈압을 상승시키기 위한 1차 약제로 많이 사용됩니다. 하지만 단점을 꼭 알고 계셔야 합니다. Norepinephrine은 침윤에 따른 조직 허혈을 유발할 가능성이 있으므로 중심정맥관 투여가 권장됩니다만, 말초정맥관 이용도 가능합니다.
하지만 최소 기간으로 사용하는 것이 좋고, 정맥주사 위치가 하지보다 상지가 안전합니다.
장 신경계에 대한 억제 효과 때문에 위장 운동성 및 소화물질 분비 감소가 일어나 영양 공급이 제한될 수 있습니다.

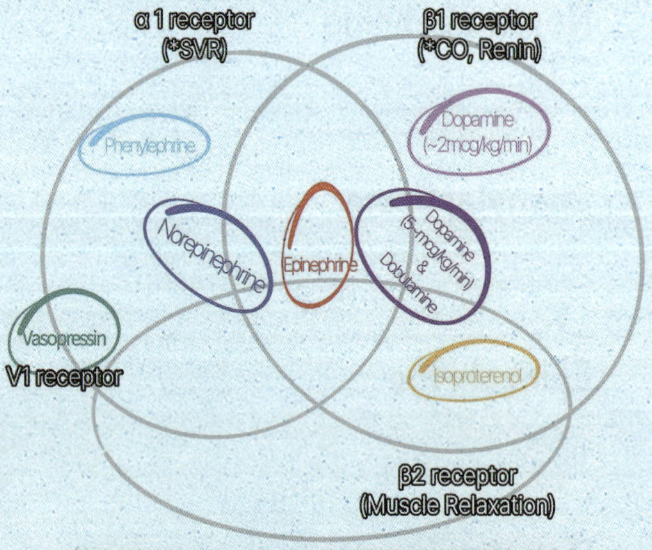

혈관&심장의 α, β receptor와 결합하는 방식에 따른 약제
참고:대한심장학회 심인성쇼크연구회(2021) 한국심인성쇼크 가이드북

*잘 기억하기 힘드니 그림으로 그려서 기억하기!
자주 사용하는 승압제마다 α, β_1, β_2 receptor 의 효과가 다르다는 것이 중요해요!*

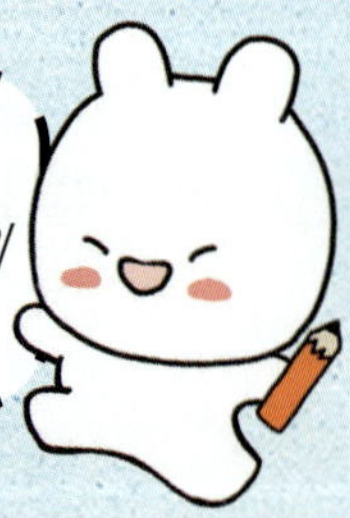

일상생활 중에도 Norepinephrine이 발생해요! 바로 긴장상태입니다. 긴장했을 때 자율신경계의 교감신경이 활성화되면서 신경말단에서 카테콜아민(catecholamine) 중 Norepinephrine이 유리돼요.
이 Norepinephrine 때문에 긴장을 하게 되면 심박수와 심근 수축력이 증가되어 맥박수가 증가하고 혈압도 상승하는 것입니다.

심박동수

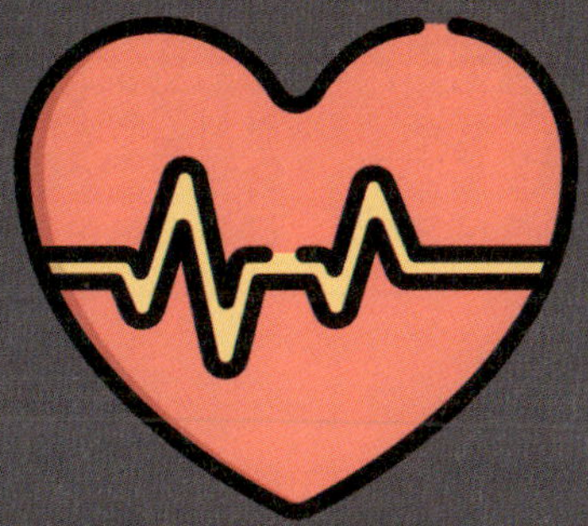

빈맥 - Why Algorithm 알고리즘 사고력 기르기

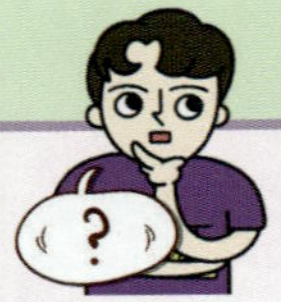

심박동수?? 맥박수?

* 심박동수(Heart rate)
  심장이 1분 동안 박동하는 횟수를 의미한다.
  환자감시장치의 심전도 감시를 통해 측정할 수 있다.

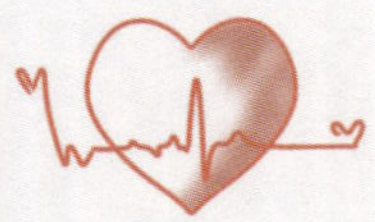

"심박동수"
ECG rhythm분석으로 측정

* 맥박수(Pulse rate)
  맥박은 동맥에서 심장 박동으로 인해 일어나는 주기적인 파동을 말한다. 심장의 박동 수를 간접적으로 나타내는 지표로, 동맥의 상태에 따라 감지되는 정도가 다를 수 있다. 부정맥이 있는 경우 실제 심박동수와 맥박수가 차이가 나는 맥박 결손 증상이 나타날 수 있다.
  맥박은 환자감시장치(patient monitor)를 부착하지 않은 채 심박동수를 추정할 수 있어 일반병동에서 흔하게 측정하지만, 중환자실에서는 환자의 혈액 순환 정도를 평가하기 위해 맥박을 이용한다.
  동맥을 통한 검사(CAG, TFCA 등)를 할 때 동맥 촉지를 통해 박동세기를 평가하는 것도 같은 원리이다.

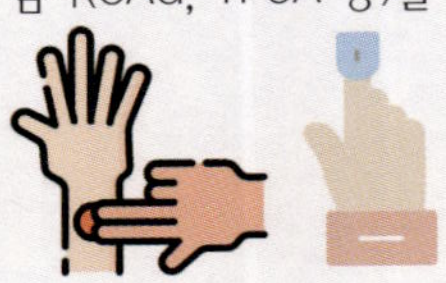

맥박
동맥 촉지 or 산소포화도 측정 장치로 측정

Check P → Tachycardia

Assessment_1: 간호 사정

- ☑ 감염 증상(상처 감염 , 배양검사 등)이 있나요?
- ☑ 부정맥이 관찰되나요?
- ☑ 고열이 있나요?
- ☑ 가슴 두근거림, 가슴답답함이 있나요?
- ☑ 호흡곤란이 있나요?
- ☑ 탈수 증상이 있나요?
- ☑ 출혈이 관찰되나요?
- ☑ 부종이 관찰되나요?

Assessment_2: 대상자 사정

- ☑ 과거력 부정맥, 심장질환 등
- ☑ 처치로 인해 빨라질 상황인지 확인 (수혈, 항생제, 승압제 투여 등)
- ☑ 운동 여부
- ☑ I/O Check
- ☑ 커피, 카페인 등 섭취 여부
- ☑ 흡연 여부

↓

간호 수행

- ☑ 안정 권유
- ☑ 심호흡 권유
- ☑ 필요시 ECG monitoring
- ☑ 출혈 관찰 시 알리기 교육

↓

재 측정 시에도 맥박이 빠르게 측정되나요?

- 아니요 → - 필요 시 간호 기록 작성 / - 필요 시 인수인계 / - 필요시 의사와 대상자 상태 공유 → Check P
- 예 → 간호 사정

---

1. 빈맥 간호 사정

빈맥은 심박수가 정상보다 빠른 상태를 말하며, 그 원인과 증상은 다양하다.

- **감염 증상**: 감염은 빈맥의 일반적인 원인이 되며, 특히 심내막염(Endocarditis) 같이 심장과 관련된 감염은 더욱 위험할 수 있다. 감염 증상으로 발열, 오한, 근육통, 기침, 콧물 등이 있을 수 있다.
- **부정맥**: 심장 박동이 불규칙하거나 빠르고 느린지 확인해야 한다. 심방세동, 심실빈맥 등의 부정맥은 심각한 합병증을 유발할 수 있으니 주의할 것. 필요시 ECG monitoring을 수행한다.
- **고열**: 고열은 빈맥을 유발할 수 있으며, 감염이나 탈수, 갑상선 기능 항진증 등과 연관된다.
- **가슴 두근거림, 답답함**: 심장마비, 심근경색, 울혈성 심부전 등 심각한 심장 질환의 징후일 수 있다.
- **탈수 증상**: 탈수는 혈액량 감소로 빈맥을 유발할 수 있고, 구토나 설사, 소변량 감소 등의 증상이 있는지 확인하여 탈수 증상을 알아차릴 수 있다.
- **출혈 증상**: 출혈은 혈액량 감소로 빈맥을 유발할 수 있다.
- **부종**: 부종은 심장 기능 저하, 혈관 질환, 신장 질환 등의 징후일 수 있고 빈맥을 유발한다.
- **대상자 사정**: 심장과 관련된 과거력, 통증이나 불안을 유발하는 처치를 하고 있지 않은지 확인한다. 카페인이나 흡연 역시 빈맥을 유발할 수 있으니 주의하자.

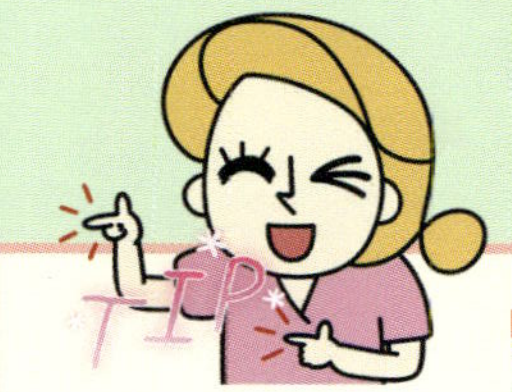

빈맥과 관련된 응급상황!

빈맥과 함께 저혈압이 동반되는 경우 응급상황으로 여겨야 한다.

빈맥은 심장 근육에 과도한 부담을 주고 심장 기능을 저하시킨다. 이 현상이 악화시 충분한 혈액을 순환시키지 못하여 혈압이 떨어진다. 혈압 저하는 중요 장기로 혈액 공급을 감소시켜 어지러움, 의식 저하를 초래할 수 있고, 사망에 이를 수 있다.

이를 즉각 교정해주기 위해서는 제세동기(Defibrillator)를 이용한 Cardioversion이

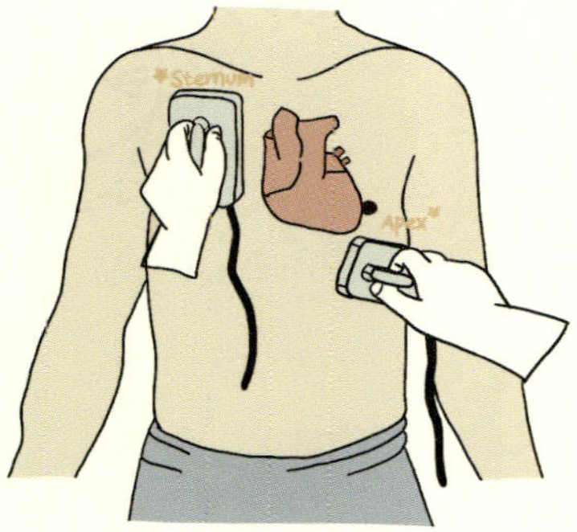

필요하다. 만약 빈맥과 함께 혈압저하 상태가 발생한다면 즉시 의사에게 알린 뒤 처치하도록 하자.

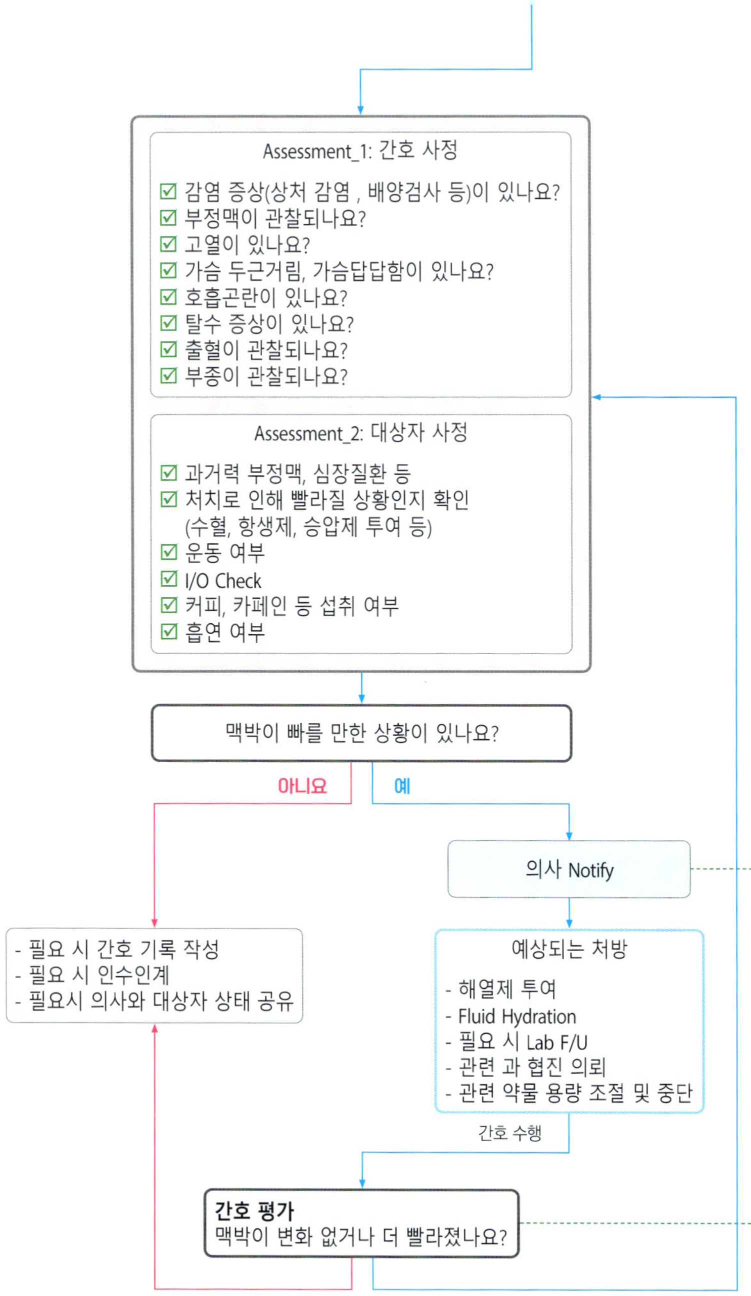

2. 빈맥 상황 기본적인 간호 수행

- **안정 & 심호흡 권유**: 빈맥은 불안감을 유발할 수 있고, 불안감은 빈맥을 더욱 악화시킬 수 있다. 따라서 불안감 해소 중재가 필요하다. 빈맥은 심장 근육에 부담을 줄 수 있는데, 이 때 안정과 심호흡이 부담을 줄이는 데 도움이 된다. 심장의 빠른 박동은 산소 공급을 감소시킬 수 있기에 심호흡을 통해 산소화를 증진할 수 있다.
- **ECG monitoring**: 빈맥의 정확한 측정과 심장 박동 규칙도를 파악하기 위해 ECG monitoring을 시행할 수 있다. 기본적인 3 Lead ECG를 통해 관찰하고, 필요시 의사에게 알린 뒤 12 Lead ECG 검사가 필요할 수 있다.

3. 재측정 후 빈맥 시 대처

빈맥 상황이 반복될 경우 의사와 상의하여 다음 처치를 수행할 수 있다.

- **증상 조절**: 항부정맥제 투여(강력한 항부정맥제는 amiodarone), 빈맥에 유용한 고혈압약제 투여(Beta Blocker, Type 1 CCB), 고열일 경우 해열제 투여, 통증이 원인일 경우 진통제 투약. 관련 약물 용량 조절 및 중단.
- **원인 교정**: ECG F/U이나 Lab(Cardiac marker), 관련 과 협진 의뢰를 통해 빈맥 원인을 찾을 수 있다.

4. 간호 평가

의사 처방에 따른 간호 수행의 평가 과정. 빈맥이 호전되었다면 상황에 대한 간호 기록과 인수인계 과정으로 마무리하고, 호전되지 않았다면 이전 알고리즘 과정을 반복하며 환자의 증상 조절을 위한 노력을 하게 된다.

서맥 - Why Algorithm 알고리즘 사고력 기르기

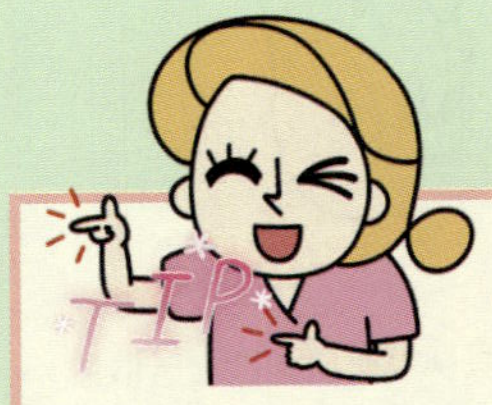

서맥은 증상이 있느냐 없느냐가 가장 중요!

미국심장협회 ACLS 알고리즘에도 서맥 상태에서 증상 유무로 대처방법이 달라진다. 50회 이하의 서맥 상태에서 증상이 없는 경우 특별한 치료가 필요하지 않다고 명시하고 있다. 하지만 앞서 학습한 어지러움이나 현기증, 무기력, 호흡곤란, 가슴 답답함 등 서맥에 동반되는 증상이 있다면 즉시 심박수를 증가시키는 약물(아트로핀, 도파민, 에피네프린) 투약이 고려되고, 의식저하와 함께 서맥 상태가 지속되다 맥박이 느껴지지 않고 호흡이 없다고 판단되면 심정지로 여겨 심폐소생술(CPR)을 수행할 수 있다.

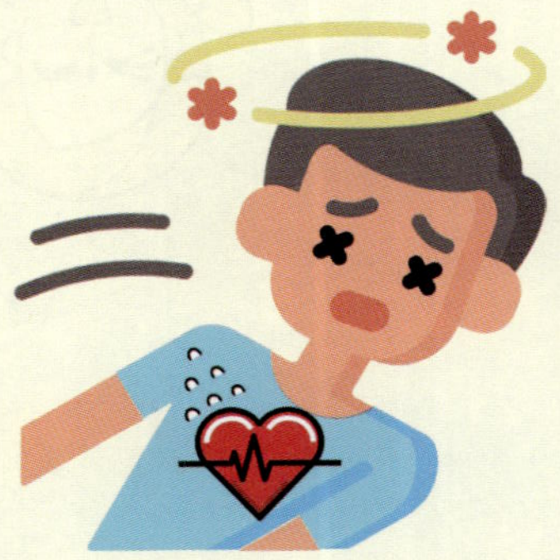

Check P
→ Bradycardia

Assessment_1: 간호 사정

- ☑ 부정맥이 관찰되나요?
- ☑ 어지러움이 있나요?
- ☑ 무기력하나요?
- ☑ 호흡곤란이 있나요?
- ☑ 출혈이 관찰되나요?
- ☑ 부종이 관찰되나요?

Assessment_2: 대상자 사정

- ☑ 과거력 부정맥, 심장질환 등
- ☑ 처치로 인해 느려질 상황인지 확인 (혈압강하제, 항부정맥제 투여 등)
- ☑ 직업군 운동선수 등) 확인
- ☑ I/O Check
- ☑ 복용하는 약물의 부작용 여부 확인

간호 수행

- ☑ 안정 권유
- ☑ 심호흡 권유
- ☑ 필요시 ECG monitoring

재 측정 시에도 맥박이 느리게 측정되나요?

아니요
- 필요 시 간호 기록 작성
- 필요 시 인수인계
- 필요시 의사와 대상자 상태 공유

예
- 간호 사정

1. 서맥 간호 사정

서맥은 심박수가 정상보다 느린 상태를 말하며, 임상에서는 50회 미만의 경우를 유의미한 서맥으로 여긴다. 특히 서맥은 동반 증상이 있느냐 없느냐로 처치 필요 여부가 결정되므로, 증상에 대해 반드시 기억하도록 하자.

- ▸ **부정맥**: 심장 박동이 불규칙하거나 빠르고 느린지 확인해야 한다. 심방세동, 각차단 등의 부정맥은 심각한 합병증을 유발할 수 있으니 주의할 것. 필요시 ECG monitoring을 수행한다.
- ▸ **어지러움, 무기력, 호흡곤란**: 서맥은 혈액 공급 감소를 유발하여 뇌로 충분한 산소와 영양분 공급이 제대로 전달되지 못해 어지러움이나 현기증, 무기력, 의식저하가 발생할 수 있다. 마찬가지로 폐로 원활한 혈액 공급이 어려워 호흡곤란, 숨가쁨, 흉통 등의 증상이 유발될 수 있다.
- ▸ **대상자 사정**: 심장과 관련된 과거력 확인과 동시에 서맥에서는 특징적 대상자 사정이 포함된다. 운동선수들은 심장이 더 많은 혈액을 수용하고 근육이 두꺼워져 심비대와 함께 심박수가 감소하는 현상이 발생하는 경향이 있다. 따라서 본래 환자에게 서맥이 있었는지 확인하는 과정이 필요하다. 진정제가 투약되거나 수면제가 처방되어 수면을 이루는 환자들은 진정상태로 서맥 상태가 유지될 수 있다. 투약력 중 특히 beta blocker(상품명 딜라트렌드, 콩코르)를 복용하는 환자들의 경우 beta blocker투약이 서맥을 유발하는 부작용이 있다. 따라서 서맥 환자에게 beta blocker복용력을 필수적으로 확인해야 한다.

응급실에서 서맥 환자가 왔을 때 "아트로핀!" "TCP?!" 이렇게 막 소리치시는 것 같던데…

서맥 환자의 즉각적인 증상 조절을 위해 대표적인 약물과 처치이다.

Atropine sulfate: 심장 박동을 증가시키고 혈압을 상승시키는 효과가 있다. 응급 상황에서 정맥주사 뿐만 아니라 기도 내 투약도 가능하다. 현재 임상에서 사용하는 아트로핀은 1Ample (0.5mg/1ml) 조성으로, 2020년도 이후 ACLS 알고리즘에서 아트로핀 초기 투약 용량이 0.5mg에서 1mg로 변경되었으니 아트로핀 1mg가 처방되면 2ample을 챙기도록 하자.

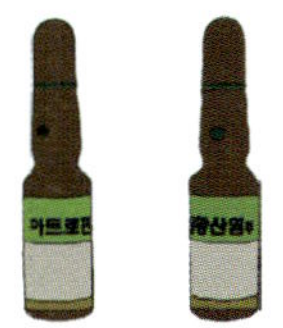

TCP(Transcutaneous Pacing): 경피적심장박동조율을 뜻하는 TCP는 환자의 흉부에 2개의 전극 패드를 부착해 전기 자극을 통해 심장 박동 수를 증가시키는 것이다. 전기 자극의 강도와 속도를 조절하여 심박수를 원하는 수준으로 조절한다. 임상에서 제세동기가 TCP기능을 수행할 수 있게 제작되므로 TCP를 적용한다고 하면 제세동기를 준비하면 된다.
TCP는 치명적인 단점으로 극심한 통증이 있다. 따라서 서맥으로 인한 초응급상황에 단시간 적용하고, 이후 상태에 따라 Pacemaker 등의 시술로 전환할 수 있다.

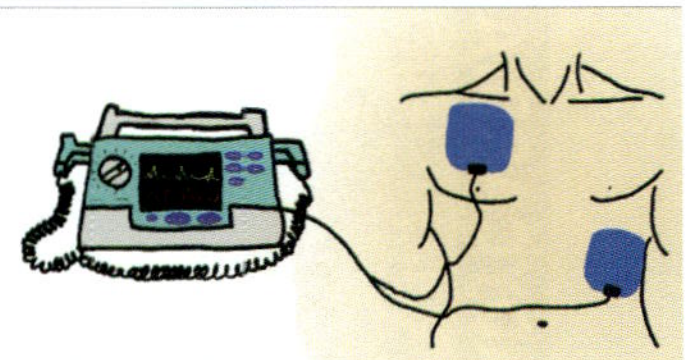

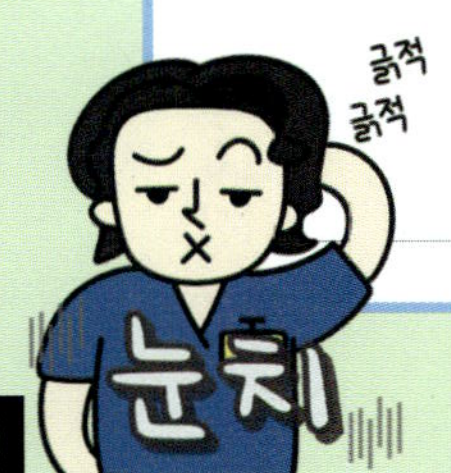

Assessment_1: 간호 사정

- ☑ 부정맥이 관찰되나요?
- ☑ 어지러움이 있나요?
- ☑ 무기력하나요?
- ☑ 호흡곤란이 있나요?
- ☑ 출혈이 관찰되나요?
- ☑ 부종이 관찰되나요?

Assessment_2: 대상자 사정

- ☑ 과거력 부정맥, 심장질환 등
- ☑ 처치로 인해 느려질 상황인지 확인 (혈압강하제, 항부정맥제 투여 등)
- ☑ 직업군 운동선수 등) 확인
- ☑ I/O Check
- ☑ 복용하는 약물의 부작용 여부 확인

맥박이 느려질 만한 상황이 있나요?

아니요 →
- 필요 시 간호 기록 작성
- 필요 시 인수인계
- 필요시 의사와 대상자 상태 공유

예 → 의사 Notify →

예상되는 처방
- Atropine 투여
- 지혈제 투여(출혈이 심할 경우)
- Fluid Hydration
- 필요 시 수혈
- 필요 시 Lab, EKG F/U
- 관련 과 협진 의뢰
- 관련 약물 용량 조절 및 중단

간호 수행 →

간호 평가
맥박이 변화 없거나 더 느려졌나요?

아니요 → (필요 시 간호 기록 작성 / 필요 시 인수인계 / 필요시 의사와 대상자 상태 공유)

예, 관련 상황 간호 기록 작성 → (Assessment)

2. 서맥 상황 기본적인 간호 수행

- **안정 & 심호흡 권유**: 어떠한 문제 상황에서 안정과 심호흡은 복합적인 부작용들을 방지하는 훌륭한 간호중재이다. 불안이나 근육 부담, 혈액 순환 개선, 산소 공급 증가, 의식의 명확성 유지 등 다양한 효과까지 있을 수 있으니 활력징후가 불안정한 상태의 환자에게 안정과 심호흡 권유를 잊지 말자
- **ECG monitoring**: 서맥의 정확한 측정과 심장 박동 규칙도를 파악하기 위해 ECG monitoring을 시행할 수 있다. 기본적인 3 Lead ECG를 통해 관찰하고, 필요시 의사에게 알린 뒤 12 Lead ECG 검사가 필요할 수 있다.

3. 재측정 후 서맥 시 대처

서맥 상황과 동반되는 증상이 반복되는 경우 의사와 상의하여 다음 처치를 수행할 수 있다.

- **증상 조절**: Atropine 투여, 출혈 증상으로 인한 서맥의 경우 지혈제 투여, 필요시 수혈, 저혈량성 쇼크나 발열의 경우 Fluid Hydration.
- **원인 교정**: 12 Lead ECG F/U이나 Lab(Cardiac marker), 관련 과 협진 의뢰를 통해 서맥 원인을 찾을 수 있다.

4. 간호 평가

의사 처방에 따른 간호 수행의 평가 과정. 서맥이 호전되었다면 상황에 대한 간호 기록과 인수인계 과정으로 마무리하고, 호전되지 않았다면 이전 알고리즘 과정을 반복하며 환자의 증상 조절을 위한 노력을 하게 된다.

심박동수(Heart Rate, HR)

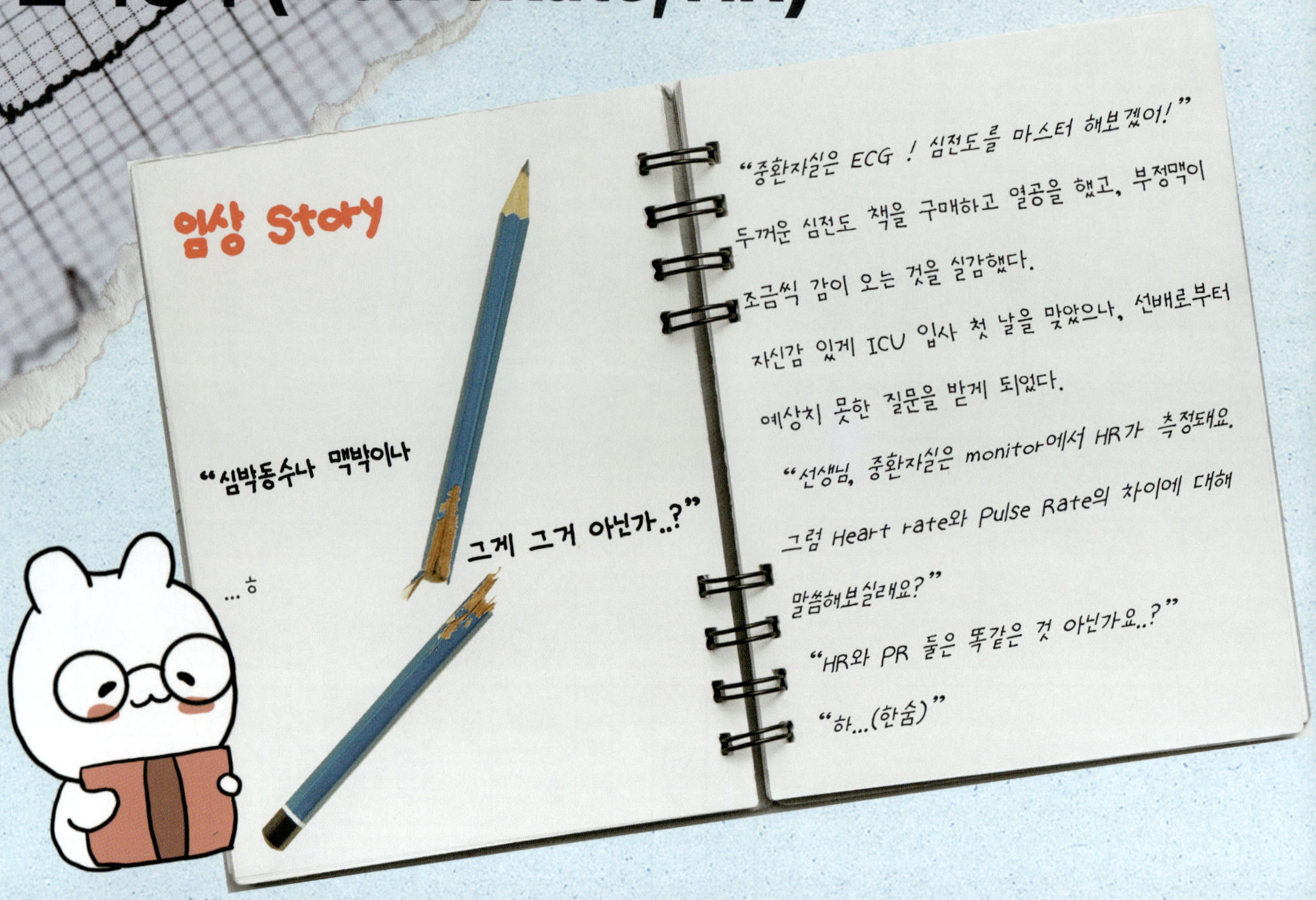

심박동수(Heart Rate, HR)

HR는 심장의 좌심실이 수축 할 때 동맥을 팽창시키고 반동시키는 압력파의 횟수를 말합니다. patient monitor가 심장의 전기적 활동을 파장 형태로 기록한 심전도(Electrocardiogram, ECG)를 분석하여 HR를 측정합니다. 더불어 청진이나 초음파를 통해 심박동수를 측정할 수 있으며, 주로 신생아의 심박동수 측정에 활용합니다.

	신생아	유아	학령기	성인
회수 (회/분)	100~160	80~140	70~100	60~100

불규칙적인 맥박이 나타나는 경우를 부정맥(arrhythmia)이라고 합니다.

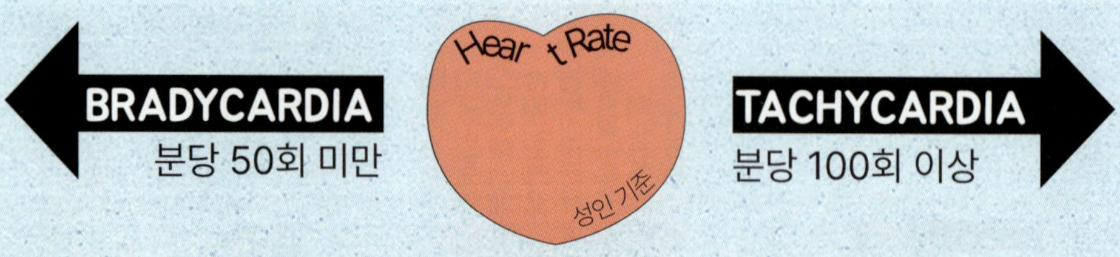

HR가 정상 수치에서 벗어났다면 박동수, 리듬, 진폭과 같은 ECG와 함께 심혈관계 사정이 동시에 이루어져야 합니다. patient monitor는 심전도 파형에서 R파형을 읽어 HR를 측정하는데, ECG상 tall T(상승된 T wave)가 나타나면 monitor가 T wave를 R wave로 인식하여 HR가 비약적으로 상승해버립니다. 이를 double check현상이라 하며, 중환자실 간호사라면 심전도를 볼 줄 알아야 monitor가 HR를 잘못 측정했음을 알아차릴 수 있습니다.

맥박(Pulse Rate, PR)

PR는 심장으로부터 뻗어 나가는 동맥을 촉지하여 파동을 느끼며 횟수(min)를 측정한 것입니다.
그렇다면 결국 같은 것 아니냐구요? 아닙니다.

예를 들어, 심방세동과 같은 부정맥이 있을 경우 맥박결손이 발생하기 때문에 실제 HR 보다 PR는 그 횟수가 줄어듭니다.

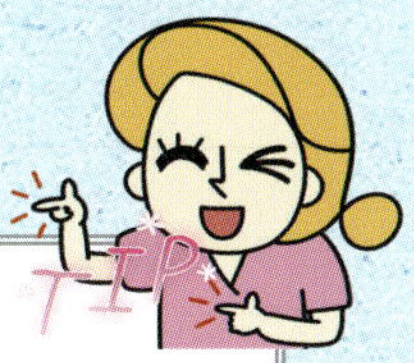

Tip!

주로 carotid pulse와 radial pulse를 이용하나 femoral artery, dorsalis pedis artery, brachial artery 등 사지 동맥을 촉진하는 습관을 갖는 것이 중요합니다.

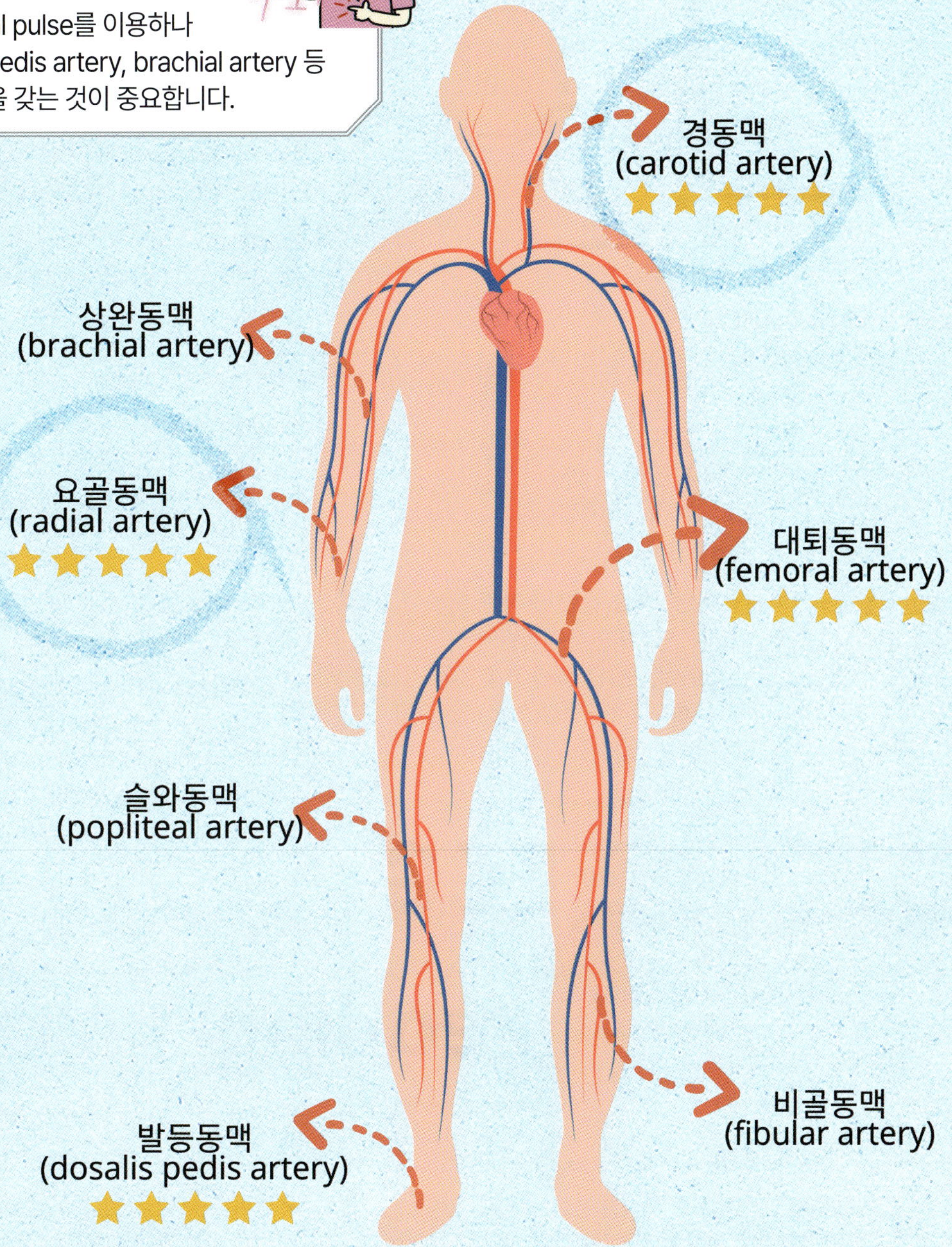

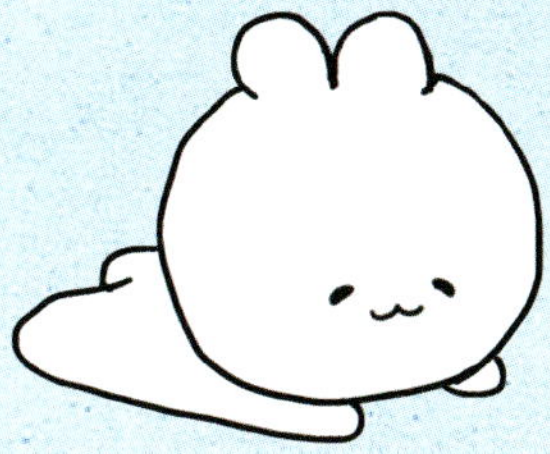

Tip!

Pulse는 심장이 박동하는 횟수를 측정하는 것뿐만 아니라 각 부위에 따라 pulse 촉지가 잘 되는지, 잘 안되는지를 통해 전신 순환 상태를 평가할 수 있습니다. Pulse 촉지가 잘 되면 순환 상태가 좋은 것이고, 촉지가 잘되지 않으면 순환 상태가 좋지 않음을 의미합니다.

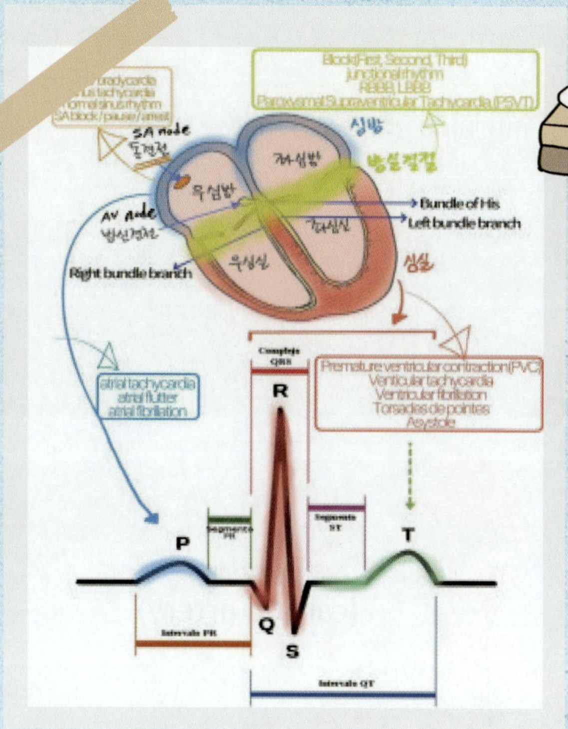

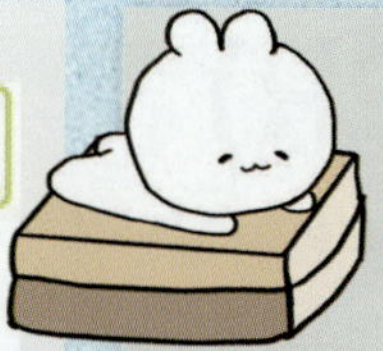

"ECG를 읽을 줄은 알아야겠다" 임상 Story

"딩딩딩딩"

내 담당환자 Patient monitor에서 HR가 160회가 측정되어 알람이 거세게 울리고 있다. 어쩔 줄 몰라 당황하던 찰나, 지나가던 선배 간호사가 걸음을 멈추고 한 마디 했다.

"환자분 tall T가 있어서 monitor가 double checking하고 있네요, 실제 HR는 80회 정도니까 안심하세요"

"네..? 아아.. 그렇군요...!"

P wave(P파)

: 심방의 전기적 활동으로 심방 수축을 의미합니다.

T wave(T파)

: 심실근의 재분극(이완)을 의미해요. Hyperkalemia상황에서 T wave가 상승하는 Tall T wave가 발생하며 심실빈맥이나 심실세동으로 악화될 수 있어요.

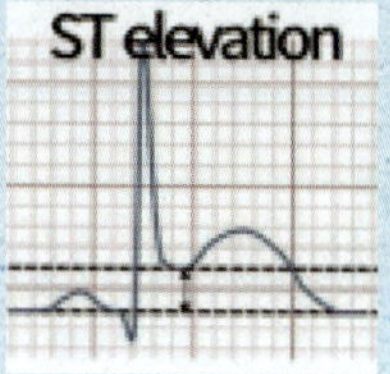

ST 분절 상승(elevation)은 급성 심근경색(acute Myocardial Infarction, MI)을 나타냅니다.

ST분절 상승이 있는 MI를 STEMI(스테미), ST분절 상승이 없는 MI를 NSTEMI(넌스테미)라고 부릅니다.

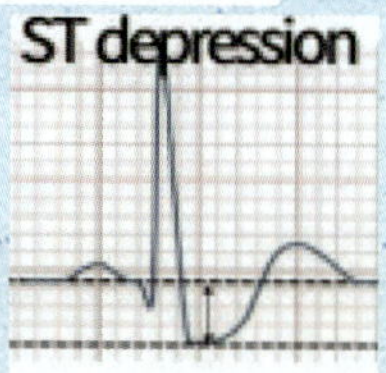

ST segment(ST 분절)

: 좌심실의 탈분극(수축)과 재분극(이완) 사이의 시간을 반영하며 방향이 중요합니다.

QRS complex(QRS파)

: 심실 근육의 전기적 활성으로 심실 수축(탈분극)을 의미해요. 좌심실에서 혈액이 분출되는 시점이므로 QRS 파형의 수가 HR측정의 기준이 됩니다. QRS complex는 0.06-0.1sec(두 칸 반)으로 시간이 길어지면 wide QRS라 부르며 심실빈맥이 발생할 수 있으니 주의해야 합니다.

interval QT(QT 간격)

: 심실의 탈분극과 재분극을 의미해요. QT간격이 증가할 경우 심실의 활동전위기간이 연장되면서 심실빈맥이 발생할 수 있어요. QT interval은 HR가 빠를 경우 정확한 평가가 어렵습니다. 따라서 QT 간격 교정값(corrected QT interval, QTc)이 더 중요해요. 임상에서 성인 기준 500 이상 일 때 Prolongation으로 여깁니다.

Tip!

심장의 자극 전도는 SA node(동방결절, 심장의 활동 전위 시작) → AV node(방실결절, 전기신호를 심실로 나누어 주는 지점) → His bundle(히스번들, 전기전도를 확산) → Bundle branch → Purkinje fibers(푸르킨예섬유)로 흘러 좌심실에서 혈액이 분출됩니다.

심장 흐름에 맞추어 발생할 수 있는 부정맥에 관한 내용은 CramBook에 정리되어 있어요. 좀 더 심층적으로 공부해보고 싶으신 선생님들은 CramBook을 참고해주세요!

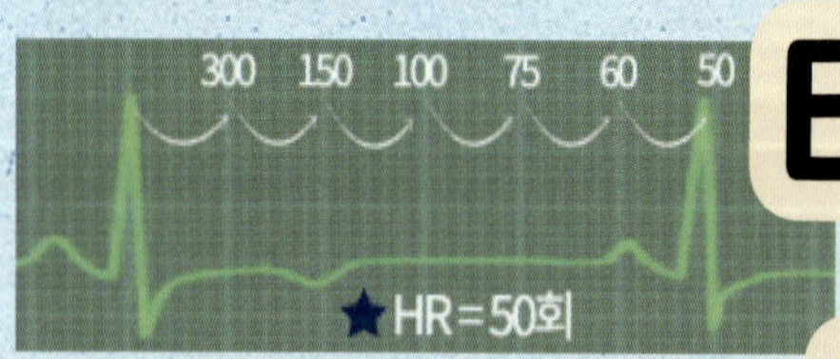

ECG reading

소년이의 Tip!

ECG에서 가장 중요한 것은 횟수와 규칙성입니다.
부정맥만 공부하시면 중요한 요점을 놓칠 수 있으니 꼭 기억해주세요! 더해서 임상에서 즉각적으로 써먹을 수 있는 "300,150,100,75,60,50 법칙"을 알아두세요!
유용하게 사용하실 수 있을 거에요:)

- ✔ 심박수: Heart rate가 정상범위에 속하는가? (NSR vs Tachycardia vs Bradycardia)
- ✔ 규칙성: P-QRS-T파의 순서대로 규칙적으로 나타나는가? P파 하나당 QRS complex 하나씩(1:1) 잘 연결되는가? (NSR vs Block)
- ✔ P파: P파의 모양, 폭, 높이는 어떠한가? (위로 볼록한 곡선 모양-Normal vs 여러개-Tachy vs 톱니모양-Flutter vs 떨림-Fibrillation)
- ✔ QRS complex: QRS군의 모양, 폭, 높이는 어떠한가? (wide QRS vs narrow QRS)
- ✔ ST segment: ST segment의 상승이나 하강이 보이는가? (ST elevation vs ST depression)
- ✔ T파: T파의 모양과 높이는 어떠한가? (tall T vs T wave inversion)

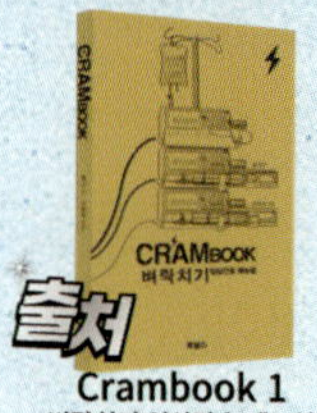

출처
Crambook 1
벼락치기 임상간호 매뉴얼

임상 Story "환자가 가슴이 두근거린다고 한다. 어쩌지, 내 가슴도 두근거린다"

"가슴이 두근거려요..."

코로나19로 입원하신 75세 할아버지께서 갑자기 나에게 말씀하셨다. 침착하게 요골동맥을 통해 맥박을 측정했고, 측정된 PR는 150회로 굉장히 빠르게 측정됐다. 잠시만 기다려 달라고 환자에게 말한 뒤 챠지선생님께 달려갔다.

"선생님! 환자분 가슴 두근거린다고 하셔서 PR측정했더니 150회입니다! 어떻게 하죠?"

"혈압은 어때요?"

"아..."

"뭐예요? 혈압 측정 안 했어요? 환자는 두근거리는 것 말고 의식 변화나 어지러움은 없었나요?"

"죄송합니다... 다시 갔다올게요!"

(~~잘 모르면 몸이 힘들다는 말이 있었지...?~~) 이 말이 갑자기 머릿속에 아른거린다ㅠㅠ

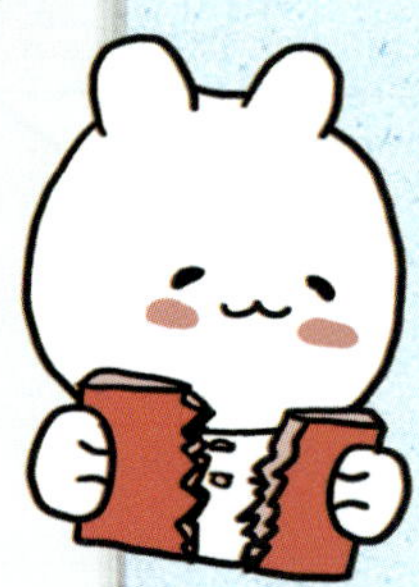

Tip!

심장은 기본적으로 교감신경이 항진되면(운동) 빨라지고, 부교감신경이 항진되면(수면) 느려집니다. 이 상황은 지극히 자연스러울 수 있어요. 하지만 과도한 빈맥이나 서맥, 증상을 동반할 경우 부정맥 발생 원인과 혈역학적 상태를 신속하게 파악한 뒤 심박동수를 정상으로 교정하는 것이 필요합니다.

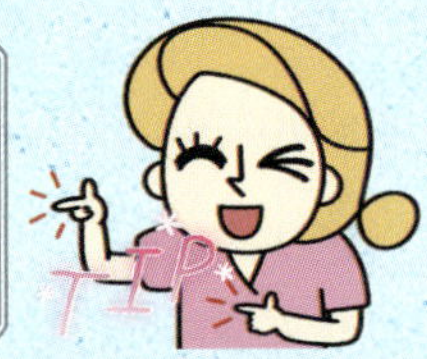

비정상적인 심박동수의 원인 및 증상

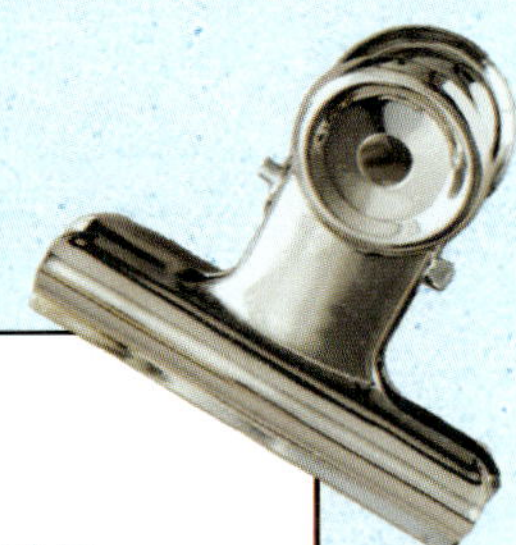

심계항진: 알코올, 카페인, 니코틴 등 기타 자극제, 전해질 불균형

어지러움, 심한 피로, 탈진, 현기증, 실신: 심부전, 심방세동, 심방조기수축, 심실빈맥, 체위성 혈압 변화 등

흉통이나 흉부 불편감: 협심증, 급성관상동맥 증후군, 부정맥, 심장판막질환

숨 가쁨, 호흡곤란: 심부전, 심장판막질환, 급성 출혈, 빈혈, 쇼크, 통증, 불안, 열, 혈량 저하 또는 과다, 지나친 비만, 폐 기능 또는 갑상선 기능 저하

저혈압, 의식수준 변화(뇌 관류 저하): 부정맥, 쇼크, 협심증, 감염, 수술

말초 부종과 체중 증가: 간 비대에 기인한 복부 팽만

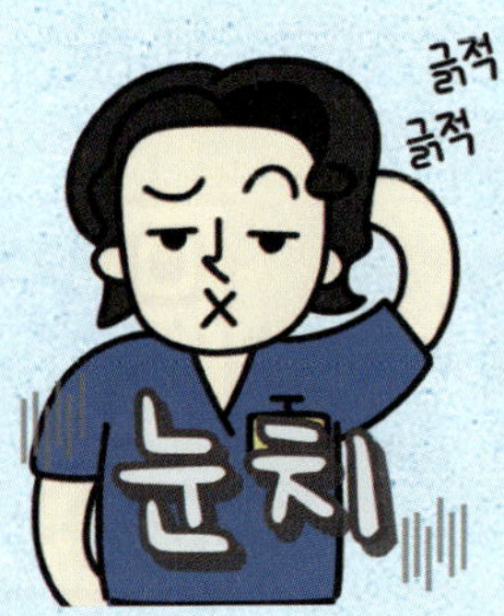

노티하면 Symptom있냐고 물어봐요..

"Symptom있나요?"

심박동수가 비정상일 경우 단순히 심박동수만 의사에게 notify할 때 항상 돌아오는 질문이에요. 비정상적 심박동수는 꼭 환자에게 나타나는 증상(symptom)을 같이 평가해야 합니다.

심박동수가 비정상일 때 할 수 있는 검사

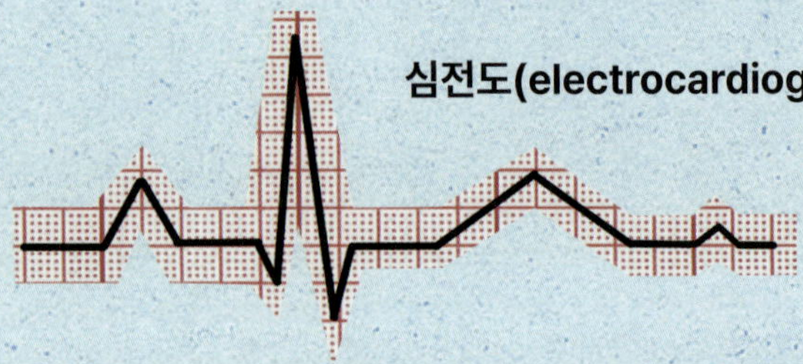

심전도(electrocardiogram, ECG) & 12 lead ECG

심장의 활동을 전기신호로 분석하는 심전도는 심혈관 문제를 확인하는 데 중요한 검사입니다. 전극 세 개를 부착하는 기본적인 3 lead ECG, 심장의 다양한 각도에서 전기활동을 분석해 정교한 리듬을 판별해주는 12 lead ECG가 있어요. 정확한 부정맥 판별을 위해서는 12 lead ECG가 필요한 것을 기억해주시고, 중환자실에서는 5 lead ECG를 분석하기도 한다는 것은 참고해주세요.

심장 표지자 (cardiac markers) 검사

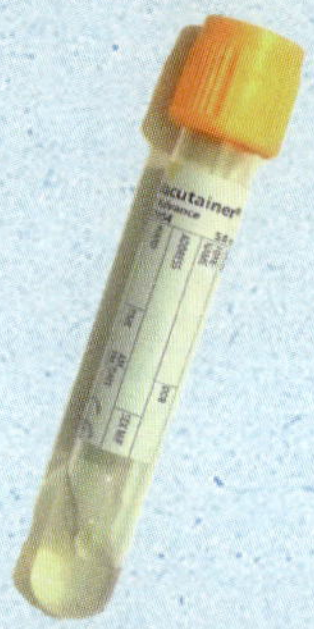

- ✔ CK (Creatine Kinase)
- ✔ CK isoenzyme
  : CKMB - 심근손상 후 4~8시간 내 상승 후 48~72시간 이내 정상화)
- ✔ Troponin: 심근손상 후 3~6시간 이내 증가

  Troponin-I의 경우 오래 동안 높은 상태로 유지되므로 며칠 전 발생한 경색(infarction)을 발견하는데 사용될 수 있어요
- ✔ Myoglobin

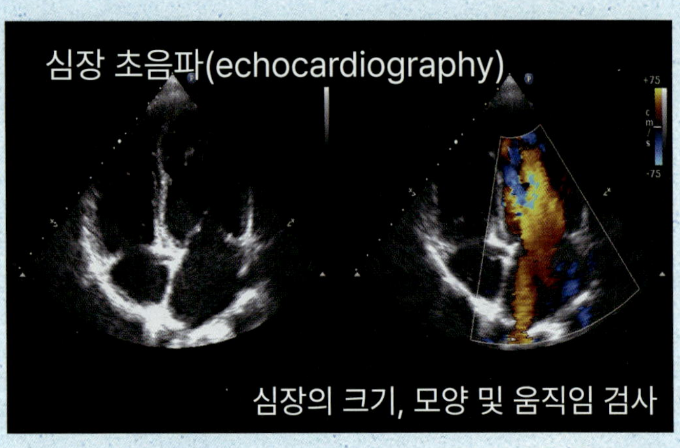

그 외

CT, MRI, 심도자법(cardiac catheterization)
지질 지표 검사(Cholesterol, TG lipoprotein LDL, HDL), 운동부하검사 등

이해하기 어려운 내용들.. JUDY 와 함께 유튜브로 먼저 공부해볼까요?

@rn_theboy

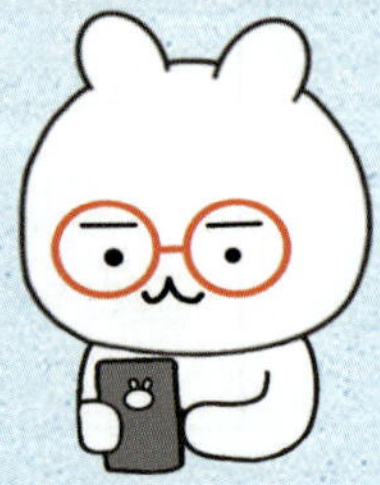

TACHYCARDIA

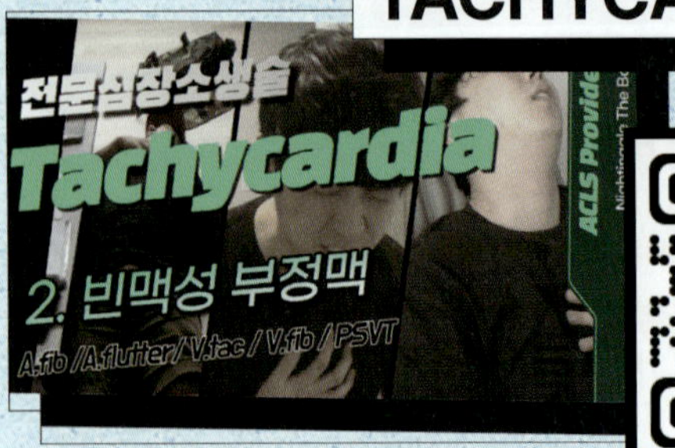

BRADYCARDIA

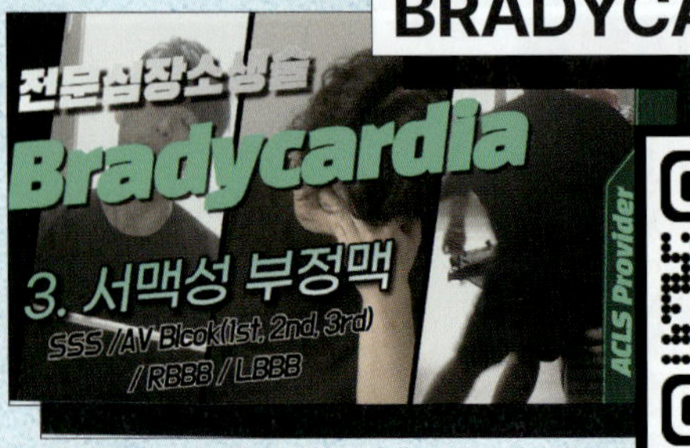

TACHYCARDIA
1차 치료법

발작성 심실상성 빈맥의 25%정도에서 효과가 있어요.

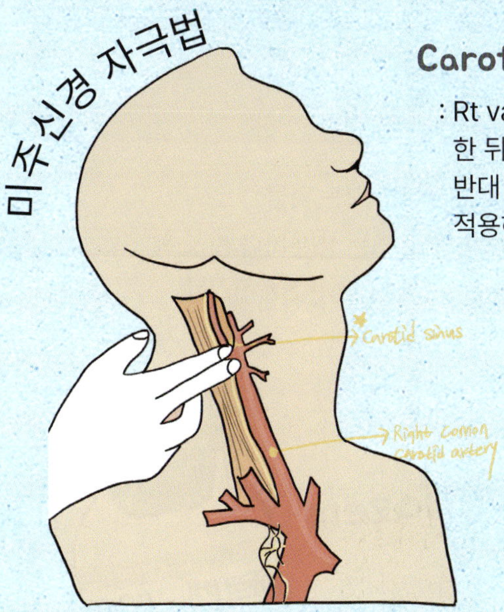

Carotid sinus massage

: Rt vagus nerve가 SA node에 영향을 많이 미치므로 환자를 왼쪽으로 바라보게 한 뒤, 우측 목동맥 위를 손가락으로 5~10초간 지그시 누릅니다. 이후 반응이 없으면 반대 목동맥을 누릅니다. carotid artery stenosis 환자의 경우 massage를 적용하면 안됩니다.

Valsalva maneuver: 복압을 높이는 방법

누운 상태에서 성문을 막고 강하게 숨을 내쉬게 하면 됩니다.

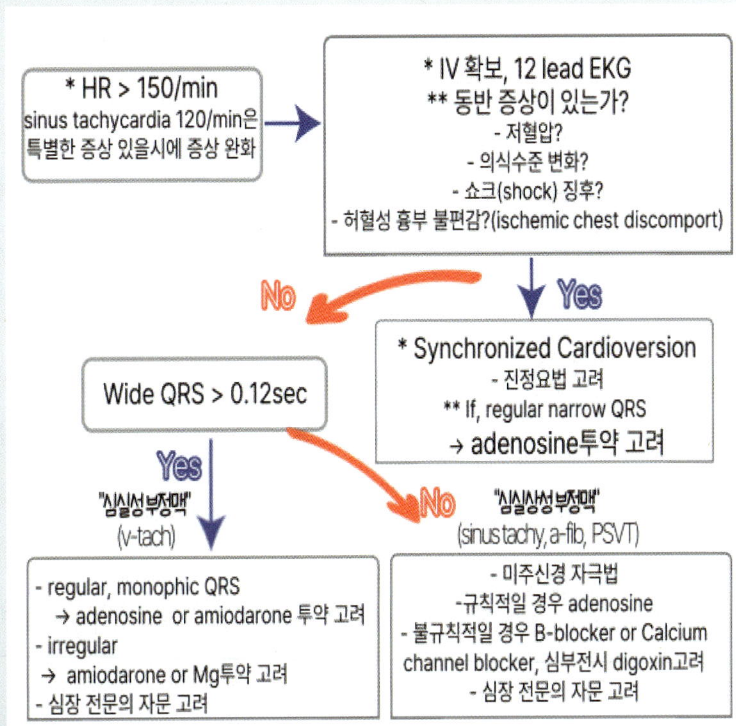

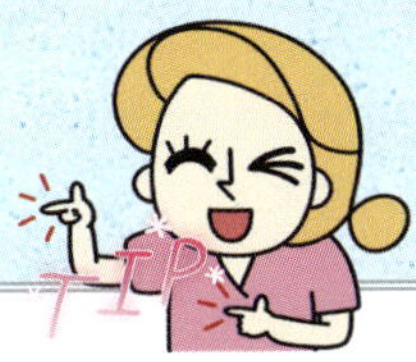

Tip!

수많은 EKG를 잘 모르시겠다구요? 괜찮습니다.
빈맥의 원인은 다양하고 EKG rhythm도 넘쳐나지만, 중환자실 간호사에게 중요한 것은 빈맥에 대처하는 방법입니다.
미국 심장 협회 ACLS 알고리즘을 통해 빈맥에 대처하는 방법에 대해 알려드릴게요!

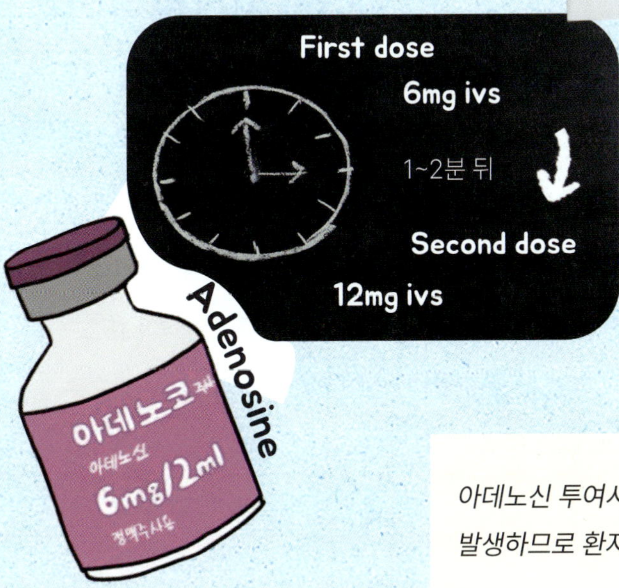

투여 시 급속 투여 하며, Normal Saline F/D 하거나 20cc 이상 flushing이 필요합니다. 조기흥분증후군(WPW) 환자는 A.fib & RVR (심실빈맥을 동반한 심방세동) 발생 우려가 있어 defibrillator를 준비하고 아데노신을 투약하는 것이 권장됩니다.

아데노신 투여시 일시적으로 가슴 불편감, 호흡곤란이 발생하므로 환자에게 충분한 설명과 감시가 필요합니다.

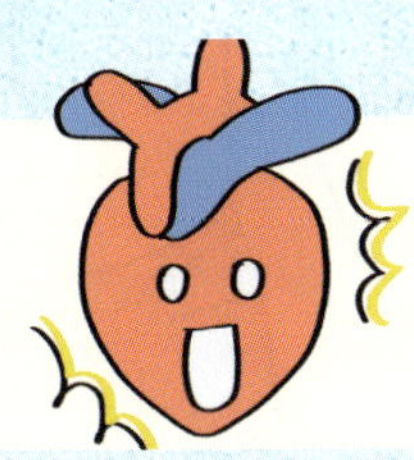

TACHYCARDIA
2차 치료법

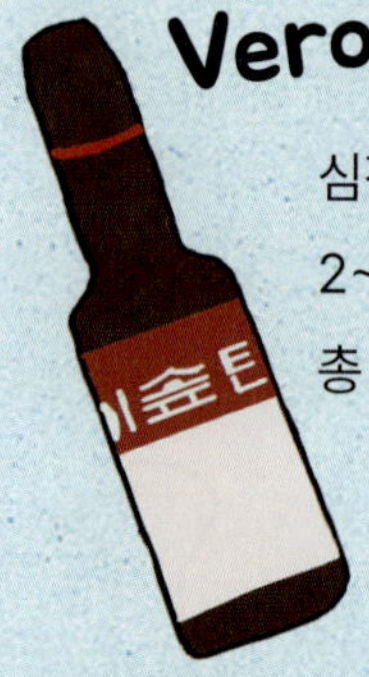

Verapamil

심장에 있는 칼슘 채널을 차단하여 심장 수축을 유발하는 칼슘의 흐름을 억제하는 약물.
2~3분에 걸쳐 2.5~10mg 투여. 15~30분 간격으로 5~10mg 반복투여. 또는 15분마다 5mg씩 총 30mg까지 사용하기도 합니다. SVT(Supra Ventricular Tachycardia)에 효과적입니다.

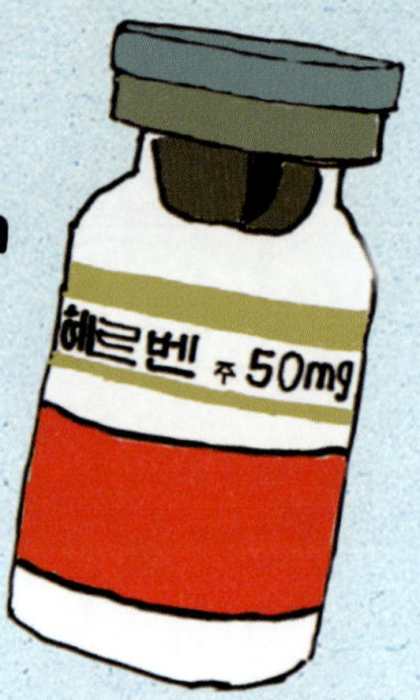

Diltiazem

verapamil과 유사하게 칼슘 채널을 차단하지만, verapamil보다 심장과 혈관에 작용하는 특징이 있어 임상에서 많이 사용되는 약물입니다.
15~20mg(0.25mg/kg)를 2분간에 걸쳐 iv합니다.
15분 뒤 20~25mg (0.35mg/kg)를 추가 투여합니다. A.fib or A.flutter에 효과적입니다.

β-blocker
(metoprolol, atenolol, propranolol, esmolol, labetalol)

심장에 있는 베타 수용체(beta receptor)를 차단하여 심장이 적은 힘으로 더 천천히 뛰게 만들어요. 그 외 특징적으로 결절조직의 전도를 낮춰줍니다. 칼슘통로차단제와 심근 수축력을 저하시키며 심부전 환자의 경우 심박출량을 줄입니다. β-blocker의 부작용은 서맥과 저혈압이 있습니다.

TACHYCARDIA
Cardioversion

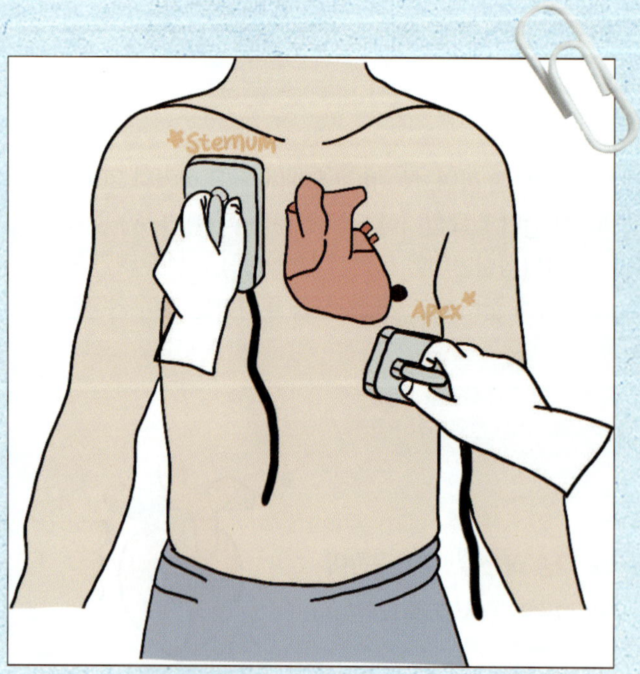

환자의 R파를 감지하여 심실의 탈분극동안 에너지를 전달합니다(심실세동 발생 가능성을 최소화). cardioversion 후 빈맥이 종료되지 않으면 에너지를 단계적으로 올리며, 간격이 15초 이하로 짧으면 심근 손상 가능성이 있어 1분 이상의 간격으로 cardioversion 반복이 권장됩니다.

TACHYCARDIA
항부정맥제

Lidocaine

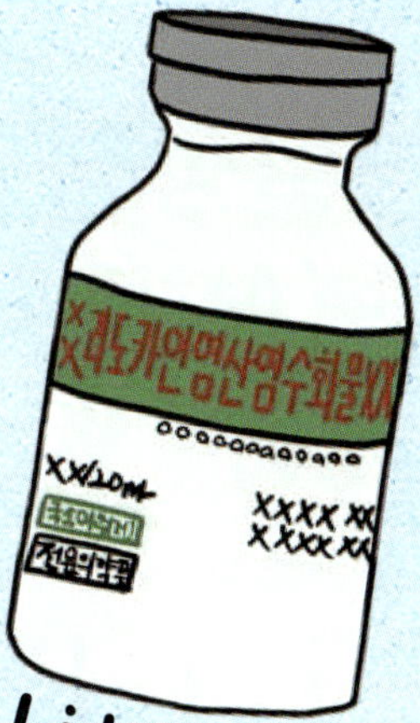

주로 심장 근육 세포의 나트륨 채널을 차단(sodium channel blocker)해요. 탈분극을 억제하며, VF 또는 monomorphic V-tach의 2차 치료제에 사용합니다. 1~1.5 mg/kg loading 하고 1~4 mg/min 또는 0.3~0.5 mg/kg/min 으로 Continous IV 가능합니다.

Amiodarone

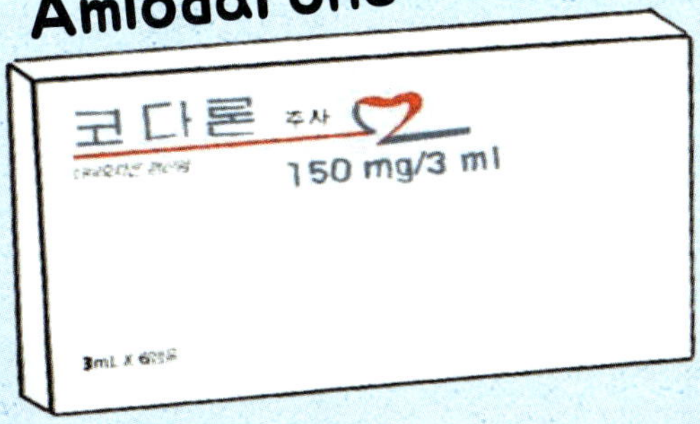

칼륨 채널을 차단(potassium channel blocker)하기에 심실성 부정맥이나 심방세동 등이 부정맥에 유용합니다. 특히 심장 세포의 재분극을 지연합니다. first dose 150mg over 10~30min, V-tach 재발시 반복 투여 가능합니다.

First dose loading 후 1mg/min for 6hr,
0.5mg/min for 18hr Continuous IV 가능합니다.

CPR상황에서는 300mg bolus 투여가 권장됩니다.

좌심실 기능 저하 환자의 빈맥에 특히 효과적이에요!

Sotalol

베타차단제와 칼륨채널 차단제의 성격을 모두 띄는 약물입니다.
100 mg (1.5 mg/kg) over 5 minutes.
prolonged QT환자에게 주의합니다.

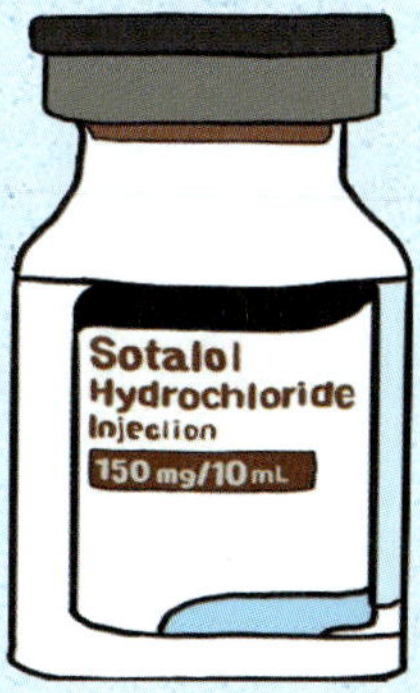

Procainamide

나트륨 채널을 차단하여 심장 세포의 탈분극을 억제합니다.
Stable Wide-QRS Tachy상황에 20–50mg/min (최대17mg/kg) 투여할 수 있습니다. 유지용량은 1–4 mg/min.
prolonged QT나 심부전의 경우 주의합니다.
VT & VF & A.fib & A.flutter에 모두 적용 가능합니다.

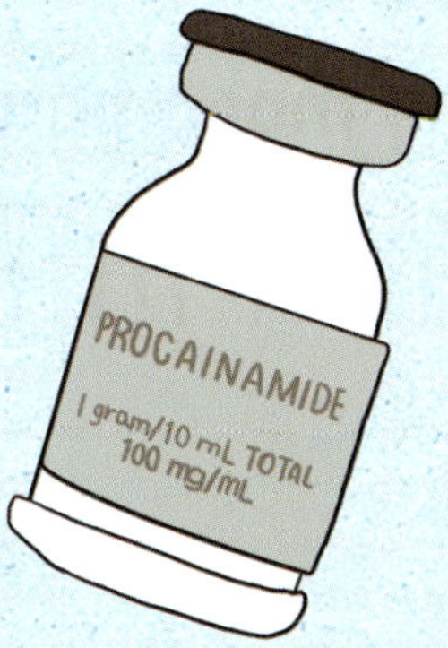

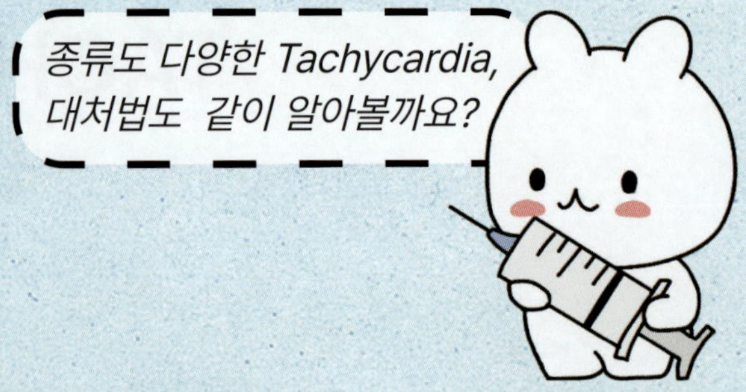

심실상성 부정맥 대처
(Atrial & AV/Bundle. QRS complex < 0.12sec)

PSVT

혈역학적 안정 상태라면 미주신경 자극법, adenosine, β-blocker, CCB, Amiodarone을 투약합니다.

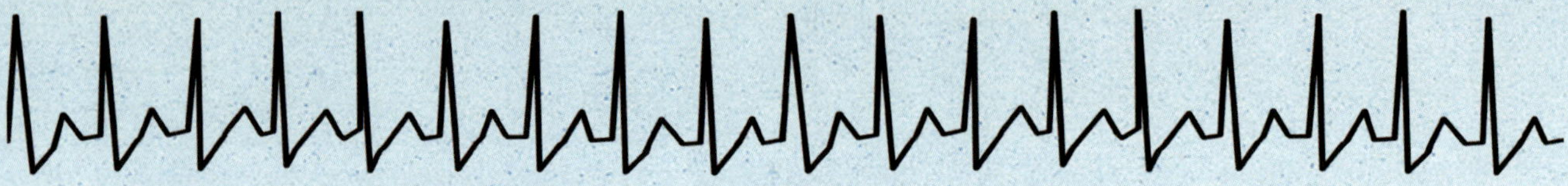

A. fib & RVR (Rapid Ventricular Rhythm)

심실 박동수를 늦추기 위해 Digitalis(digoxin), β-blocker, CCB(Diltiazem, Verapamil), Amiodarone을 사용할 수 있어요. 저심박출증이 있는 환자에서는 'Atrial kick'이 없어지므로 10-15%까지 심박출량이 감소할 수 있어요.
특히 HR가 150회/min 이상으로 상승할 경우 심실확장기가 충분치 않기에 저혈압과 울혈이 발생할 수 있으므로 약물에 반응하지 않거나 임상증상이 나타나는 경우 Cardioversion과 같이 즉각적인 교정이 필요합니다.

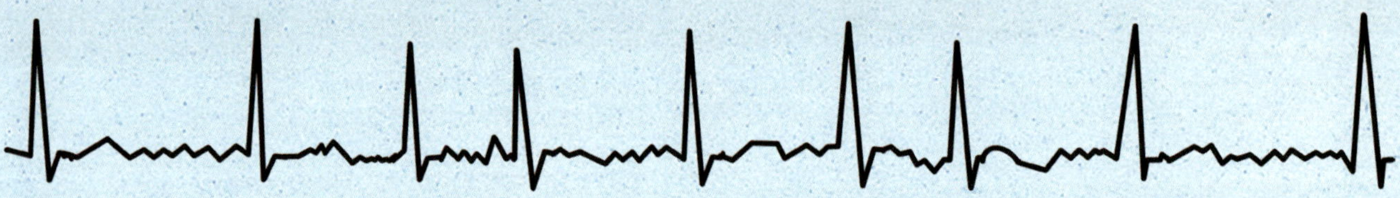

심실상성 부정맥 대처
(Ventricular. QRS complex > 0.12sec)

V-tach

심실 박동수를 늦추기 위해 Digitalis(digoxin), β-blocker, CCB(Diltiazem, Verapamil), Amiodarone을 사용할 수 있어요. 저심박출증이 있는 환자에서는 'Atrial kick'이 없어지므로 10-15%까지 심박출량이 감소할 수 있어요.
특히 HR가 150회/min 이상으로 상승할 경우 심실확장기가 충분치 않기에 저혈압과 울혈이 발생할 수 있으므로 약물에 반응하지 않거나 임상증상이 나타나는 경우 Cardioversion과 같이 즉각적인 교정이 필요합니다.

monomorphic VT

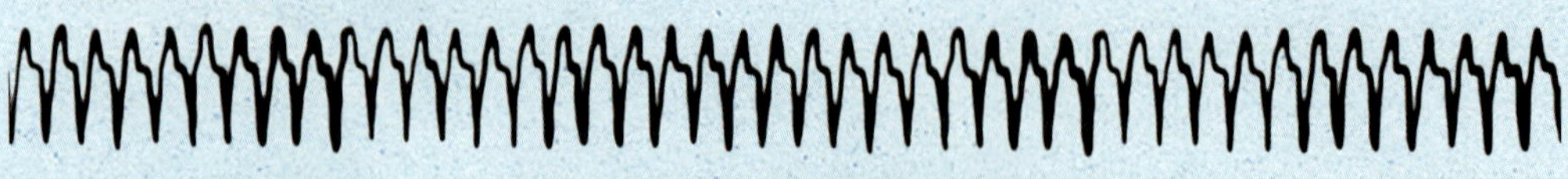

polymorphic VT

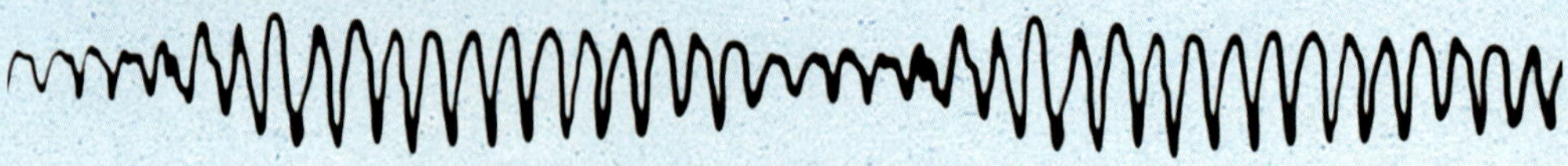

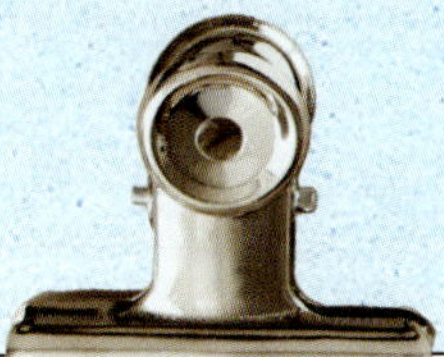

서맥은 60회/min 이하로 정의되나, 증상을 동반하는 서맥은 일반적으로 50회/min 이하입니다. 서맥성 부정맥은 주로 동기능부전 증후군(Sick Sinus Syndrome, SSS)이나 방실차단(AV Block)으로 구분할 수 있으며, β 차단제를 복용하는 환자에게 흔히 발생할 수 있어요.

임상 Story "HR가 비정상인데 괜찮아..?"

N 출근! 오늘은 제발 Stable한 N가 되길...!!
다행히 환자분들은 너무나도 평온하게 잘 주무시고 있다.
새벽 라운딩을 돌며 환자의 맥박을 측정했는데 이게 뭐야람...PR가 50회?!
바로 의사에게 노티했다.
"선생님! 환자분 맥박이 너무 느려요! 혈압은 100/70 Check됐어요!"
"Observation하세요~"
그대로 지켜보라니.. 당직의사가 졸린나머지 그냥 넘긴 것 아닐까?!
챠팅은 남기겠지만... 정말 괜찮을까...?!
아! Cram Book에서 찾아보자!

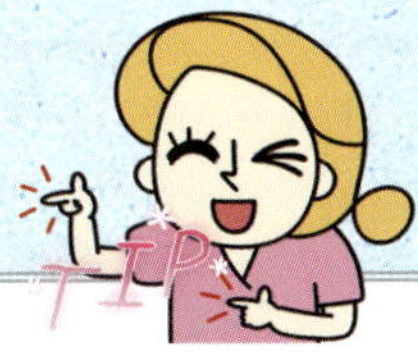

Tip!

서맥에서 알아두어야 할 것은 바로 50회 미만의 상당한 서맥 상태라도 환자에게 동반된 증상이 없다면 굳이 시행할 처치가 없다는 것입니다.
하지만 만약 증상이 있다면? 그 즉시 의료진의 조치가 필요한 것이 서맥 상황입니다. 어렵나요? 미국 심장 협회 ACLS 알고리즘을 통해 간략하게 알아볼게요!

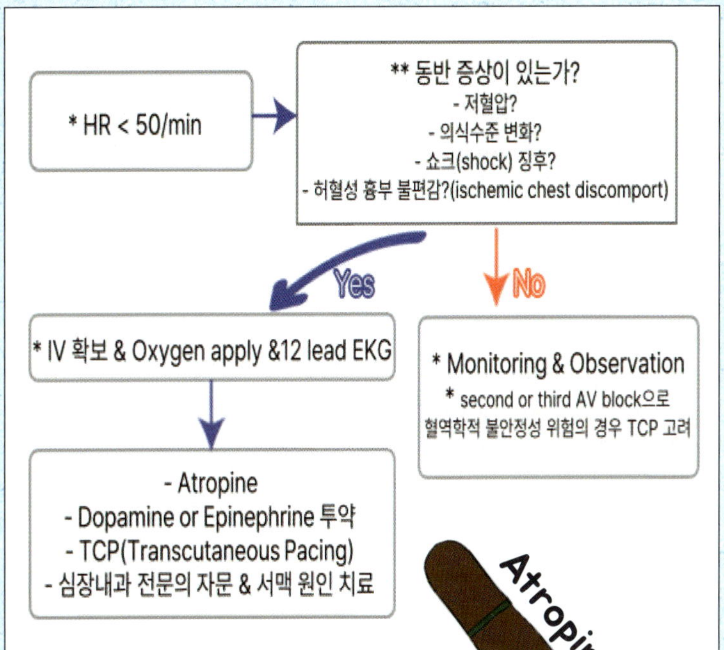

BRADYCARDIA
1차 치료법

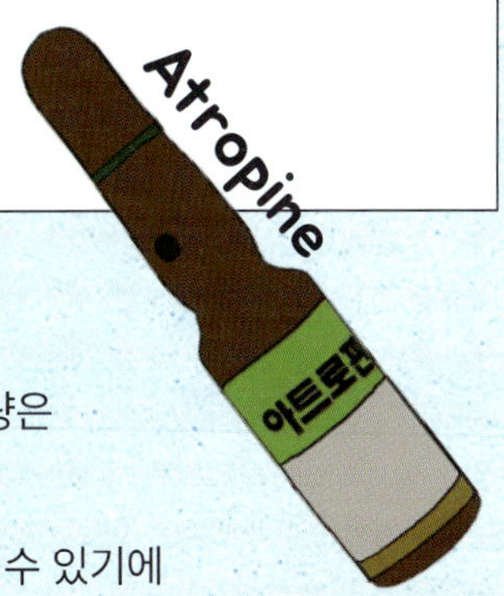

자율신경계의 콜린 매개성 심박수 감소를 역전시키나 효과가 오래 지속되지는 않습니다.
Atropine 1mg IVS를 3~5 min 간격으로 최대 3mg까지 투약 가능합니다. 0.5mg 이하의 용량은 역설적으로 심박수를 더 느리게 할 수 있기에 최소 0.5mg 이상의 용량으로 투여합니다.
심근경색(MI)의 상황에서 Atropine을 투여하면 심근 허혈을 악화시키고 경색 부위를 증가시킬 수 있기에 주의해야 합니다.

BRADYCARDIA
2차 치료법

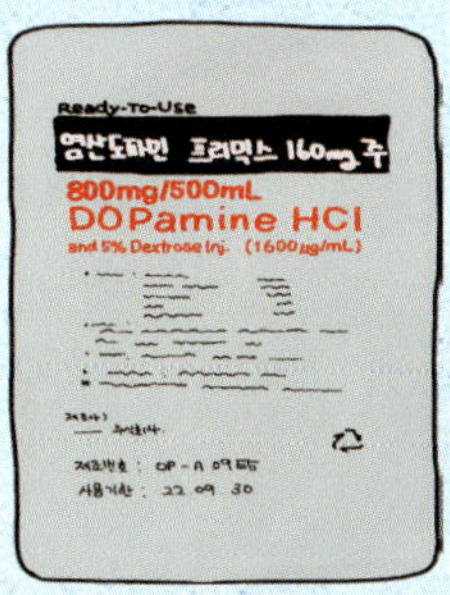

Dopamine

α1과 β1 효과를 나타내는 카테콜아민으로 심박수나 혈관수축에 작용하는 효과가 나타납니다. Dopamine 저용량의 경우 심장의 수축력과 심박수에 영향을 미치나 5mcg/kg 이상의 용량시 혈관수축 효과가 강해집니다.
초기 2~5mcg/kg로 시작하여 환자 상태에 따라 적정 조절합니다.

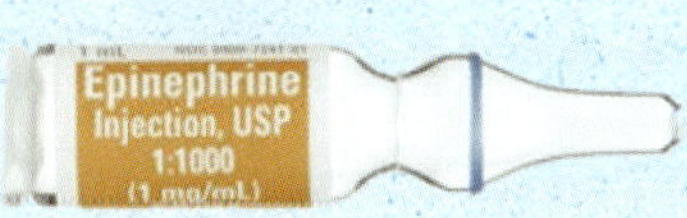

Epinephrine

2~10mcg/kg/min으로 시작하여 상태에 따라 적정하게 조절합니다.

Isoproterenol

β 아드레날린성 약물로 심박수 증가와 혈관 확장 효과를 나타냅니다.

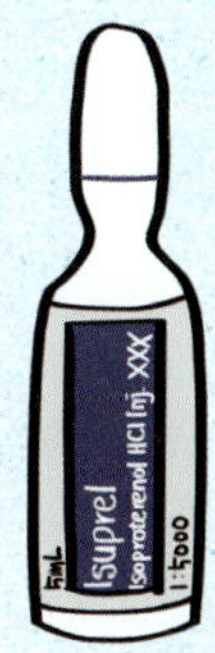

인공 심장박동 조율기
(Artificial Cardiac Pacemaker)

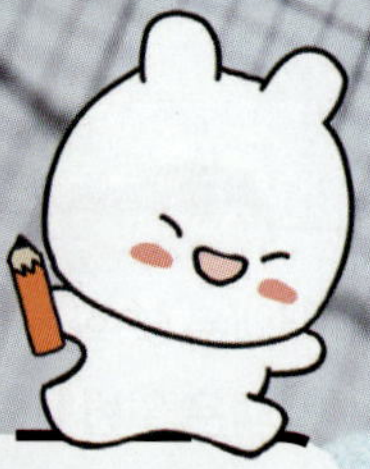

- 증상을 동반한 서맥 치료에 응급으로 빠르게 사용할 수 있어요.
- 최대 단점으로 의식 있는 환자에게 적용시 중등도 이상의 통증을 초래할 수 있으니 주의해야 합니다.
- TCP 적용 후 심장내과 전문의에게 자문하여 Pacemaker(-Temporary, Permanent)를 적용할 수 있어요.

외부에서 인공적으로 전기에너지를 주어 심장을 박동하게 하는 장치! 대표적으로 세 가지 장치가 있는데 한 번에 이해해 봅시다!

Transcutaneous Cardiac Pacing(TCP)

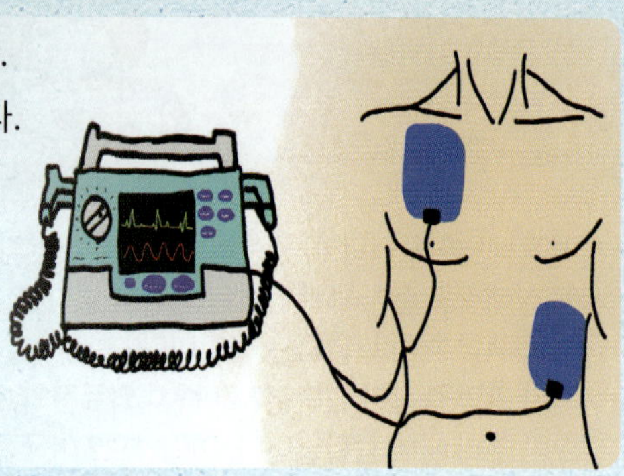

* 피부에 Pad를 부착 후 심장에 전극을 가하여 탈분극을 유도하는 장치입니다.
* 비침습적이고 쉽고 빠르게 환자에게 적용 가능하므로 응급상황에 이용합니다. 하지만 통증이나 피부손상 등으로 오래 적용은 불가합니다.
* 60-100mA 정도의 전력값과 목표 심박수를 설정하고, 상태에 따라 높일 수 있습니다.

Temporary Pacemaker (TPM)

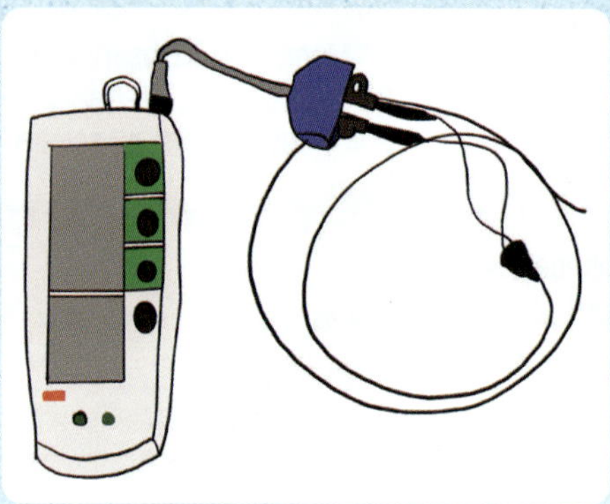

* 증상이 동반된 완전 방실 차단의 경우 적용합니다.
* 개흉술 후 심장에 직접 연결선을 부착 후 피부 바깥으로 빼내는 외막형과 경정맥이나 대퇴정맥을 통해 전극 도관을 심장으로 삽입하는 내막형이 있습니다.
* 환자의 심박동수 최소 범위를 정해주는 Rate dial(rate/min), 심박동을 시키는 최소한의 전류 양 Output(mA), 환자 심장 전류의 signal을 감지하는 Sensitivity(mV)를 설정해야 합니다. Output은 2~5mA가 적당하고, Sensitivity는 너무 낮으면 Double Check가 될 수 있어 3정도가 적당합니다.

Permanent Pacemaker (PPM)

* 완전 방실 차단이 지속되는 경우 인공심박동기(PPM)를 삽입하는 것이 가장 확실합니다. 심방과 심실을 생리적으로 순차적으로 자극해주는 심박동기 (DDD type pacemaker)를 설치하며, type은 약자를 이용해 OOO라고 표시합니다.
* 첫번째는 자극되는 심장부위(output). 두번째는 감지하는 심장부위(sensitivity)를 말합니다.
  : Atrium의 A, Ventricle의 V, Dual의 D
* 세번째는 감지된 자극에 대한 반응을 말합니다.
  : Inhibition(억제)의 I, Trigger(방출)의 T, Dual(Inhibit+Trigger)의 D
  ex) VVI: 심실에서 감지하고 심실을 자극하며, 심장 자체 전기 신호가 있을 때 기계의 전류를 방출하지 않도록 억제하는(inhibition) mode

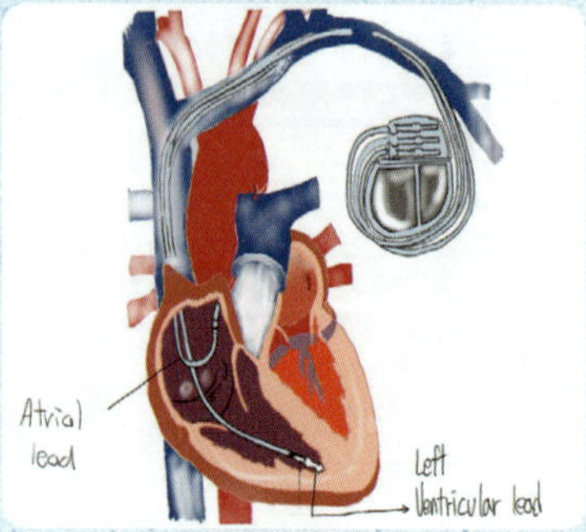

PPM 적용Tip!

OOOO
: 네번째 설정값도 있는데 속도변조(rate modulation)를 설정해요. 예를 들어 DDDR이면, DDD 모드에 R 모드를 추가하여 환자의 신체활동 강도에 따라 Heart rate를 기계가 알아서 유동적으로 조절하는 기능이에요.

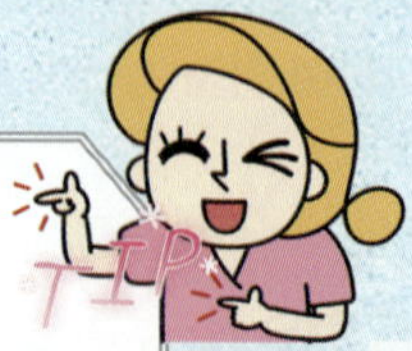

DDDR 60회로 설정했을 때 DDD 60회를 기본으로 운동할 때는 자동적으로 DDD 70, 80으로 rate 설정을 자동적으로 바꿔주는 기능이랍니다.

체온

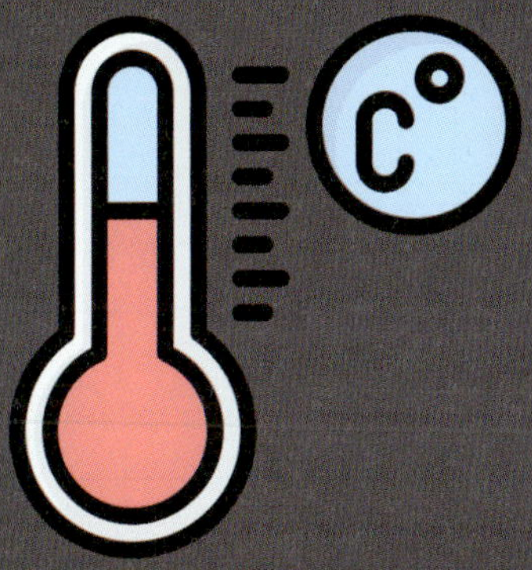

고체온 - Why Algorithm 알고리즘 사고력 기르기

1. 고체온 간호 사정

고체온은 체온이 정상보다 높아지는 증상으로, 일반적으로 38도 이상으로 정의된다. 고체온은 질병이나 다른 건강 문제의 흔한 원인이며 다양한 증상을 동반할 수 있다.

- 감염 증상: 발열의 가장 큰 원인은 감염 증상으로, 기침, 콧물, 인후통, 피로 등이 동반되는지 확인해야 한다.
- 안면홍조, 열감: 고체온으로 피부 표면 혈관이 확장되어 안면홍조와 열감을 유발한다.
- 통증호소: 감염으로 생성되는 염증 물질로 근육통이 발생할 수 있다. 일부 감염 질환에서는 관절통이나 두통이 유발될 수 있다.
- 땀: 고체온 시 땀을 통해 체온을 낮추려 한다. 땀은 수분 손실과 전해질 손실을 유발할 수 있으므로 충분한 수분 섭취가 중요하다.
- 오한: 몸이 체온을 상승시킬 때 오한이 발생할 수 있다. 근육을 수축시켜 열을 발생시키는 일종의 방어 반응이다.
- 탈수 증상: 입이 건조한지, I/O Check 등으로 탈수 증상을 확인할 수 있다. 탈수 증상이 심해지면 피로감, 어지러움, 두통, 혈압저하 등의 증상으로 악화될 수 있다.
- 대상자 사정: 환자의 과거력을 확인하여 발열의 원인을 알아볼 수 있다. 특히 갑상선 호르몬이 과도하게 분비되는 갑상선 기능 항진증의 경우 갑상선 호르몬이 체온 조절에 영향을 미쳐 체온이 상승할 수 있다. 갑상선 기능 항진증의 50%의 경우에서 발열이 나타나는 것으로 알려져 있다. 그 외 수혈이나 항생제 투여 등 처치로 발열이 발생하지 않았는지 발열의 원인을 고민할 수 있다.

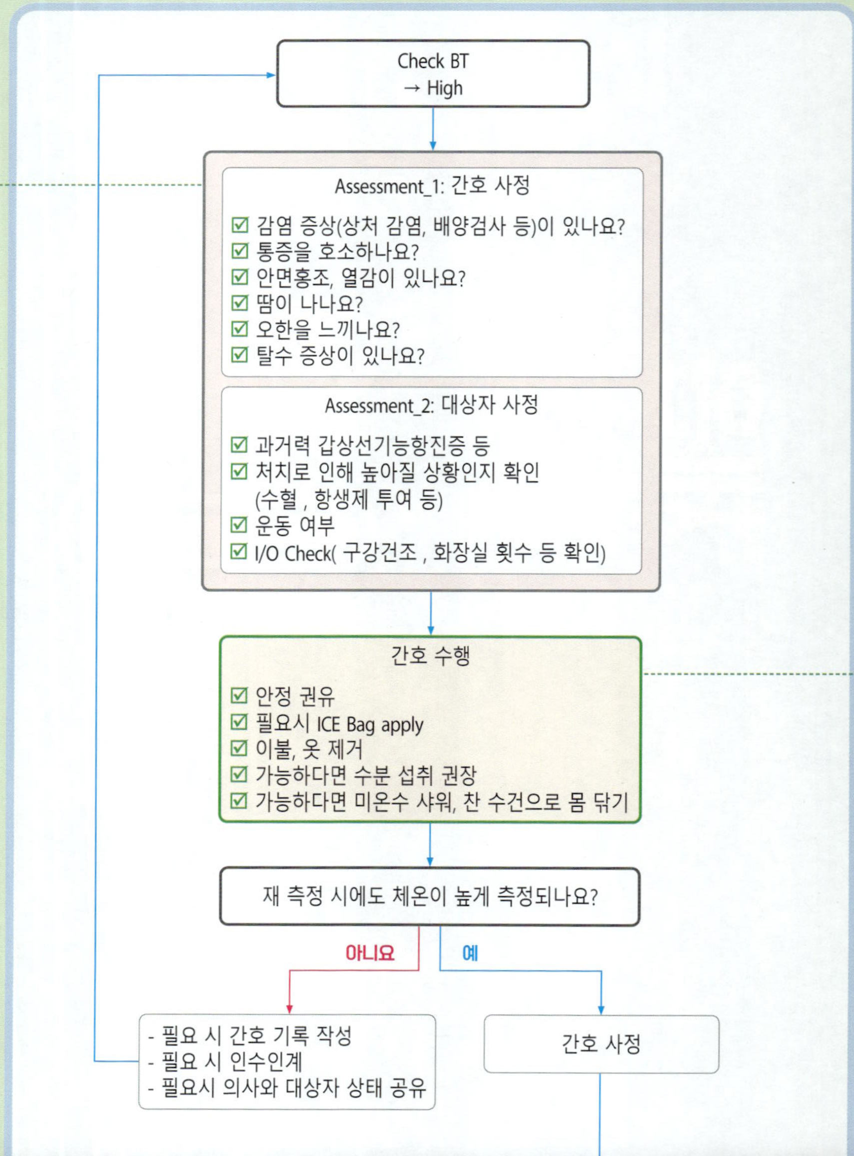

2. 고체온 시 기본적인 간호 수행

체온을 낮추기 위해서는 다른 원인들을 없애기 위해 안정을 권유할 수 있다.

그 외 필요시 ICE bag을 환자의 동맥이 지나가는 곳 옆에 두어 체온 하강을 노려볼 수 있고, 체온을 올릴 수 있는 이불을 얇은 것으로 바꿔주고, 젖은 옷을 교환할 수 있다. 탈수 증상시 수분 섭취를 권장하고, 미온수를 적용한 수건으로 온 몸을 닦아주어 체온을 낮출 수 있다.

고체온은 꼭 정상으로 낮춰야 할까?

고체온으로 환자가 힘들어하면(통증, 빈맥, 호흡곤란, 의식저하 등) 증상 조절을 위해 체온을 낮춰주는 중재가 필요하다. 하지만 고체온을 반드시 정상 체온으로 낮출 필요는 없다. 다음 이유를 기억하자.

* 체온이 높은 환경이 면역체계 활성화(백혈구 활동 증가, 인터페론 면역체계 자극)에 도움을 줄 수 있다
* 항균제의 효과나 질병의 치유 과정을 감출 수 있다.

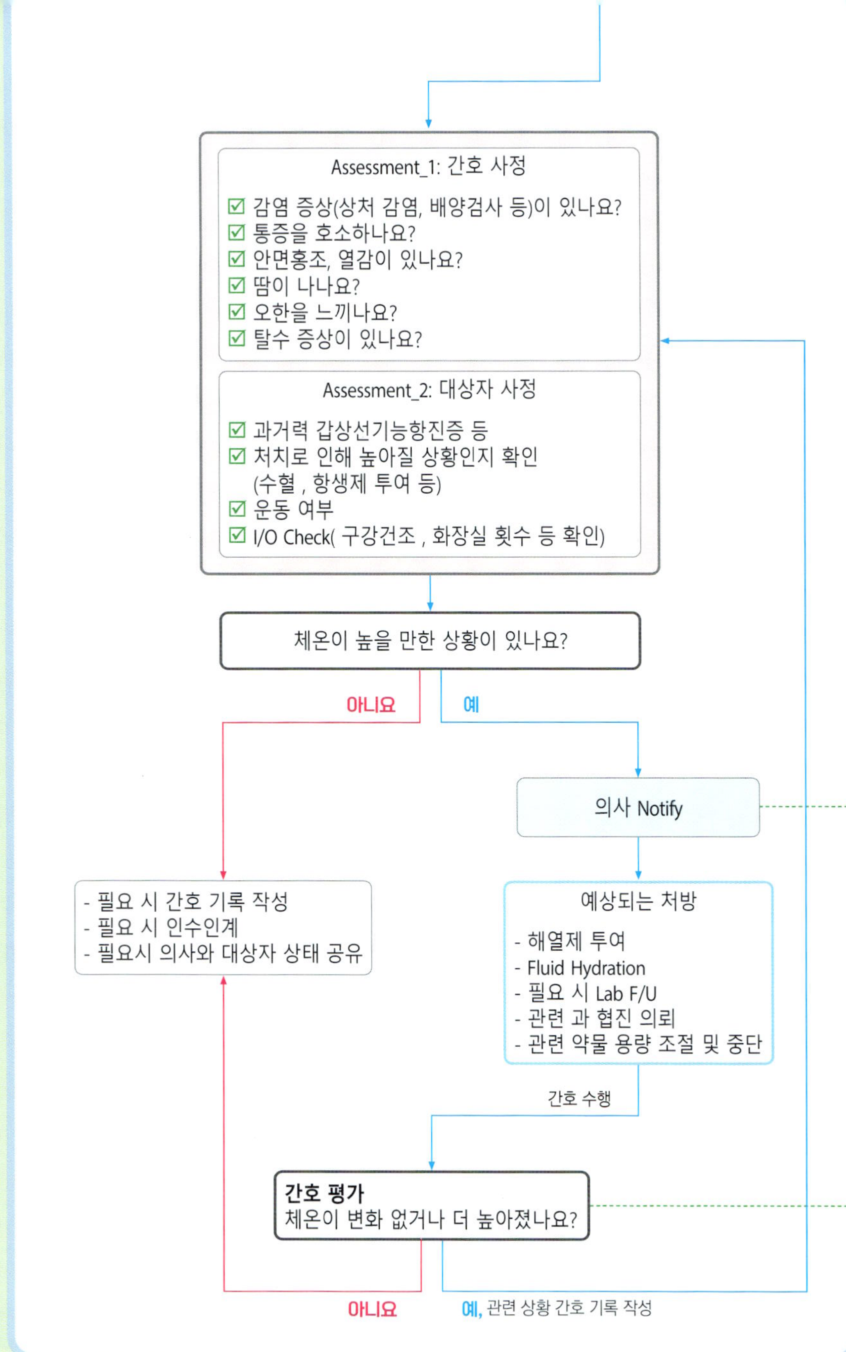

3. 재측정 후 고체온 시 대처

고체온 상황이 반복될 경우 의사와 상의하여 다음 두 가지 경로를 거친다

- **증상 조절**: 해열제 투약, 수액요법(Fluid Hydration)
- **원인 교정**: 원인을 찾기 위한 혈액검사, 배양검사, 관련 과 협진의뢰, 약물 요인이 예측된다면 용량 조절 및 투약 중단

4. 간호 평가

의사 처방에 따른 간호 수행의 평가 과정. 고체온이 호전되었다면 상황에 대한 간호 기록과 인수인계 과정으로 마무리하고, 호전되지 않았다면 이전 알고리즘 과정을 반복하며 환자의 체온 조절을 위한 노력을 하게 된다.

저체온 - Why Algorithm 알고리즘 사고력 기르기

1. 저체온 간호 사정

- 오한: 몸이 체온을 상승시킬 때 오한이 발생할 수 있다. 근육을 수축시켜 열을 발생시키는 일종의 방어 반응
- 청색증: 저체온은 혈관을 수축시켜 혈액 순환을 악화시킬 수 있기에 말단 부위로 혈액 공급 감소가 이어진다. 따라서 충분한 산소가 말단으로 공급되지 못하므로 청색증이 나타날 수 있다.
- 출혈증상: 저체온은 혈관수축과 관련하여 조직 손상과 출혈 위험을 증가시킬 수 있다. 특히 피부 아래 멍과 같은 푸른색 반점이나 발진이 있는지 살펴보고, 코피나 잇몸 출혈 등 점막출혈이 있는지 확인하는 것이 필요하다.

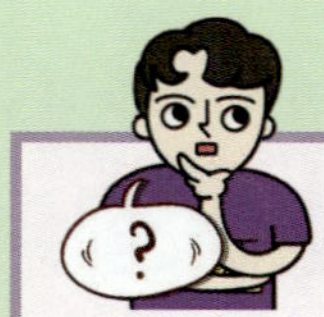

오한 증상은 왜 좋지 않죠?

체온을 상승시킬 때 발생하는 오한은 증상 자체가 좋지 않은 것은 아니다. 하지만 원인 질환에 따라 오한을 조절해야 하는 이유를 알아두자.

* 심한 오한: 오한은 근육을 수축시키는 반응이다. 심한 근수축으로 환자는 떨림과 통증, 불안을 느낄 수 있으므로 오한 조절이 필요하다. 뇌 기질적 문제가 있는 경우 오한으로 인한 영향은 치명적일 수 있으므로 즉각적 증상 조절이 필요하다.
* 에너지 소비 증가: 오한은 신진대사를 증가시켜 에너지 소비를 촉진한다. 이에 따라 심장에 무리가 갈 수 있고, 불감소실량 증가로 탈수 증상이 유발될 수 있다.

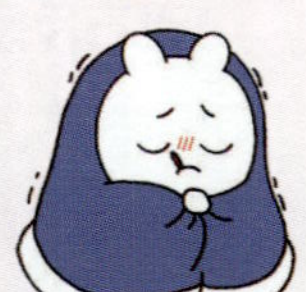

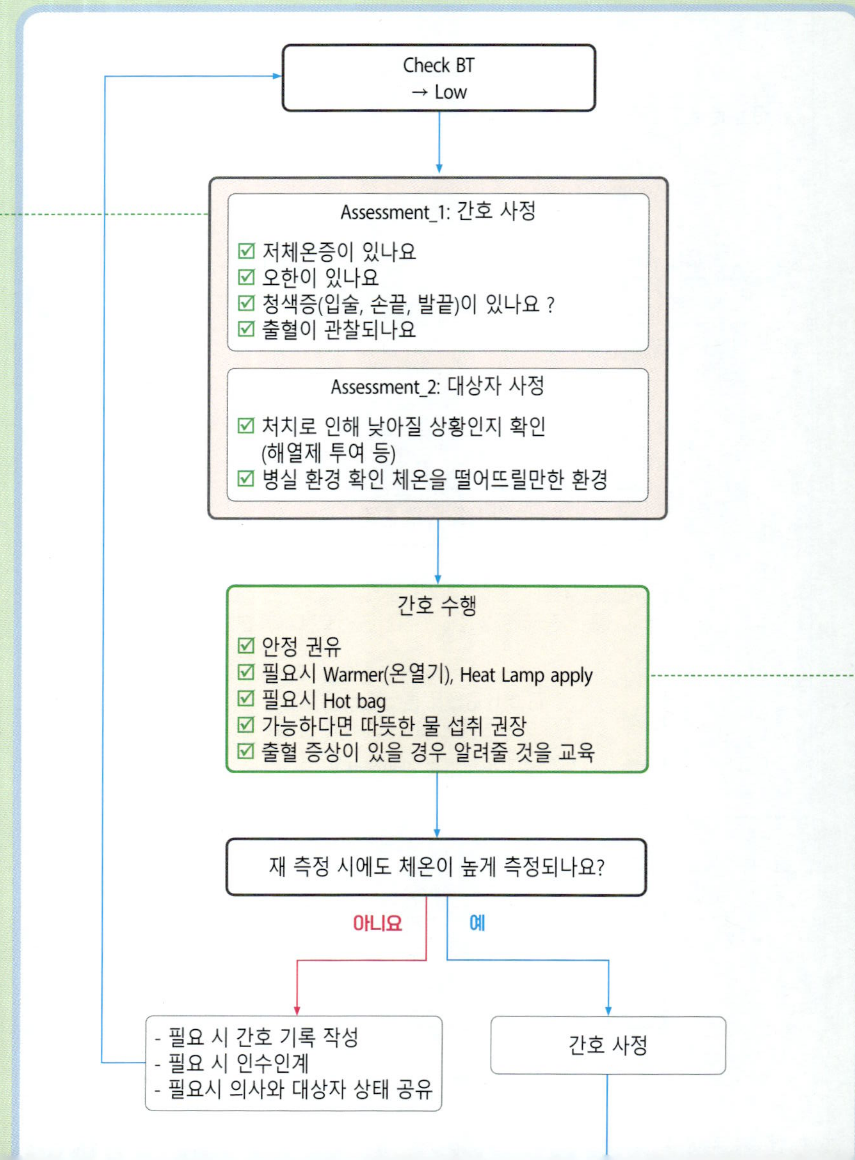

2. 저체온 시 기본적인 간호 수행

- 안정권유: 저체온 유발 원인을 제거
- Warmer, Heat lamp, Hot bag: 체온을 상승시켜줄 수 있는 의료장치 이용
- 따뜻한 물 섭취: 따뜻한 물로 체온을 올리고 수분을 보충

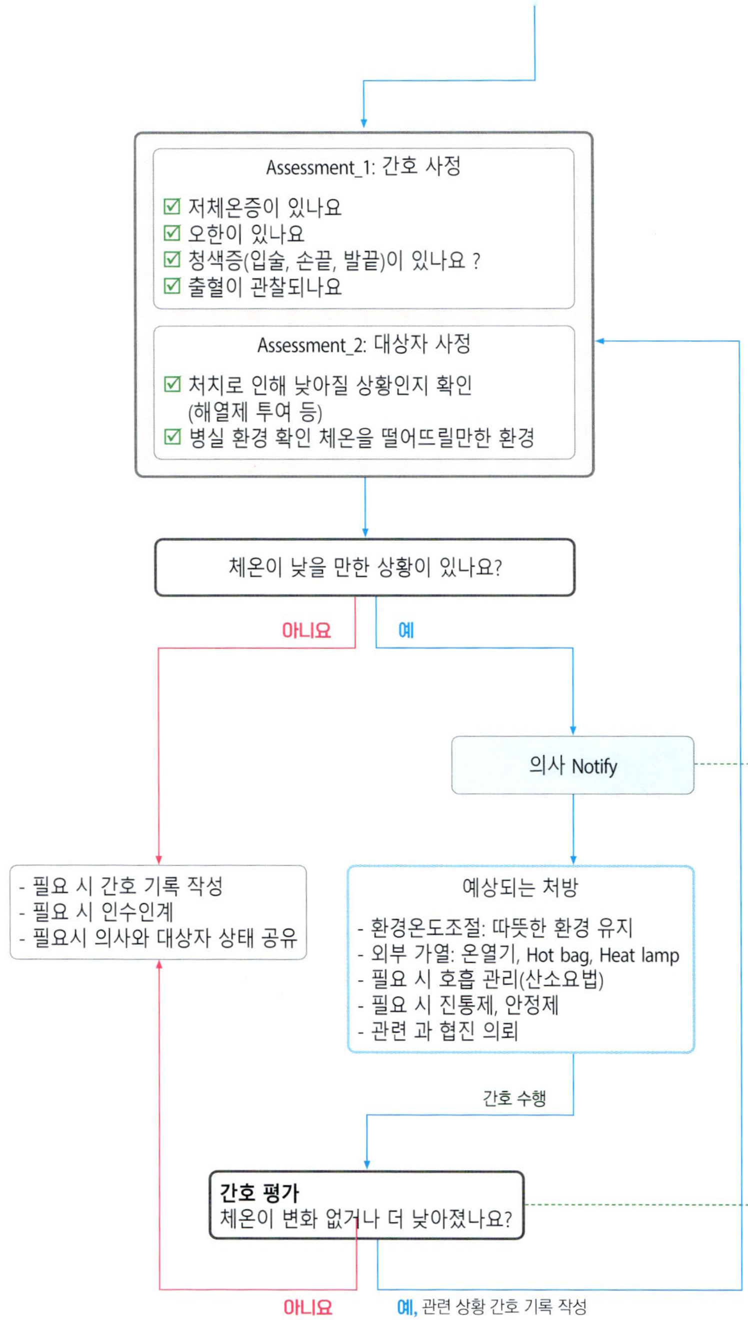

3. 재측정 후 저체온 시 대처

저체온을 정상으로 올려주기 위한 방법은 환경온도나 외부 가열 외에는 특별히 존재하지 않는다. 하지만 저체온으로 인한 증상을 조절하는 방법은 있다.

- **혈관확장제 투약**: 혈관확장제를 이용해 혈액 순환을 개선하고 말단 부위로 혈액 공급을 증가시킬 수 있다.
- **산소요법**: 호흡 곤란이 있는 경우 산소를 공급해 호흡 기능을 지지 한다.
- **진통제, 안정제**: 환자의 통증 완화와 불안이나 떨림을 완화하기 위한 안정제를 투약할 수 있다.

4. 간호 평가

의사 처방에 따른 간호 수행의 평가 과정. 저체온이 호전되었다면 상황에 대한 간호 기록과 인수인계 과정으로 마무리하고, 호전되지 않았다면 이전 알고리즘 과정을 반복하며 환자의 체온 조절을 위한 노력을 하게 된다.

TIP **저체온을 치료 방법으로 활용**

임상에서는 저체온 상태보다 저체온 상태로 만드는 치료를 많이 볼 수 있다. 저체온일수록 심폐기의 관류를 줄일 수 있어 심장수술시 저체온을 적용하거나, 급성 뇌손상 환자의 신경 보호와 뇌부종 감소를 유도하기 위해 저체온요법을 적용한다. 저체온요법 방법으로 물 순환(warter circulation) 방법이 가장 많이 이루어지고, 이를 가능케하는 의료장비로 ArcticSun이 있으니 알아두자.

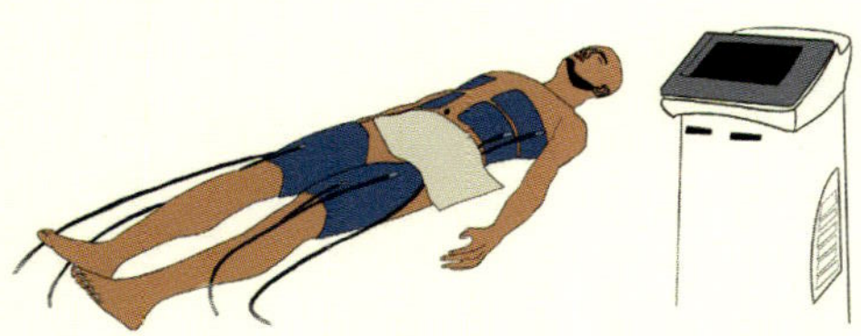

체온(Body Temperature, BT)

임상 Story **"왜 측정하는 체온이 계속 달라져요?"**

코로나 바이러스와 함께 체온 측정이 아주 일상화되었다.
동시에 병원에 입원하는 환자들께서 자주 하시는 말씀들이 있었는데,
"집에서는 36도로 나왔는데 왜 병원만 오면 37도로 올라가는거에요?"
"어디로 체온 측정 하셨어요?"
"그 레이저로 이마 쏘는 것 있잖아요~! 편리하고 좋던데"
"우리 몸의 체온을 측정하는 부위는 이곳 저곳이 있는데, 어느 부위가 심부체온을 잘 반영할 수 있는지....."
(~~하.. 이것 다 설명해주다가는 오늘도 일 밀리겠는데.. 환자분에게 Crambook을 줄 수도 없고...~~)

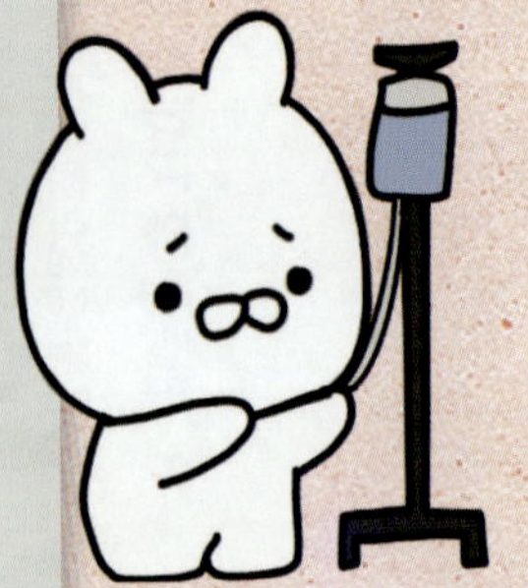

체온

체온은 신체 내부의 온도를 말하며, 보통 오전에 낮고 오후에 높으며 약 1°C까지 차이가 발생하기도 합니다. 측정 부위 별로 정상 범위가 달라지며, 보통 구강 체온이 38°C 이상일 때, 혹은 심부 체온(core temperature)이 38.3도 이상을 발열(fever)이라 하며, 임상에서 35°C 이하의 경우 저체온(hypothermia)으로 여깁니다.

고막 체온

시상하부 관류하는 혈관동맥을 공유하기 때문에 비교적 정확한 체온 측정 부위입니다. 구강 온도보다 0.3-0.6°C 정도 높습니다.

시상하부 관류하는 혈관동맥을 공유하기 때문에 비교적 정확한 체온 측정 부위입니다. 구강 온도보다 0.3-0.6°C 정도 높습니다.

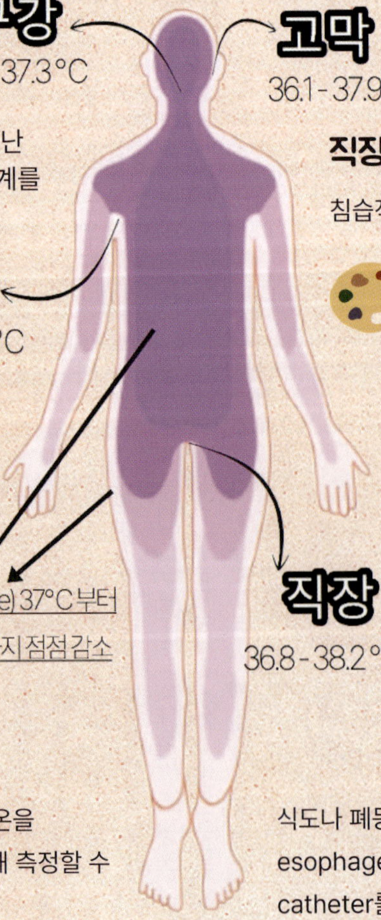

구강 체온

혀 아래 설하 중심에서 약간 벗어난 곳에서 측정합니다. 환자가 온도계를 물지 말아야 합니다.

직장체온

침습적 체온 측정 방법입니다. 구강온도보다 1°C정도 높습니다.

정확한 체온 감시는 매우 중요하며, 여러 부위에서 동시에 감시하는 것도 필요합니다. 고막(tympanic membrane)이나 비인두(nasopharynx)의 온도는 뇌의 온도를 가장 잘 반영하며, 적외선을 이용한 전자체온계를 이용할 수 있습니다.

액와 체온

최소 침습적이라 아동에게 주로 사용합니다. 구강 온도보다 1°C 정도 낮을 수 있습니다.

Tip!

적외선이 고막에 잘 닿도록 성인의 경우 귀를 후상방, 소아의 경우 후하방으로 당겨주세요.

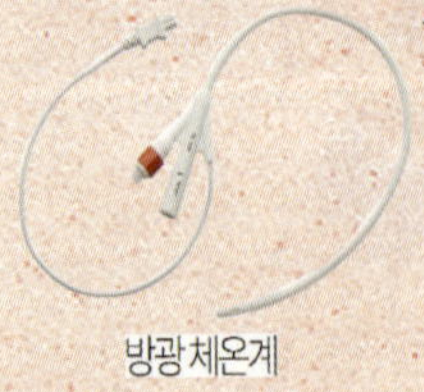

방광체온계

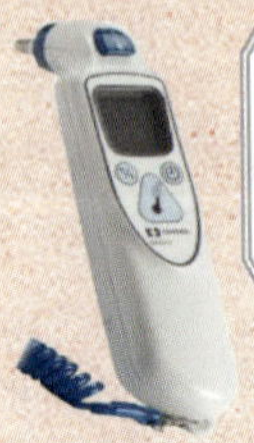

고막 체온계

방광과 직장 온도는 몸의 평균 체온을 반영하고, Foley catheter를 통해 측정할 수 있습니다.

식도나 폐동맥 온도는 중심체온을 반영하며 esophageal 체온 측정기, Swan-Ganz catheter를 이용해 측정할 수 있습니다.

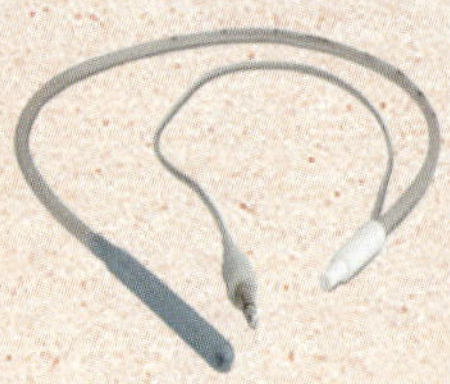

식도체온계

Hyperthermia, Fever

"선생님, 저 왜 열이 나는 거죠?" 임상 Story

오전 라운딩! 오늘은 아침밥도 챙겨먹고 활기찬 마음으로 환자들을 맞이했다
"체온 측정 하겠습니다~. 이런 38도로 조금 높으시네요"
"밤에 추워서 이불을 세 개 덮고 잤더니 더워서 올라갔나 보네요.
조금 이따 다시 측정해주세요"
"이불 때문에 체온이 이렇게 올라가진 않으실 거예요~ 그래도 잠시 후
다시 측정해드리겠습니다"
"그럼 제가 왜 체온이 올라가나요? 열이 나면 저는 이불 덮지 말고 있어야
하나요? 어떡하죠?"
"아, 그건.. 이따 다시 측정해보고 말씀드리죠!" (~~왜 갑자기 생각이 안 나지...~~)

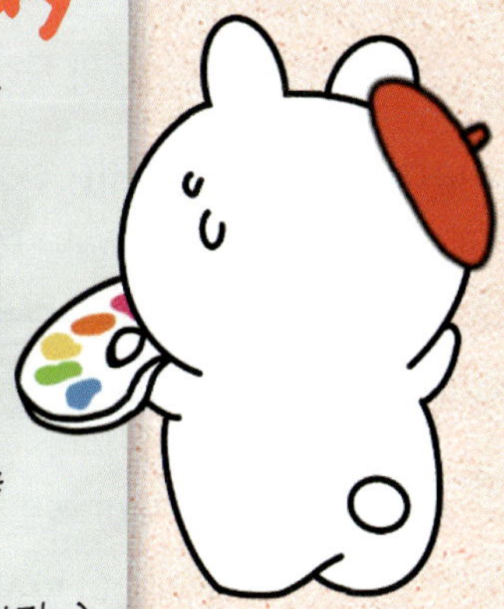

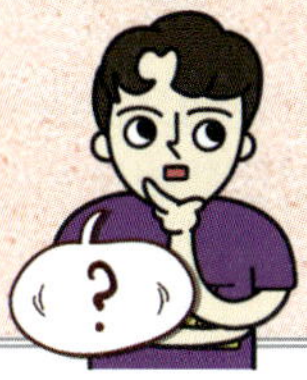

체온은 몇도까지?

인체가 견딜 수 있는 체온의 상한은 41°C 예요.
그 이상의 고체온에서는 체세포의 장애, 장기 부전이 발생하고 42°C 이상의 고체온이 몇시간 지속되면 죽음에 이를 수도 있답니다!

체온이 상승하면 무슨 문제가?

∗빈맥
→ 체온이 1°C 상승할 때마다 맥박은 8.5 beat/min씩 상승합니다(Lieber Meister's rule)
∗혈관 확장으로 인해 혈압 저하를 보이거나 심박출량 증가로 혈압이 상승합니다,
∗대사율 증가 및 산소 소모량이 증가합니다. 특히 심근의 산소 소모량이 증가하므로 심장에 부담이 됩니다.
∗호흡수가 상승하고, CO_2 발생이 증가할 수 있습니다.
∗불감성 수분 소실(insensible loss)이 발생하여 탈수 증상이 나타날 수 있습니다.
불감성 수분 소실은 하루 평균 600-800ml 정도가 정상이나 체온 1°C 상승에 따라 300 ml/day씩 증가합니다.
∗오한, 경련, 두통, 근육통, 식욕 부진, 소변량 저하가 발생합니다.

체온은 왜 상승할까?

체온 조절 중추는 시상하부에 있으므로 시상하부 기능장애(Central fever)시 체온 조절이 되지 않습니다.
그 외 감염(Infection), 아나필락시스(anaphylaxis), 말초순환저하(peripheral circulatory disturbance) 등이며 감염성과 비감염성으로 나눌 수 있습니다.

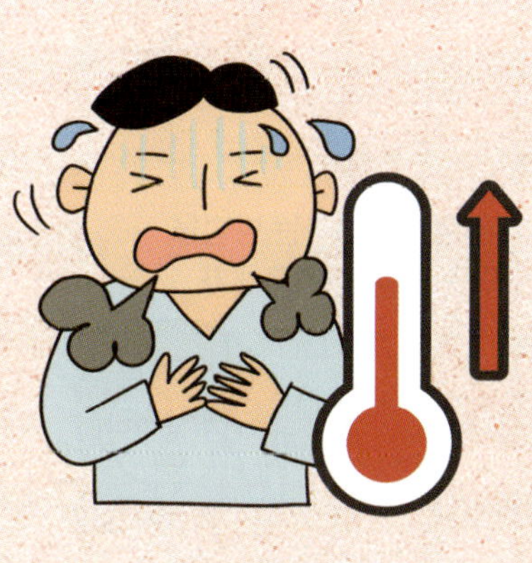

(1) 감염성 발열

세균이나 바이러스가 면역계의 세포에 작용하여 인터루킨-1이라는 내인성 발열물질을 생산하여 시상하부 체온 조절 중추를 자극합니다. 주로 상처 감염이나 폐렴, 요로감염, 카테터 관련 감염, 수술 부위 감염, 급성 췌장염, Meningitis,Encephalitis, Brain abscess 등이 있어요.

(2) 비감염성 발열

외상이나 출혈 등으로 시상하부 손상, 수혈 반응, 약물 반응(drug fever), 심부정맥 혈전증, 폐색전증, 비정상적 면역 체계 등이 있어요.

Fever management

증상 완화

: 열과 함께 빈맥, 빈호흡, 오한, 어지러움, 탈수 등의 증상이 동반되는 경우에는 일단 해열을 하는 것이 중요합니다.

* 냉각담요(cooling mattress) or 냉각기(cooler) or ICE pack apply

: 고열에 대해서는 체포면을 흐르는 혈액의 방열을 촉진하면서 체온을 낮추기 위해 동맥 근처에 ICE pack을 놓습니다 (총경동맥의 목 옆, 액와동맥의 겨드랑이, 대퇴동맥의 허벅지 사이)

* 미온수 마사지(Tepid massage)

: 미지근한 물을 적신 스펀지나 수건으로 몸을 닦아 증발시키는 방법입니다.
특히 소아에게 효과가 좋습니다. 간혹 심부 체온이 발산되지 못하고 끝나면 체온이 더 증가할 수 있는 단점이 있습니다.

만약 얼음물과 같이 차가운 물을 이용할 경우 발산시키지 못하게 되므로 미온수를 이용해주세요

*** 충분한 수액을 투여하거나 수분을 섭취하여 몸이 건조해지는 것을 막습니다.**

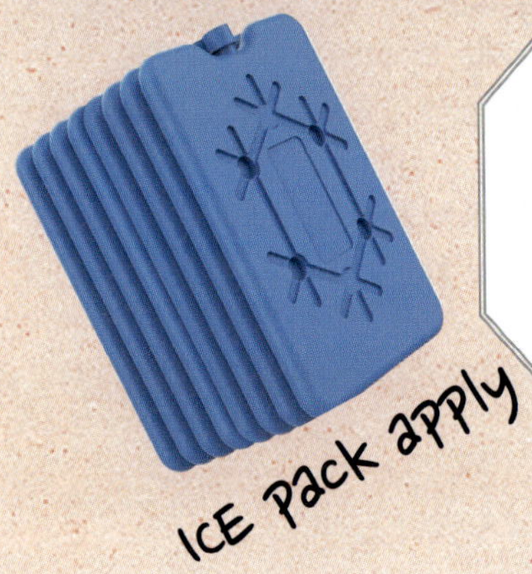

Tip!

감염으로 인한 발열시 시상하부 체온 조절 중추의 기준점이 상승하여 춥다고 느낄 수 있어요. 이때 두꺼운 이불을 덮어버리면 오히려 신체의 열이 더 높아질 수 있으므로 **추위를 느끼지 않을 정도의 얇은 이불**만 덮어주세요. 특히 **소아의 경우** 두꺼운 이불을 덮어놓을 경우 **열성경련까지 발생할 위험**이 있으니 주의해주세요. 열 발산을 위해 땀에 젖은 옷을 자주 갈아입히고, 미온수로 닦아주는 것이 좋습니다.

"열이 난다고 환자분의 이불을 치워버리는 것은 잘못된 행동이었구나! 오한이 있을 때 추위를 느끼지 않을 정도의 얇은 이불 덮어주기! 저장!"

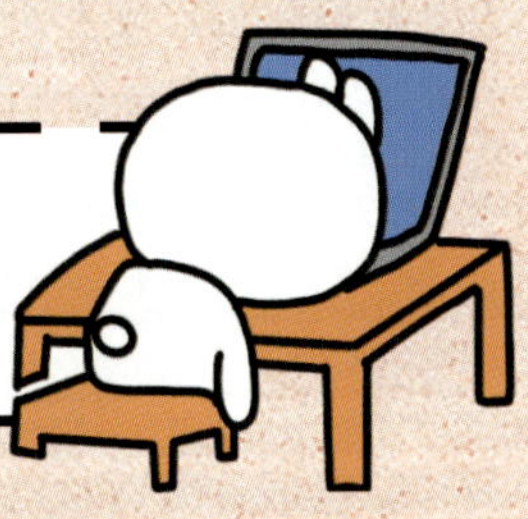

해열제 사용

: 이부프로펜, 아스피린, 타이레놀 계통의 해열 진통제는 뇌하수체에서 생성되는 prostaglandin E2를 억제합니다.
해열제는 해열 진통제와 소염 진통제로 나눌 수 있어요.

propacetamol의 경우 저혈압 합병증이 있으므로 주의하여야 합니다.

*** 해열진통제**: 열을 낮추고 통증을 경감해주는 약제입니다.
아세트아미노펜(acetaminophen, 상품명 **타이레놀, 세토펜 현탁액**)이 대표적이며, 주사제로 아세트아미노펜의 전구체인 프로파세타몰(propacetamol, 상품명 **데노간, 파세타**)이 있습니다.

*** 소염진통제**: 근육통이나 관절염 등 염증을 치료하고 통증을 경감해주는 약제입니다.
해열 적응증을 가지고 있는 이부프로펜(ibuprofen)이 있습니다.

열이 발생할 때 단순히 해열제를 투여하는 방법을 떠올리기 쉬우나, 무엇보다 원인을 찾는 자세가 중요합니다!

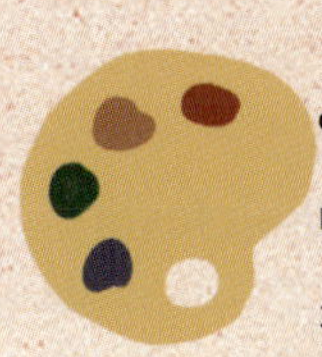

열이 발생할 때 단순히 해열제를 투여하는 방법을 떠올리기 쉬우나, 무엇보다 원인을 찾는 자세가 중요합니다!

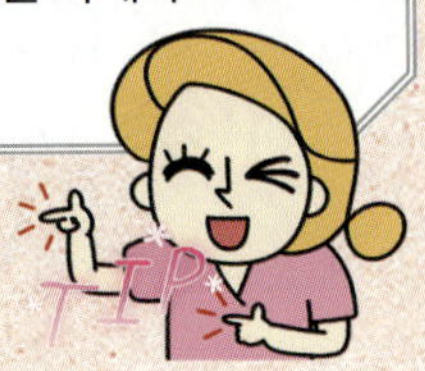

원인 파악 및 치료

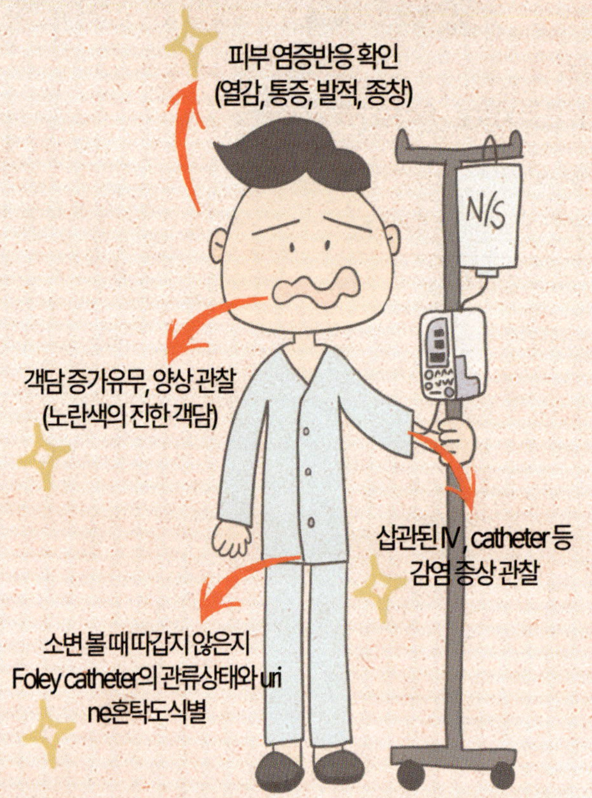

Tip!

환자의 전신을 훑으며 염증 반응을 관찰해야 합니다.
관찰해야 하는 증상들은 옆의 그림을 참고해주세요:)

진단 검사

감염원 배양검사 culture(Blood, Sputum, Urine), CBC, routine chemistry, CRP, Erythrocyte Sedimentation(ESR), Chest X-ray, Procalcitonin, Urinalysis, 분자 유전학적 검사를 시행해요.

바이러스가 유행하는 시기에는 그에 맞춘 검사를 시행할 수 있으니 의사와 상의하셔야 합니다.

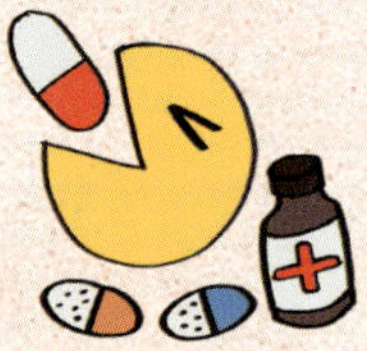

항생제 (Antibiotics)

세균 감염에 의한 염증이 확실할 때 항생제(Antibiotics)를 사용합니다. 균주 특성상 항생제 투여에 영향을 받으므로 **항생제를 투여하기 전 배양 검사를 시행**하는 것이 권장됩니다. 경험적 항생제 사용 후 배양 검사 결과를 통해 항생제를 변경합니다.

예방 지침

더 많은 내용을 알고 싶으면 Cram Book으로 고고~~

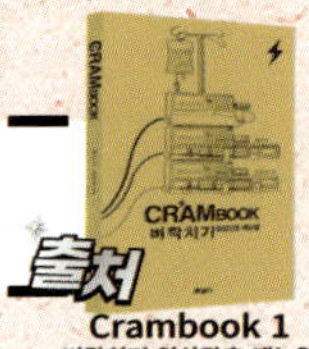

출처
Crambook 1
벼락치기 임상간호 매뉴얼

예방적 항생제

감염이 일어나기 전 예방적으로 투여하는 항생제입니다. **주로 수술을 위한 예방적 항생제**가 많으며 보통 1세대 세파계열 항생제(1st generation cephalosporin)가 권장됩니다. MRSA가 판명된 경우 vancomycin이나 teicoplanin과 같은 glycopeptide계 항생제를 일차적으로 사용합니다. 예방적 항생제는 **장기간 과용**하면 병원 감염의 증가만 가져오며 **균의 내성을 증가**시킵니다.

면역 저하자 & 전파 질환자 주의

면역억제제 투여 환자나 면역기능부전이 있는 환자의 경우 **격리병실**이 권장되며, 전파성 감염 질환 환자를 주의하여야 합니다. 전파성 감염 질환을 한군데로 모아 놓는 코호트 격리도 권장됩니다. 환자에게 삽입된 카테터 삽입부를 확인하고 감염 증상이 있을 경우 미생물 검사를 의뢰해 삽관을 제거하거나 소독 해야 합니다.

원내감염전파 주의

원내감염의 가장 흔한 원인은 환자나 의료진의 피부, 손, 구강에 정상적으로 서식하는 정상균총입니다.

환자와 접촉 전/후 손소독이 매우 중요합니다.

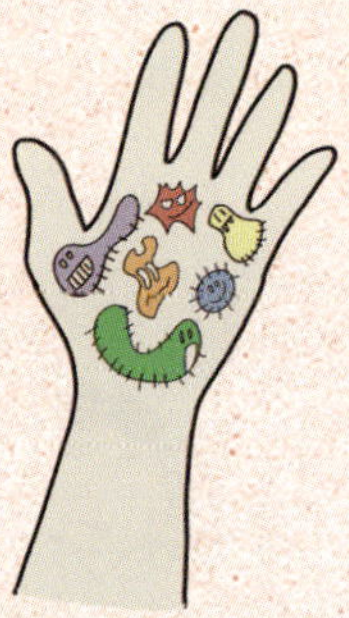

다제내성균 전파주의

다제내성균과 같이 접촉주의를 시행해야 하는 경우 손위생을 필히 시행하며, **장갑이나 가운 착용이 권장**됩니다. 병실 표면이나 반복 사용기구(혈압계, 체온계, 청진기, 토니켓 등)에 대해서 매일 소독해야 합니다.

영양 관리

감염 치유과정 중 환자의 영양상태가 중요합니다.

경구영양이 충분치 않다고 판단되면 정맥 내 영양제 투여가 보충되어야 합니다.

Hypothermia

: 체온이 35°C 이하로 감소하는 경우
저체온(Hypothermia)이라 합니다.

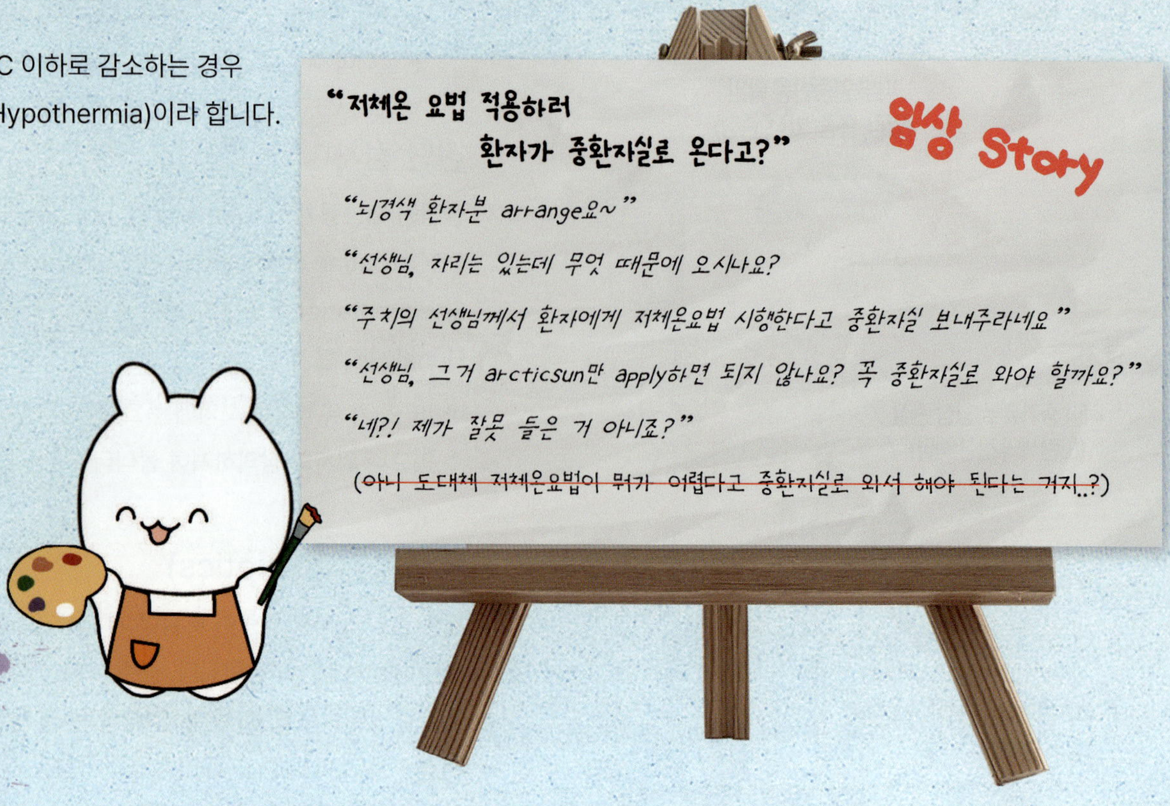

체온이 하강하면 무슨 문제가?

* 체온이 1°C 하강 시 산소 소모량은 5-7%정도 감소하며, 20°C에서는 80%까지 감소합니다. 특히 뇌산소 소모량이 더욱 감소합니다.
* 부정맥(심방세동, 심실빈맥), 심근 수축력 저하로 심박출량이 감소합니다.
* 오한(shivering)- 열 생성으로 산소 소모량 및 CO_2 증가로 뇌압 상승유발
* 말초혈관 수축에 의한 소변량 저하, 말초 청색증(peripheral cyanosis)
* 전해질 장애 – K, Mg, P, Ca 저하
* 동맥혈 pH 상승 - CO_2증가로
* 면역 기능 저하

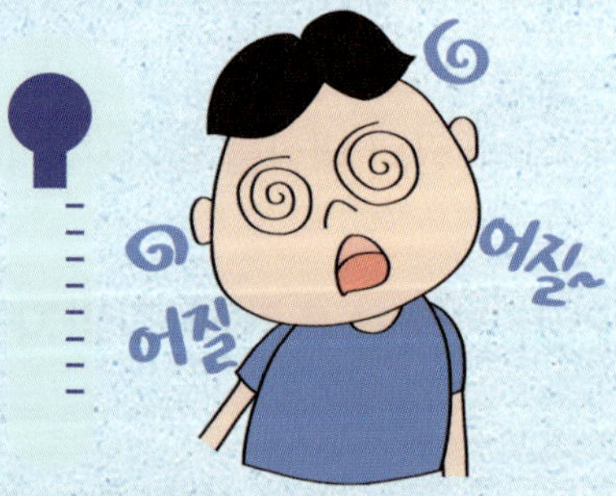

체온은 왜 하강할까?

저체온의 원인으로 추위에 노출된 경우, 갑상선저하증, 저혈당, 중증의 패혈성 쇼크, 부신피질부전증 등이며 혈액의 외부순환(혈액투석, 인공심폐기) 치료를 할 경우 감소할 수 있어요.

저체온 발생시 가온기(warmer)를 적용하고, 혈액 외부순환으로 인한 저체온의 경우 의료장비의 가온기를 이용해 체온을 상승시킬 수 있습니다. 혈액 외부 순환 치료시에는 항상 blood warming을 신경쓰셔야 합니다.

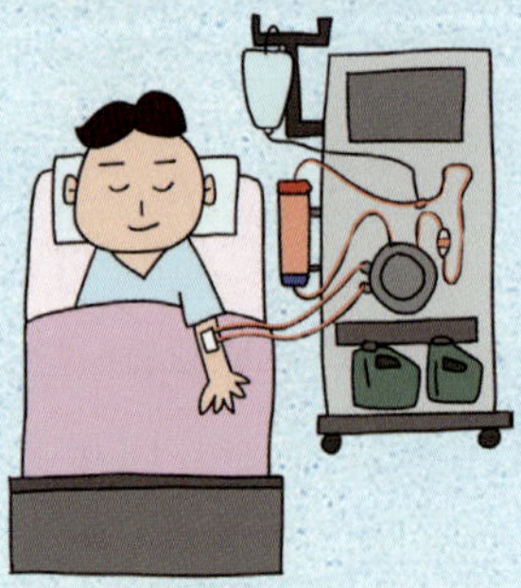

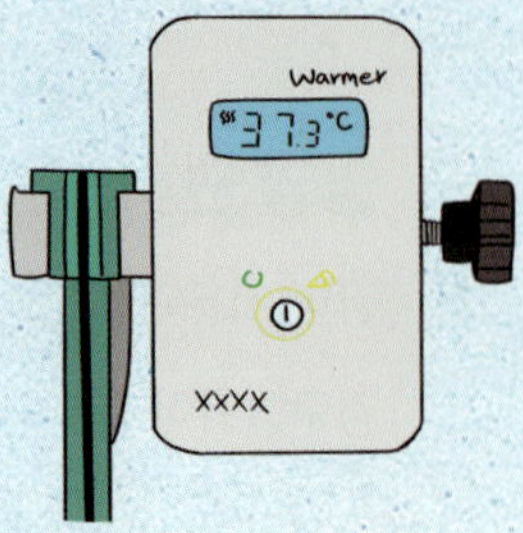

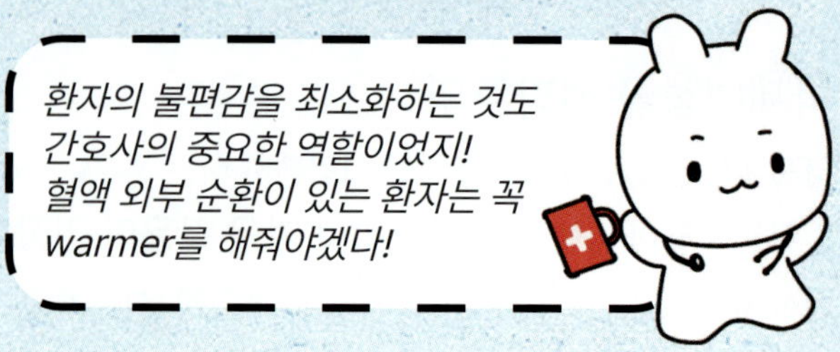

심장수술 시 저체온 요법

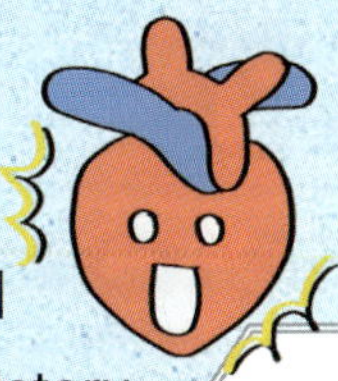

저체온일수록 심폐기의 관류를 줄일 수 있으므로 심장 수술 시 수술 시야 확보에 용이합니다. 심한 저체온에 이르게 하면 완전 순환 정지(Deep Hypothermic Circulatory Arrest, DHCA)도 가능하며, 뇌손상의 한계 시간을 1시간까지 연장시킬 수 있습니다.

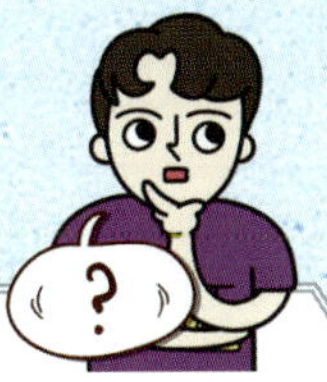

일부러 저체온 상태를 만든다고?

임상에서는 저체온 상태보다 고체온 상태의 환자를 더 만나게 되죠. 일부러 저체온 상태를 만드는 저체온 요법, 더 자세히 알아볼까요?

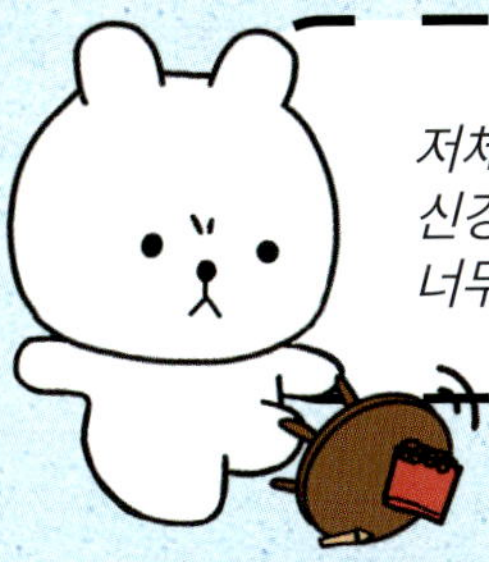

저체온 요법 하나 하는데 왜 이렇게 신경 써야 하는 게 많은 거야... 너무 어렵다 ㅠㅠㅠㅠ

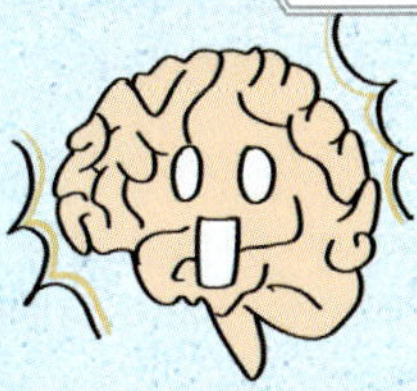

급성 뇌손상 환자의 저체온 요법

급성 뇌 손상 환자의 심부 체온을 낮추어 신경 보호와 뇌부종 감소를 유도하는 치료법입니다. 보통 저체온 상태를 24시간 정도 유지하나, 질환마다 적용 온도와 기간이 달라질 수 있어요. 적응 질환으로 심정지(cardiac arrest), 외상성 뇌 손상(traumatic brain injury), 허혈 뇌졸중(ischemic stroke), 뇌내출혈(intracerebral hemorrhage) 등이 있습니다.

저체온을 유발하기 위한 방법으로 물 순환(water circulating), 공기 순환(air circulating), 냉각 담요(cooling blanket), ice pack 적용, ice saline을 이용한 위장관 세척하는 방법이 있습니다.
저체온 요법의 특성상 빠른 시간 안에 목표 체온에 도달시켜야 하므로, 물 순환 냉각 패드를 이용하는 방법이 주로 사용되며, 의료장비로 arcticsun이 있습니다. 저체온요법에서 가장 주의해야 할 점이 바로 "오한"에 대처하는 것입니다.

오한(Shivering)

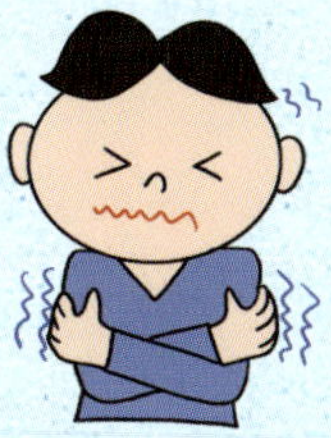

Shivering은 신진대사 속도를 증가시키며, 열을 발생시키고 환자의 온도를 상승시킵니다. 환자도 힘들어하고, 저체온요법이 제대로 시행되지 않을 수 있어요. 오한을 예방하기 위해 보온 공기 담요(warmer) 등을 이용해 피부에 온기를 전달합니다. 그 외에 Acetaminophen, Buspirone, Magnesium sulfate 등을 투여합니다.
이후에도 조절이 안될 경우 Propofol도 효과가 있으며, 근이완제를 투여해 볼 수 있지만 근이완제 적용 시 경련 발작이 겉에서 드러나지 않을 수 있으므로 이에 대한 모니터링이 필요합니다.

Bedside Shivering Assessmet Scale (BSAS)

: Shivering이 목, 상지, 상&하지로 보이는 양상에 따른 점수를 매기는 척도입니다.

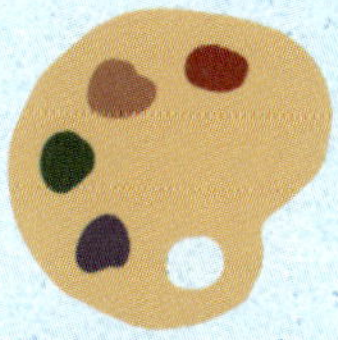

Anti-shivering Protocol

＊경증의 경우

Acetaminophen 650mg q4hr, Ibuprofen 400mg q4hr, Buspirone 30mg q8hr, Magnesium sulfate를 serum level 3~4mg/dL를 목표로 IV , 가온기 적용

＊중증 이상

Dexmedetomidine infusion 0.2mcg/kg/hr or Fentanyl infusion 25mcg/hr or Propofol IV or Midazolam IV

＊조절되지 않는 Shivering

intubation 후 근이완제(Neuromuscular paralysis)까지 투여할 수 있습니다.

Arcticsun을 이용한 저체온 요법 적용 방법

1. 유도 (Induction)

: 최대한 빨리 목표 체온에 도달하는 것입니다. 목표 체온은 일반적으로 32-35°C로 설정하며, 질환에 따라 다를 수 있습니다. 목표 체온으로의 빠른 하강 속도 자체가 특별한 부작용을 유발한다는 보고는 없습니다.

2. 유지 (Maintenance)

: 목표 범위에 도달한 체온을 일정하게 유지해야 합니다. 현실적으로, 목표 체온을 벗어나는 것은 불가피하지만 그 편차가 최소화되도록 합니다. 유지 기간은 질환에 따라 다를 수 있습니다. 심정지(12-24시간), 신생아 저산소 허혈 뇌병증(72시간)처럼 뇌신경 보호 효과를 기대하여 저체온 요법을 시행하는 경우에는 짧은 기간 동안 적용하는 것이 일반적입니다. 하지만 뇌부종이나 뇌압 상승의 치료가 저체온요법의 목표일 경우 1주일 이상 저체온 상태를 유지할 수도 있습니다.

3. 재가온 (Rewarming)

: 재가온 시에는 천천히 일정한 속도로 체온을 올립니다. 체온이 상승하는 동안 뇌혈관의 확장과 뇌 혈류의 증가로 인해 뇌압이 상승할 뿐 아니라 동반된 전신의 혈관 확장으로 인해 저혈압과 뇌관류압 저하가 발생할 수 있습니다. 따라서 뇌압 상승의 우려가 있을 경우에는 시간당 0.1도 이하의 속도로 재가온 속도를 낮추고, 뇌압 상승이 문제 되지 않을 경우에는 시간당 0.25도 이하의 속도로 재가온 속도를 설정하는 것이 일반적입니다.

Tip!

임상에서 적용하실 때는 의사에게 **목표체온(target temperature), 유지기간**(보통 24시간), 그리고 기계를 끄기 전 체온을 원래 상태로 돌려놓는 재가온(rewarming)을 **시간당 몇 도씩 올릴건지를 확인**하셔야 합니다.

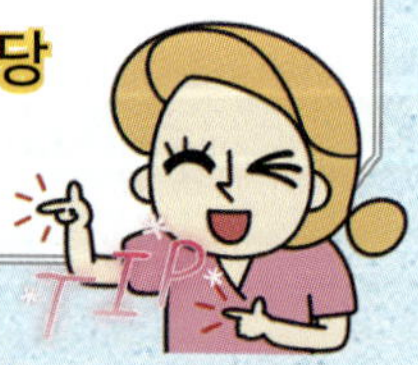

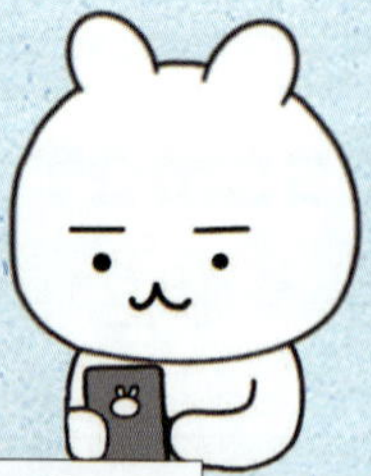

내용 이해가 어렵다면..
JUDY와 함께 유튜브로 고고!

@rn_theboy

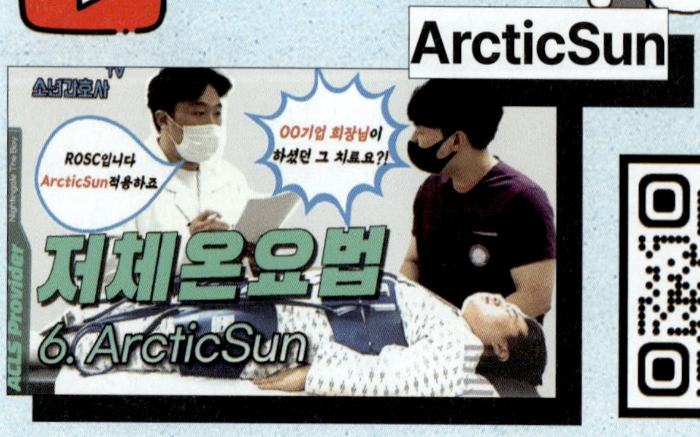

저체온 요법시
발생할 수 있는 부작용

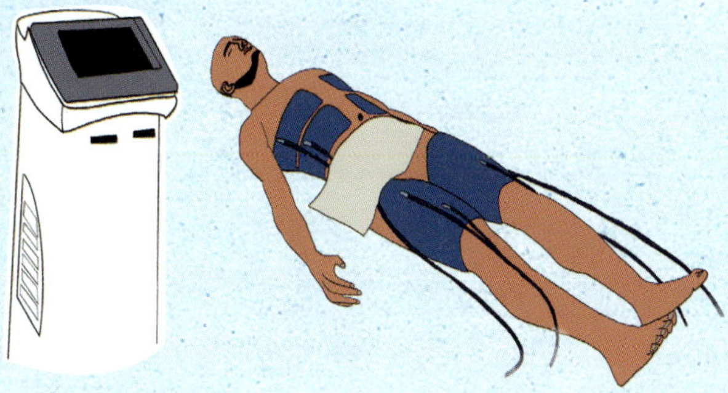

1. 서맥, 심근 수축력 저하로 혈압과 심장박출량의 감소 (cardiovascular system)

: 심전도상에서 PR interval과 QT interval이 길어지고 QRS complex widening이 생길 수 있습니다. 반면 심근경색증이 동반된 경우 저체온요법을 시행하면 혈류 재개에 기여하고 경색 부위의 크기를 줄임으로써 심근 기능 회복에 도움이 될 수 있습니다.

2. 신기능 이상 (renal dysfunction)

: 저체온 시 소변량이 증가한다(cold diuresis). 이는 말초 혈관 수축으로 인해 central blood volume이 증가하고, 또한 항이뇨호르몬의 분비가 감소되기 때문입니다. 이러한 이뇨 효과는 저혈량 상태에서도 발생할 수 있으므로 주의할 필요가 있습니다.

3. 전해질 장애 (electrolyte imbalance)

: 혈액 내 전해질이 빠르게 떨어질 수 있습니다.
재가온 시에는 저체온 상태와는 반대로 이러한 전해질 수치가 상승하므로 주의가 필요합니다.

4. 면역 기능 저하 (impaired immune function)

: 백혈구의 이동력과 탐식력이 낮아지는 등 신체 면역력이 감소될 뿐만 아니라 세균 증식이 활발해질 수 있어 폐렴 등의 감염 위험이 높아집니다. 아울러, 저체온요법 중에는 열이 발생하더라도 겉으로 드러나지 않기 때문에 감염 상태를 발견하지 못할 수 있습니다.

저체온요법 잘 이해되셨나요?
장치만 적용하면 되는게 아니였네요..
합병증이 많으므로 치료가 잘 유지되도록
꼼꼼하게 환자를 봐야겠네요!

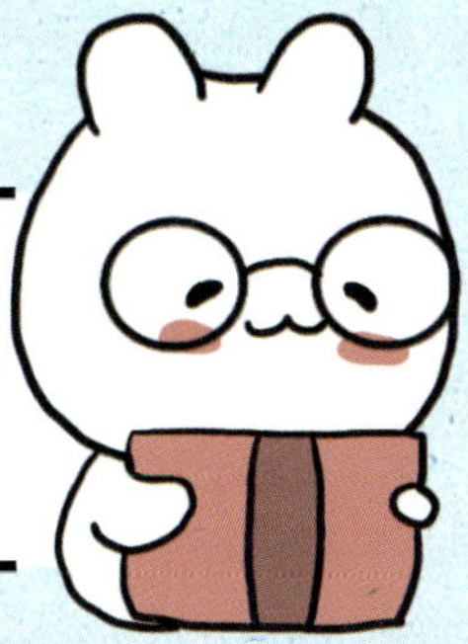

My Note :)

호흡수

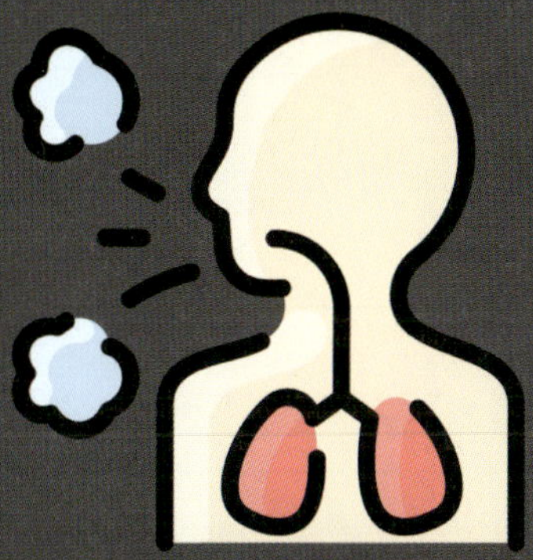

빈호흡 - Why Algorithm 알고리즘 사고력 기르기

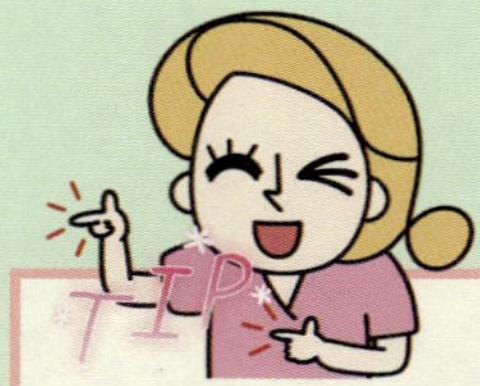

TIP 심장 순환계와 호흡은 같이 생각하는 것이 필수!

우리 몸의 심장과 폐는 마치 엔진과 필터 역할을 하며 우리 몸 전체에 산소와 영양분을 공급하고 이산화탄소와 노폐물을 배출하는 중요한 역할을 담당하고 있다. 심장과 폐 순환을 이해하는 것은 활력징후 이상 증상에 대한 문제 발견과 올바른 대처에 큰 힘이 될 것이다. 위의 그림으로 심장과 폐순환을 이해하고 기억하도록 하자.

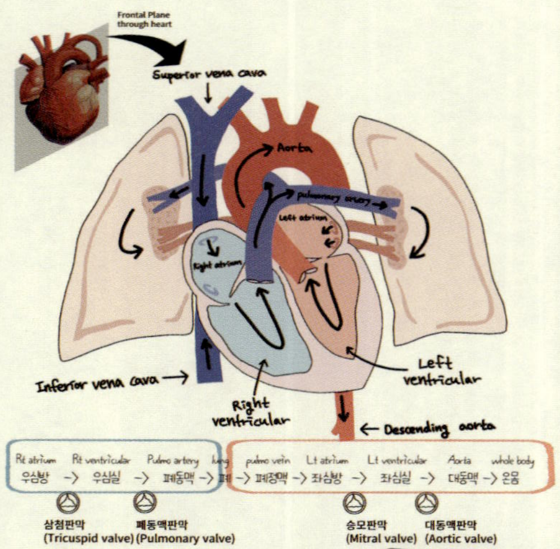

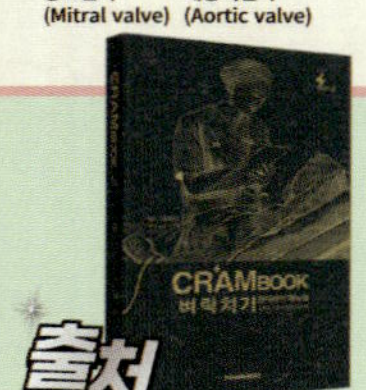

출처 Crambook 2 벼락치기 환자파악 매뉴얼

Check PR → Tachypnea

Assessment_1: 간호 사정

- ☑ 감염 증상(상처 감염, 배양검사 등)이 있나요?
- ☑ 고열이 있나요?
- ☑ 가슴 두근거림, 가슴답답함이 있나요?
- ☑ 호흡곤란이 있나요?
- ☑ 통증을 호소하나요?
- ☑ 출혈이 관찰되나요?
- ☑ 부종이 관찰되나요?

Assessment_2: 대상자 사정

- ☑ 과거력 폐질환, 심장질환 등
- ☑ 처치로 인해 빨라질 상황인지 확인 (흡인, 체위변경, 승압제 투여 등)
- ☑ 운동 여부
- ☑ I/O Check
- ☑ 커피, 카페인 등 섭취 여부
- ☑ 흡연 여부

간호 수행

- ☑ 상체 거상 체위 유지
- ☑ 안정 권유
- ☑ 심호흡 권유
- ☑ 과호흡 예방 (Reserve Mask
- ☑ 흡인 시 객담 양상 확인 양 , 색깔 등
- ☑ 출혈 관찰 시 알리기 교육

재 측정 시에도 호흡이 빠르게 측정되나요?

- 아니요 → - 필요 시 간호 기록 작성 / - 필요 시 인수인계 / - 필요시 의사와 대상자 상태 공유 → Check PR
- 예 → 간호 사정

1. 빈호흡 간호 사정

빠른 호흡은 빈호흡, 그리고 호흡곤란으로 칭하기도 한다. 정상적인 호흡 패턴보다 훨씬 빠르게 숨을 쉬는 증상으로, 증상에 따라 즉각적 치료가 필요할 수 있다.

- **감염 증상**: 감염은 호흡곤란의 흔한 원인 중 하나로, 특히 폐렴이나 기관지염과 같은 하기도 감염은 심각한 호흡곤란을 유발할 수 있다. 감염 증상 악화 시 패혈성 쇼크 상태로 심한 호흡곤란을 유발할 수 있으니 주의하자.
- **가슴 두근거림, 답답함**: 심장 질환이나 심부전의 징후로 혈액 공급이 원활하지 않아 이를 보상하기 위한 빠른 호흡을 보일 수 있다.
- **통증호소**: 통증으로 빈호흡과 빈맥이 유발되며, 통증은 폐색전증과 같은 심각한 질환의 징후일 수 있다.
- **출혈 증상**: 출혈 시 빈호흡이 유발되는데, 폐출혈이나 위장 출혈 등의 증상이 있는지 확인하기 위해 객혈이나 혈변을 보지 않았는지 체크하자.
- **부종**: 부종은 심부전, 신장 질환, 간 질환 등의 징후일 수 있으니 손과 발이나 얼굴 등이 붓지 않았는지 확인하자.
- **대상자 사정**: 폐와 심장 관련 질환이 있는지 확인하고, 처치 중 발생한 호흡곤란 유무를 확인하자. 운동이나 카페인, 흡연은 빈호흡을 유발할 수 있으니 알아두자.

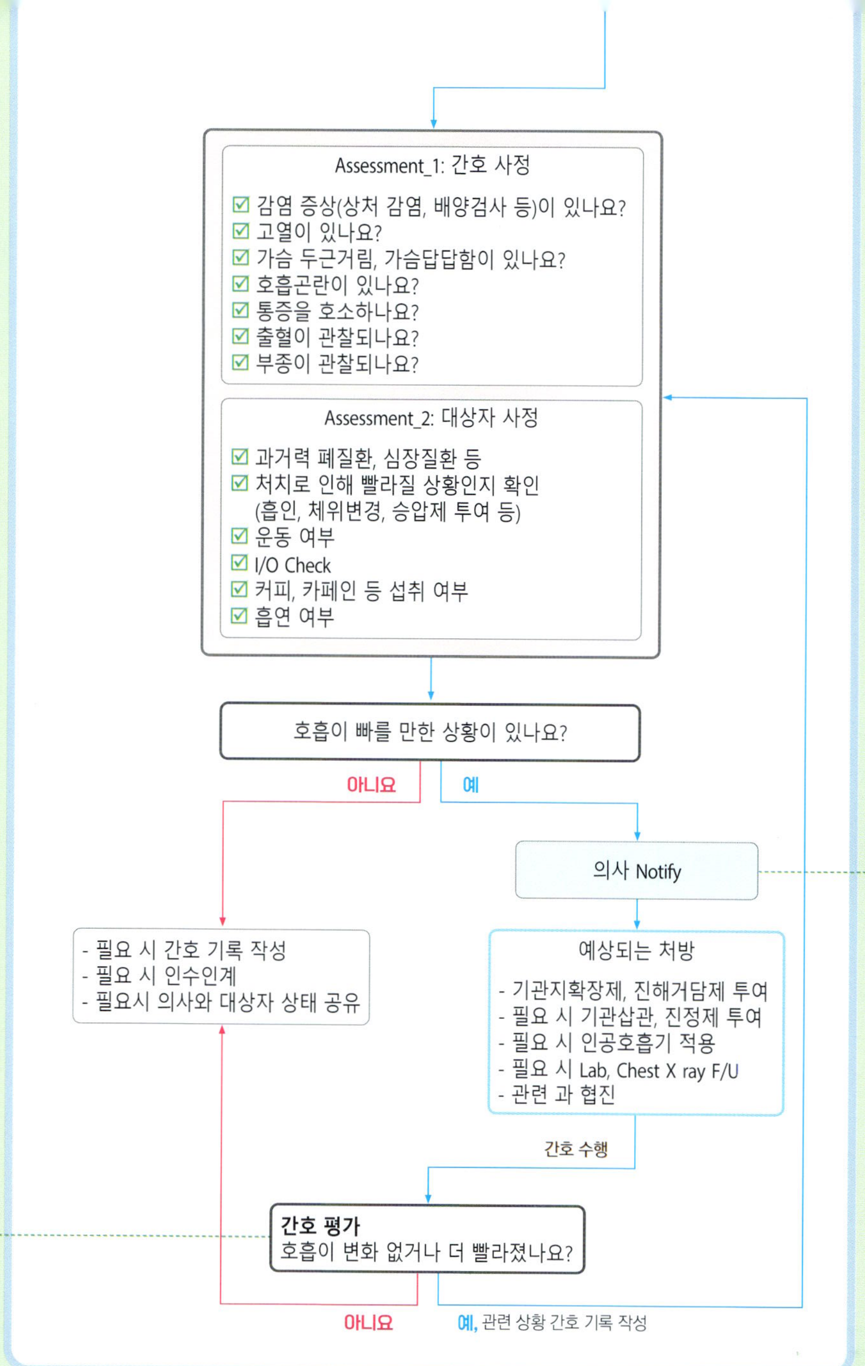

2. 빈호흡 상황 기본적인 간호 수행

- **상체 거상**: 상체를 높이는 자세는 폐를 더 넓게 펴고 호흡하기 쉬워지도록 도와준다.
- **과호흡 예방**: 숨을 많이 내뱉는 과호흡은 빠른 호흡을 악화시킬 수 있다. 과호흡은 과도한 이산화탄소 배출에 따른 산염기 불균형을 유발하므로 Mask나 비닐봉지를 입에 씌워 내뱉은 숨을 다시 들이마시도록 하기도 한다. 빈호흡 환자에게 "천천히 깊게 깊게 숨 쉬어보세요!"라는 중재는 매우 효과적이니 꼭 기억하도록 하자.
- **흡인 시 객담 양상 확인 & 출혈 교육**: 기관지나 폐에서 나오는 점액성 분비물로 호흡곤란이 유발된 것 같을 때 흡인을 해주는데, 객혈이 관찰되지 않는지 확인이 필요하다. 분비물이 노랗고 진하다면 감염을 의심할 수 있다. 스스로 기침할 수 있는 환자에게는 객담에 피가 섞여 나오지 않은지 확인 후 알려달라고 교육하자.

3. 재측정 후 빈호흡 시 대처

빈호흡 상황에서 의사와 상의하여 다음 처치를 수행할 수 있다.

- **증상 조절**: 기관지 근육을 이완시켜 기도를 확장하고 호흡을 쉽게 해주는 기관지 확장제 투여, 객담의 점도를 낮추고 배출을 촉진하는 진해거담제 투여, 심각한 빈호흡과 저산소증에 대해 환자 호흡을 직접 시행해주기 위한 기관삽관과 진정제 투여, 그리고 인공호흡기 치료가 있다.
- **원인 교정**: 호흡곤란에서 가장 기본적인 영상 검사 Chest X-ray를 수행할 수 있다. 그리고 관련 과 협진 의뢰를 통해 호흡곤란 원인을 찾을 수 있다.

4. 간호 평가

의사 처방에 따른 간호 수행의 평가 과정. 빈호흡이 호전되었다면 상황에 대한 간호 기록과 인수인계 과정으로 마무리하고, 호전되지 않았다면 이전 알고리즘 과정을 반복하며 환자의 증상 조절을 위한 노력을 하게 된다.

호흡저하 - Why Algorithm 알고리즘 사고력 기르기

마약과 호흡저하?

"환자의 암성 통증을 의심하지 마라"라는 말이 있듯, 암 환자의 통증은 우리가 감히 예상하지 못한다. 따라서 암 환자에게 마약성 진통제 처방은 흔하다. 하지만 결코 잊지 말아야 할 것이 마약과 관련한 호흡저하이다. Morphine을 IV bolus투약하느냐 N/S 100ml에 mix 후 천천히 투약하느냐의 차이도 호흡저하 발생 유무에 영향을 끼치므로 간호사의 관련 지식이 필수다.

이와 더불어 전 세계적으로 마약 과복용은 심각한 사회문제로 떠오르고 있으며, 마약 과복용으로 인한 호흡 저하는 사망의 주요 원인 중 하나가 되고 있다. 병원 내 마약 처방도 더 엄격한 기준을 두고 있으므로, 간호사의 정확한 환자 통증 사정과 의사와의 정보 공유와 협력이 중요시 된다.

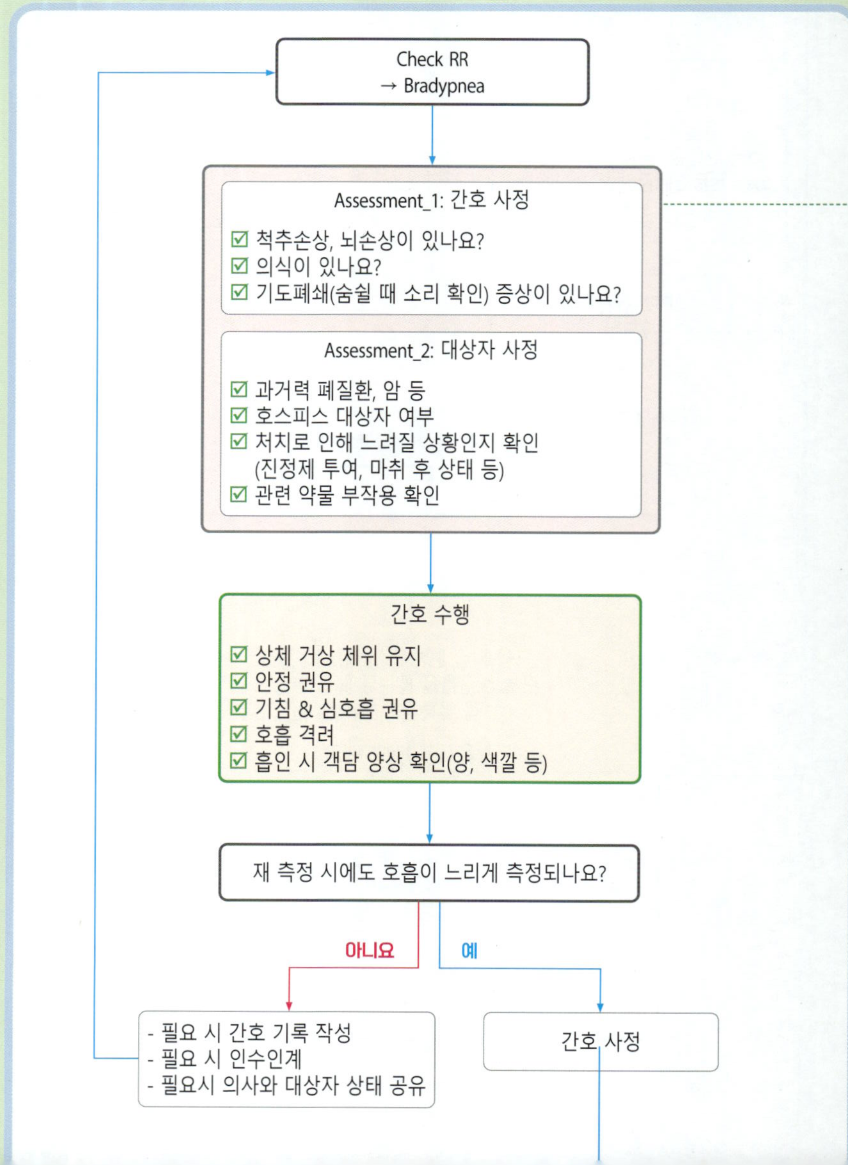

1. 호흡 저하 간호 사정

호흡은 생명 유지에 필수적 활동이며, 호흡 저하는 생명 유지와 관련성이 크다. 다음의 원인을 살펴보자

- **척추손상, 뇌손상** : 척추는 호흡에 중요한 역할을 하는 신경을 포함하고 있고, 뇌는 호흡을 조절하는 기능을 담당한다. 척추와 뇌 손상은 호흡 저하를 일으키는 직접적 원인이 된다. 호흡 기능이 없는 상태는 뇌사(Brain death) 상태를 추정하기도 한다.
- **의식 저하** : 의식 저하는 뇌 기능 저하를 나타낼 수 있으며, 과도한 진정제 투약이 의식 저하와 함께 호흡 저하를 일으킬 수 있다.
- **기도폐쇄** : 기도는 공기를 폐로 운반하는 통로다. 기도 폐쇄는 이물질을 흡입하거나 종양 등 다양한 원인으로 발생할 수 있으며, 기도 폐쇄시 숨 쉬는 소리가 꺽꺽댈 수 있다.
- **대상자 사정** : 폐질환이나 암의 과거력을 확인하고, 만약 암 환자로 호스피스 대상자 여부인지 확인이 필요하다. 특히 마약성 진통제 투약의 대표적인 합병증이 호흡 저하 이므로, 만약 환자가 마약성 진통제를 투약받지는 않았는지 확인이 필요하다. 임상에서는 암 환자에게 prn으로 처방된 마약성 진통제를 과복용하여 저호흡이 발생하는 경우를 흔히 볼 수 있다.

TIP 이산화탄소 혼수 (CO_2 Narcosis)로 초래되는 호흡 저하 상황

호흡기능이 떨어지는 COPD환자의 이산화탄소 농도가 쌓이는(CO_2 retention) 대표적인 증상은 호흡 저하이다. 이 경우 환자의 의식은 저하되고 호흡기능이 떨어지면서 응급상황이 초래된다. 의료진의 대처는 우선 환자의 호흡 지지이다. Ambu-bag을 이용한 인공호흡을 우리는 ambu-bagging이라 하며, 자칫 사망에 이를수도 있는 위급상황이 감지된다면 선제적으로 bagging을 시행할 수 있다. 이후 의사와 협력하여 환자의 호흡기능을 유지할 수 있고, 필요시 기도삽관(intubation) 후 인공호흡기(ventilator) 치료를 수행할 수 있다. 굳이 삽관하지 않아도 환자의 인공호흡을 기계가 해줄 수 있는데, 이를 비침습적 인공환기(Non Invasive Ventilation, NIV)라 한다.

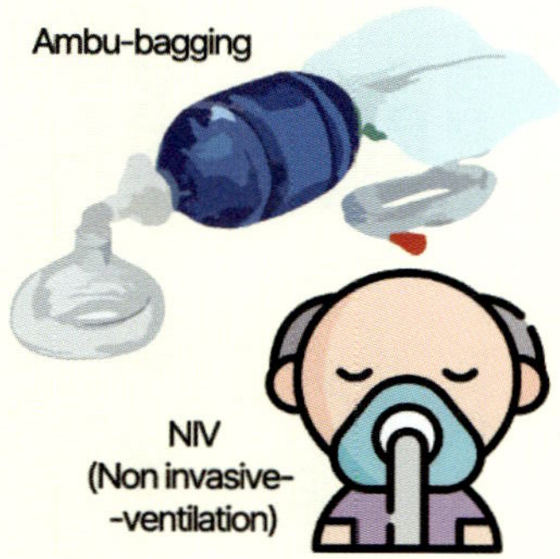

Assessment_1: 간호 사정
- ☑ 척추손상, 뇌손상이 있나요?
- ☑ 의식이 있나요?
- ☑ 기도폐쇄(숨쉴 때 소리 확인) 증상이 있나요?

Assessment_2: 대상자 사정
- ☑ 과거력 폐질환, 암 등
- ☑ 호스피스 대상자 여부
- ☑ 처치로 인해 느려질 상황인지 확인 (진정제 투여, 마취 후 상태 등)
- ☑ 관련 약물 부작용 확인

호흡이 느릴 만한 상황이 있나요?

아니요 →
- 필요 시 간호 기록 작성
- 필요 시 인수인계
- 필요시 의사와 대상자 상태 공유

예 → 의사 Notify →

간호 수행
- 원인에 대한 교정
- 기관지확장제, 진해거담제 투여
- 필요 시 기관삽관, 인공호흡기 적용
- 관련 과 협진

간호 수행 →

간호 평가
호흡이 변화 없거나 더 느려졌나요?

아니요 → 필요 시 간호 기록 작성 / 필요 시 인수인계 / 필요시 의사와 대상자 상태 공유

예, 관련 상황 간호 기록 작성 → Assessment_2

2. 호흡 저하 시 대처

호흡 저하 시 대처는 호흡곤란 시 대처와 유사하다. 그 중 원인을 교정하는 것이 중요하므로, 앞서 학습한 호흡 저하 원인에 대한 평가와 대처가 필요하다. 마약 투약으로 발생한 호흡저하의 경우 해독제(상품명 날록손)를 투약할 수 있다. 진정제 사용으로 환자의 호흡 저하가 발생할 경우 환자에게 자극을 가하며 깨우는 중재도 호흡을 지지할 수 있다. 이는 중환자실에서 진정제를 투약하며 인공호흡기 치료를 받는 환자에게 흔히 볼 수 있다. 척수 또는 뇌손상으로 기관절개관을 가지고 있는 환자의 경우 호흡 저하에 대해 가정용 인공호흡기(Home ventilator)를 적용하고 있을 수 있으므로 알아두자. 가정용 인공호흡기에 대해서는 간호알고리즘 호흡기내과 편에서 학습할 수 있다.

3. 간호 평가

의사 처방에 따른 간호 수행의 평가 과정. 호흡 저하가 호전되었다면 상황에 대한 간호 기록과 인수인계 과정으로 마무리하고, 호전되지 않았다면 이전 알고리즘 과정을 반복하며 환자의 증상 조절을 위한 노력을 하게 된다.

호흡수(Respiratory Rate, RR)

: 산소-이산화탄소 교환을 위해 폐로 들어오고 나가는 공기의 움직임이며 횟수, 리듬, 속도, 소리를 같이 측정할 수 있습니다.

산소

폐포에서 확산 원리에 의해 산소-이산화탄소 가스 교환이 이루어집니다.
산소를 충전하고 이산화탄소를 배출하는 호흡 과정에 대한 평가는 주로 환자의 산소포화도를 측정하는 방법으로 이루어집니다.

산소포화도 (Oxygen Saturation)

흡입한 산소는 혈중 헤모글로빈(Hemoglobin, Hb)과 97% 결합하여 산화 헤모글로빈을 형성하고, 나머지는 혈장에 용해됩니다. 이 원리로 인체 내 산소량을 Monitoring하는 지표 세 가지가 있습니다.

임상 Story "우리 몸의 산소 정도 SpO2? SaO2?"

인수인계 시간만 되면 가슴이 두근거리고 떨림은 멈추질 않는다.
"자 인계 주세요"
선배 간호사의 말 한마디에 나는 준비한 내용을 거침없이 전달했다.
"근데 이 환자분 오더를 보면, SaO2 monitoring이라고 되어있는데, 어떻게 SaO2 monitoring을 하라는 말이야? 아니면 잘못 발행된 오더야?"
"네? SaO2요..?"
나는 별생각 없이 이를 환자의 산소포화도를 모니터링하라는 오더로 받아들였지만, 오더를 다시 봤더니...
(SaO2 monitoring...? 내가 알던 거랑 조금 다른데..?)

1) 맥박 산소포화도, SpO_2

(Oxygen saturation as measured by pulse oximeter)

Pulse Oximetry의 적색 & 적외선 LED를 이용하여 Oxygenated Hemoglobin을 측정하는 산소포화도입니다. ABGA의 PaO_2를 비침습적으로 추정하는 수치로, 간편하지만 말초 순환 감소나 빈혈, 온도와 피부 두께, 주변 빛의 강도, 그리고 SpO_2 80% 미만에서 신뢰도가 감소하는 단점이 있습니다.

2) 동맥혈 산소포화도, SaO_2

(Oxygen saturation as measured by blood analysis)

헤모글로빈(Hb, hemoglobin) 중 실제로 산소와 결합한 비율, 즉 산소화 수준을 말합니다.
동맥혈 가스 검사(Arterial blood gas analysis, ABGA)를 통해 측정할 수 있습니다.

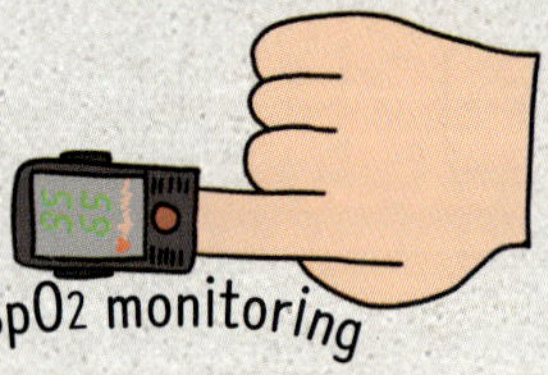

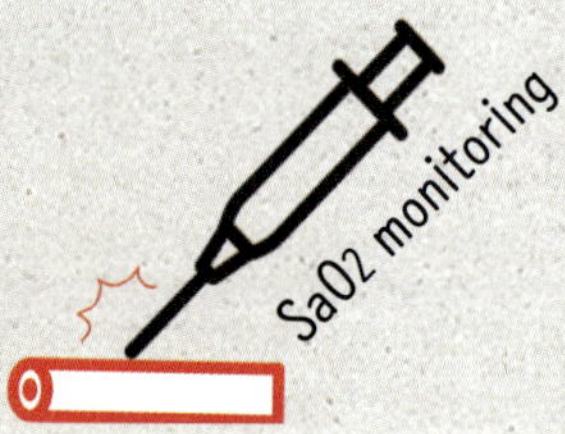

SpO2는 측정하기 쉬운 반면 정확도가 떨어지고, SaO2는 측정하기는 어렵지만 정확한 검사구나!

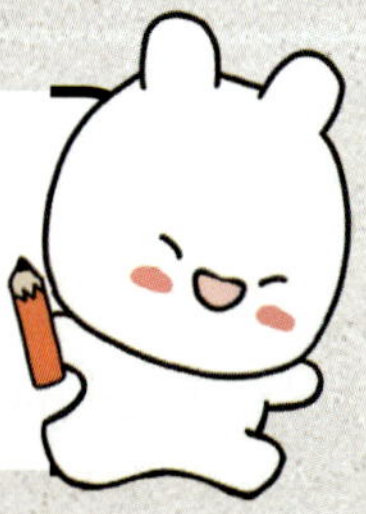

94 ~ 100 % 성인 정상치

88 ~ 92 % 만성 폐쇄성 폐질환(COPD) 환자 정상치

90 % 이하 저산소증(Hypoxemia)이라 판단할 수 있음

80 % 이하 신체의 여러 조직이 심각한 상해를 입은 상태

3) 동맥혈 산소분압, PaO_2

(Partial Pressure of oxygen in the blood)

동맥혈 산소분압은 동맥혈 내 산소의 분압이며, 우리 몸의 산소화 상태를 반영하는 중요한 지표가 됩니다. PaO_2 60mmHg 이하를 저산소증으로 판단하며, 고령일수록 동맥혈 내 산소분압은 조금씩 감소하게 됩니다.

Dyspnea "호흡 수(Respiratory rate) & 산소포화도(Oxygen saturation)"

: 호흡수와 산소포화도는 동시에 측정하며 평가하는 것이 원칙입니다.

"호흡곤란(Dyspnea) = 호흡 수와 산소포화도로 평가"

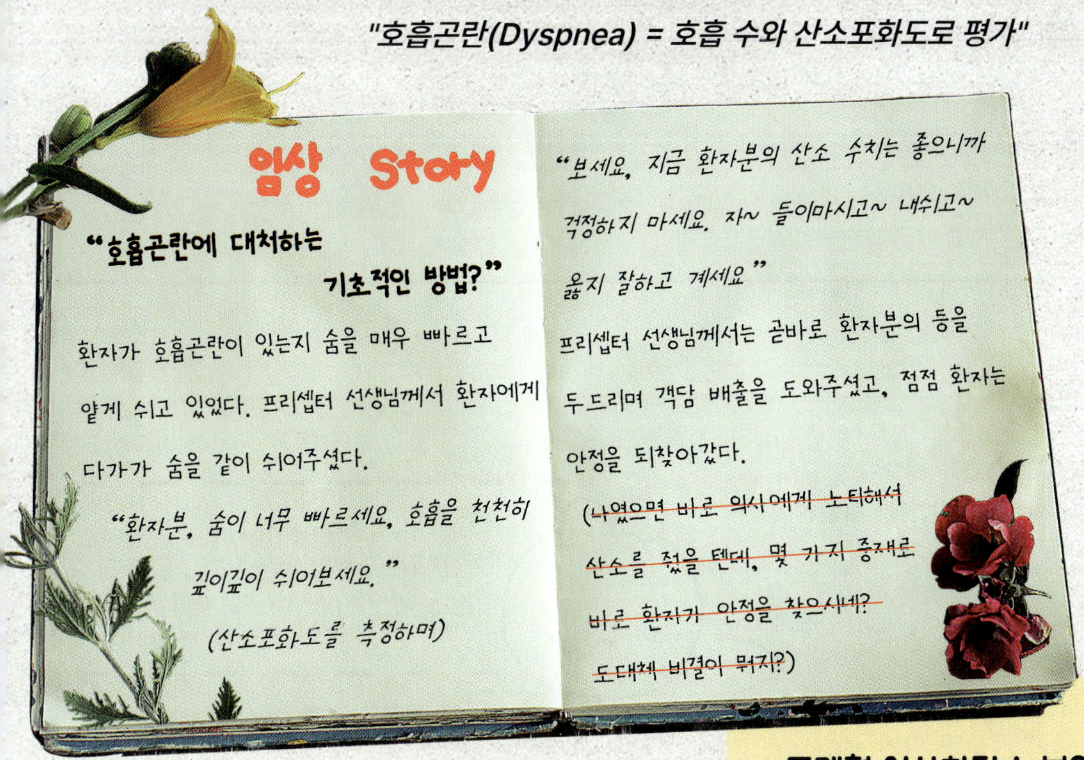

*** 동맥혈 이산화탄소 분압,**
$PaCO_2$(partial pressure of carbon dioxide)

동맥혈 내 이산화탄소 분압 정상치는 35~45mmHg 입니다.

혈중 이산화탄소 분압이 높다면 호흡 과정이 잘 이루어지지 않아 이산화탄소가 잘 배출되지 않는다는 것을 의미하고, 신경학적 손상 문제가 발생할 수 있습니다.

반대로 이산화탄소 분압이 낮다면 과호흡으로 인해 이산화탄소가 너무 많이 배출되고 있을 수 있습니다.

Tachypnea management

과환기 상황에서는 이산화탄소(CO_2)의 과도한 배출로 호흡성 알칼리증이 발생하여 24시간 이내 뇌 혈류량과 두개내압이 감소합니다. 24시간 이상으로 지속될 시 조직으로 산소 방출량이 감소되어 뇌조직의 저산소증과 신경학적 부전이 야기됩니다.
따라서 환기를 적절히 할 수 있도록 호흡 수를 감소시켜주세요.

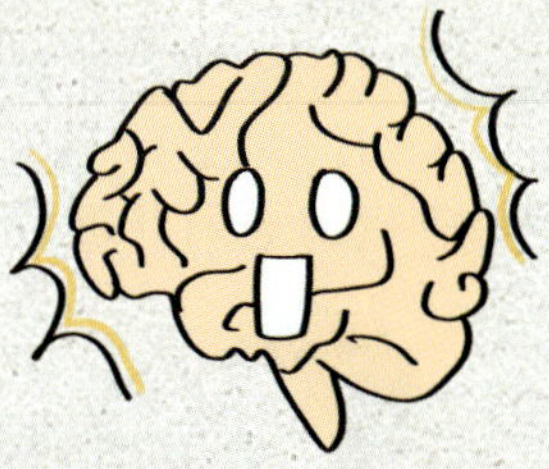

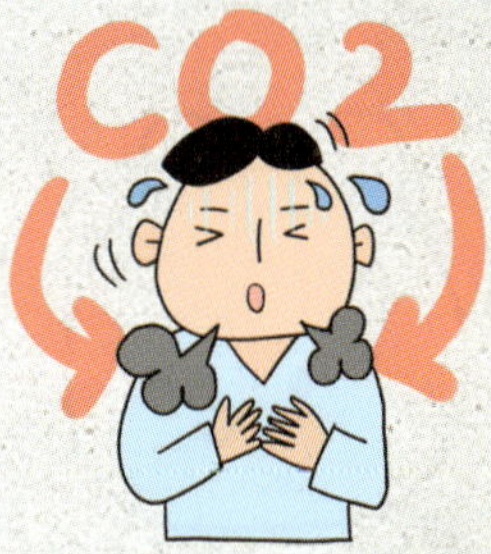

빠른 호흡에 따른 불충분한 호기 시간으로 이산화탄소가 원활히 배출되지 않아 혈액 내 CO_2가 증가합니다. 이에 대한 보상성 작용으로 과탄산혈증이 발생합니다.
CO_2 retention(정체)이 계속되면서 호흡성 산증이 유발되어 CO_2 narcosis(이산화탄소 혼수) 상황이 야기되어 환자가 적절히 숨을 길게 뱉어낼 수 있도록 도와주어야 합니다.

PaO_2 ↓

저산소혈증이 발생합니다.
→ 전해질 불균형, 감염, 폐 질환, 심질환, 대사성산증 등 원인이 다양합니다.
저산소혈증에 대해서는 충분한 산소를 공급해 주어야 합니다.

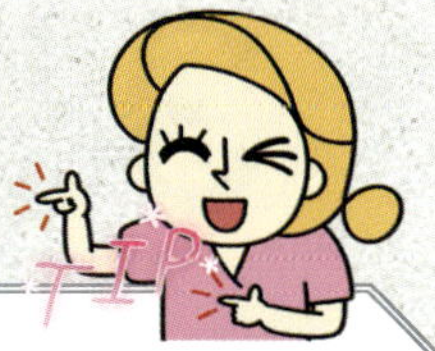

Tip!

만약, 환자의 뇌에 어떠한 문제가 발생한다면 비정상적 호흡 양상을 보일 수 있으니 주의해주세요.

Bradypnea management

뇌내압이 증가되거나 뇌 손상으로 호흡 신경계 조절이 어려울 때 발생할 수 있고, 그 외 전신마취, 약물 과다 복용, 약물중독(마약), 요독증, 당뇨병성 혼수 등의 원인이 있을 수 있습니다.

자가호흡감소 (hypoventilation)으로 PCO_2가 증가하는 경우도 많습니다.

특히 수술 후 마취가 덜 풀린 상태에서 bradypnea가 발생할 수 있으니 주의해주세요.

Ambu-bagging?

자가호흡 감소시, 환자를 깨우고 필요시 ambu-bagging 을 통한 인공 호흡을 적용할 수 있어요!

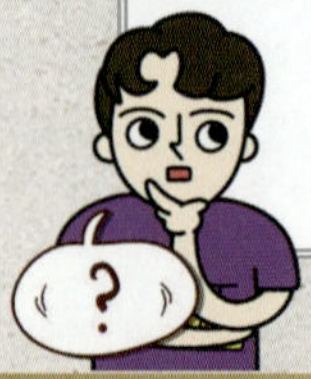

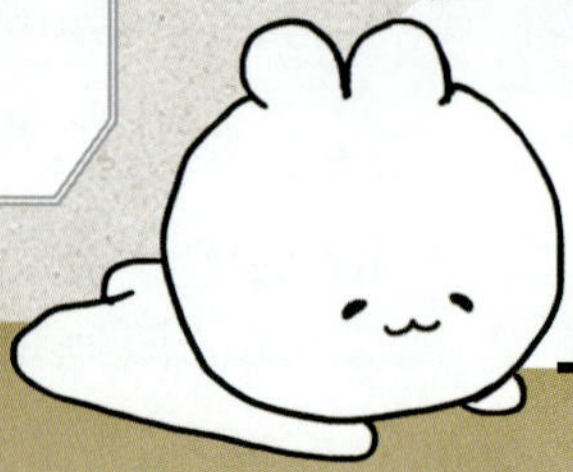

느린 호흡(Bradypnea)은 호흡 수가 10회/min보다 낮은 상태를 말해요! 산소-이산화탄소 가스교환이 원활히 이루어지지 않아요.

1 공기통로 & 인공통로

"대기 중 산소"
FiO_2 21%

(1) 비강(Nasal cavity)
(2) 인두(Pharynx)
(3) 후두(larynx)
(4) 기관(trachea)
(5) 기관지(bronchus)
(6) 폐포(pulmonary alveoli)

(1) NPA(naso-pharyngeal airway)
(2) OPA(oro-pharyngeal airway)
(3) Endotracheal tube
(4) Tracheostomy tube

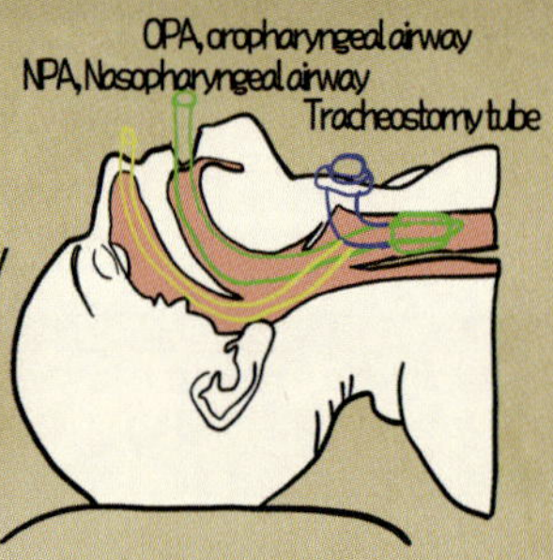

2 호흡근 활동

(1) 흡기근 수축 & 횡격막 하강
(2) 폐포 내 음압 형성
(3) 공기가 폐로 이동

6 공기 배출

"호기가 길어야 CO2 배출이 용이해요"

→ 흡입한 산소는 폐포에서 인체 내 이산화탄소와 교환
→ 이산화탄소 배출

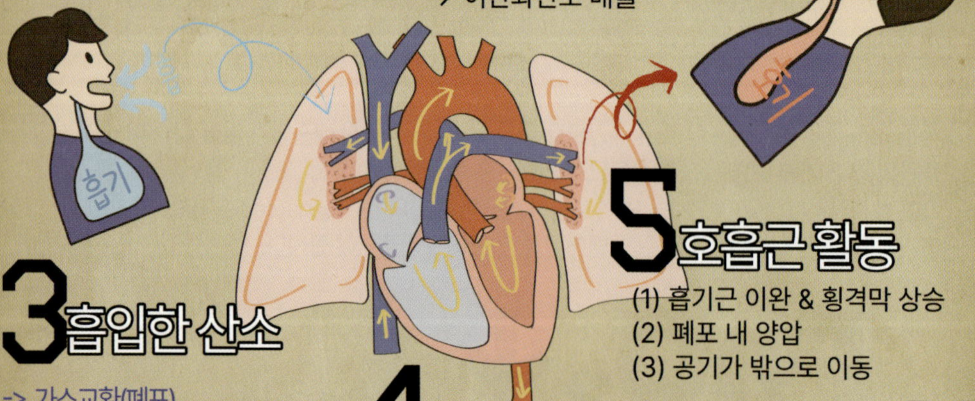

5 호흡근 활동

(1) 흡기근 이완 & 횡격막 상승
(2) 폐포 내 양압
(3) 공기가 밖으로 이동

3 흡입한 산소

-> 가스교환(폐포)
-> 심장으로(우심방,우심실) 귀환한 혈액과 섞임 (폐포 모세혈관)
-> 폐정맥으로 이동

4 산소화된 혈액

-> 폐정맥을 통해 좌심방, 좌심실로 이동
-> 대동맥을 통해 전신으로 확산

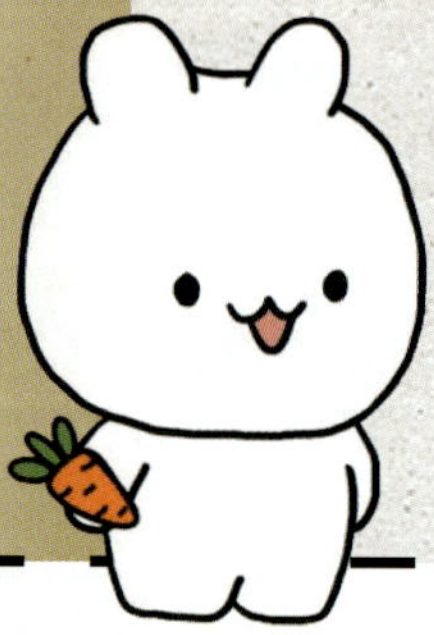

호흡의 원리와 공기의 흐름!
그림으로 보면서 한 번 더 이해해볼까요?

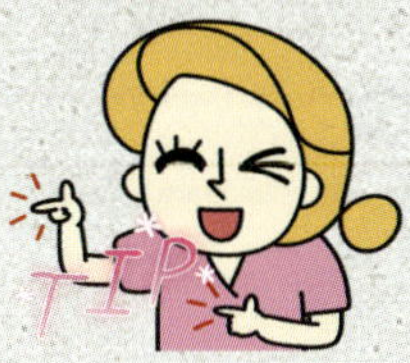

Tip!

Dyspnea는 결국 저산소증(Hypoxia)이 원인이 되는 경우가 대부분이고, 저산소증을 개선해주면 호흡곤란은 대개 호전됩니다. 원인에 따른 대처를 해주기 위해 여러 대처 방법에 대해 알아보겠습니다 :)

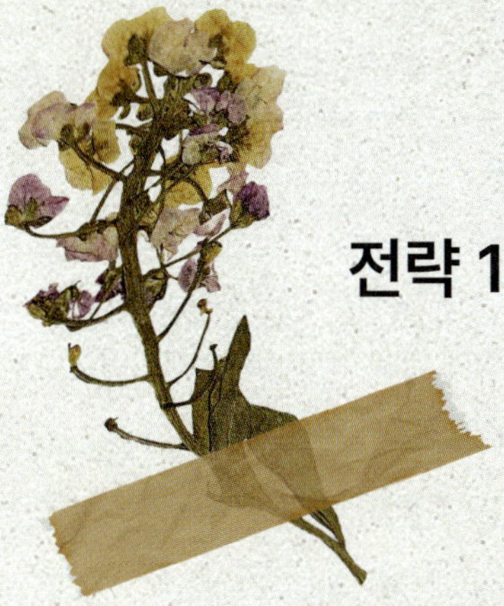

전략 1) 충분한 산소 공급 (FiO_2 supply)

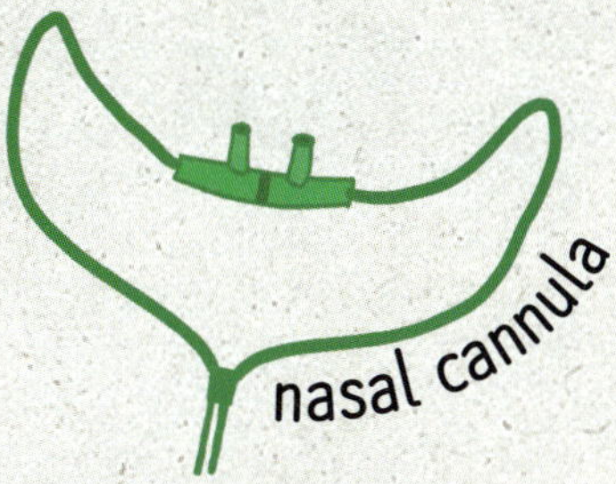

Step 1)

환자에게 산소를 공급할 때는 산소 유량을 서서히 증량하면서 환자에게 도달하는 FiO_2를 증량할 수 있습니다. 산소 공급 효과는 산소포화도를 통해 간편히 평가할 수 있어요.
PaO_2 60mmHg 이하 또는 SaO_2 92% 이하의 경우 산소를 증량해야 합니다.

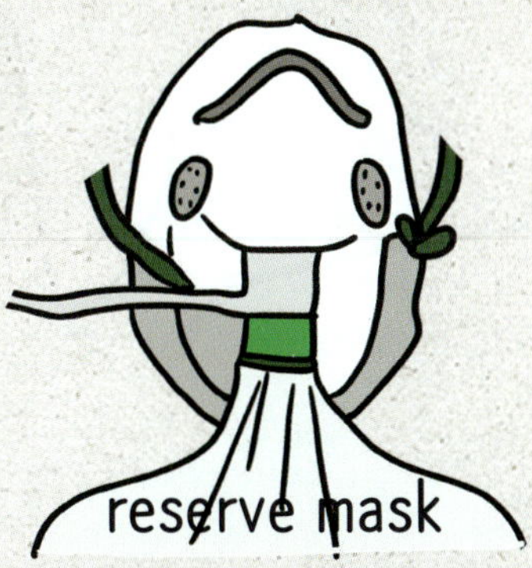

Step 2)

O_2 flow 0~6L/min까지는 nasal cannula를 적용하고, nasal cannula에는 FiO_2 100%의 산소를 저장할 수 있는 저장낭이 없기에 Flow를 증가시켜도 환자에게 전달되는 FiO_2는 증가되지 않습니다.
따라서 7L/min 이상부터는 산소 저장낭이 있는 reserve mask를 적용합니다.

Step 3)

Reserve mask를 통한 산소 공급에도 호흡곤란이 호전되지 않을 때는 ABGA를 통해 동맥혈 가스를 분석해야 하며, 고유량 산소요법 치료를 위해 Highflow nasal cannula(HFNC)를 적용한 뒤, FiO_2를 최대 100%까지 공급할 수 있습니다.

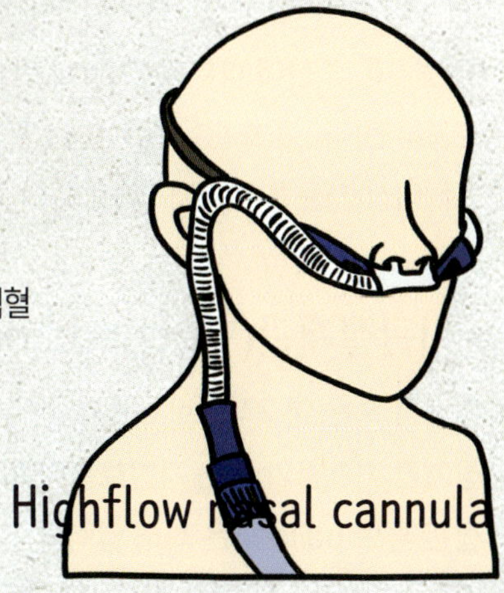

전략 2) 호흡근을 통한 흡기/호기 노력 & 기도 저항 감소

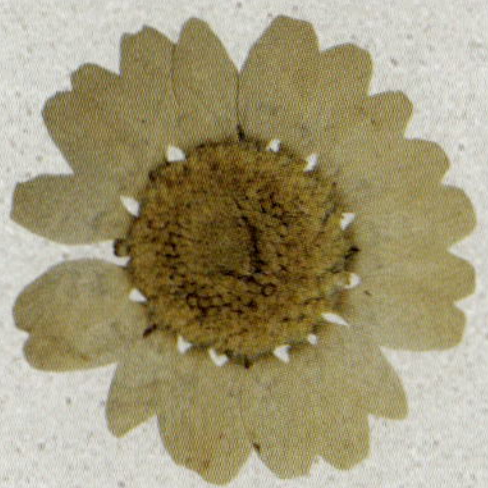

기관지 확장 시키기

* 기관지 확장제

기도 평활근의 긴장도를 변화시켜 폐 기능을 개선시키는 약제를 말합니다.
흡입 약물로 β2 작용제와 항콜린제가 있습니다.

Tip!

속효성 흡입제의 경우 효과는 대개 4~6시간 정도 지속됩니다.
벤톨린과 아트로벤트는 혼합 투여에 대해 안정성이 입증되었으므로, 투약 시간 단축 등 필요시 함께 흡입도 가능합니다.

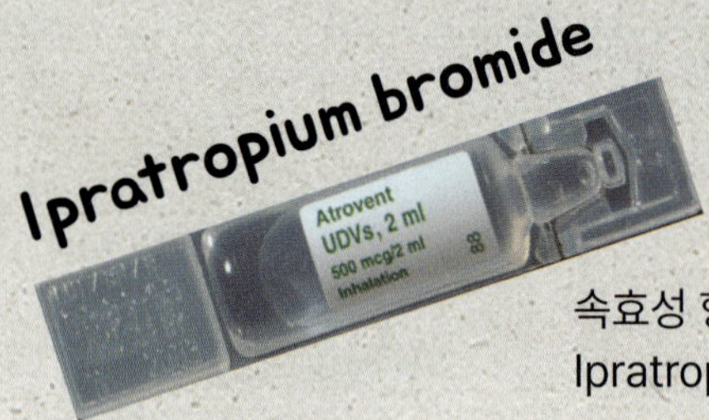

속효성 항콜린제는 아세틸콜린의 기관지 수축 효과를 차단하며,대표적으로 Ipratropium bromide(Atrovent)가 있습니다.

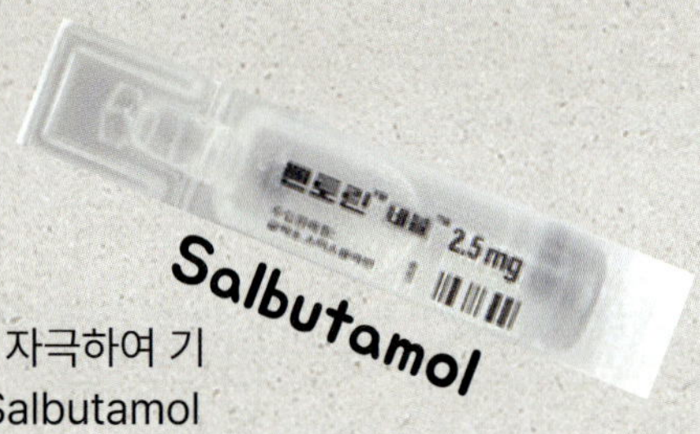

속효성 β2작용제는 β2 교감 신경 수용체를 자극하여 기도 평활근 수축을 억제합니다. 대표적으로 Salbutamol (Ventolin)이 있으며, Ventolin의 경우 2.5-5mg를 nebulizer 해줄 수 있습니다.

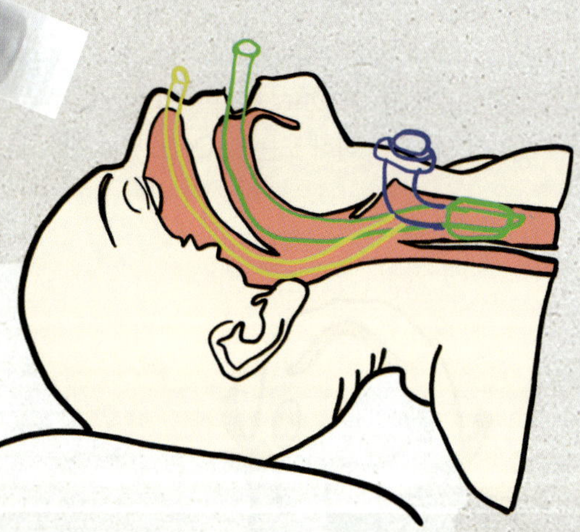

* 비강인두관(Nasopharyngeal airway, NPA) & 구강인두관(Oropharyngeal airway)

: NPA는 비강에서부터 인두까지의 관을 말하며, airway를 유지할 수 없거나 구역이나 기침반사가 심할 경우 사용할 수 있습니다.

: OPA는 구강에서부터 인두까지의 관을 말하며, 임상에서 airway라고 흔히 부릅니다. 주로 혀를 고정하고 분비물의 흡인을 시행할 때 사용합니다.

* 기관내관(Endotracheal tube, E-tube)

: 구강을 통해 성대 하부의 기관 내로 삽입하는 관을 말합니다. 호흡부전시 인공호흡을 적용하기 위해 삽입하며 감염 위험으로 2주 이상 사용을 권하지 않습니다.

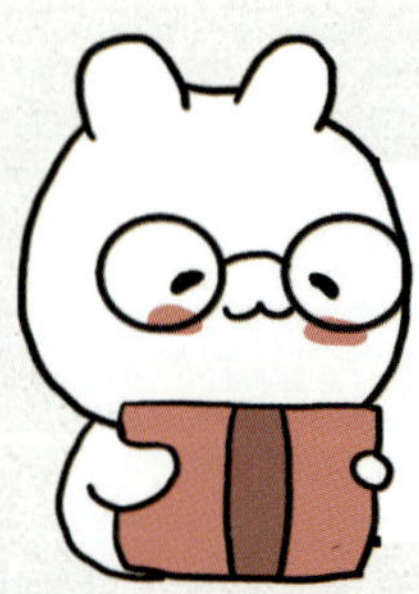

노란색이 NPA, 초록색이 E-tube, 파란색이 T-tube구나! 어디에 위치하는지 잘 살펴야겠다!

* 기관절개관(Tracheostomy tube, T-tube)

: 일시적 혹은 영구적으로 airway를 유지하기 위해 삽입하는 관입니다. 장기간 기계환기 또는 자발호흡이 가능하며, 만성적 상기도 폐쇄나 기관지 분비물을 제거하기 위해 적용합니다. 삽관 튜브 balloon은 최소 압력을 유지하여 기관 점막 손상을 최소화해야 합니다.

분비물 제거하기

*흉부 물리 요법(흉부 타진, 진동, 체위배액) & 흡인(suction)

기도 내 객담이나 분비물이 배출되지 않으면, 기도 저항 증가로 원활한 호흡이 어렵습니다. 객담은 점도의 영향을 받고, 점막 섬모 운동이 저하되면 객담 제거율이 감소됩니다. 객담 제거를 위해서는 기침반사가 효과적이나 의식저하의 경우 기침을 원활히 하지 못하므로, 흉부 타진이 효과적입니다. 가슴이나 등을 두드려주는 타진과 진동기 이용(percussion & vibration), 그리고 체위를 합쳐 흉부 물리요법이라 하며, 충분한 흉부 물리요법 시행 후, suction을 통해 객담을 배출시켜야 기도저항을 감소시킬 수 있습니다.

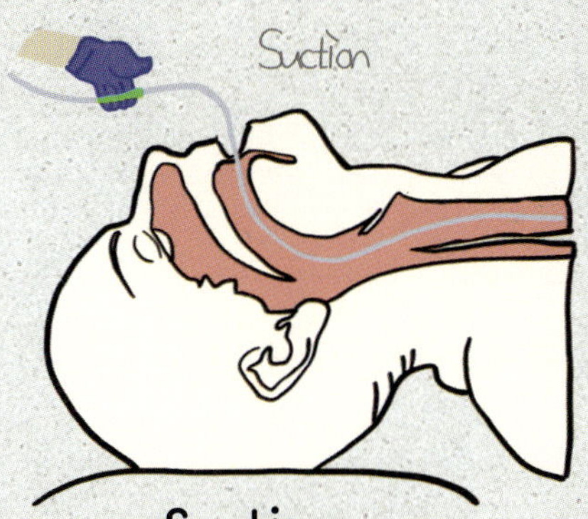

Suction

*점액 용해제

끈끈한 분비물을 액화시켜 객담 배출 곤란 시 배출을 용이하게 할 수 있습니다.
대표적으로 Acetylcysteine(Mucomyst)가 있습니다.

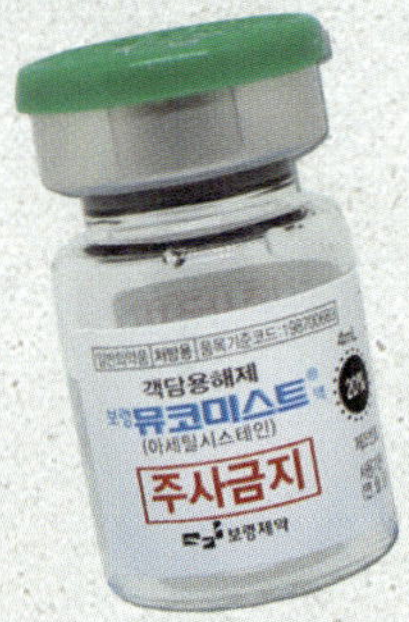

Acetylcysteine

suction에 대해 더 궁금하다면..
JUDY와 함께 유튜브로 고고!

@rn_theboy

suction

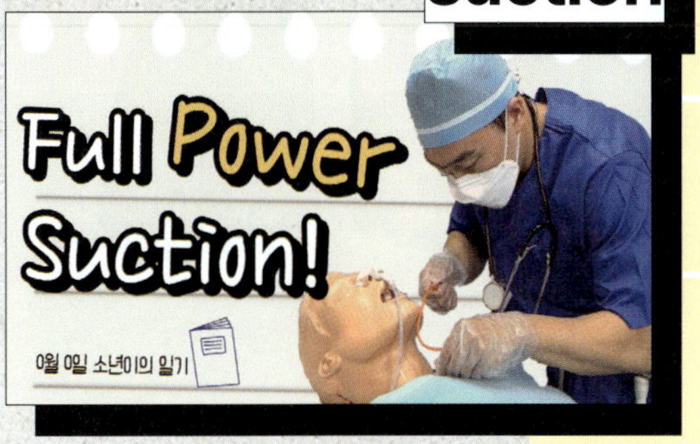

전략 3) 폐 순응도와 폐 관류(V/Q ratio)를 위한 치료

환기/관류비(V/Q, ventilation/perfusion ratio)

0.8 ~ 1 이 정상범위!!

폐혈류 순환을 나타내며 환기와 관류의 조화, 즉 공기와 혈액의 비율이라고 생각하면 쉽습니다.
폐 상부에는 공기가 많으므로 V/Q가 증가하고, 폐 하부에는 혈액이 더 많이 흐르므로 V/Q가 저하됩니다.
V/Q는 사강(dead space)과 단락(shunting)의 경우에 비정상이 되며 저산소증이 초래됩니다.

Tip!

- 폐 순응도는 압력을 가했을 때 폐의 팽창 정도를 말합니다.
  폐 순응도가 감소하면 흡기를 위한 폐 확장이 어려워지고,
  폐 순응도가 증가하면 폐 확장이 쉬워집니다.

- 폐 순응도는 폐포 내 수액이 축적되는 폐부종이나 탄성이 저하되는 폐 섬유화 질환에서 감소합니다.

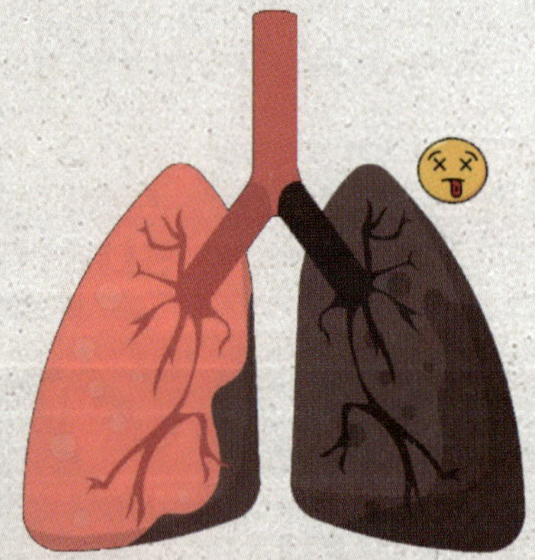

* Shunting

: 혈액은 지나가지만 환기(공기흐름)가 안되는 경우입니다.
무기폐(Atelectasis), 급성 폐 손상(Acute lung injury), Pulmonary A-V fistula, 성인 호흡곤란증후군(Adult Respiratory Distress Syndrome) 등의 경우 발생합니다.

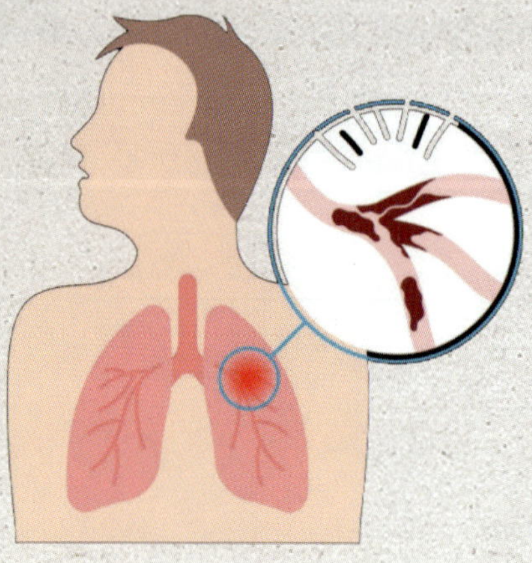

* Dead Space

: 공기는 흐르지만 혈액이 흐르지 못하는 경우입니다.
폐동맥 색전증(pulmonary embolism)의 경우 dead space가 발생하여 환기(공기흐름)는 되는데 혈액이 없어 혈액이 산소를 받아내지 못합니다.

ventilation이 잘 안되는 Shunting상황에서는 V/Q가 감소하고, Perfusion이 잘 안되는 Dead Space 상황에서는 V/Q가 증가하는것으로 이해..!

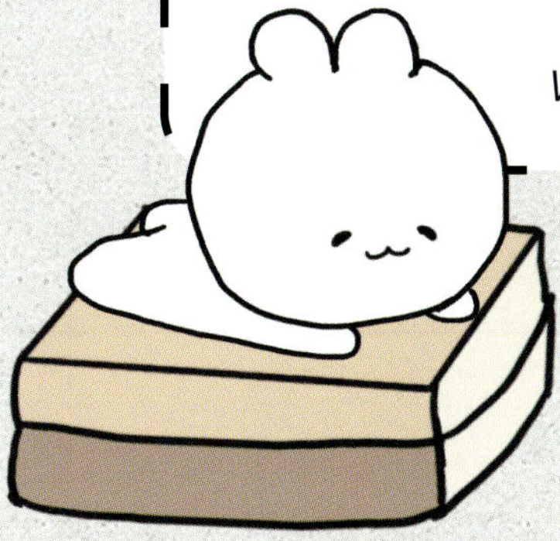

$PaO_2 \fallingdotseq FiO_2 \times 5$

대기 중의 산소 = FiO_2 21% = PaO_2 105mmHg

-> 환자에게 FiO_2 40%를 공급했다면 ABGA 상 PaO_2 기대치는?

FiO_2 21% + FiO_2 (40 − 21)%

≒ PaO_2 (21 X 5)mmHg + PaO_2 (19 X 5)mmHg

= PaO_2 105mmHg + PaO_2 95mmHg

= PaO_2 200

∴ ABGA 상 최소 PaO_2는 200mmHg 이상이 되어야 한다.

ARDS에 대해 더 알고 싶다면..
JUDY와 함께 유튜브로 고고!

@rn_theboy

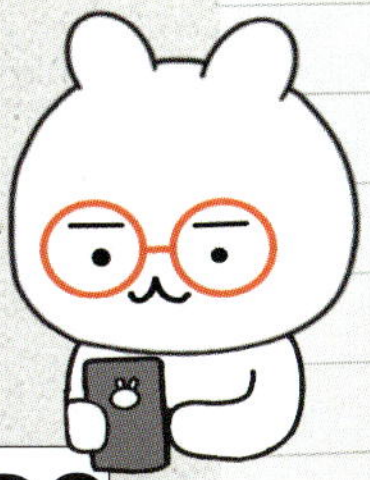

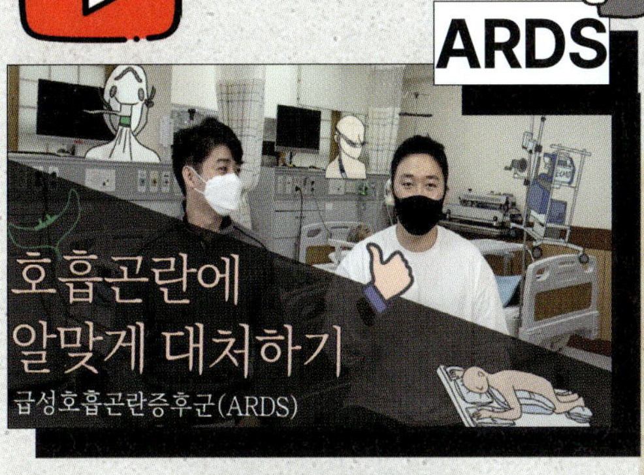

Shunting 증가로 V/Q가 감소되는 상황이 꽤 많다고?!

* 폐 조직이 파괴되어 확산이 가능한 표면적이 감소하는 폐기종이나 만성 기관지염 상황
* 폐포-모세혈관 막의 두께가 증가하여 확산이 감소하는 폐렴이나 간질성 폐 질환, 그리고 폐부종(lung edema) 상황

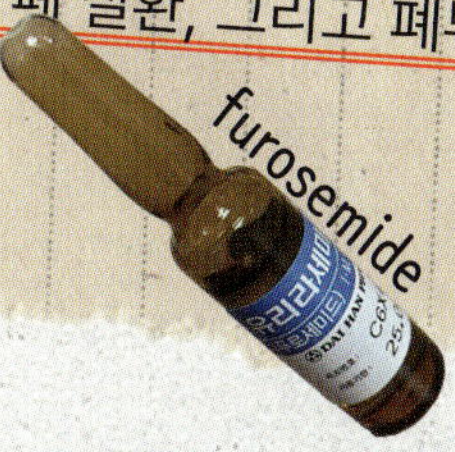

furosemide

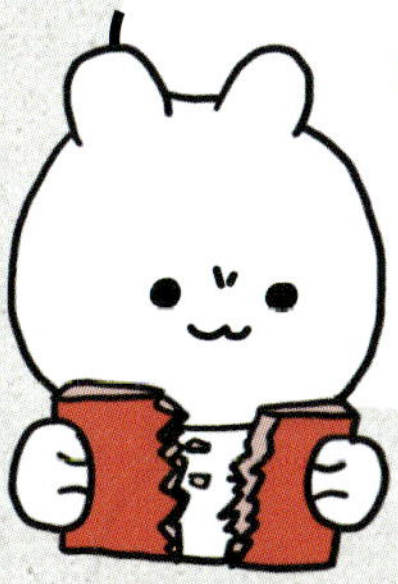

V/Q ratio... 너무 어려워요... 치료는 의사의 영역이고... 저희가 해줄 수 있는 것은 어떤 것이 있죠?

폐로 공기가 잘 흐르지 않는 Shunting 상황에서 간호사가 Suction을 잘 시행하거나 Position만 잘 취해줘도 환자 상태를 호전시킬 수 있어요!

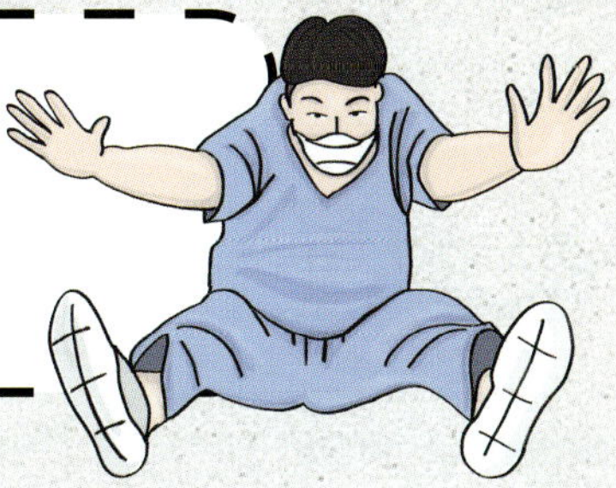

___/___/___

* V/Q ratio를 정상화하기 위한 간호전략!

환자의 환기, 관류, 순환과 관련되어 신체조직 산화를 증진

Suction

Shunting이 증가하는 대표적인 경우는 무기폐입니다. 가래나 점액 등으로 폐쇄되어 환기되지 않는 상태로, X-ray에서 폐부분이 하얗게 변해버린 것으로 알아차릴 수 있습니다. 폐 부위를 suction 해주는 중재만으로도 해결할 수 있습니다. 간호사의 suction으로 해결되지 않으면 의사의 기관지 내시경(Bronchoscopy)을 통해 해결할 수 있습니다.

건강 폐 하측위

기본적으로 좌위(Sitting position)나 반좌위(Folwer's position)의 경우 폐울혈이 감소하고 늑골의 움직임이 편안해지면서 폐 환기량이 증가합니다. 또한 복부 내장이 중력으로 내려가고 횡격막의 움직임이 커져 호흡도 편안해집니다. 그 외에 V/Q ratio가 감소하는 폐 질환이 있는 경우(폐 절제 수술 포함), 건강한 폐를 아래로 두는 자세를 취함으로써 폐 환기에 좋은 영향을 미칠 수 있습니다. 상태가 더 나쁜 폐를 상부로 취한 자세에서 흉부 타진을 해준다면 폐가스 교환의 효과를 더 높일 수 있습니다.

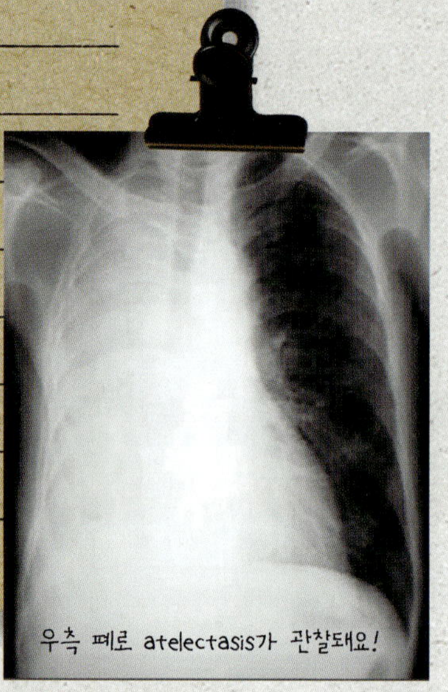
우측 폐로 atelectasis가 관찰돼요!

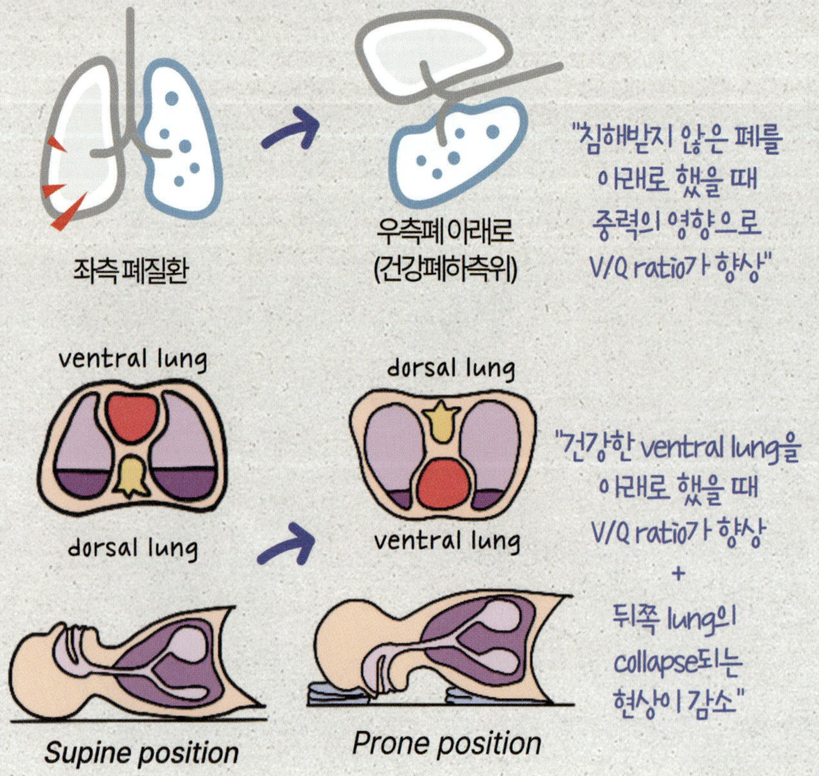

환자 호흡곤란에 대처하는 방법이 정말 다양하네요!!!

1) 산소 공급하기!
2) 원활한 호흡을 위한 기도 관리!
3) 폐 환기량 증가시키기!

이 세 가지 기억해서 상황에 맞게 잘 적용해서 칭찬 받아야겠다 ㅎㅎ

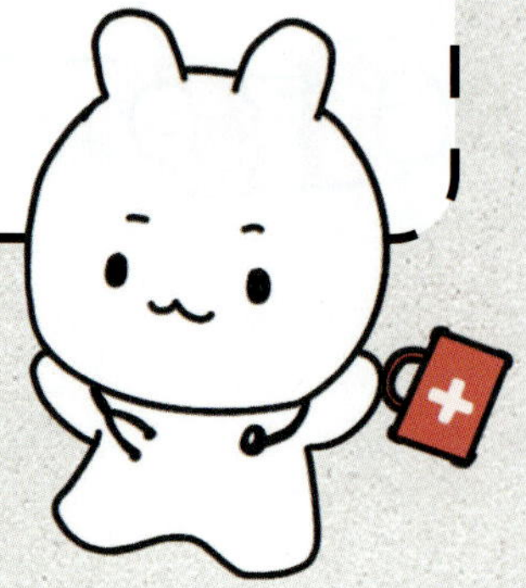

임상 Story

"산소를 주면 되는 것은 알겠는데... Flow는 뭐고 FiO_2는 뭘까?"

ICU에서는 환자를 검사실로 보내고 받는 과정이 너무 번거롭다.. 다 여기에서 시행하면 안 되는 걸까?ㅠㅠ

오늘도 어김없이 HighFlow Nasal Cannula 치료를 시행하던 환자를 검사실로 보내게 되었다.

"선생님, 환자분 검사실 이동할 때 HFNC 가지고 못 가는데, 산소 몇으로 이동해요?"

선배 간호사분이 담당 환자를 검사실로 이동시키려는 나에게 와서 물었다

"네? 아.. 지금 setting이 Flow 40L, FiO_2 50%입니다"

"아니 그러니까.. Portable O_2로 몇 L/min으로 가기로 했냐고요"

"아.. 똑같이 40L/min으로 가면 되지 않을까요?"

내 대답이 어이가 없다는 듯 한숨 쉬는 선배 간호사..

"일반 portable O_2는 저유량 산소 체계라서 Flow를 몇으로 설정해 주느냐에 따라 FiO_2가 결정돼요. FiO_2 50%를 환자에게 전달하려면 Flow는 몇으로 설정해야 할까요 Judy 선생님?"

"죄송해요, 무슨 말씀인지 모르겠어요ㅠㅠ"

(~~산소는 다 똑같이 L/min으로 공급하는 것 아닌가? Flow는 뭐고 Fio2는 뭐지???? 처음 들어봐ㅠㅠ~~)

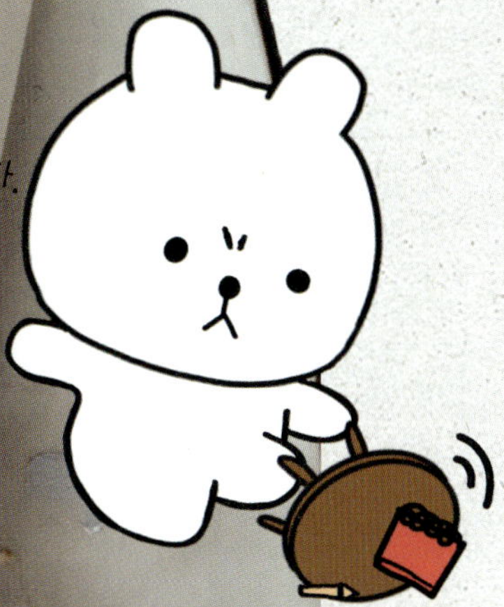

Flow와 FiO_2 어떻게 다를까요?

Flow

환자에게 공급되는 산소의 세기, 즉 공기의 흐름

Flow

환자가 흡입하는 산소의 농도

환자가 흡입하는 산소 농도는 폐포에서 측정하는 것이 가장 정확하지만, 복잡한 폐 혈류의 분포로 인해 측정이 매우 어렵습니다.

따라서 임상적으로는 흡입산소분율(FiO_2)을 산소 흡입 농도의 기준으로 삼습니다.

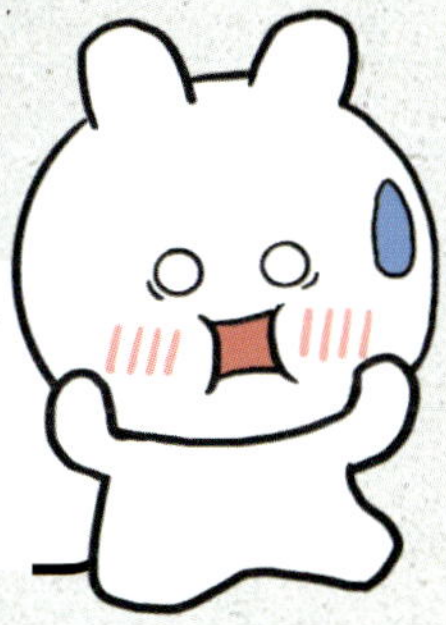
저유량이 공급하는 산소가 적어서
저유량이 아니었구나!
이제껏 잘못 알고 있었다니..

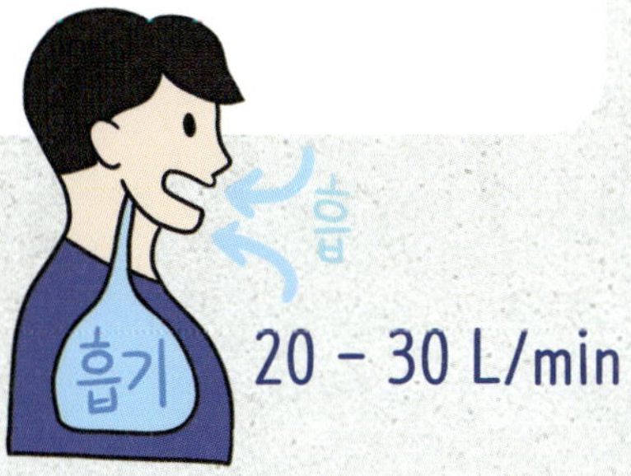
흡
흡기
20 - 30 L/min

저유량과 고유량?

성인 기준으로 1회 호흡할 때 대기 중 공기를 흡입하는 최대 흡기량은 20~30L/min 정도입니다. 즉, 환자에게 산소를 공급할 때 Flow를 10L/min으로 제공해도 환자는 나머지 흡기량(최대 흡기량 - 공급 유량)을 대기로부터 같이 마시게 됩니다. 따라서, 환자가 공급받는 FiO_2 100%의 산소 외에 대기로부터 산소를 같이 마시느냐, 공급받는 산소만을 마시게 되느냐에 따라 저유량/고유량 산소요법으로 나뉘게 됩니다.

저유량 산소요법

저유량 산소요법은 공급해 주는 산소 외에 환자가 대기 중 산소를 섞어 마시는 것으로, 환자에게 도달하는 FiO_2는 변동될 수 있습니다. 따라서 "변동 FiO_2 산소 투여요법"이라고도 합니다. 저유량 산소요법 전달 기구는 Nasal cannula(비강캐뉼라), O_2 mask/Facial mask(산소마스크), Reserve mask (비재호흡 마스크), Face tent 등이 있습니다.

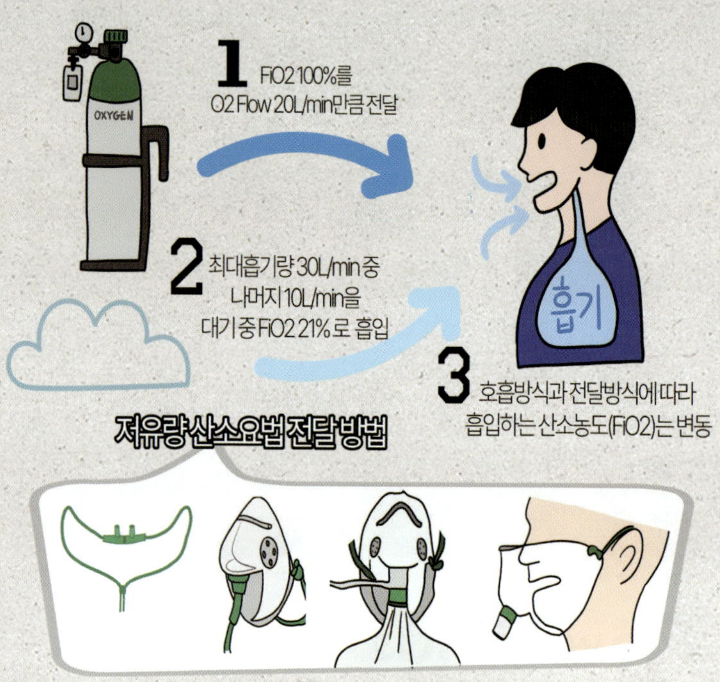

고유량 산소요법

고유량 산소요법은 환자의 호흡 양상 변화에 무관하게 정확하고 계속하여 일정한 FiO_2를 제공하는 것이 특징입니다.

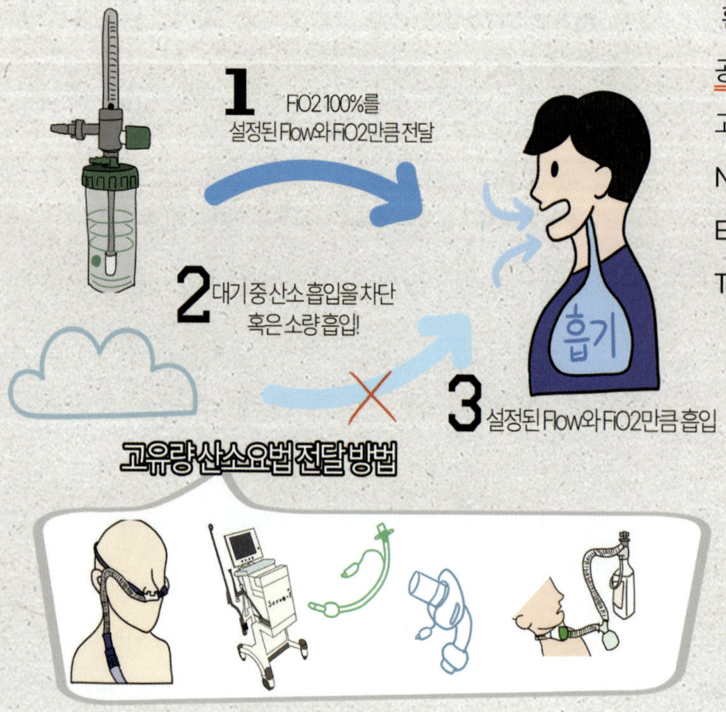

환자는 대기 중에서 흡입하지 않고 산소 전달 기구에서 공급하는 가스로만 호흡하는 것입니다.
고유량 산소요법 전달 기구는 High Flow Nasal Cannula(HFNC), Ventilator(인공호흡기), Endotracheal Tube(기관내관) & Tracheostomy Tube(기관절개관), T-piece 등이 있습니다.

산소 전달 장치

저유량 산소 공급 장치부터 고유량까지 정리!

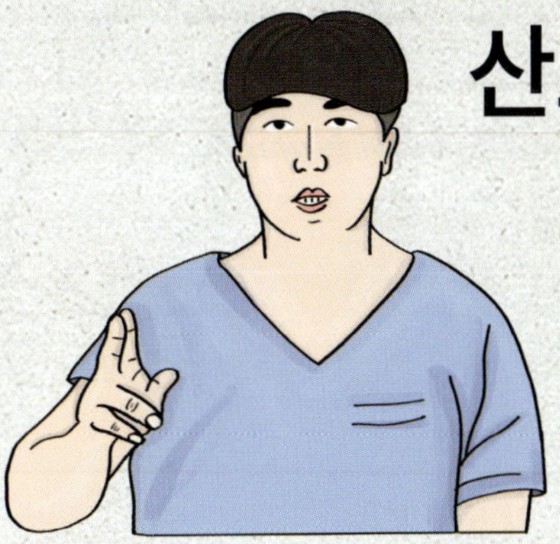

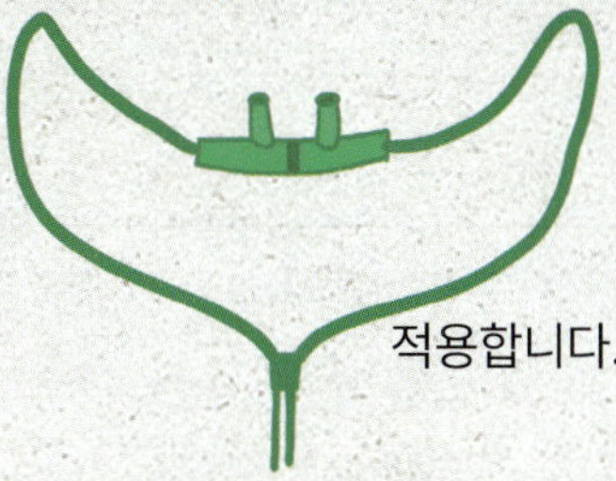

nasal cannula

FIO_2 21~44%

저유량 산소투여 장치 중 경제적이며 환자의 편리함 등의 이유로 널리 사용됩니다. 산소 유량은 0.5~6L/min까지 적용합니다. 산소 저장낭은 없으나 해부학적 저장낭으로 비강에 100% O_2가 모이게 됩니다. 4L/min 이상부터 코점막 건조 증상이 나타날 수 있고 그 이상 유량이 높을수록 더욱 심해집니다.

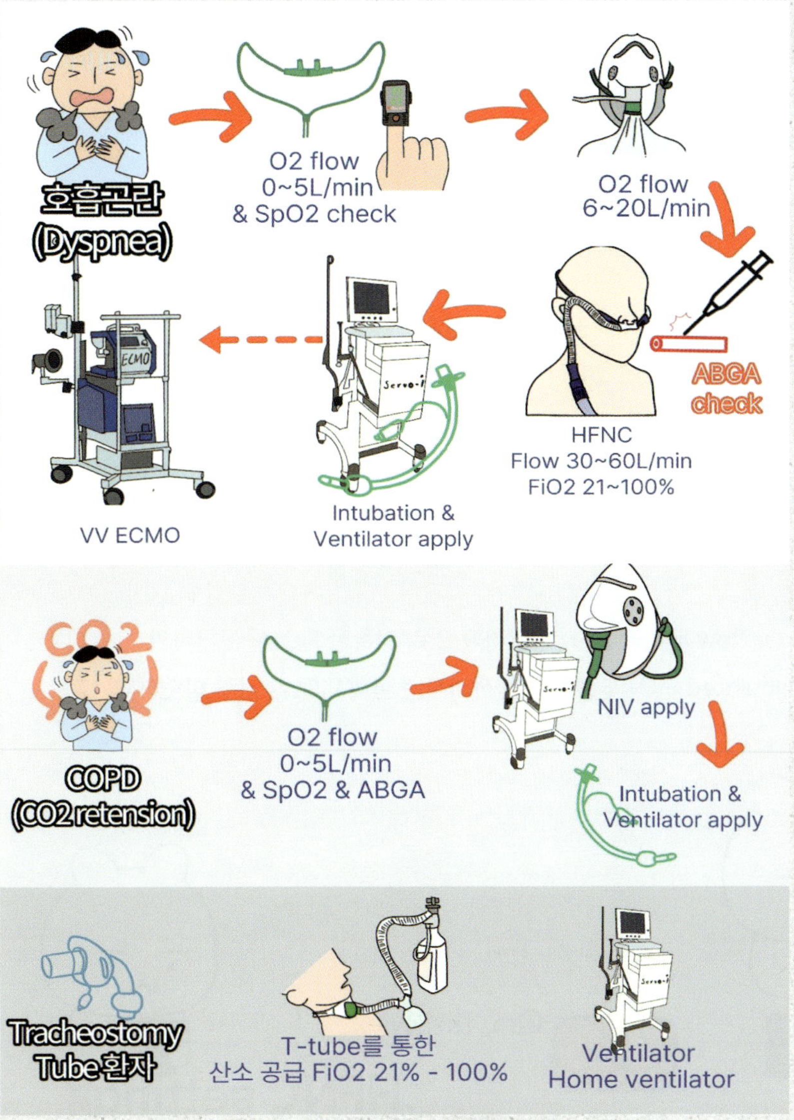

O_2 mask

: 저장낭 여부와 재호흡 기능에 따라 종류가 달라집니다.

simple mask

FIO_2 40~60%

nasal cannula와 차이점은 마스크 형식이라 산소 저장 공간이 크므로 nasal cannula보다 산소 유량을 더 많이 줄 수 있습니다.

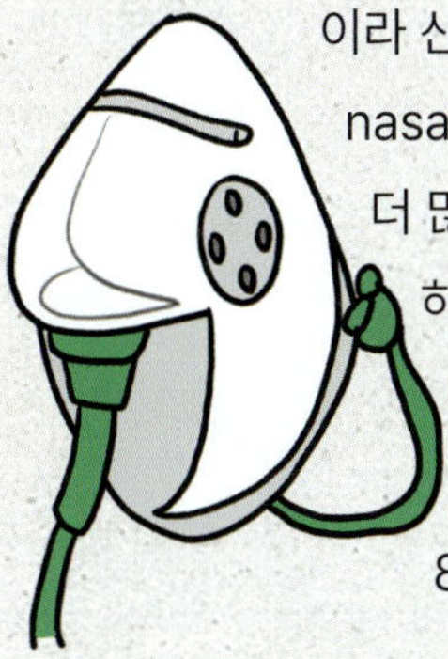

하지만 100% O_2를 저장할 수 있는 저장낭이 없어 FiO_2에 한계가 있으므로 산소 유량은 8~10L/min까지 적용합니다.

partial - rebreathing mask

FIO_2 50~66%

단순 마스크 + 저장낭이 있습니다. 저장낭에 O_2가 채워져 있지 않으면 환자가 내쉰 가스가 저장낭에 공급되는 O_2와 섞이게 되므로 꼭 저장낭을 O_2로 채우고 적용해야 합니다. 저장낭에 O_2가 채워지고 나면 호기 시 CO_2는 마스크 옆 구멍으로 빠져나가므로 CO_2가 재호흡되지 않습니다.

reserve mask

저유량 산소요법 중 가장 높은 FIO_2 제공

부분재호흡마스크와 비슷하나 저장낭에 one-way 밸브가 있어 흡기 시에는 저장낭 안에 산소가 공급되고, 호기 시에는 마스크 옆의 구멍으로만 호기 가스가 나가도록 해줍니다. 마스크를 통한 산소 공급은 nasal cannula보다는 비강 점막이 건조해지지 않습니다. 이론적으로는 저장낭 내에 대기가 흡입될 수 없다고 하나 FiO_2가 90% 이상 되기가 어렵습니다.

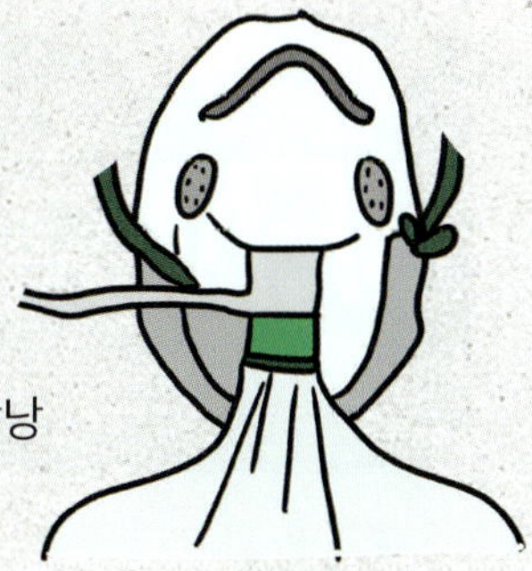

FiO_2 21~100%
Flow 최대 60L/min까지

high flow nasal cannula (HFNC)

Facial mask 보다 자주 사용하는 HFNC!! 완벽 숙지해볼까요?

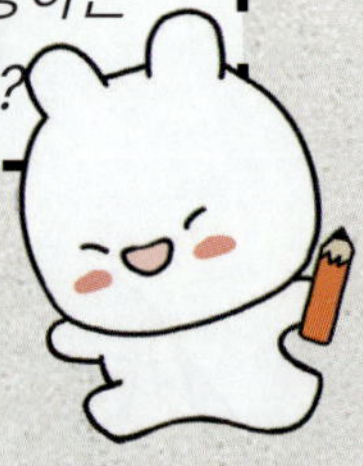

: Air/Oxygen blender를 이용하여 산소 제공 농도를 조절할 수 있습니다.
또한 humidifier와 heated circuit을 이용하여 humidificated gas를 공급할 수 있습니다.

(1) Anatomical dead space washout

Nasopharynx로 산소가 공급됨으로 인하여, 이산화탄소의 배출이 쉽고, 재호흡은 감소합니다.
따라서 dead space는 감소하고, exercise tolerance 가 증가하고, dyspnea는 감소합니다.

(2) PEEP effect

고유량의 산소가 공급되어 expiratory flow에 저항이 발생하여 airway pressure가 증가하고, continuous positive airway pressure effect가 생깁니다.

보통 35 L/min에서 입을 벌린 경우, 2.7 cmH_2O, 입을 다문 경우 1.2 cmH_2O의 양압이 발생한다고 한다.

(3) Humidification

humidifier와 heated circuit을 통해 conditioned gas가 제공됨으로써 환자의 compliance가 좋아지고, oxygenation&tolerance가 증가합니다. 또한 humidified gas는 점액 배출을 돕고 atelectasis를 감소시킵니다. Airway mucosa가 마르는 것을 방지하여 airway constriction을 최소화하고, work of breathing을 감소시켜 산소가 폐까지 잘 운반되도록 돕습니다. 이런 작용은 특히 COPD 환자에서 유용합니다.

(4) Control of FiO_2

기존의 저유량 산소요법에서는 호흡 양상과 O_2 flow에 따라 FiO_2가 달라지므로, 정확한 FiO_2를 공급하기 어려웠습니다. 하지만 HFNC system은 calculated FiO_2와 환자에게 전해지는 실제 FiO_2가 거의 비슷하게 나타났습니다.

HFNC를 어떻게 적용하는지 궁금하다면..
쥬디와 함께 유튜브로 고고!

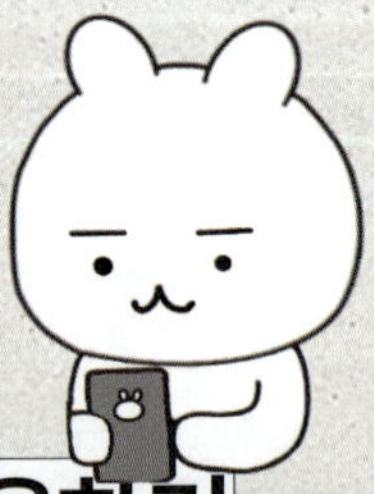

@rn_theboy

HFNC 적용하기

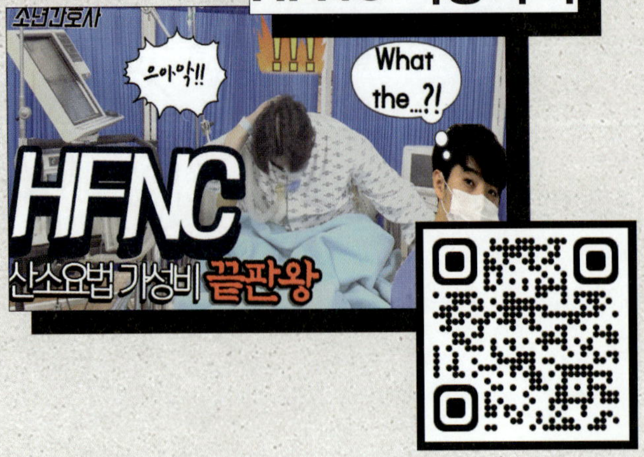

HFNC 어떻게 준비하는지 모른다면..
쥬디와 함께 유튜브로 고고!

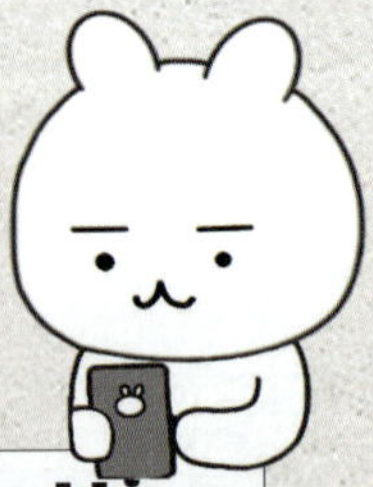

@rn_theboy

HFNC setting

실제 임상 어려움과 해답!

HFNC는 환자에게 FiO2를 100%까지 적용할 수 있으니 계속 하고 있어도 되나요?
그럼 인공호흡기 치료는 언제 하는거죠?
기도삽관 타이밍을 어떻게 알 수 있나요?
ABGA상 PO2 60mmHg 이하일 때?
환자가 힘들어하면?

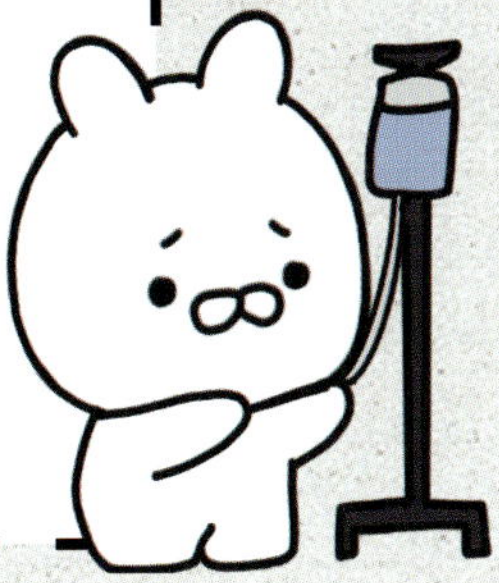

HFNC의 위험인자 중 하나는 삽관(Intubation)을 지연시키는 것입니다. 이러한 삽관 지연은 환자의 예후를 불량하게 하는 요인이 될 수 있으나, 무턱대고 삽관을 해버리면 안되겠죠? 이를 위하여 산소포화도(SpO_2)와 흡입산소분율(FiO_2), 그리고 호흡수(Respiratory Rate)를 통해 계산된 ROX index가 있습니다.

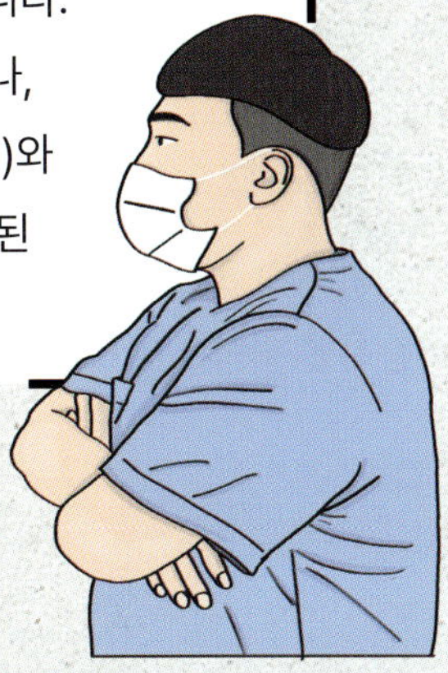

* ROX index
(the ratio of oxygen saturation
as measured by pulse oximetry)
= (SpO2 / FiO2) / RR(Respiratory Rate)

SpO2 92%, HFNC FiO2 90%, 호흡 수(RR) 15회
→ "ROX index가 6.8이네, 아직 intubation 상황이 아니구나!"
→ 갑자기 호흡 수(RR)가 30회?! 호흡 수가 너무 빨라!
→ "ROX index가 3.4밖에 안되네.. intubation이 필요할지도... ㅠㅠ"

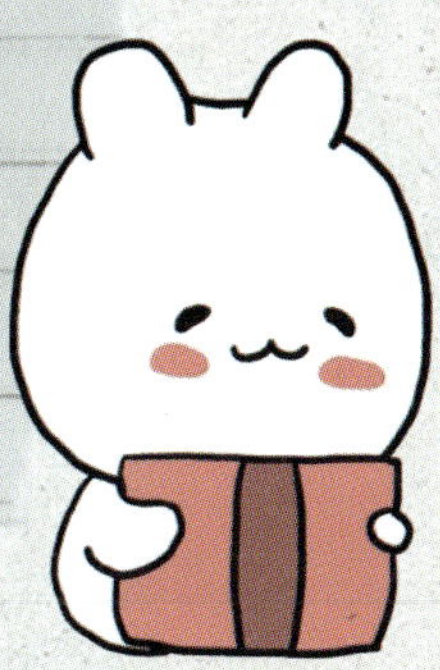

ROX index

ROX index 하면 4.88!! 꼭 기억하기!!

* ROX index가 4.88보다 낮게 계산된다면 HFNC 치료 실패 가능성이 크며, 기관삽관(intubation)이 필요하다고 판단할 수 있습니다.

** 환자의 intubation을 결정하는데 SpO_2와 흡입하고 있는 FiO_2 뿐만 아니라 환자의 호흡수가 매우 중요하다는 사실 꼭 기억해주세요!

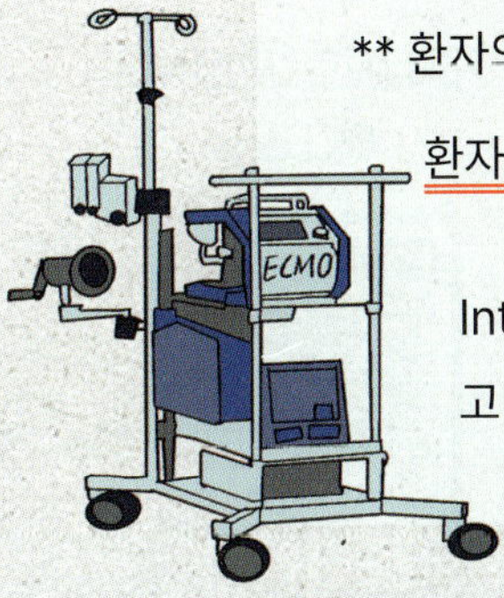

Intubation을 시행한 뒤 ventilator apply를 할 수 있으나, 이후에도 환자의 저산소증이 개선되지 않고 악화된다면, 환자의 폐를 지지할 수 있는 VV ECMO를 적용할 수 있어요.

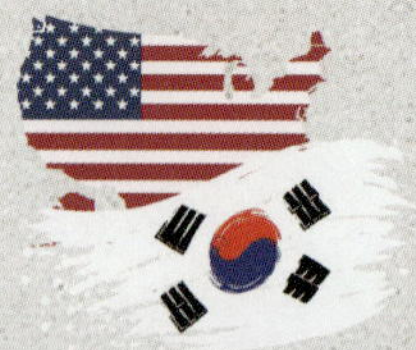

한국 & 미국 CPR guideline

*** 단순한 가슴압박과 인공호흡으로 구성되는 기본 소생술(BLS, Basic Life Support),**

*** 보다 더 전문적인 심전도 분석, 약물 투여, 전기적 치료(제세동 등) 등을 포함하는 개념인 ACLS(Advanced Cardiovascular Life Support)**

미국 심장협회(American Heart Association, AHA)는 심정지 환자를 소생시키기 위한 심폐소생술(CPR, Cardiopulmonary Resuscitation) 의 전문화를 위해 5년마다 ACLS 알고리즘을 연구하고 개정하고 있다.

ACLS 알고리즘은 심정지 뿐만 아니라, 서맥이나 빈맥과 같은 부정맥 등 생명을 위협하는 응급 상황에서 의료 전문가들이 체계적으로 대응하기 위한 표준화된 지침이다. 한국에서도 AHA에서 제공하는 ACLS 알고리즘을 표준으로 적용하고 있으며, 대한심폐소생협회(Korean Association of Cardiopulmonary Resuscitation, KACPR)가 AHA의 ACLS 가이드라인을 바탕으로 국내 심폐소생술 교육과 인증을 진행하고 있다.

BLS와 ACLS에 관련해서는 구글 검색으로 알고리즘을 쉽게 찾아볼 수 있으며, 해당 자료와 아래 영상을 통해 CPR을 학습하면 최적의 효과를 거둘 수 있을 것이다.

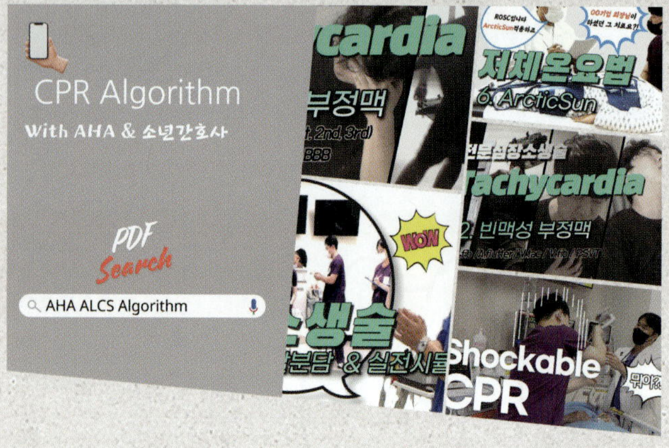

심장이 빨리 뛰면 어떡하지? 빈맥 알고리즘

심장이 느리게 뛰면 어떡하지? 서맥 알고리즘

가장 중요한 기본소생술(BLS)

전문소생술(ACLS) 알고리즘

응급실 ACLS 과정을 알아보자

Shock을 해야 하는 CPR은 어려워

일반병동에서 CPR이 발생한다면?

ROSC됐다! 저체온요법? 갑자기?!

기도삽관은 어떻게 하는걸까?

기도삽관도 프로토콜이 있다고?!

호주 & 뉴질랜드 CPR guideline

호주 뉴질랜드는 별도의 guideline이 있다. The ANZCOR (Australian and New Zealand Committee on Resuscitation) guidelines 이며, 우리나라와의 BLS, ACLS와 비슷하지만 모르면 당황할 수 있는 CPR 알고리즘이다. 만약 호주에서 간호사로 일을 하는 것을 생각하고 있는 분들에게는 다음 BSL, ACLS 특징이 도움될 것이다.

DRSABCE

Danger, Response, Send for help, Airway, Breathing, Circulation, Exposure

- **D** 주변 환경에서 위험 요소 파악 구조자와 환자 안전 확보
- **R** 환자 반응(의식 여부) 확인
- **S** 즉시 구조 요청(응급구조대 호출)
- **A** 기도 상태 확인 및 기도 확보
- **B** 환자 호흡 확인
- **C** 혈액 순환 평가. 심폐소생술 시작
- **E** 출혈이나 부상 여부 확인 추가적 처치 필요한지 평가

COACHRED

- **C** Continue compression and Echo 가슴압박 지속
- **O** Oxygen Away 산소공급장치 멀리 떨어뜨리도록 조치
- **A** All others clear 제세동기 충격 전 사람들이 떨어지도록 지시
- **C** Charging 제세동기 충전
- **H** Hands off 제세동기 충전 후 "손 떼주세요"
- **R** Rhythm check/record Echo 리듬확인과 Echo확인
- **E** Evaluate 심장리듬 평가
- **D** Deliver shock 전기 충격 전달

1) BLS와의 차이

The DRSABCD (danger, responsiveness, send for help, airway, breathing, CPR, defibrillator) 의 약어를 사용하면서 특히 'Send for Help'를 굉장히 중요시하게 여기고 있습다. 호주의 병원 간호시스템은 꼭 간호사가 2인 1조로 일을 하는데, BLS에서도 그 특징이 눈에 띄며, 실제로 병원 면접을 볼 때에도 '같이 일하는 동료에게 도움을 요청할 수 있나' 여부를 중요하게 여긴다.

2) ACLS와의 차이

BLS와 마찬가지로 ACLS도 우리나라와 비슷하지만, 확연히 다른 점이 있다. CPR 도중 Rhythm check를 하는 과정에서 집중 심초음파(focused echocardiography)를 시행하여 심초음파를 녹화하는 과정이 포함된다.

집중 심초음파(focused echocardiography)는 심폐소생술(cardiopulmonary resuscitation, CPR)에서 예후를 예측하고, 심정지의 특정 가역적 원인을 식별하며, 심정지 환자에 대한 추가적인 치료 및 절차를 안내하는 데 유용한 도구가 될 수 있다.

하지만 실제로 많은 임상 간호사, 의사들 사이에서 심초음파가 심장 압박의 중단 시간을 연장시킨다는 이유로 방법에 대한 우려를 가지고 있다. 또한, 집중 심초음파를 rhythm check에 포함시키는 명확한 프로토콜 및 훈련이 부족할 경우, 이 방법이 익숙하지 않은 의료인들 사이에서 혼란이 발생할 수 있으며, Shock을 전달하는 동안 심초음파 검사자의 안전 문제도 제기될 수 있다. 그렇기 때문에 실제 제가 일하고 있는 병원에서는 이 COACHRED에 대한 훈련을 매 달 진행하고 있고, 병동마다 이 방법에 대한 안내책자를 CPR 카트 뿐만 아니라 병동 곳곳에 비치해두고 있다.

이 COACHRED를 호주에서 고수하는 이유는, 가슴 압박 중단을 최소화하는 데 도움이 되는 현재까지 확인된 최고의 환자 소생 전략들을 통합하고 있기 때문이다. 시뮬레이션 환경에서 CPR 국제 지침이 권장하는 시간 내에 가슴 압박 중단을 유지하면서 리듬 확인에 집중 심초음파를 포함시키는 것이 가능하다는 것을 입증한다.

초음파 검사자는 가슴 압박에 대한 접근을 방해하지 않거나 팀 리더의 모니터 시야를 가리지 않도록 자신과 기계를 위치시켜야 한다. 또한 호주에서 12 lead ECG 검사는 간호사의 업무이기에, 간호사는 심전도 촬영 방법을 알고 있어야 한다.

공통 간호

공통 간호 부분은 2024년도 현재까지 임상에서 간호사로 지내며 보다 나은 간호 실무 교육을 위해 힘쓰시는 알엔지야(RNjiyaTV), 소년간호사, 해찬이의 간호일지에서 자료를 제공해주었다.

이를 통합하여 각 챕터에 대해 핵심적 내용만을 담았으니 임상에서 적극 활용해보자.

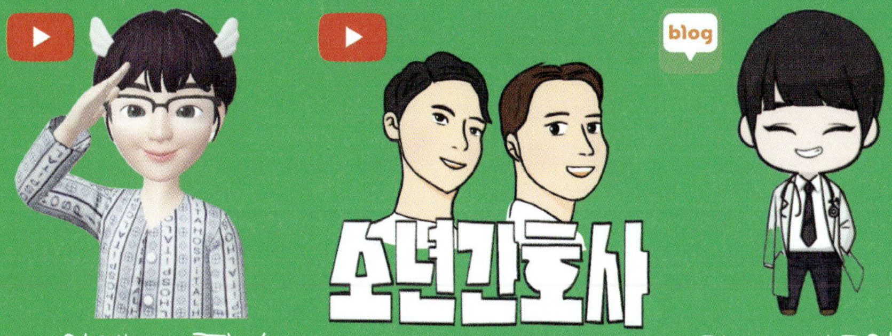

알엔지야TV

해찬이의 간호일지

<공통간호 참고문헌>

- 알엔지야TV의 병원이야기 1. 포널스.
- 알엔지야TV의 병원이야기 2. 포널스
- 알엔지야에게 인계받기. 포널스
- 크램북 vol1 벼락치기 임상간호 매뉴얼. 포널스
- 크램북 vol2 벼락치기 환자파악 매뉴얼. 포널스
- 서울아산병원 내과학교실 (2020). 내과매뉴얼 5판. 군자출판사
- 성균관대학교의과대학, 삼성서울병원내과 (2021). Handbook of Internal Medicine. 군자출판사
- ESCMIO(2024). Clinical Microbiology and Infection. ScienceDirect, 30(5).
- 한국 질병관리청 다제내성균 감염증 예방 및 관리 지침
- 미국 질병관리예방센터 Antibiotic-Resistant Bacteria
- 아마사와 히로/안상현(역자). 항생제 스타터(2017). 대한의학
- 아마사와 히로/안상현(역자). 항생제 마스터(2017). 대한의학
- Samanthi(2017). Difference Between Gram Stain and Culture. Science & Nature articles.
- Wikipedia . The free encyclopedia, Wikipedia articles in English.
- A free learning & collaboration community for medical students : Gram-Positive Bacteria & Gram-negative Bacteria. (2019).
- Ream Al-Hasani & Michael R Bruchas. (2011). Molecular Mechanisms of Opioid Receptor-Dependent Signaling and Behavior. Anesthesiology, 7(2), 1363-1381.

정맥주입요법

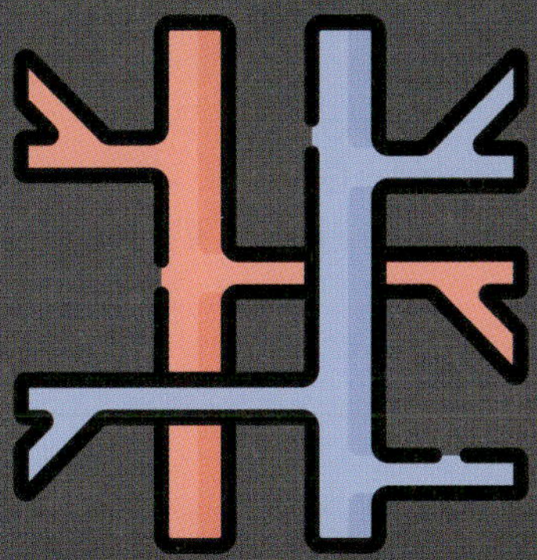

정맥주입요법

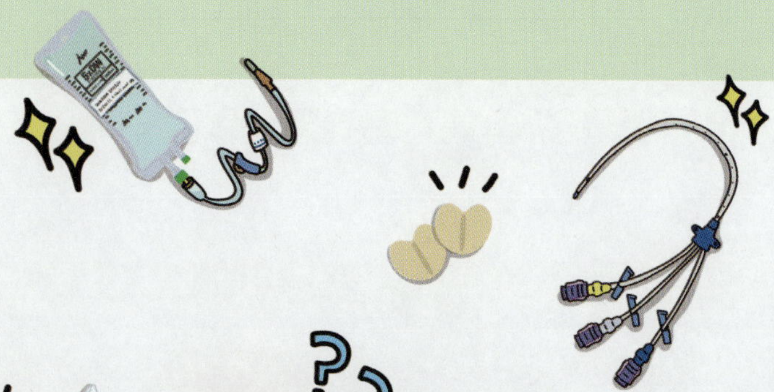

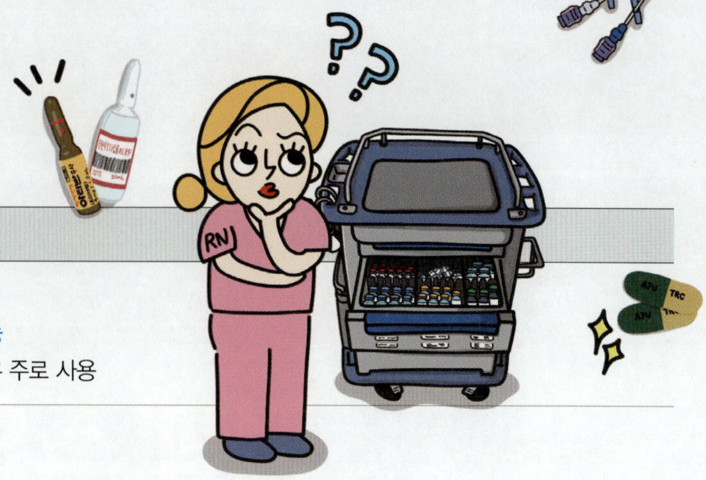

1 약물 주요 투약 방법

종류	특징
정맥주사 (Intravenous, IV)	- 약물을 직접 혈관 내로 주입하는 방법 - 효과가 빠르고 정확한 용량 조절이 가능 - 응급 상황이나 빠른 약효가 필요한 경우 주로 사용
근육주사 (Intramuscular, IM)	- 약물을 근육 내에 주입하는 방법 - 정맥주사보다 흡수 속도가 느리지만 지속적인 효과를 기대
피하주사 (Subcutaneous, SC)	- 약물을 피부 바로 아래 지방층에 주입하는 방법 - 흡수 속도는 느리지만 일정하게 약물이 흡수되어 지속적인 효과 유지 - 인슐린, 항응고제, 조혈제 등에 주로 사용
설하복용 (Sublingual, SL)	- 약물을 혀 밑에 넣어 녹여 흡수시키는 방법 - 흡수 시 정맥으로 바로 흡수되어 효과가 빠르게 나타남 - 협심증 치료제, 진통제 등에 주로 사용
경구복용 (Oral, PO, per os)	- 약물을 입으로 삼켜 소화기관을 통해 흡수시키는 가장 일반적인 투약 방법 - 복용이 편리하지만 약물에 따라 간을 거치면서 일부가 분해되어 효과가 감소할 수 있음

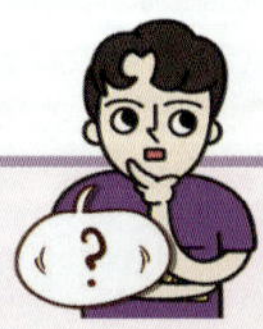

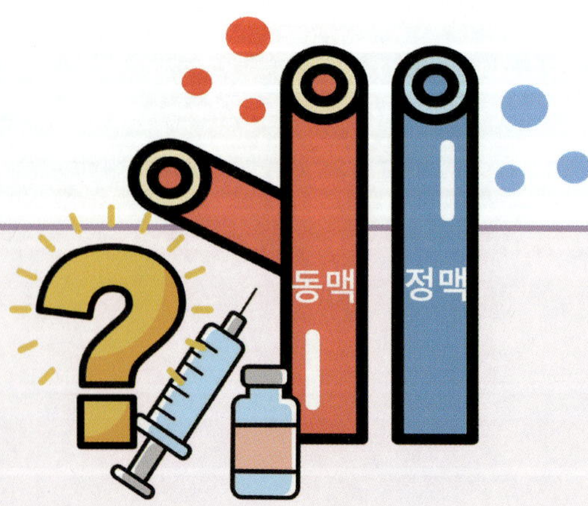

주사제를 정맥이 아닌 동맥으로 투여하면 안될까? 똑같이 혈관인데?

종양 표지자 검사(Tumor marker)는 혈액이나 기타 체액에서 암 발생과 관련된 특정 물질의 수치를 측정하는 검사로, 암 주사제 약물을 정맥이 아닌 동맥에 투약하면 동맥과 정맥의 해부학적, 생리학적 차이로 심각한 부작용을 초래할 수 있다.

1. **혈류 특징**: 동맥은 높은 압력으로 혈류속도가 빠르고 정맥은 압력이 낮고 혈류 속도가 느리다. 따라서 동맥에 약물을 투여하면 약물이 빠른 속도로 전신에 퍼져 특정 장기나 조직에 고농도로 축적되어 독성이나 괴사를 유발할 수 있다
2. **약물 특성**: 혈관수축제나 항암제 등 일부 약물은 동맥에 직접 투여 시 특히 위험하다. 항암제는 괴사 위험, 혈관수축제는 동맥 경련의 위험이 초래될 수 있다. 그 외 본래 약품성질이 아닌 부작용 발생 위험이 매우 높다.

따라서 약물은 정맥주사용으로 개발되며, 간호사는 이를 꼭 숙지하여 동맥으로 어떠한 약물도 투약되지 않도록 주의하자!

2 주요 정맥

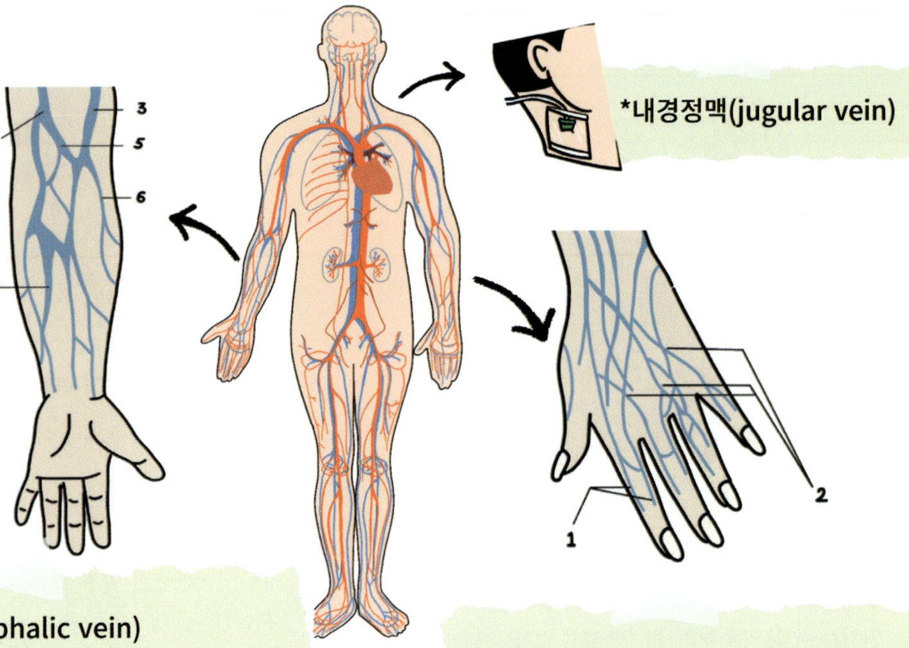

3. 요측 피정맥(cephalic vein)
4. 척측 피정맥(basilic vein)
5. 전완정맥(antecubital vein)
6. 요측 정중피정맥(median cephalic vein)
7. 중앙 척측피정맥(median basilic vein)

1. 손가락 정맥(Dorsal digital vein)
2. 중수 정맥(dorsal metacarpal veins)

환자의 편의성으로 정맥주사를 위한 경로 정맥주사를 위한 위치는 손과 팔이 선택된다. 환자에 따라 정맥이 쉽게 보이지 않는 경우가 있으므로 주요 혈관 위치는 대략적으로 기억하는 것이 좋다. 다음의 Key point를 기억하자

- 치료 초기 정맥치료에 잘 사용되는 부위: 중수 정맥(2)
- 채혈과 주요 정맥 확보를 위한 부위: 요측 피정맥(3, 수혈을 위한 최상의 정맥), 척측 피정맥(4), 요측 정중피정맥(6)

➜ 혈관조영 검사를 위한 조영제 투약을 위해 권장되는 혈관

- 혈관확보 어려울 시 선택되는 부위: 손가락 정맥(1), 중앙 척측피정맥(7)
- 응급 상황 시 선택되는 부위: 내경정맥(*)

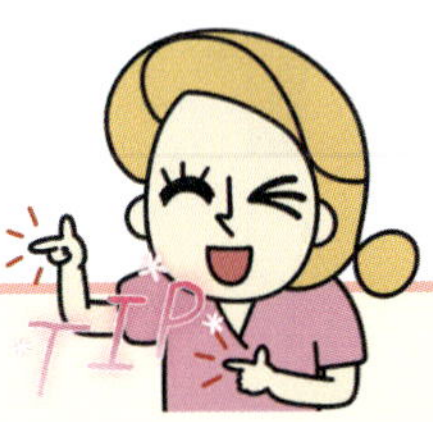

IV는 말초혈관부터 사용하는 것이 권장

오랫동안 치료를 받아야 하는 환자들은 상부 쪽의 좋은 혈관들은 보호해주는 것이 오래오래 혈관을 사용할 수 있는 방법이다. 만약 상부 혈관을 사용하다 만약 혈관 밖으로 수액이 새서 팔이 부었을 때 손등에 다시 IV를 하면 수액은 심장쪽으로 흘러가므로 결국 또 다시 팔이 붓게 된다. 따라서 말초에서부터 혈관을 선택하는 습관을 들이도록 하자

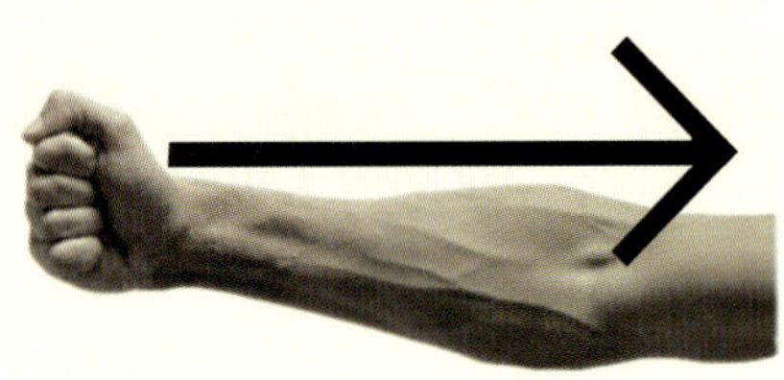

* 진단이나 치료로 사용해서는 안되는 부위

- 만성신장질환으로 투석 치료가 필요한 환자의 팔: 동정맥루 형성 등을 대비한 혈관 보호
- 유방 절제술 또는 액와절제술 받은 방향의 팔: 림프 순환 장애에 따른 부종, 통증, 감염 위험
- 뇌혈관 장애로 마비가 온 팔의 정맥은 사용 주의: 마비와 감각저하 정도에 따라 혈액 순환이 원활하지 않아 혈관 손상, 감염 위험, 혈전 생성 위험이 높음
- 방사선 치료를 받은 부위의 정맥: 방사선 치료로 주변 정상 조직에 영향을 미칠 수 있기에 혈관 손상 위험이 높음

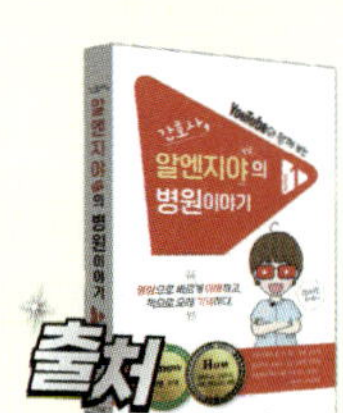

출처 알엔지야의 병원이야기Vol1

3 정맥관 종류와 특징

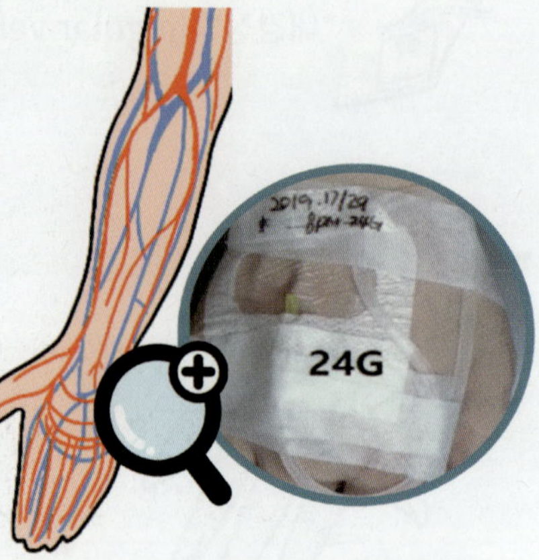

말초정맥관(peripheral venous line)

- 팔, 손, 발 등 피부 가까이에 위치한 작은 정맥에 삽입
- 용도 : 단기간 수액&약물 투여, 간단한 혈액 검사, 수혈
- 삽입이 비교적 간단하나 유지기간이 최대 4일 정도(의료기관마다 상이함)

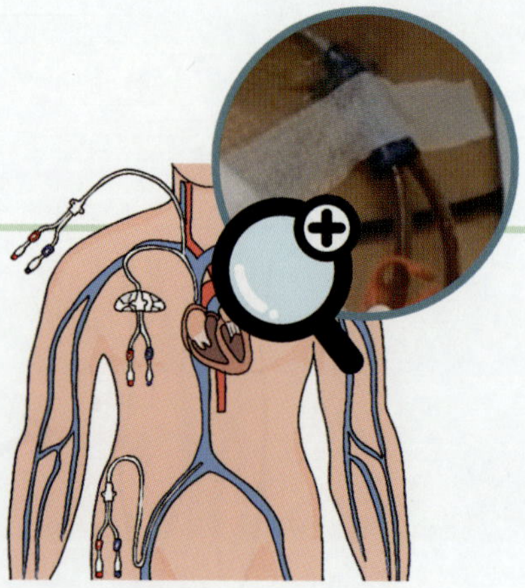

중심정맥관(Central venous line)

- 목, 가슴, 대퇴 등 큰 정맥에 삽입되어 심장 근처 대정맥에 위치하는 정맥관
- 목적과 삽입 방법에 따라 다양한 종류가 존재
  ➜ 비터널식 중심정맥관, 터널식 중심정맥관 (Perm catheter), 말초삽입형 중심정맥관(PICC), 이식형 중심정맥관(케모포트) 등
- 장기간 수액&약물 투여(항암제, 고농도 영양수액 등)
- 혈액 투석, 중심정맥압 측정, 자극적 약물 투여
- 삽입이 어려우나 유지기간이 카테터 종류에 따라 2주 ~ 몇 개월로 다양
- 장기간 유지를 위해 주기적인 카테터 삽입 부위 소독 (드레싱)이 필요하며, 드레싱 제품에 따라 시행 주기가 다름

암 환자를 위한 중심정맥관

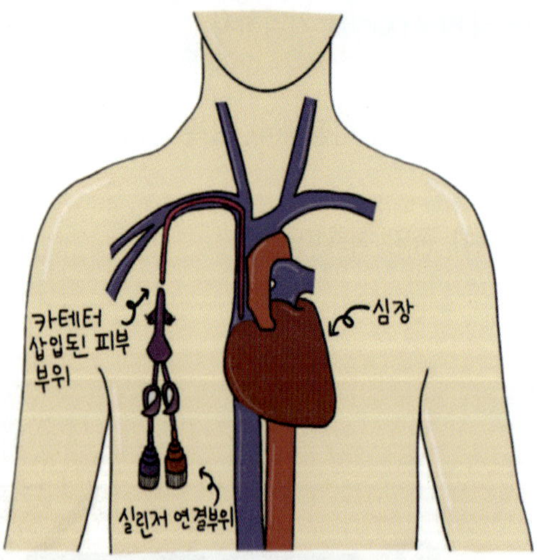

Hickman Catheter
히크만 카테터

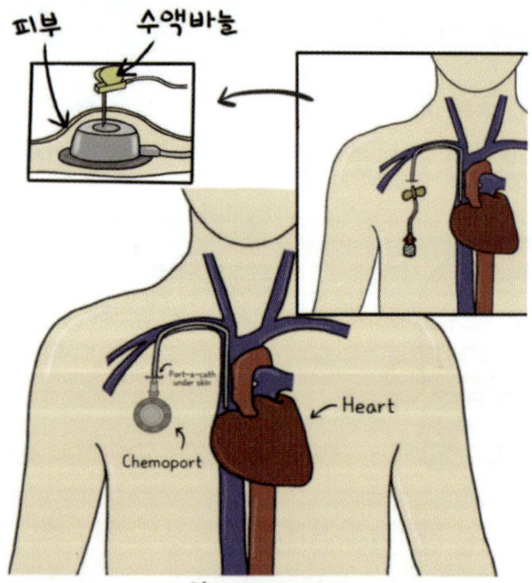

Chemoport
케모포트

히크만 카테터

- 강한 자극성 항암제 등을 투여해야 하는 경우 삽입. 반복적 정맥 주사 불편함 감소
- 사용기한: 6개월 이상(피부 아래 터널식 삽입이라 감염에 강함)
- 주로 혈관조영실에서 삽입
- 시술 전 Permission(동의서), PLT(혈소판) 등 출혈위험 확인
- Dressing(드레싱) : Gauze(2일), Film(7일)

케모포트

- 항암제, 항생제, 혈액제제 등 지속적 주입이 필요한 경우
- 히크만 카테터와 달리 바늘을 제거했을 경우 밖으로 보이는 장치가 없기에 간헐적 항암 요법의 경우 주로 사용
- 사용기한 : 6개월 이상 ~ 수 년까지
- 시술 전 Permission(동의서), PLT(혈소판) 등 출혈위험 확인
- Dressing(드레싱) : Gauze(2일), Flim(7일)
- 케모포트 니들(needle) 삽입 시 멸균술 준수
- 케모포트 니들(needle) 미삽입 시 생리식염수로 케모포트 주기적으로 Flushing(보통 4주), 또는 1:100 Heparin locking(보통 1주)

Midline catheter?

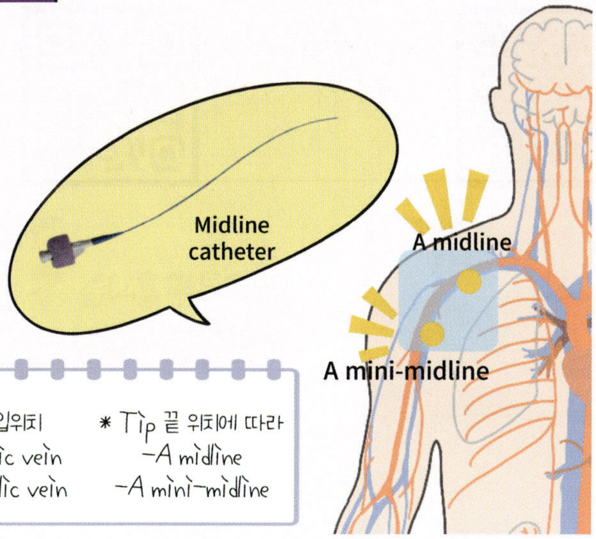

* 삽입위치
- basilic vein
- cephalic vein

* Tip 끝 위치에 따라
-A midline
-A mini-midline

Midline catheter는 말초정맥에 삽입되지만, 말초정맥관보다 더 깊숙한 곳에 위치한 정맥에 삽입하는 도관이다. 상완 부위 피정맥(척측피정맥-basilic vein & 요측피정맥-cephalic vein)처럼 두꺼운 혈관이 선택되며, 이들은 말초삽입형 중심정맥관(PICC)의 삽입 부위이기도 하다.

즉, 이름 그대로 Midline catheter는 말초정맥관과 중심정맥관의 중간적인 특징을 가지고 있으며, 유지기간은 최대 4주, 임상에서는 주로 중환자실에서 응급상황에 이용하고 있다.

- **장점:** 삽입 위치는 말초정맥이지만, 카테터 길이가 길어 심장과 가까운 큰 정맥까지 도달하므로 중심정맥관과 유사한 기능을 수행할 수 있다.
- **단점:** 중심정맥관처럼 우심방 가까이 도달하는 카테터는 아니므로, 혈관 자극성이 높은 약물이나 고삼투압 용액 투여에는 적합하지 않다.

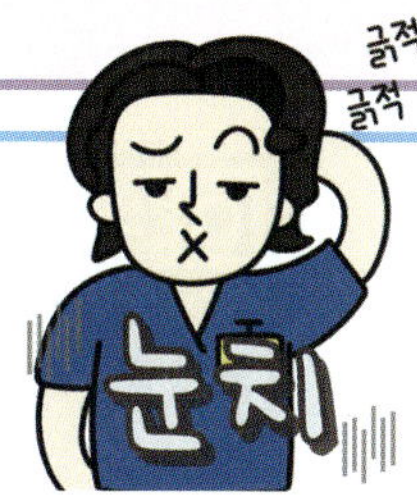

"약물마다 중심정맥용, 말초정맥용.. 다르고,, 어떤 약물은 말초로 주면 안된다고 하고… 이유도 각각 다르던데, 왜 그런가요?"

혈관 관련 합병증 때문이다. 혈관이 좁은 말초정맥관이 중심정맥관에 비해 합병증 발생 위험이 높다. 여기에는 pH와 삼투압이 작용하는데, 특히 삼투압이 높은 약물은 일반적으로 혈관 자극과 염증을 유발할 가능성이 높으므로 중심정맥관을 통해 투여하는 것이 안전하다.

하지만 삼투압의 기준은 약물의 종류, 환자 상태, 투여 속도 등에 따라 달라질 수 있어 명확한 숫자로 제시하기는 어렵다 정상 혈장의 삼투압 농도는 275-300mOsm/L이며, 보통 500mOsm/L 이상의 삼투압을 가진 약물은 혈관 자극성이 높다고 간주되어 중심정맥관 투여를 권장한다. 삼투압이 높아도 천천히 투약하면 합병증 위험을 줄일 수 있다. 사실 약품 일일이 삼투압을 알고 있어야 하는 것은 아니므로 최근에는 약품오더마다 "중심정맥용"이라는 말을 약제부에서 명시하고 있다.

다음의 약품들은 삼투압이 높아 중심정맥관으로 투여가 권장되므로 알아두자

- 50%Glucose, 3%Sodium chloride, 항암제, 고농도 영양수액 주의점으로 Main Fluid에 간헐적으로 들어가는 약물을 Side로 걸어 투약하기도 하는데, 만약 main fluid에 TPN이 주입되고 있다면 Side로 약물을 투약하지 않는 것이 좋다.
  고용량 혈관수축제도 중심정맥관 삽입의 필요성을 암시하므로 오히려 간호사의 적극적인 중심정맥관 삽입 제안이 필요하다.

말초정맥관 Gauge에 따른 주요 사용 범위

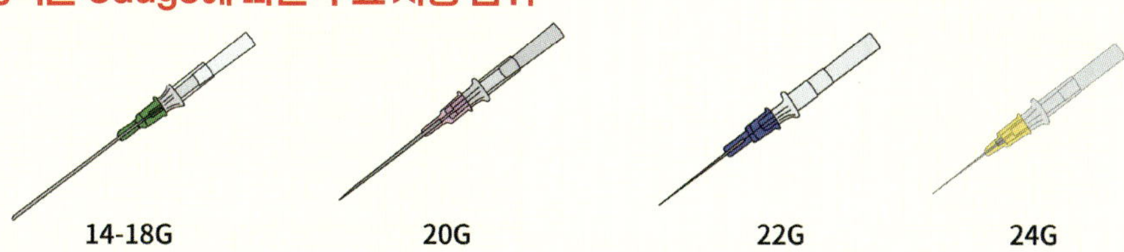

Gauge	활용(*G숫자가 작을수록 바늘 직경이 굵어짐)
14-18G	빠른 속도로 많은 양의 수액이나 혈액제제를 투여할 때 - 수술, 수혈, 고농도 수액, 응급상황, 외상환자(Trauma) * Long 18G needle은 흉수천자(Thoracentesis) 시 사용 가능
20G	일반적 주입, 수혈, 항암요법(Chemotherapy), 정맥 조영술
22G	소량의 수액이나 약물 투여, 혈장 수혈, 항암요법(Chemotherapy)
24G	소량의 수액 투여, 신생아나 영유아에게 사용, 피부가 얇거나 혈관이 약한 환자에게 사용. 혈액 채취에는 부적합하고 투여 속도가 느림

영상으로 알아보는 정맥관 관리 방법

정맥관 관리 핵심

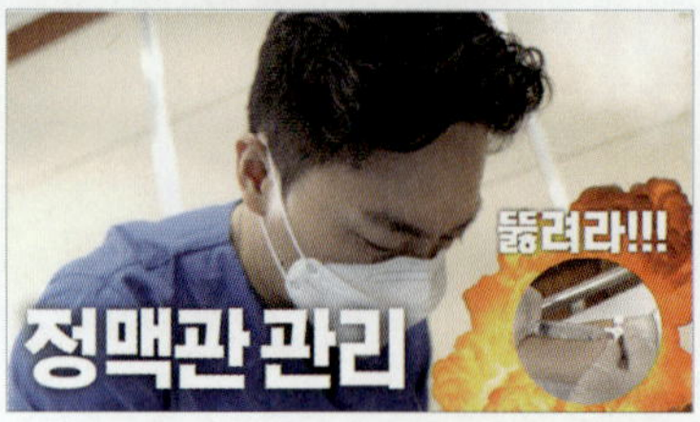

Filter 수액세트 제대로 사용하기

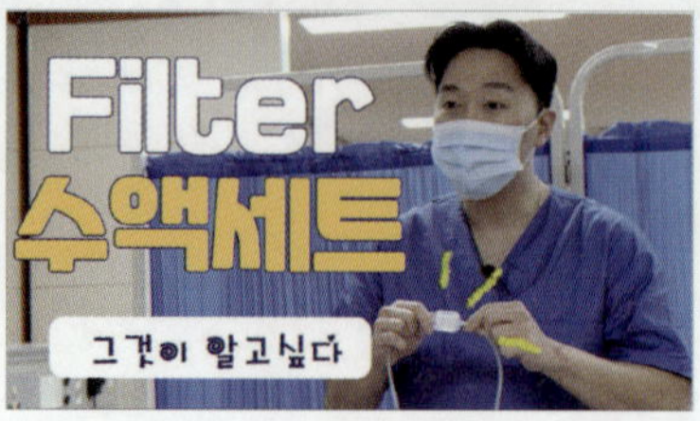

꼭 알아둬야 할 정맥관 채혈

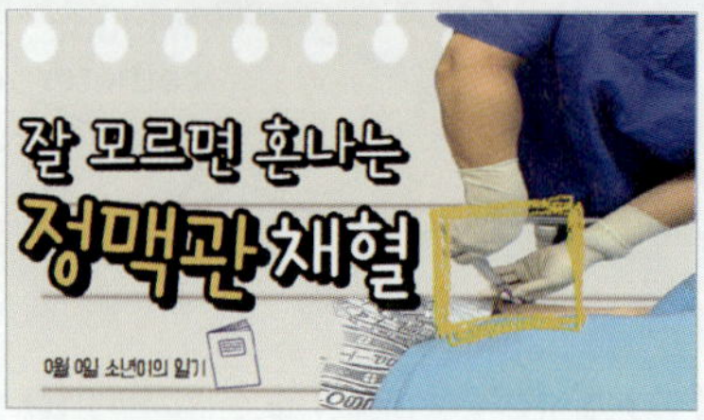
잘 모르면 혼나는
정맥관 채혈

IV 삽입 6가지 근거

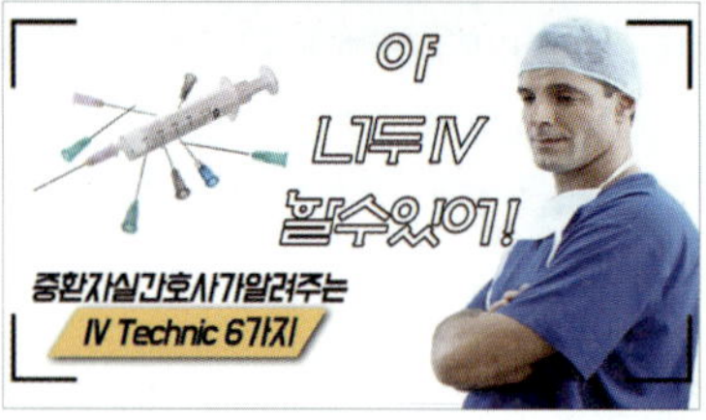

초음파 유도 IV삽입

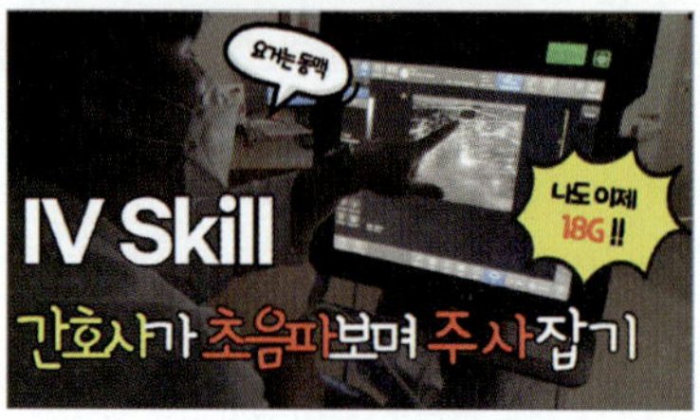
IV Skill
나도 이제 18G !!
간호사가 초음파보며 주사잡기

중심정맥관 관리 모음

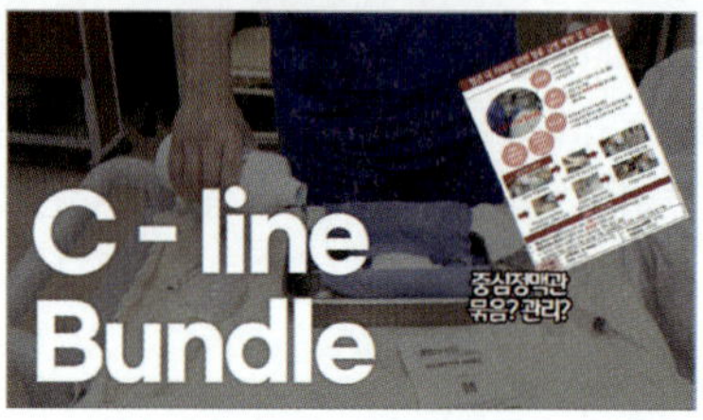

근육주사와 피하주사

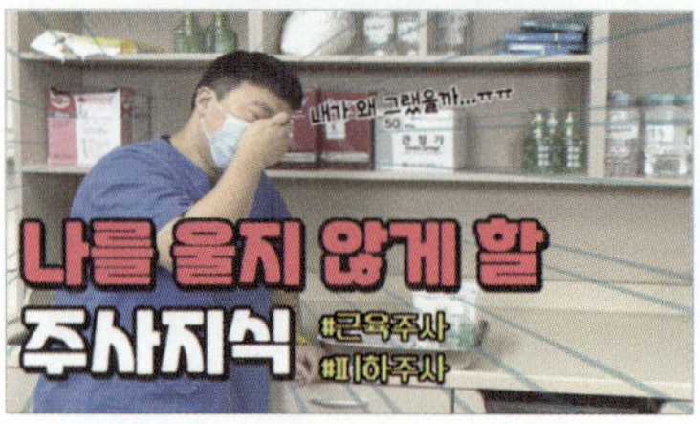

Flushing 핵심 알기

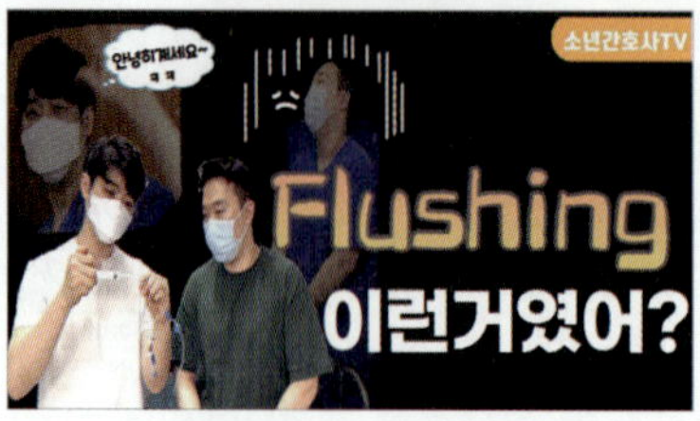

중심정맥관 삽입 후

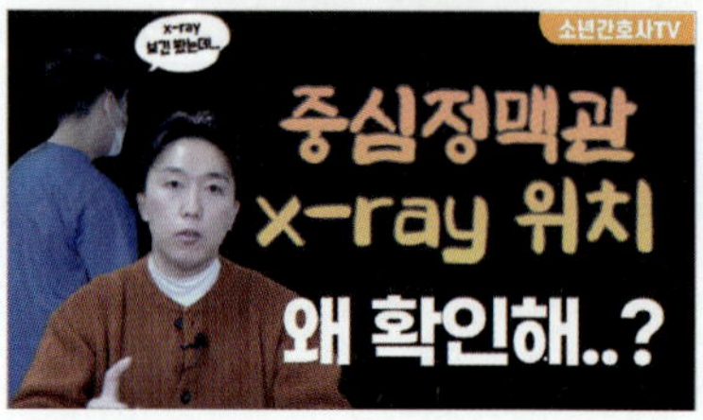
소년간호사TV
중심정맥관
x-ray 위치
왜 확인해..?

케모포트 니들링

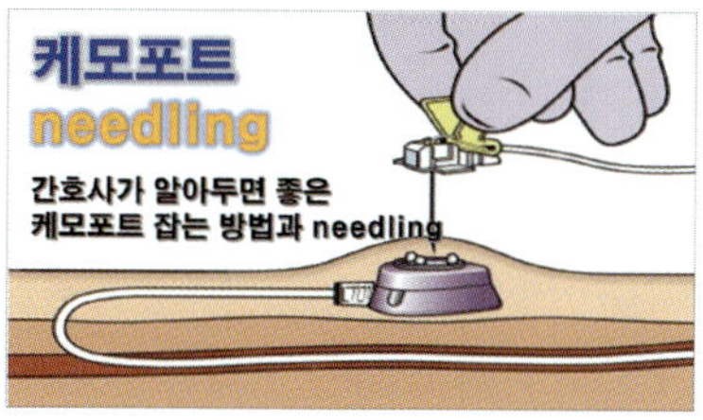

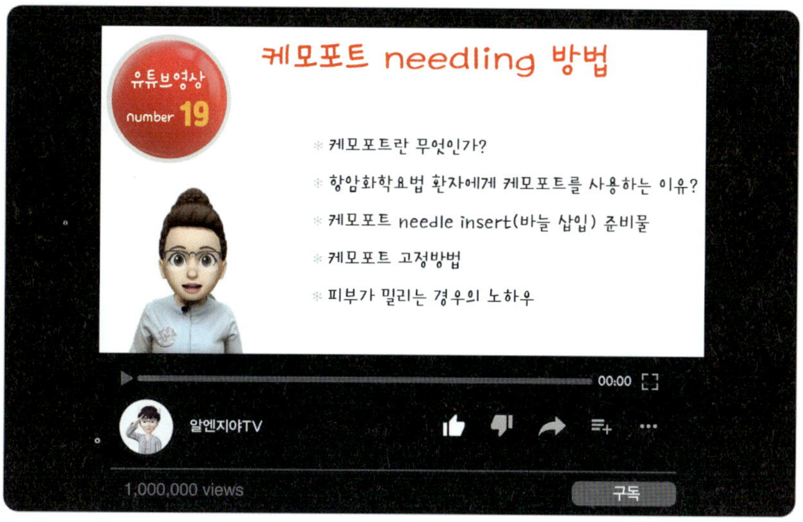

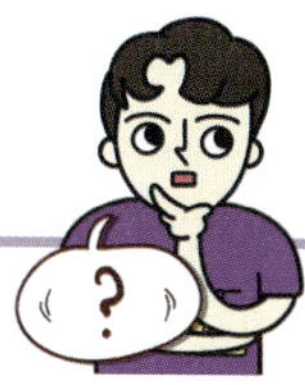

정맥관 관련 합병증?

합병증 종류	특징	대처
Ecchymosis & Hematoma (반상출혈, 혈종)	- 바늘이 혈관을 뚫을 때 주로 발생 - 피부색 변화와 부종	- 카테터 제거, 가벼운 압력 드레싱 적용 - 혈종이 커지는 것을 막기 위해 ice bag 적용
Infiltration (침윤)	- 약물이나 용액이 주위 조직으로 스며든 현상 - 카테터 삽입 부위 피부가 단단히 만져지고 피부가 창백하고 차가움	- 카테터 제거, 멸균 드레싱 적용 - 등장액 침윤 시 온찜질 - 고장액 침윤 시 냉찜질
Extravasation (일혈)	- 발포성(vesicants) 약물이나 용액이 혈관에서 주변 조직으로 새어나간 현상 - 수포나 근육괴사 유발 가능	- 즉시 주입 중단 - 약물 종류에 따라 길항제가 있다면 조직에 주입 - 카테터 제거 후 멸균 드레싱 - 필요 시 외과적 중재
Phlebitis (정맥염)	- 정맥의 염증 - 통증이나 압통, 발적, 부종 발생 가능	- 통증, 발적, 부종 정도에 따라 카테터 제거 (Visual Infusion Plebitis Score와 같은 표준화된 정맥염 사정 도구로 평가) - 중심정맥관 감염 예상 시 배양검사 - 상황에 따라 온&냉 찜질

Catheter 삽입 부위 드레싱

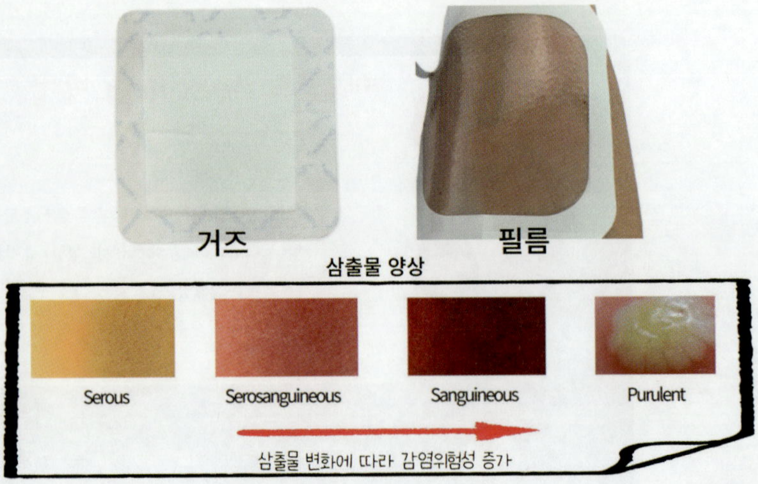

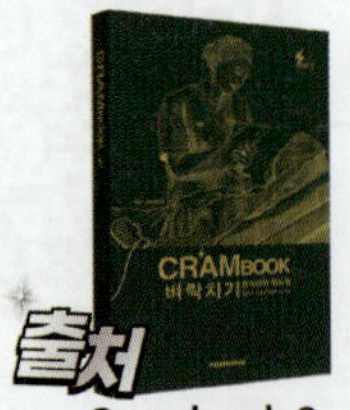

Crambook 2
벼락치기 환자파악 매뉴얼

카테터 삽입 부위는 카테터가 존재하는 한 회복되지 않는 상처로, 이 부위의 감염 예방을 위해 주기적인 소독을 해야 한다. 카테터 삽입 부위 주변으로 삼출물은 존재할 수 있으나, 그 양상 변화에 따라 감염을 시사하기 때문에 삽입 부위 관찰이 필수다. 카테터 삽입 부위 Dressing은 대표적으로 거즈 드레싱과 투명 필름 드레싱이 있다.

거즈 드레싱(gauze dressing)

- 삼출물이 있는 상처에 적용
- 교환주기 : 2일
- 상처 삼출물 흡수 기능이 뛰어나다. 드레싱이 너무 오래되지 않도록 보통 2일에 한 번 드레싱을 시행해 준다. 삼출물로 인해 정상 피부가 연화되는 피부의 침연을 방지해주지만, 습윤 환경을 유지하거나 세균 감염에 대해서 취약하다.

필름 드레싱(film dressing)

- 삼출물이 없는 상처에 적용
- 교환주기 : 7일
- 폴리우레탄 성분으로 산소와 수증기 교환이 가능한 반투과성 막이며, 방수성이라 외부로부터 세균 침입을 방지하는 기능이 있다. 내부에서부터 삼출물이 생기지 않는 상처에 대해 적용한다., 투명이라 상처 관찰이 용이하다는 장점이 있다

영상으로 알아보는 카테터 드레싱 관리 방법

Dressing의 기본 원리

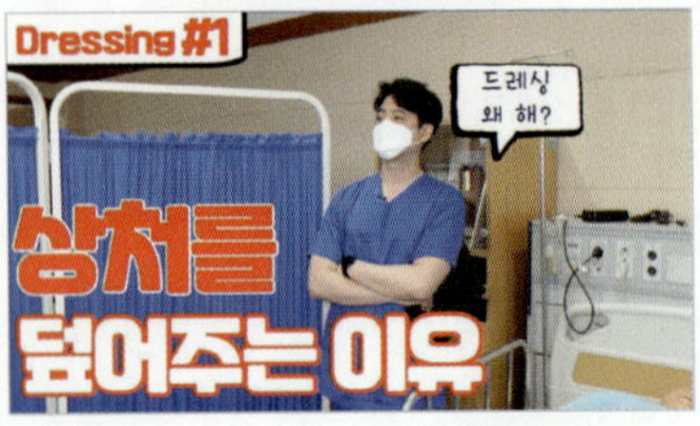

카테터 주위 관리 방법

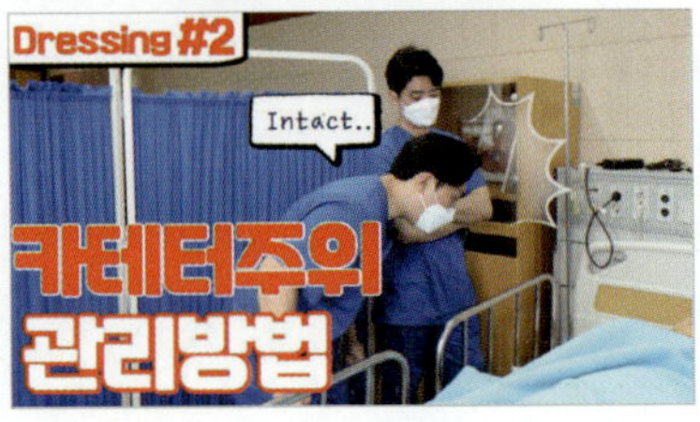

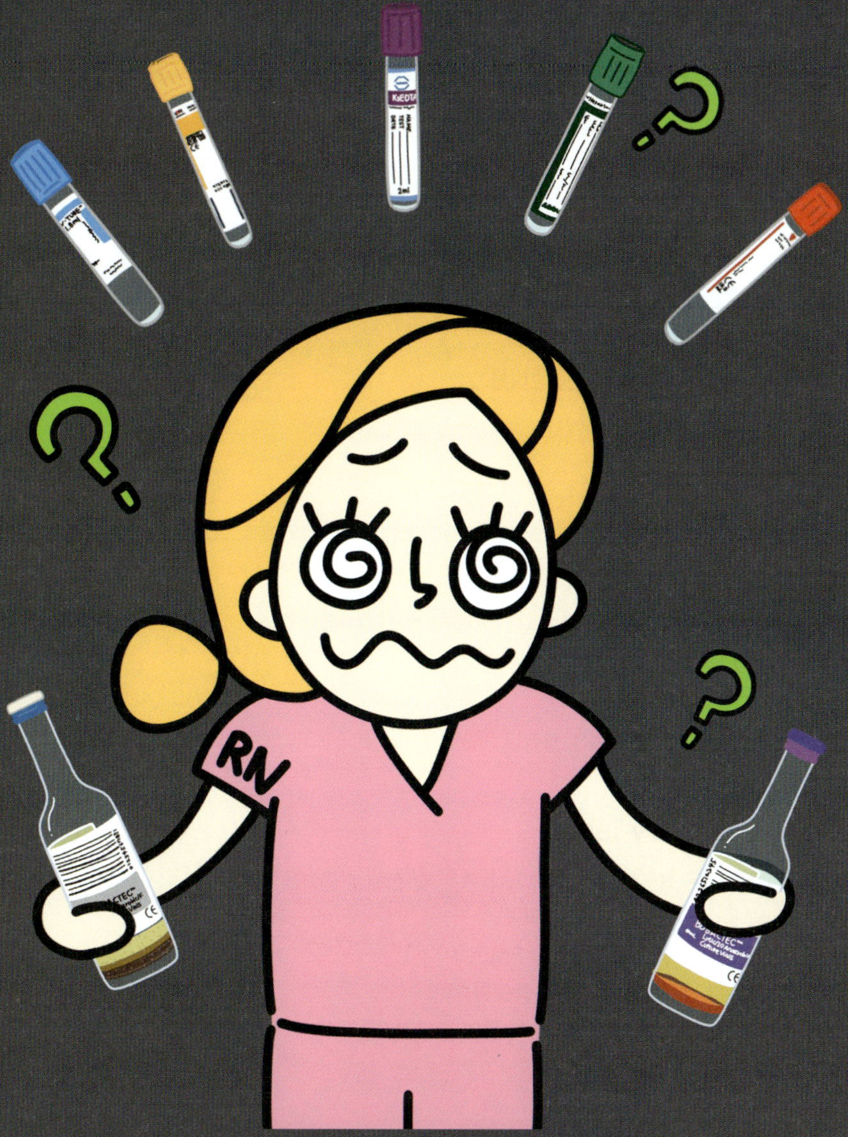

혈액 검사

혈액 검사는 우리 몸 안에서 일어나는 다양한 변화를 확인할 수 있는 중요한 검사이다. 마치 건강 상태를 들여다보는 창문과 같다. 병원에서는 수많은 종류의 혈액 검사를 시행하고 있지만, 모든 검사를 완벽하게 이해하기보다는 각 검사가 어떤 의미를 가지는지, 어떤 검사 용기에 담아야 하는지, 그 맥락을 파악하는 것이 중요하다. 본 챕터에서는 간호사들이 자주 접하는 혈액 검사 항목들을 중심으로 각 검사의 특징에 대해 설명하고자 하니, 병원에서 맞닥뜨리는 혈액 검사에 대한 이해를 향상시키는 데 도움이 되기를 바란다.

혈액 검사

1 주요 혈액 검사 종류와 검체

일반혈액검사 (Complete Blood Count, CBC)

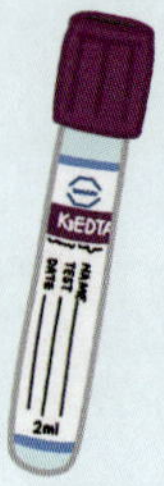

- 헤모글로빈(Hb): 적혈구 내 산소 운반 단백
- 헤마토크릿(Hct): 혈액에서 적혈구가 차지하는 용적 비율
- 적혈구(RBC): 혈액 내 산소 운반 담당 세포
- 백혈구(WBC): 면역 반응에 관여하는 세포
- 혈소판(Platelet): 지혈 작용에 관여하는 세포

혈액 응고 검사 (Coagulation Test)

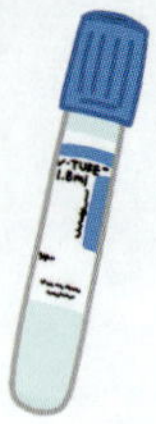

- PT(Prothrombin time): 혈액 응고에 걸리는 시간 측정
- aPTT: 혈액 응고 인자들의 기능을 평가
- INR: PT결과를 표준화한 값
- D dimer: 혈전 생성 및 분해 과정에서 발생하는 물질

혈액 화학 검사(Blood Chemistry Test)

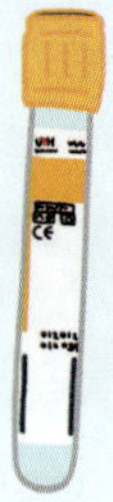

- **전해질** (Electrolyte): 혈액 내 이온 농도를 측정하여 체내 수분 및 전해질 균형을 평가
- **나트륨** (Sodium, Na+): 체내 수분 조절에 중요한 역할
- **칼륨** (Potassium, K+): 심장 및 근육 기능에 중요한 역할
- **염소** (Chloride, Cl-): 체내 수분 및 산-염기 균형에 중요한 역할
- **칼슘** (Calcium, Ca2+): 뼈 건강, 신경 전달, 근육 수축 등에 중요한 역할

신장 기능 검사

- **혈액 요소 질소** (Blood Urea Nitrogen, BUN): 신장에서 배설되는 노폐물로, 신장 기능 저하 시 증가합니다.
- **크레아티닌** (Creatinine): 근육에서 생성되어 신장으로 배설되는 노폐물로, 신장 기능 저하 시 증가합니다.

간 기능 검사

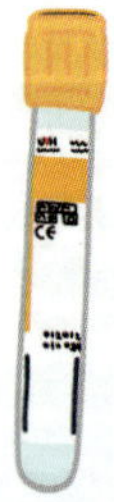

- AST (Aspartate Aminotransferase): 간세포 손상 시 증가합니다.
- ALT (Alanine Aminotransferase): 간세포 손상 시 증가합니다.

심장 표지자 (Cardiac Marker) : 심근 손상 여부를 평가합니다.

- **트로포닌** (Troponin): 심근 손상 시 혈중으로 방출되는 단백질로, 급성 심근경색 진단에 중요한 지표

염증 검사

- **C-반응성 단백질** (C-Reactive Protein, CRP): 염증 반응 시 증가하는 단백질로, 감염 및 염증 질환 진단에 사용

지질 검사 (Lipid Profile)

- 콜레스테롤, 중성지방 등 지질 수치를 측정하여 심혈관 질환 위험을 평가

혈액 배양 검사(Blood culture)

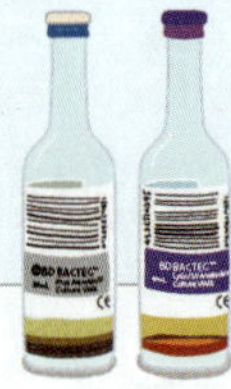

- Gram(+) cocci, Gram(+) Bacili, Gram(-) cocci, Gram(-) Bacilli, Fungus 등을 보고
- 각각의 혐기성, 호기성 균 배양을 위해 Blood culture order 1개에 bottle은 2개로 나뉨

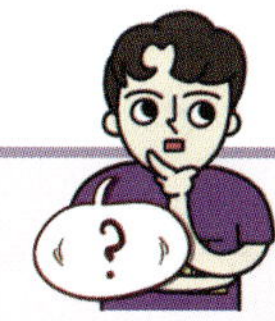

가장 많이 사용하는 혈액 검사 용기?

앞서 살펴본 것처럼 혈액검사 중 화학검사는 특히 그 종류가 매우 다양하다. 따라서 의료기관별로 어떤 항목을 검사할 것이냐에 따라 처방 오더가 달라지는데, 검체 용기는 SST tube로 동일하다. 간호사는 화학검사에 대한 각 처방이 어떤 항목을 분석하는지는 아는 것이 효율적 업무를 위해 중요하다. 다행히 화학검사 오더에 따른 분석 항목은 EMR 상 기능이나 의료기관 매뉴얼 등에 서술되어 있으므로 아래 내용은 화학검사 종류와 오더 이해를 위한 참고용으로 살펴보자.

화학검사 오더 이름과 분석 항목 예시

오더명	분석 항목
Electrolyte Panel	Na, K, Cl, Total Calcium
일반화학 7종	BUN, Creatinine, Na, K, Cl, Total Calcium, Glucose
Liver Panel 6종	Total protein, Albumin, T-bilirubin, ALP, AST, ALT
Admission panel 13종	Total protein, Albumin, T-bilirubin, ALP, AST, ALT, 일반화학7종
Lipid Panel	Total cholesterol, Tiglyceride, HDL,, LDL
Other	Phosphorus, Uric Acid, r-GTP, Amylase, LDH, CRP, CPK, C3, C4 emd

2 혈액 검사 종류에 따른 검체 & 특징 & 채혈 순서

검체 종류	검사 항목	특징	채혈 순서
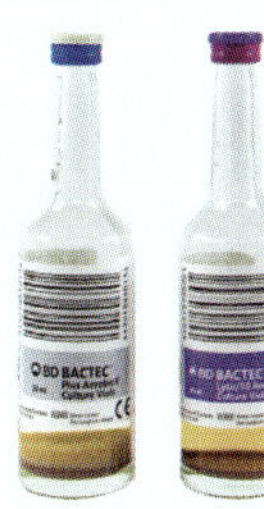 Blood culture	혈액배양검사	- Aerobic vial → Anaerobic vial순으로 채집 - 채혈 부위 주변 70%isopropyl alcohol또는 ethanol로 소독 후 채혈 - 혈액 내 간헐적으로 균이 출현하는 경우가 대부분이므로 보통 다른 채혈 부위로 2쌍 이상 채집	세균오염 위험성을 없애기 위해 최우선 채혈
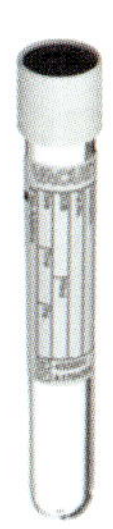 No additive tube	CSF(cerebrospinal fluid) 또는 흡인물질(객담, 체액 등)	- 혈액검사 보다는 Spinal tapping이나 객담이나 체액, 이상물질 등 다양한 검사에 활용됨	첨가제가 들어 있는 다른 tube로부터 첨가제가 혼합되는 것을 방지하기 위해 우선적으로 채집. 주사침으로 피부를 찌를 때 유리되어 나오는 tissue thromboplastin을 먼저 받기 위해 이용되기도 함
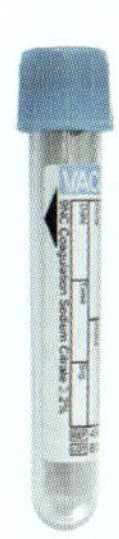 Citrate tube (coagulation)	- 혈액응고검사 - PT, Aptt, FDP, D-dimer, Fibrinogen등	- 항응고제:혈액 = 1:9가 되도록 반드시 눈금선까지만 채혈(보통 2.7ml)	다른 첨가제가 혼입되는 것을 예방하기 위해 첨가제가 들어 있는 tube 중 맨 처음 담는다.

검체 종류	검사 항목	특징	채혈 순서
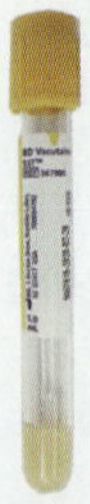 SST tube (serum separation tube)	임상화학, 혈청, 약물검사 등 혈청(serum)을 이용하는 모든 검사 - na, K, Cl, Ca등	- Clot activator(응고촉진제)와 검체가 충분히 섞이도록 천천히 5-10회 정도 상하로 흔들어 줌 - 하얗게 묻어있는 응고촉진제와 혈액을 5-10회 흔들며 혼합하면 혈액이 빨리 굳어 30분이면 원심분리가 가능	SST에 들어있는 응고 촉진제인 silica입자들이 특히 혈액응고용 tube에 혼입되면 안되므로 citrate tube다음 순서로 담는다. silica입자들은 다음 뽑을 항응고제가 들어있는 tube에 혼입되더라도 영향을 주지 않음
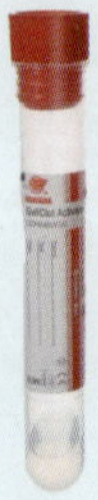 Non-gel tube	미생물검사, 체액화학검사, 수탁 약물 검사	흔들지 말고 수직으로 보관	
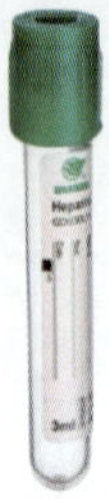 Heparin tube	ABGA	공기차단 후 즉시 검사실로 보냄	Heparin tube에 들어 있는 heparin은 다른 tube에 혼입되더라도 혈액응고검사 외에는 큰 영향을 주지 않으므로 citrate검체 이후로 혈액을 담는다.
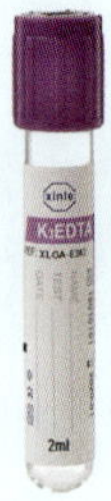 EDTA tube	일반혈액 (Hb, Hct, WBC, Plt 등), HbA1c, ACTH, Renin, Ammonia, 체액세포수제산 등	약 10회 정도 상하로 부드럽게 흔들어 혼합	EDTA tube는 다른 tube에 혼입되면 검사결과에 큰 영향을 주므로 가장 나중에 담는다.(Na, K증가, Ca, iron감소, PT, aPTT증가)

3 그 외 중요 검사

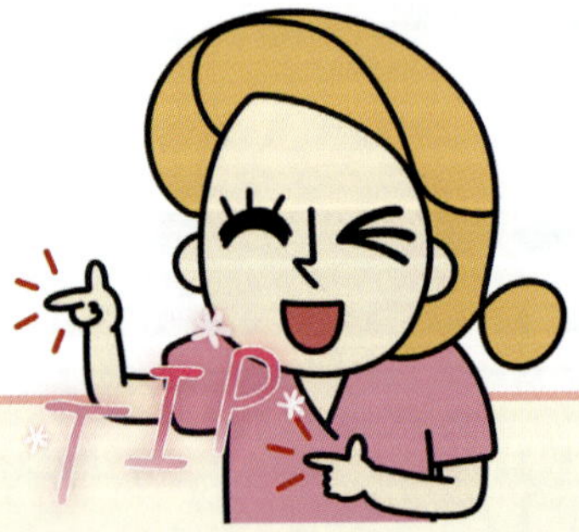

다양한 검체 용기들 (객담 검체와 특수 혈액 검사 용기)

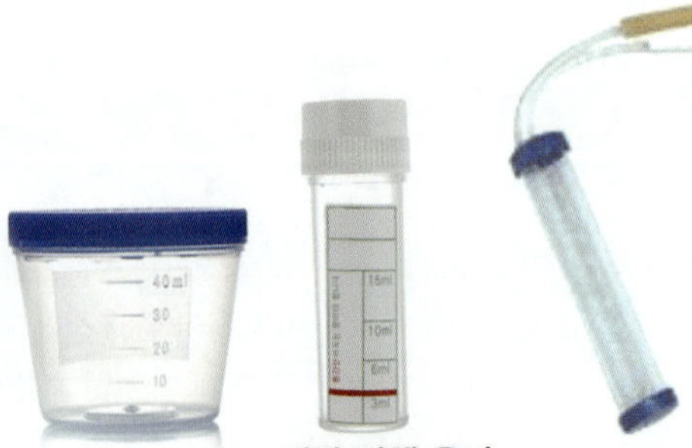

객담 검체 용기
(일반객담, PCR, Aspiration 용)

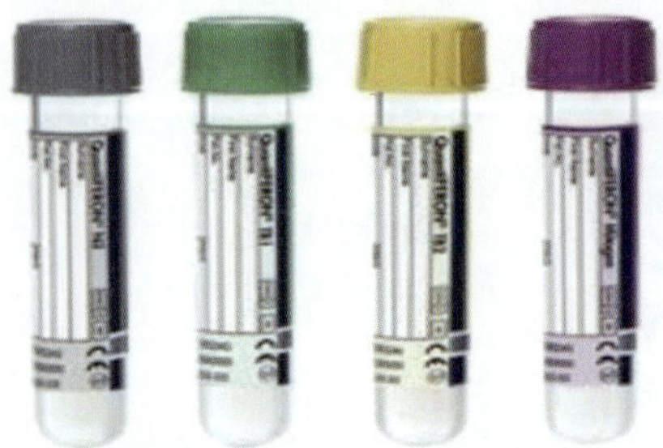

결핵균 특이항원 INF-r 거체 용기

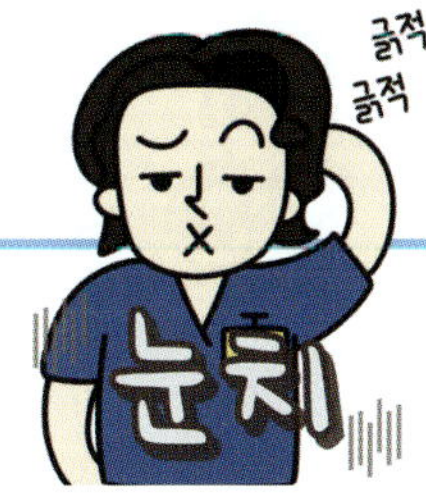

"diff count라고 하나요? 검사실에서 막 중간보고 결과 알려준다고 전화오던데, 디프카운트가 뭐에요?"

*** 체액 Differential count(Diff count, 백혈구 백분율 검사)**

체액 diff count검사는 흉수, 복수, 뇌척수액 등 체액 내 백혈구 종류와 비율을 분석하는 검사이다. 이 검사는 체액 내 염증이나 감염 여부를 판단하고, 질병의 원인을 파악하는 데 도움을 준다. 백혈구 감별 결과는 다른 검사 결과와 함께 종합적으로 판단하여 정확한 진단을 내릴 수 있다.

- 보고 항목: polymorphonuclear leukocyte(호중구 백혈구), Lymphocyte(림프구), Mononuclear cell(monocyte, Marcrophage, 단핵구), other(mesothelial cell, atypical cell)등을 %로 보고

호중구 백혈구 (Polymorphonuclear Leukocyte)	- 정상 = 50-70% - 비율 증가: 세균 감염, 염증, 화상 등 - 비율 감소: 바이러스 감염, 백혈병, 비장 기능 저하
림프구 (Lymphocyte)	- 정상: 20-40% - 비율 증가: 바이러스 감염, 림프종, 백혈병 등 - 비율 감소: 면역 결핍 질환, 스테로이드 치료 등
단핵구 (Mononuclear cell)	- 정상: 20-40% - 비율 증가: 바이러스 감염, 자가면역 질환 등 - 비율 감소: 백혈병, 면역 결핍 질환 등
기타(Other)	- 정상: 0-10% - 비율 증가: 기생충 감염, 백혈병, 골수 기능 저하 등

- 체액 검사는 첨가물이 없는 bottle에 담아 검사를 수행한다. 첨가물이 없는 검체를 No additive tube라 하며, 맑은 검체라서 Plain bottle이라 부르기도 한다. 이 bottle은 주로 복수천자, 흉수천자, 경피적배액술, 뇌척수액검사 등으로 뽑아낸 체액에 대한 검사를 수행한다.

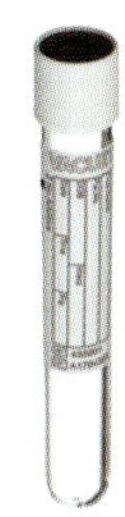

Pneumobacter PCR 검사

세균성 폐렴	폐렴쌍구균, 연쇄상구균, 포도상구균, 폐렴간균 등
바이러스성 폐렴	리노바이러스, 인플루엔자바이러스, 아데노바이러스, 에코바이러스, 코로나바이러스 등

배양검사는 시간이 많이 소요되므로 screening test에는 적합하지 않기에, PCR방법은 높은 민감도와 특이도를 나타내 임상적으로 중요한 검사. PCR전용용기에 채취한다.

의료기관별로 일반객담용기를 이용하거나 객담 배출을 못하는 환자의 경우 흡인기로 aspiration하여 검체를 채집하는 용기도 있다.

결핵균 특이항원 자극 INF-r (QuantiFERON-TB INF-r)

혈액검사로써, 결핵의 원인인 mycobacterium tuberculosis의 감염여부를 정확히 진단할 수 있는 검사로 BCG백신과 NTM에 영향을 받지 않으며 Tuberculin skin test를 대체할 수 있는 검사이다. TB antigen이 특수 코팅되어 있는 tube에 환자로부터 채혈한 혈액을 넣어 TB antigen에 대한 effector cell의 Cytokine 분비를 확인한다. 전용 용기에 채취하여야 하며, 용기에 담는 순서와 이송 방법 등 올바른 검사 결과 보고를 위한 지침이 의료기관별로 마련되어 있다.

Swab에도 종류가 있다고?! Viral swab & Bacterial swab

상처(Wound)에서 감염이 있는지 확인하기 위해 배양검사를 시행할 수 있다. 상처 배양 검사는 검체 채취의 비침습적 간편성과 효율적 검체 채취에 대한 이유로 일종의 면봉(Swab)을 이용하는데, 검사에 따라 달라지는 Swab의 종류에 대해 꼭 알도록 하자.

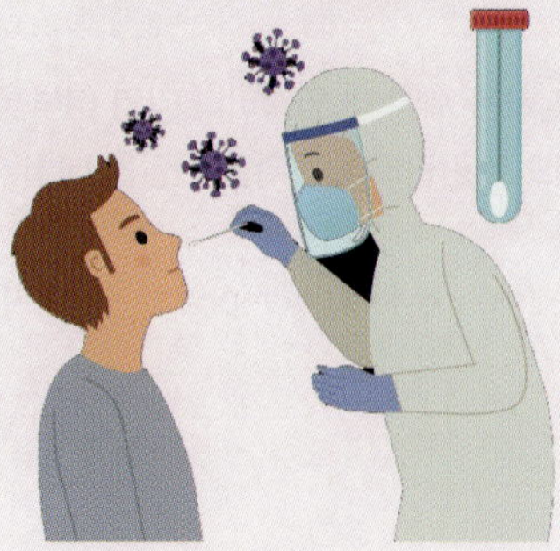

Viral swab

- 바이러스성 감염을 확인하기 위한 검사
- 주로 코 안쪽(비인두, nasopharynx), 목 안쪽(인두, pharynx) 등에서 확인
- 민감한 상&하기도에서 주로 검사를 시행하므로 얇고 길거나 짧은 swab으로 구성되었다.
- 바이러스는 세균보다 훨씬 작고 상피세포 안에 숨어 있을 수 있기 때문에 환자의 불편감을 최소화하기 위해 얇은 swab이 적합하다.

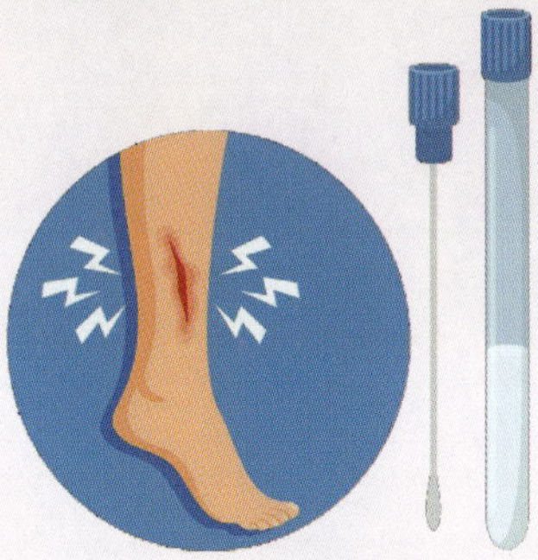

Bacterial swab

- 세균성 감염을 확인하기 위한 검사
- 주로 상처, 인후(목구멍), 피부, 코 등에서 확인
- 상대적으로 접근이 용이한 부위이므로 swab이 짧고 조금 더 두꺼운 형태로 구성되었다.
- 세균은 표면에서 자라는 경우가 많기에 표면 세균을 충분히 흡착할 수 있도록 넓은 면적을 덮을 수 있는 두께의 swab이 유리하다.

호주 신규 간호사들도 viral swab과 bacterial swab culture bottle의 차이점을 잘 모른답니다. 솔직히 검사 수행에 대해 관심이 없다면 경력 간호사라 할지라도 이 차이를 모르는 경우도 있답니다. 여러분들은 Swab이라고 다 같은 swab이 아님을 꼭 알아주세요!

My Note :)

미생물 검사와 항균제

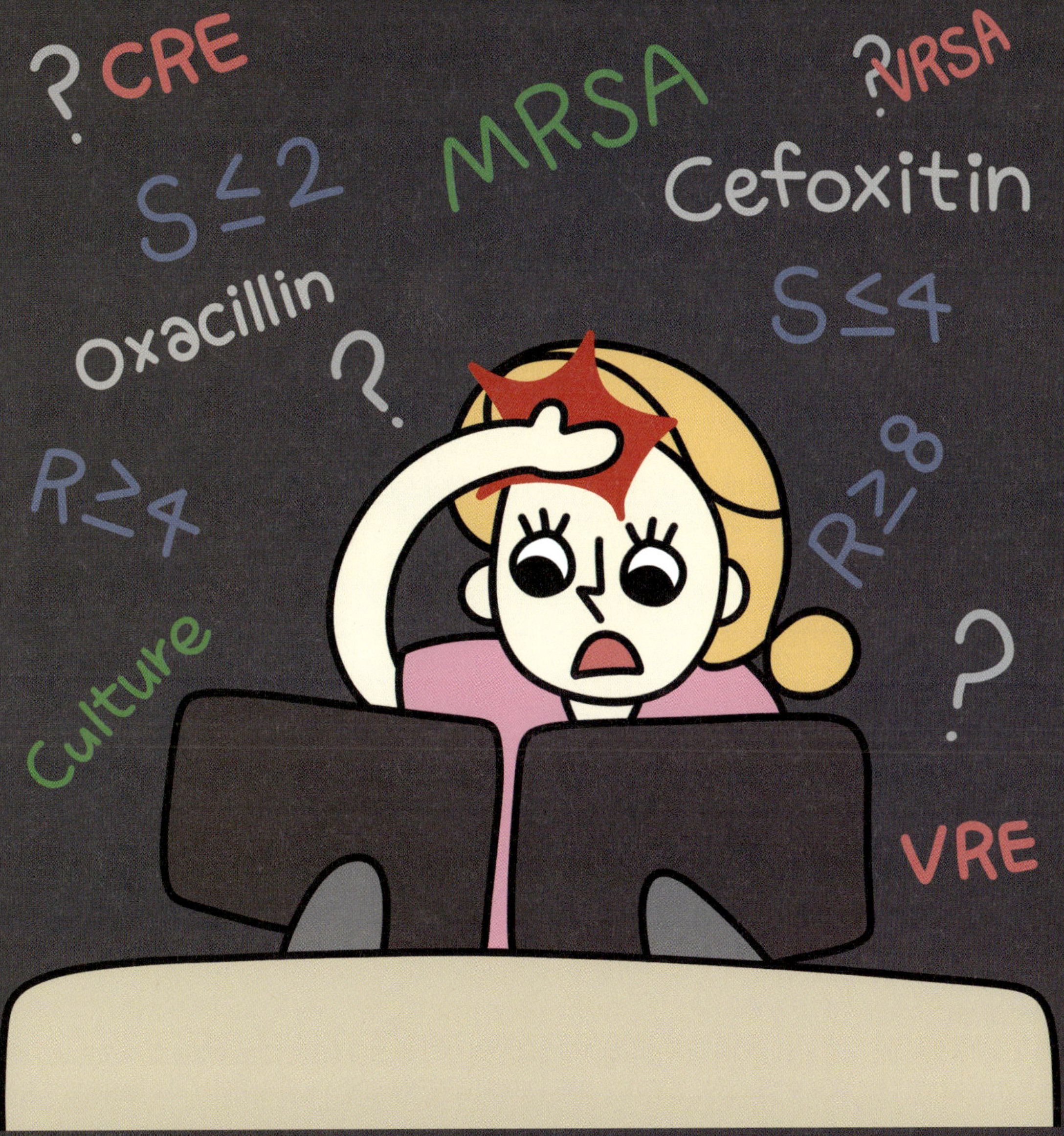

미생물 검사와 항균제

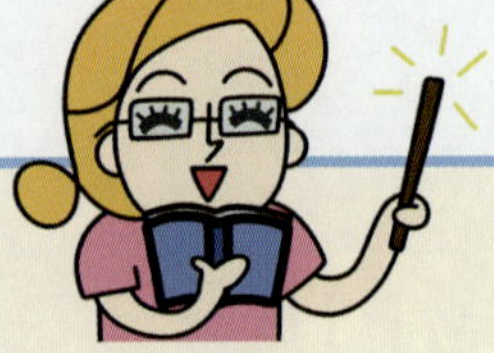

What is 미생물 검사

미생물 검사는 박테리아, 곰팡이, 바이러스 같은 미생물의 존재를 확인하기 위해 수행하는 검사이다. 미생물 검사는 혈액, 소변, 객담, 대변, 피부나 상처 삼출물, 카테터 팁 등 다양하게 시행할 수 있다. 이 검사는 감염의 원인을 진단하고 적절한 치료를 제공하기 위해 중요하며, 미생물 검사의 세 가지 주요 유형에 대해 알아보자

배양(Culture)

검체를 영양 배지에 배양하여 미생물의 성장을 촉진한다. 미생물의 종류를 식별하기 위한 검사.

→ 음성(Negative, No growth): 미생물이 자라지 않음. 시간 경과에 따라 "No growth at 5day"라는 결과가 보고

→ 양성(Positive): 감염을 일으킬 수 있는 미생물이 성장함. 미생물 이름이 명시됨.

감수성 검사(Sensitivity Test)

항생제에 대한 미생물의 감수성을 확인한다. 이 결과는 해당 미생물에 대한 적절한 한생제를 처방하는 데 도움이 된다.

→ 감수성 있음(Susceptible = 해당 약물로 미생물 자랄 수 없음)

→ 내성(Resistant = 약물이 있어도 미생물이 성장할 수 있음)

→ 중간(Intermediate = 성장을 방지하기 위해 더 많은 양의 항생제가 필요. 중간 내성이라 생각하면 됨.

그람 염색(Gram stain)

박테리아는 세포벽의 차이에 따라 크게 두 그룹으로 분류되며, 이를 나누는 데 사용되는 염색 기술이 그람 염색법이다. 배양 검사 결과가 보고되기까지 시간 소요가 되므로, 빠르게 미생물의 종류를 식별하기 위한 검사이다.

→ 그람 양성: Gram Positive & G (+)

→ 그람 음성: Gram Negative & G (-)

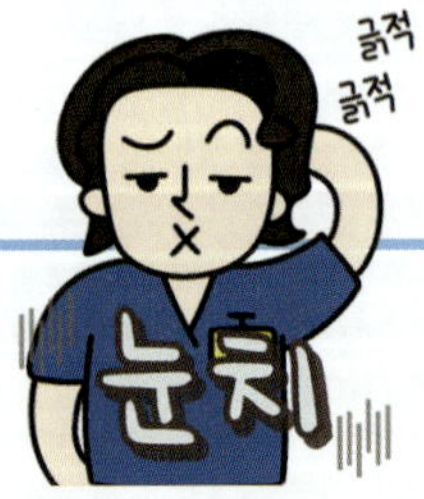

"미생물 검사와 항균제.. 의사가 알아서 하는 것 아니에요? 간호사가 굳이???"

미생물 검사 결과에 따른 항생제 처방은 의사의 고유 권한이 맞다. 하지만 간호사도 미생물 검사 결과와 항생제 처방에 대한 기본적인 이해가 필요하다. 왜그럴까?

① 환자 간호의 질 향상

미생물 검사 결과를 이해하면 환자 감염 상태를 더욱 정확히 파악하고, 격리 관리 등 보다 적절한 간호 수행을 할 수 있다. 환자의 불안이나 불확실성에 대해 관리해줄 수 있는 것은 물론이고, 환자나 보호자의 질문에 답변하는 등 환자와의 라포 형성에도 도움이 된다.

② 의료진 간 협력 증진

미생물 검사 결과나 항균제 처방 변경이 왜 중요한지, 왜 필요한지 간호사가 알고 있으면 의사와의 협력에 큰 도움이 된다.

③ 의료 과실 예방

미생물 검사 결과와 항생제 처방에 대한 이해는 투약 오류나 부작용 발생을 예방하는 데 도움이 된다. 의사의 처방이 모두 옳지는 않은 법이므로, 환자의 가장 곁에 있는 간호사의 도움은 필수적이다.

1 Gram (+) (−) 결과에 따른 미생물 분류

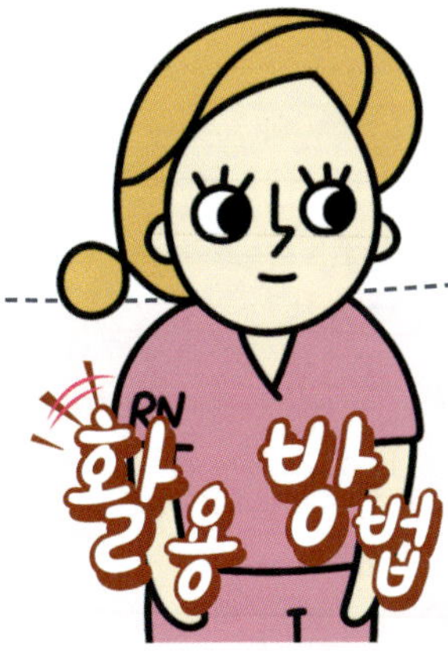

Gram Positive Negative에 따라 바뀌는 항생제 처방이나 재검사…?
어려운 내용 기억하지 말고, 환자 검사 결과에 따라 특징을 찾아보자.
어느새 후배 간호사에게 미생물 검사 결과에 대해 설명하고 있는 나를 발견할지도?:)

Gram Positive bacteria − G(+)

: 세포벽의 구조로 그람 염색이 되어 그람 양성균으로 분류

Gram-Positive Cocci: 그람양성구균 = Gram 양성 동그란 균, GPC		
포도상구균 (Staphylococcus)	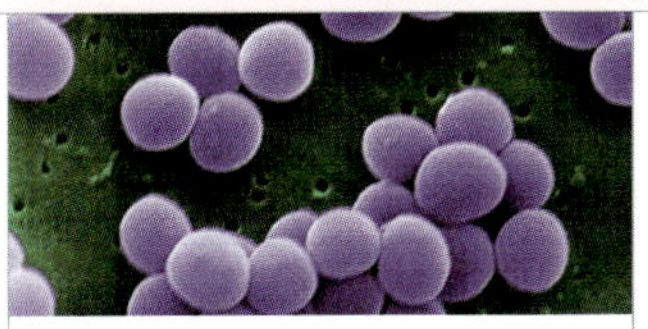 황색 포도상구균 (Staphylococcus aureus)	- 병원성 균주는 종종 강력한 독성 인자를 생성하여 감염을 촉진 - Methicillin- resistant의 경우 MRSA진단 - 병원 획득 감염의 가장 흔한 5가지 원인 중 하나
	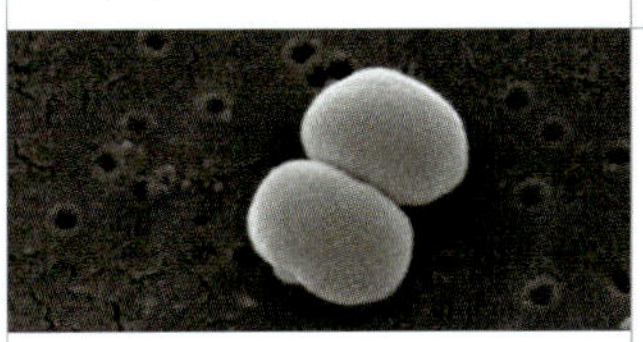 표피 포도상구균 (Staphylococcus epidermidis)	- 일반적으로 피부 식물상으로 병원성이 없지만 면역 저하 환자에게 감염 발생 위험이 있다 - Blood Culture를 무균적(Aceptic)으로 수행하지 않으면 보고되는 빈번한 오염물질
	부패성 포도상구균 (Staphylococcus, saprophyticus)	- 요로감염(UTI)의 10- 20% 유발하는 요로감염의 가장 흔한 원인 - 인간 요로상피에 선택적으로 부착하는 능력을 가지고 있다
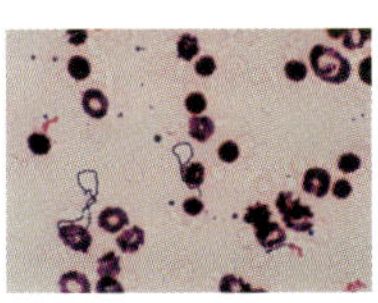 연쇄상구균 (Streptococcus)	화농성 연쇄상구균 (Streptococcus pyogenes)	- 인후, 생식기 점막, 직장 및 피부에 서식 - 인두염, 류마티스 열, 류마티스 심장병, 성홍열과 같은 다양한 질병 유발 가능
	스트렙토코커스 아갈락티아 (Streptococcus agalactiae)	- 건강한 성인의 30%의 위장관, 비뇨생식기관에 서식하는 미생물 - 무해한 공생 박테리아이지만 신생아나 노인 등 면역저하 환자에게 침습성 감염을 일으킬 수 있다
	폐렴구균 (Streptococcus pneumoniae)	- 중요한 인간 병원성 세균으로 폐렴의 주요 원인이 되기도 함 - 호흡기, 부비동 및 비강에 서식하는 건강한 보균자에게 무증상으로 존재하나 면역 저하 시 박테리아가 병원성을 나타내 다른 위치로 퍼지며 감염을 유발
	녹색연쇄구균 (Streptococcus viridans)	- 입 안에 가장 풍부하며, 이들이 혈류로 유입되면 특히 심장 판막이 손상된 환자에게 심내막염을 유발할 수 있다 - 발치 후 감염의 원인이 됨
장내세균 (Enterococcus)	엔테로코커스 패시움 (Enterococcus Faecium)	- 위장관에 공생하며, 병원성이 발현되면 신생아 수막염이나 심내막염과 같은 질병 유발 가능 - Vancomycin- resistant의 경우 VRE진단 - 혈류 감염, 요로 감염, 카테터 또는 상처 감염의 주요 원인이 됨
	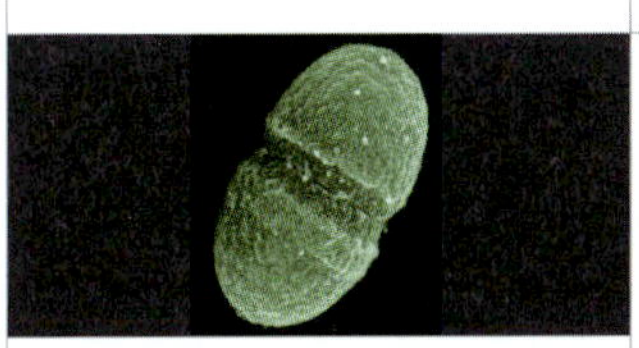 엔테로코커스 패칼리스 (Enterococcus Faecalis)	- 건강한 인간에서 발견되며 프로바이오틱스로 사용할 수 있으나, 병원 환경에서 생명을 위협하는 감염을 유발할 수 있다 - Vancomycin- resistant의 경우 VRE진단 - 심내막염, 패혈증, 요로감염, 수막염 등 다양하게 감염을 일으킴

Gram-Positive Bacilli=Rods: 그람양성간균 = Gram 양성 막대모양 균, GPR		
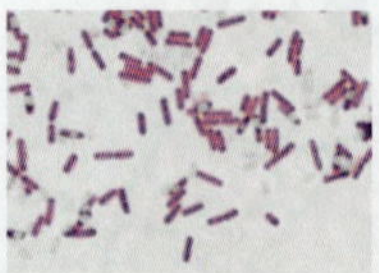 Bacillus	Bacillus weihenstephanensis Bacillus pumilus Bacillus subtilis Geobacillus kaustophilus Bacillus coahuilensis Bacillus halodurans Bacillus anthracis(파상풍균)	- 266개의 명명된 종이 있는 막대모양의 G(+) 박테리아이며 절대 호기성 또는 통성 혐기성의 특성을 지님. - Bacillus 포자는 열, 방사선, 소독제 및 건조에 내성이 있어 의료 및 의약품 재료에서 제거하기 어렵고 오염의 빈번한 원인이 됨
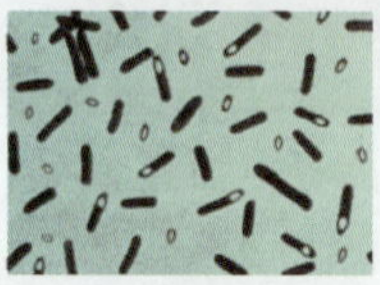 Clostridium	Clostridioides difficile Clostridium botulism Clostridium perfringens Clostridium tetani(파상풍균)	- 설사의 중요한 원인 - 내생포자를 생성할 수 있는 절대 혐기성 미생물 - Clostridium difficile검출 시 CDI 진단 - Clostridium Botulism은 상처에서 보툴리눔 독소를 생성할 수 있으며, 이는 흔히 알고 있는 보톡스로 활용됨
Listeria	L.monocytogenes	- 감염력은 낮지만 강건해 4℃의 온도에서 자랄 수 있다. 조리되지 않은 육류, 야채, 우유 등에서 발견되기도 함 - 면역 저하 환자에게 심각한 질병(패혈증, 수막염) 유발 가능
Erysipelothrix	Erysipelothrix rhusiopathiae Erysipelothrix tonsilarum	- 국내 돼지, 가금류 및 동물 종의 단독의 원인
Corynebacterium	Corynebacterium diphtheriae(디프테리아균)	- 대부분 무해하며 가장 일반적으로 숙주와 공생 관계로 존재하지만 숙주 방어 약화를 기회주의적으로 이용할 수 있음 - 편도선 주위와 인후 뒤쪽에서 백혈구, 적혈구 및 섬유소 위막을 특징으로 하는 급성 감염 유발 가능
Propionibacterium	Propionibacterium	- 땀샘, 피지샘, 기타 피부 부위에 많이 서식하며 어디에나 존재 가능 - 여드름 및 기타 피부 상태와 관련
Mycobacterium	Mycobacterium tuberculosis Mycobacterium leprae(나병균)	- 결핵이나 나병을 포함하여 포유류에서 심각한 질병을 일으킴 - 페니실린과 같이 세포벽 생합성을 방해하는 여러 항생제에 자연적으로 내성이 존재
Actinomyces	Actinomyces actinomycetemcomitans	- 일반적으로 잇몸에 존재하며 치과 치료 및 구강 농양 감염의 가장 흔한 원인
Nocardia	Nocardia asteroids Nocardia brasiliensis Nocardia spp(방선균)	- 비피부 침습성 질환이나 피부 노심증을 일으킴 - 면역 저하 환자에게 폐렴을 유발

*Gram Negaitive bacteria – G(-)

: 세포벽에 더해 외막이 존재하여 그람 염색이 되지 않음. 페니실린과 같은 세포벽 합성 억제 항생제의 효과가 적다.

Gram-Negative Cocci: 그람음성구균, GNC = Gram 음성 동그란 균, GNC		
나이세리아 (Neisseria)	N.meningitus	- 수막구균으로 불리는 G(-)박테리아 - 세균성 뇌수막염의 주요 원인
	N.ponorrhoeae	- 임균(singular)으로도 알려진 G(-)쌍구균 박테리아 - 비뇨생식기 감염 임질, 패혈성 관절염 등을 유발
Moraxella	Moraxella catarrhalis	- 호흡기, 눈, 중추신경계 및 관절의 감염원 - 기관지 폐 감염의 중요한 원인으로 확인

Gram-Negatiive bacilli=Rods: 그람음성간균, GNR = Gram 음성 막대균, GNR		
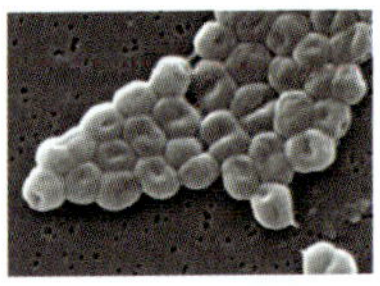 아시네토박터 (Acinetobacter)	Acinetobacter baumannii	- 쇠약해진 환자의 주요 감염원으로 병원 감염에서 흔함 - 인공호흡기 관련 폐렴, 피부 및 상처 감염, 균혈증 및 수막염을 비롯한 다양한 감염성 질병 유발 - 항생제에 대한 내성 개발 능력이 있음. 카바페넴계, 아미노글리코사이드계, 퀴놀론계에 내싱어 있는 경우 MRAB진단
브루셀라 (Brucella)	Brucella abortus Brucella melitensis	- 육아종, 간염, 농양이 보이며 관절염, 위장관 감염과 관련 - 6주 간의 리팜피신이나 겐타마이신, 독시사이클린을 매일 2회 투약하는 치료가 효과적이라고 보고됨
볼데테라 (Bordetella)	Bordetella pertussis Bordetella parapertussis Bordetella	- 운동성이 있는 종류가 있고, 호흡기 에어로졸 비말이나 매개체 접촉에 의해 호흡기 질병 유발 - 백일해로 알려져있고, 유아에게 가장 일반적으로 나타날 수 있다.
헤모필루스 (Haemophilus)	Haemophilus Influenzae	- 바이러스 감염을 포함한 상부 호흡기 감염의 초기 증상을 포함 - 천명성 기관지염과 함께 수일 내 하기도로 진행 가능 - 베타락타마제를 생성하여 페니실린 계열의 항생제에 내성을 가졌으며 2세대, 3세대 Cephalosporin계나 퀴놀론계 항생제가 적합
파스퇴렐라 (Pasteurella)	Pasteurella multocida	- 상처 부위의 부기, 봉와직염 및 혈변과 관련 - 감염은 주로 관절로 진행되어 관절염이나 농양을 유발
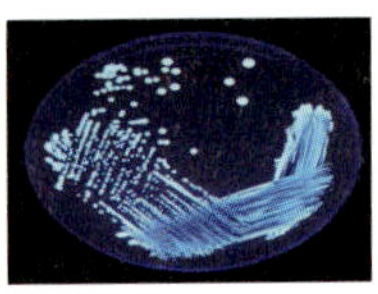 레지오넬라 (Legionella)	Legionella pneumophilia	- 병원성 G(-)세균의 한 종류로 폐렴형 질병과 폰타악 열(Pontiac fever)이라는 가벼운 독사 유사 질병을 포함 - 전구 증상으로는 독감 증상, 진행되며 위장관과 신경계에 문제를 일으킴 - 레지오넬라는 배관 시스템이나 수도꼭지, 샤워기, 스프링쿨러를 통해 에어로졸화 될 수 있음
장내세균 (Enterobacteria)	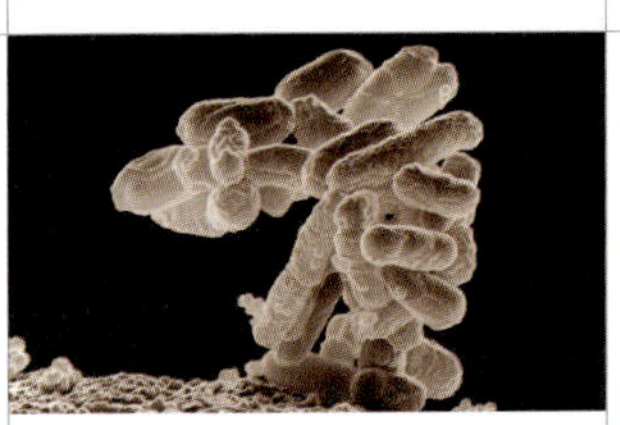 Escherichia coli(E.coli) (대장균)	- 막대 모양의 대장균 박테리아 - 유기체의 하부 창자에서 일반적으로 발견 - 일부 혈청형은 숙주에서 심각한 식중독을 일으킬 수 있어 식품 오염 사고의 원인이 됨 - 박테리아는 호기성 조건에서 3일 동안 신선한 대변에서 대량으로 성장하지만 이후 천천히 감소 - 카바페넴계 내성을 가질 경우 CRE진단
	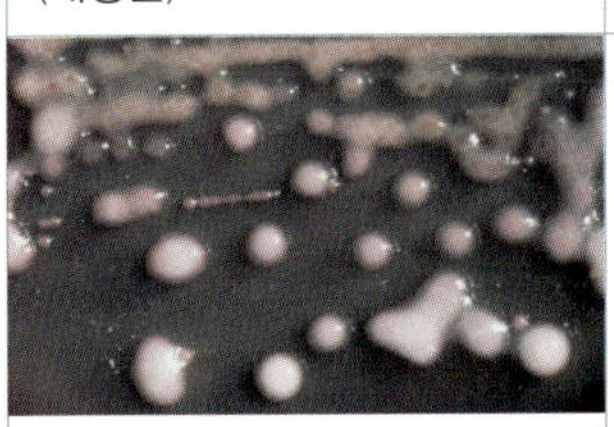 Klebsieella pneumoniae (폐렴간균)	- 흡인하면 인간의 폐포에 파괴적 변화를 일으켜 폐렴, 기관지염 유발 - 병원 감염에서 중요한 병원체 - 폐렴 외에 요로, 하부 담도 및 수술 상처 부위에 감염을 일으킬 수 있어 카테터 관련 감염으로도 많이 발견됨 - 아미노글리코사이드, 세팔로스포린계 항생제가 효과적이지만, 카바페넴계 내성을 갖는 경우 CRE 진단
	Proteus	- 자연계 널리 분포되어 있으나 병원 내 요로 및 패혈증 감염을 일으키는 기회주의적 병원체 - 요로 감염의 주된 원인으로 암피실린과 세팔로스포린계 항생제에 민감하다
	Salmonella(살모넬라균)	- 대부분의 감염은 동물 배설물이나 사람의 배설물로 오염된 음식 섭취로 인해 발생 - 살모넬라 혈청형은 장티푸스(thyphoidal)와 비장티푸스 두 가지 주요 그룹으로 나누며, 인체 내 기관을 침범하여 패혈증을 유발할 수 있다.
	Shigella	- 유전적으로 E.coli와 밀접한 관련 - 설사의 주요 박테리아 원인 - 특징적 병리로 위 경련, 헛배부름, 고통스러운 배변 유발
	Yersinia	- Yersinia Pestis는 페스트의 원인균 - 감염된 소변이나 대변에 오염된 식품 섭취를 통해 발생할 수 있다. - Y.enterocolitica에 의해 유발되는 질병은 "여시니아증"이라 하며 염증성 자가면역 질환인 크론병과 관련 있을 수 있다.

Gram-Negatiive bacilli=Rods: 그람음성간균, GNR = Gram 음성 막대균, GNR		
Bacteroides	Bacteroides fragilis Bacteroides melaninogenicus	- 혐기성이지만 일시적으로 공기에 내성이 있어 복강 내에서 생존할 수 있음 - 베타락탐계, 아미노글리코사이드계 등 많은 종들이 다양한 항생제에 내성을 가진다
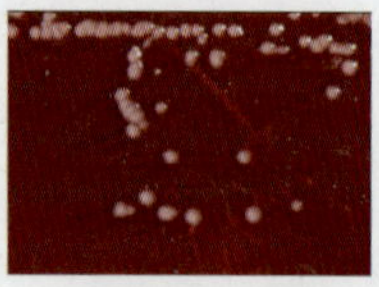 휴도모나스 (Pseudomonas)	Pseudomonas aeruginosa(인간병원체, 녹농균) P. syringae (식물병원체) P.putida(토양 박테리아) P.fluorescens(식물 성장 촉진)	- 대부분의 Pseudomonass는 베타락탐계 항생제에 자연적으로 내성이 생기나 피페라실린, 이미페넴, 시프로플록사신에는 민감 - 녹농균은 기회감염 병원체로 점차 인식되며, 항생제 감수성이 낮아서 문제가 됨 - 카바페넴계, 아미노글리코사이드계, 퀴놀론계에 내성을 가질 경우 MRPA진단
캄필로박터 (Campylobacter)	Campylobacter jejuni Campylobacter coli	- 총 12종의 campylobacter가 인간 질병과 관련 - C.jejuni가 약 80~90%로, 세균성 식인성 질병의 주요 원인 중 하나로 인식되며. 기회감염 병원체로 유발. - 감염증은 대증 치료로 충분하며 항생제 치료는 고위험 환자를 제외하고 권장되지는 않음
헬리코박터 (Helicobacter)	Helicobacter pylori Helicobacter billis Helicobacter mustelae Helicobacter suis	- 포유동물과 조류의 간뿐만 아니라 상부 위장관 내막에 서식 - H.pylori는 소화성 궤양, 만성 위염, 십이지장염, 위암과 밀접한 연관성으로 인간에게 병원성 - H.cinaedi와 H.canis는 주로 동물에 노출된 면역 저하 환자에게 심각한 감염 가능
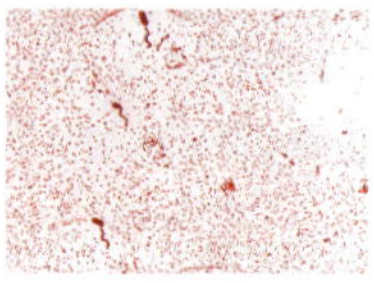 비브리오 (Vibrio)	Vibrio cholerae(콜레라균) Vibrio parahaemolyticus Vibrio vulnificus	- V.cholerae는 콜레라의 원인 병원체. 일반적으로 오염된 물에 의해 전염 - 비브리오 종은 일반적으로 덜 익힌 해산물 섭취와 관련된 식인성 질병을 일으킬 수 있음 - 비브리오 위장염은 대부분의 환자에서 자가 제한적이므로 특별한 의학적 치료가 필요하지 않을 수 있음 - 고열이나 기저질환이 있는 경우에는 독시사이클린이나 퀴놀론계 경구 항생제 치료를 시작할 수 있음

2 다제내성균 (Multi-drug Resistant Organism, MDRO)

항생제는 처음부터 강한 것을 사용하지 말아라? 라는 말이 있다. 수많은 세균과 이를 사멸하기 위한 항생제가 있지만, 항생제 내성균이 등장하고 있다. 이 과정이 반복되다 보면 나중에는 균이 항생제에 내성을 가지게 되어 결국 사용할 수 있는 약이 없는 경우가 생기기도 하며, **이런 균들을 우리는 다제내성균, 슈퍼박테리아라고 칭하기도 한다.**

또 다른 **문제는 다제내성균의 경우 면역저하 환자에게 전파 가능성이 있기에 병원에서는 접촉격리가 필요하다는 것.** 항생제 내성을 가지고 있지 않는 민감한 상태의 균은 전염력이 적고 항생제로 효과적으로 치료되므로 접촉격리가 필요하지 않지만, 항생제 내성을 가진 균으로 성장할 경우 전염성이 강해지고 쉽게 치료되지 않으므로 병원 내 접촉격리가 필요하다. 만약 면역력이 약한 환자들이 존재하는 병원에서 감염 관리에 취약하다면 이들은 급속도로 퍼져나갈 수 있다. 따라서 올바른 감염관리를 시작하기 전, 우리는 배양 검사에서 보고된 결과에 따라 다제내성균인지 확인하는 것이 중요하다.

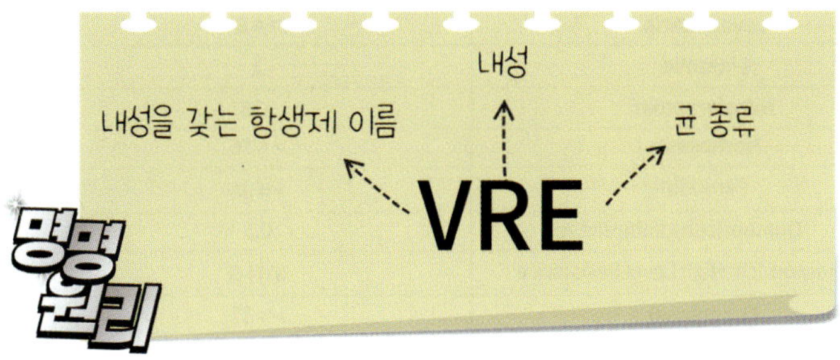

다제내성균 종류	내성 항생제 종류
VRSA (Vancomycin resistant Staphylococcus aureus) 반코마이신 내성 황색포도알균 VRE (Vancomycin resistant Enterococci) 반코마이신 내성 장알균 *균 종류 = E.Faecium or E.Faecalis	Vancomycin
CRE (Carbapenem resistant Enterobacteriaceae) 카바페넴 내성 장내세균속균종 *균종류 = K.pneumonia, E.coli 등	Carbapenem계 (Imipenem, Meropenem, Ertapenem)
MRSA (Methicillin resistant Staphylococcus aureus) 메티실린 내성 황색포도알균	Oxacillin or Cefoxitin (MRSA 내성 검출을 위해 oxacillin 디스크 확산법, Cefoxitin 검출법이 효과적으로 이용됨)
MRPA (Multidrug resistant Pseudomonas aeruginosa) 다제 내성 녹농균 MRAB (Multidrug resistant Acinetobacter baumannii) 다제 내성 아시네토박터바우마니균	Carbapenem계 (Imipenem, Meropenem, Ertapenem) Aminoglycoside계 (Amikacin, Gentanicin, Tobramycin) Fluoroquinolone계 (Ciprofloxacin, Levofloxacin)

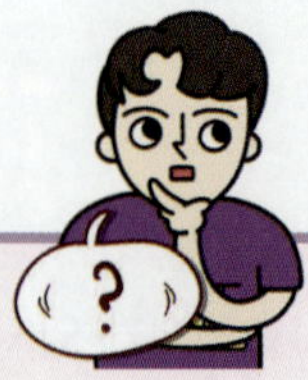

다제내성균 판정?

[미생물] 일반세균검사 [Catheterized urine]		
검사명	**결과**	**판정**
Genitourinary culture & susceptibility(MIC)		
Genitourinary, cul	Growth of Gram postive cocci	
10^5↑(CFU/ml)	GPC → Enterococcus faecium	
Ampicillin	>=32	R
Ampicillin/sulbactam	>=32	R
Ciprofloxacin	>=8	R
Gentamicin High Level Resistance	SYN-R	R
Imipenem	>=16	R
Levofloxacin	>=8	R
Linezolid	2	S
Nitrofurantoin	128	R
Norfloxacin	>=16	R
Penicillin	>=64	R
Quinupristin/dalfopristin	0.5	S
Streptomicin High Level Resistance	SYN-S	S
Teicoplanin	>=32	R
Tetracycline	<=1	S
Tigecycline	<=0.12	S
Trimethoprim/sulfamethoxazole	80	R
Vancomycin	>=32	R

* VRE 판정 예시

미생물 검사 결과는 위의 이미지처럼 보고된다. 미생물 검사 결과가 가장 위에 명시되고, 항생제 감수성 결과가 보고된다. 해당 표에 따라 미생물이 어떤 항생제에 효과가 있는지, 내성이 있는지 알 수 있으므로, 내성이 있는 항생제 종류에 따라 다제내성균을 진단할 수 있다.

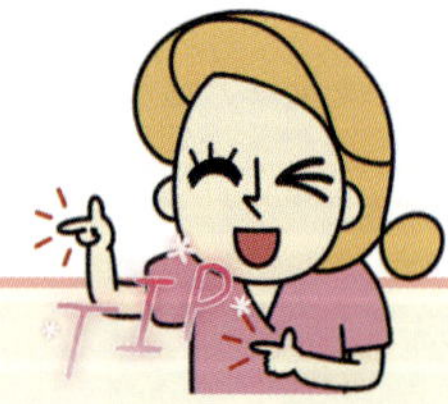

다제내성균 TIP!

* 경우에 따라 항생제 감수성 이름을 붙여 부르기도 함: VSE -반코마이신 민감 Enterococci
* MRPA 또는 MRAB의 경우 두 계열만 내성을 보이는 경우 곧 세 계열에 내성을 보일 수 있으므로 진단 전 예방적으로 접촉격리를 하는 것이 권장됨
* 녹농균(P.aeruginosa)의 경우 Imipenem에만 내성이 있는 경우 IRPA로 분류 가능.
* ESBL(Extended-Spectrum Beta-Lactamases): 일부 항생제에 있는 베타락탐 구조를 분해할 수 있는 효소를 생성하기에 내성을 갖는 균으로 여기고, 접촉격리가 권장됨

CRE(carbapenem-resistant Enterobacteriaceae)

- 장내세균속(Enterobacteriaceae)은 장관 내에 살고 있는 정상 상재균으로, CRE 판정은 다양한 장내세균 종류로 어려울 수 있다.
  → 흔히 경험하는 균으로는 Escheria coli(E-coli), Klebsiella pneumoniae, Enterobacter Cloacae, Proteus spp, Serratia spp 등.
- CRE 중에서 카바페넴 분해효소를 생성하는 장내세균을 CPE(carbapenemase-producing Enterobacteriaceae)라 하며, CPE의 종류로는 KPC, NDM, VIM, IMP, OXA 등이 있다. CPE의 경우 균주 간 전파가 용이하다는 점에서 심각한 문제가 되고 있기에 감염 관리에 특별히 더 신경써야 한다.

균주에 따라 권장되는 항생제 정리

다제내성균 결과가 보고되면, 이를 사멸하기 위해 항생제 처방을 올릴 필요가 있다.

항생제 결정은 의사가 감수성 결과와 환자의 상황, 감염 심각도 등을 종합적으로 고려하여 결정하므로 아래 내용은 참고만 하도록 하자.

균주	권장 항생제
Gram Positive	- 페니실린계: nafcillin - 세팔로스포린계: 1세대. G(-)도 같이 잡기 위해서는 2 & 3세대. MSSA를 잡기 위해서는 4세대 권장. - VRE에 대해서 아미노글리코사이드계
Gram Negatie	- β-lactamase억제제를 첨가하여 페니실린계를 보완한 ampicillin+sulbactam(유박신), 녹농균까지 cover하기 위해서는 piperacillin+tazobactam(타조신).
VRSA (Vancomycin resistant Staphylococcus aureus) 반코마이신 내성 황색포도알균	- Daptomycin: VRSA 치료에 가장 많이 사용되는 항생제 - Linezolid: 효과가 제한적일 수는 있다
VRE (Vancomycin resistant Enterococci) 반코마이신 내성 장알균 *균 종류 = E.Faecium or E.Faecalis	- 아미노글리코사이드계(Amikacin, Gentamicin) - 퀴놀론계(Ciprofloxacin, Levofloxacin) - Linezolid - Quinupristin-dalfopristin(상품명 Synercid): Enterococcus faecium에는 감수성이 있지만 E.faecalis에는 내인성 내성이 있다.
CRE (Carbapenem resistant Enterobacteriaceae) 카바페넴 내성 장내세균속균종 *균종류 = K.pneumonia, E.coli 등	- Tigecycline: CRE 치료에 가장 많이 사용되는 항생제 - Polymyxins: Colistin, Polymyxin B 등 - Amikacin: 일부 CRE 균주에 효과적일 수 있다
MRSA (Methicillin resistant Staphylococcus aureus) 메티실린 내성 황색포도알균	- Vancomycin: MRSA 치료에 가장 많이 사용되는 항생제 - Teicoplanin: Vancomycin에 내성이 있는 경우 사용 가능 - Linezolid - Daptomycin - Tigecycline
MRPA (Multidrug resistant Pseudomonas aeruginosa) 다제 내성 녹농균	- Clindamycin: MRPA 치료에 자주 사용되는 항생제 - Doxycycline: Clindamycin에 내성이 있는 경우 사용 가능 - Ceftolozane/Tazobactam(상품명 저박사): 녹농균의 주요 내성기전에 대응 - Polymyxins: Colistin
MRAB (Multidrug resistant Acinetobacter baumannii) 다제 내성 아시네토박터바우마니균	-Polymyxins: Colistin, Polymyxin B 등 -Tigecycline: 일부 MRAB 균주에 효과적일 수 있음 -Amikacin:일부 MRAB 균주에 효과적일 수 있음
ESBL (Extended-Spectrum Beta-Lactamases)	- 카바페넴계: ESBL치료에 가장 많이 사용 - amikacin: 일부 ESBL 균주에 효과적 - Tigecycline - Polymyxins: Colistin, Polymyxin B 등 - Ceftolozane/Tazobactam(상품명 저박사): 녹농균의 주요 내성기전, ESBL 생성 장내세균에 대응

3 항균제

항균제(Antibacterial agents)와 항생제(antibiotics)는 모두 세균 감염을 치료하는 약물이지만, 몇 가지 차이가 있다. 항균제는 세균의 성장을 억제하거나 죽이는 모든 약물을 포함한다. 항생제는 미생물이 생성한 물질에서 유래한 경우를 말한다. 따라서 항균제의 한 종류가 항생제이다.

항균제에는 다양한 "계통"이 존재하는데, 이는 세포를 어떻게 사멸하는지 방법에 따른 분류이므로 알아두자.

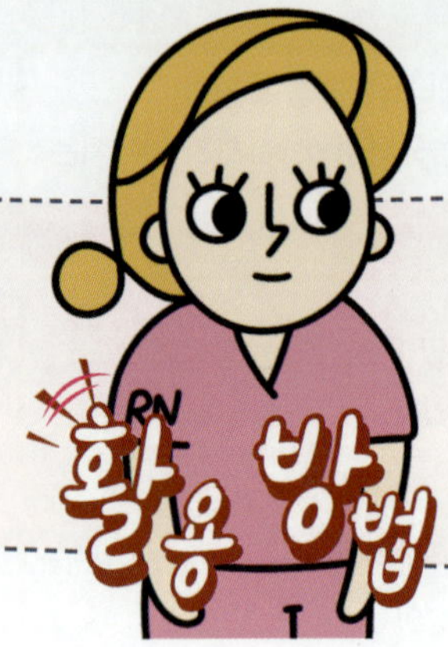

내가 담당한 환자의 항생제는 어떤 특징이 있을까?
이것도 역시 암기하지 말고(불가능;;) 환자에 맞춰 찾아보다 보면?
"아! 이래서 이 환자분에게 항생제 처방이 바뀌었구나~"

베타락탐계(β-lactams)-세포벽 합성 억제

화학구조상 베타락탐고리를 기본 구조로 하는 항생제. 임상에서 가장 폭넓게 사용되며, 투약 전 항생제피부반응검사(AST)를 수행하고 있다.

➜ 페니실린계, 세팔로스포린계, 카바페넴계, 모노박탐계, 옥사세펨계

페니실린계(Penicillins)	
페니실린(Penicillin)	- G(-)균에 효과가 적음(그람음성균의 β -lactamase에 의해 파괴)
아목시실린(Amoxicillin) - 아모크라	- 페니실린에서 G(-)효과를 보강한 항생제 - 대장균, 비뇨기감염, 폐렴 등 - MSSA의 경우 Nafcillin이 가장 표준적 항균제
나프실린(Nafcillin)	
암피실린(Ampicillin) - 펜브렉스	- 폐렴, 폐농양, 심내막염, 간농양, 복막염에 적용
* 참고: 현재 대부분의 staphylococcus aureus가 Penicillinase를 생성하고 있기에 oxacillin, nafcillin, cloxacillin 등을 이용하고 있다. G(-)에 대한 항균 범위를 넓힌 ampicillin, amoxicillin, ticarcillin, piperacillin 역시 β-lactamase inhibitor를 병합하지 않는 한 MSSA(Methicillin-susceptible S.aureus)에도 듣지 않는다.	
(ampicillin+sulbactam) - 유나신 or 유박신	- β-lactamase억제제를 첨가하여 페니실린계를 보완함 - 폐렴, 비뇨기 감염, 복막염, 패혈증, 장염 등 적용 - 타조페란은 녹농균까지 포함하는 광범위항생제
(piperacillin+tazobactam) - 타조페란 : 타조신, 타박신	

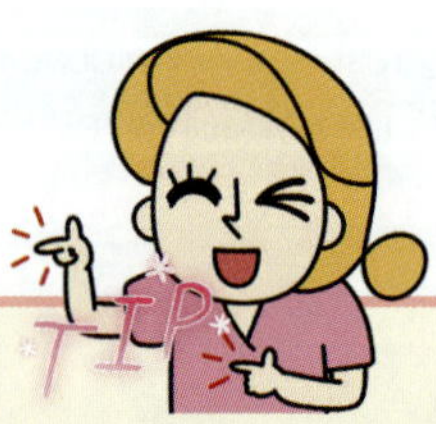

세팔로스포린계 이해를 위한 TIP!

* 2세대, 3세대는 1세대에 비해 그람 음성균에 대한 항균 범위를 넓힌 것!

세팔로스포린계(Cephalosporins)		
1세대	세파졸린(Cefazolin)	- G(+)에 광범위하게 적용(G+항균력이 우수) - 반감기가 길어 사용이 편하고 수술 환자에게 자주 사용 - 폐렴, 피부감염, 상기도 감염, 비뇨기 질환, 생식기 감염증에 많이 사용 - BBB(혈관뇌장벽)를 통과하지 못해 중추신경계 침범 감염에는 효과가 없음
	세프테졸(Ceftezole) - 세트라졸	- 세뇨관, 요관, 신우신염, 방광염에 많이 사용
	세파제돈(Cefazedone) - 파제론	- 산부인과 수술 환자에게 많이 사용되는 항생제 - 자궁 내 감염, 자궁부속기염 등 부인과 감염증에 많이 사용 - 요로 감염, 피부감염에도 사용
2세대 - 1세대에 비해 G(-)저항력을 증가. 3세대 보다 G(+)에 효과적	세포티암(Cefotiam) - 제티암	- 세파졸린보다 대장균에 대한 외막 투과가 2-10배 빨라 수술 후 감염예방에 많이 사용 - 담낭염, 복막염, 피하 농양, 대장균, 중이염 등 다양하게 적용
	세포테탄(Cefotetan) - 야마테탄	- 폐렴, 기관지염, 편도염, 기관지확장증, 담낭/담관염, 복막염에 적용
	세푸록심(Cefuroxime) - 세팍틸정, 센서프주	- 호기성 G(+, G(-)에 효과적. 전반적으로 고루 사용 가능
3세대 - 2세대 보다 G(-)에 대한 항균력 향상. G(+)는 2세대 보다 약함	세포탁심(Cefotaxime)	- 광범위 항균제(세균성 수막염, 하기도 감염, 피부, 복부감염, 뼈, 요로감염 등) - 녹농균에는 약한 단점
	세프트리악손(Ceftriaxone)	- 광범위 항균제 - 세포탁심에 비해 반감기가 약 8시간으로 길어 하루 한 번 투약으로 충분
	세프타지딤(Ceftazidime) - 타짐	- G(+), G(-), 녹농균 모두에 항균력이 좋음 *녹농균(Pseudomonas)=농(고름)을 생성하는 균 - MSSA에 대한 항균력은 거의 상실
4세대 - 3세대에비해 베타락탐 분해효소 안정성과 G(-)항균력이 좋음	세페핌(Cefepime) - 맥스핌	- G(-)간균, 황색포도상구균, 녹농균에 강력하고, 복강 내 수술 감염 에방, 복부 감염 합병증, 중증 폐렴, 피부 감염 등에 사용됨 - 세프타지딤과 다르게 MSSA에도 강한 항균제 - MRSA에서는 효과가 없음

카바페넴계(Carbapenems)	
에르타페넴(Ertapenem) - 인반즈	- 복잡한 복부 내 감염이나 복잡성 피부, 요로 감염 등 중증 감염에 사용 - 프리페넴보다는 적용 범위가 좁긴 하지만 광범위 항생제에 속함 - P.aeruginosa와 A.baumannii에 대한 항균력이 제한적
이미페넴(Imipenem)	- 페니실린, 세파계 항생제 내성이 생긴 환자에게 적용 - 중증 감염, 패혈증, 염증성 괴사 등 - G(-) 세균에 대해 가장 광범위 항균력을 가지고 있다
메로페넴(meropenem)	- 세균성 수막염, 부비동염, 폐렴, 담낭염, 간농양, 등 광범위 항생제. - 장내구균과 레지오넬라 균에는 효과가 없음
Cilastatin + Imipenem - 프리페넴	- Imipenem 분해 효소를 억제하는 Cilastatin이 더해진 항생제.

* Carbapenem계는 G(+). G(-) 뿐만아니라 혐기성 세균에도 모두 항균력을 갖는 가장 광범위한 항균제
➜ 카바페넴계 내성 균주는 그래서 강력하고 치료하기 어렵다 (MRPA, MRAB, CRE 등)
➜ CRE는 카바페넴계 내성 장내세균(Carbapenem-Resistant-Enterobacteroceae

모노박탐계 (Monobactams)	Aztreonam	- 모든 호기성 그람 음성 막대균에 항균력이 있지만 그람 양성 알균과 혐기성 세균에는 효과가 없다
옥사세펨계 (Oxacephems)	Flomoxef sodium - 후루마린	- 반감기가 길어 bid처방으로 수술 환자에게 자주 사용

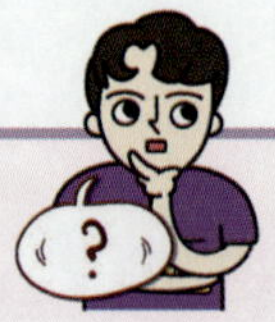

경험적 항생제? Mero & Vanco 병용 요법?

* 경험적 항생제

오랜 시간 동안 "인체의 어떤 부분에 어느 균이 잘 자라서 질병을 일으키더라"라는 경험을 통해 첫 투약 항생제를 결정하는 것. 어떤 미생물과 연관된 감염인지 모르므로 주로 광범위 항생제를 처방한다.

* Meropenem & Vancomycin

메로페넴은 카바페넴계로 장내구균과 MRSA, CDI에는 효과가 좋지 못하다. 때문에 메로페넴에 더해 글리코펩타이드계 반코마이신을 병용하여 투약하면 커버하지 못할 균이 거의 없게 된다. 심각한 중증 감염 상태에서 항생제 Escalation을 하게 되면 "메로 반코"라는 말을 들을 수 있을 것이다.

퀴놀론계(Quinolones) – DNA합성 억제(핵산 합성 억제)

퀴놀론계(Quinolones)		
2세대	씨프로플로사신(Ciprofloxacin)	- G(-) 효과적, G(+)효과가 좋지 못함. 녹농균이나 황색포도상구균에는 효과적 → G(+)에도 효과적인 개발품은 레보플로사신, 목시플로사신 - 신장, 요로감염, 하기도 감염, 피부조직 또는 뼈 감염시 사용 - 임질을 포함한 성기 감염, 산부인과적 감염증, 패혈증과 복막염에도 사용
3세대	레보플로사신(Levofloxacin)	- G(-), G(+)에 효과적, 혐기성균에는 효과없음. - 2세대와 다르게 폐렴에도 효과적 - 급성신우신염, 요로 감염, 피부 감염, 부비동염, 기관지염에도 사용
4세대	목시플로사신(Moxifloxacin) -아벨록스	- 3세대와 비슷하나 요로감염에는 효과 없음 - 간에서 분해되어 신장에 큰 영향을 미치지 않으므로 신기능 저하 환자에게 유용함

아미노글리코사이드계(Aminoglycosides) – 단백질 합성 억제

아미노글리코사이드계(Aminoglycosides)	
아미카신(Amikacin)	- G(-)에 효과적 - 중증 감염에 사용
겐타마이신(Gentamicin)	- 내성이나 약물 독성으로 많이 사용하지는 않음 - 장내구균, 녹농균에 효과적
토브라마이신(Tobramycin)	- 겐타마이신과 비슷하나 항균 범위가 넓지 않아 잘 사용하지 않음

* aminoglycoside계는 G(+)에 대한 항균력이 제한적(Streptococci에 항균력이 없고, S.aureus에 대해서도 임상적 효능이 증명되지 않아 단독으로 투약하지는 않음) Enterococci도 ampicillin이나 vancomycin 등과 병합해야만 항균력을 갖음.

린코사마이드계(Lincosamides) – 단백질 합성 억제

린코사마이드계(Lincosamides)	
클린다마이신(Clindamycin) - 훌그램	- 항균범위가 넓지는 않지만 페니실린계 약물 알레르기 환자에게 적용
린코마이신(Lincomycin)	- 유효균종 포도구균, 연쇄구균(장내구균 제외), 폐렴구균, 이질균. 종기, 기관지염, 편도염 인두염 등에 적용

마크로라이드계(Macrolides) – 단백질 합성 억제

마크로라이드계(Macrolides)	
아지스로마이신(Azithromycin) - 아지탑스	- 폐렴, 골반감염증에 유용.
클래리스로마이신(Clarithromycin)	- 폐렴구균, 헤모필루스 인플루엔자, 마이코박테리아로 인한 균종에 많이 적용 - 상/하기도 감염증, 폐렴 등에 적용 - 소아에서도 용량에 주의하여 많이 사용함

테트라사이클린(Tetracyclines) – 핵산 합성 억제

세균 증식에 필요한 과정인 DNA복제와 전사, RNA생성을 방해하여 항균작용

테트라사이클린계(Tetracyclines)	
독시사이클린(Doxycycline)	- 재발성 아프타성 구강궤양에 사용
티게사이클린(Tigecycline)	- G(+) 의 MRSA, VRE, 그리고 G(-)의 ESBL생성 Enterobacteriaceae, MRAB에 항균력을 가짐 - P.aeruginosa에 대한 항균력은 없다 - 신기능 관련 용량 조절은 필요 없고 약물 상호 작용이 흔하지 않으나 오심 구토가 흔한 부작용

글리코펩타이드계(Glycopeptides) – 세포벽 합성 억제

주로 그람양성균에만 작용하는 비교적 좁은 항균 영역이지만 강력하다.

글리코펩타이드계(Glycopeptides)	
반코마이신(Vancomycin)	- 베타락탐계 내성을 가진 박테리아 중 G(+)에 적용. - MRSA에 대항할 수 있는 항생제 - 홍인증후군(Red-man syndrome) 주의를 위해 천천히 투약해야 함 - 외막을 가지고 있는 G(-)에는 효과없기에 G(-)을 커버할 수 있는 다른 약제와 병용 투약함 - 신장을 통해 배설되므로 신기능과 혈중 약물 농도 감시가 중요
테이코플라닌(Teicoplanin)	- 반코마이신과 비슷하지만 반감기가 길어 하루 1회 정도 투약하며 장내 구균과 일부 혐기성균에 좀 더 효과적 - 홍인증후군 부작용이 적음 - 신장을 통해 배설되므로 신기능에 주의

설파계(Sulfonamides) – 엽산 합성 억제

핵산 합성에 엽산은 필수 요소이며, 엽산 생합성 과정에 장애를 주어 항균작용을 한다.

설파계(Sulfonamides)	
Sulfamethoxazole + Trimetoprime - 박트림, 셉트린	- 폐포자충폐렴(Pneumocystis carinii)에 효과적. - G(+)와 일부 G(-), 그람음성 간균, 헤모필루스 인플루엔자, 클라미디아 등에 효과적이다. - 폐렴, 방광염, 장염 등에 적용
테이코플라닌(Teicoplanin)	- 반코마이신과 비슷하지만 반감기가 길어 하루 1회 정도 투약하며 장내 구균과 일부 혐기성균에 좀 더 효과적 - 홍인증후군 부작용이 적음 - 신장을 통해 배설되므로 신기능에 주의

그 외 – 내성균의 등장과 함께 현재도 다양한 원료의 항균제들이 개발되고 있다.

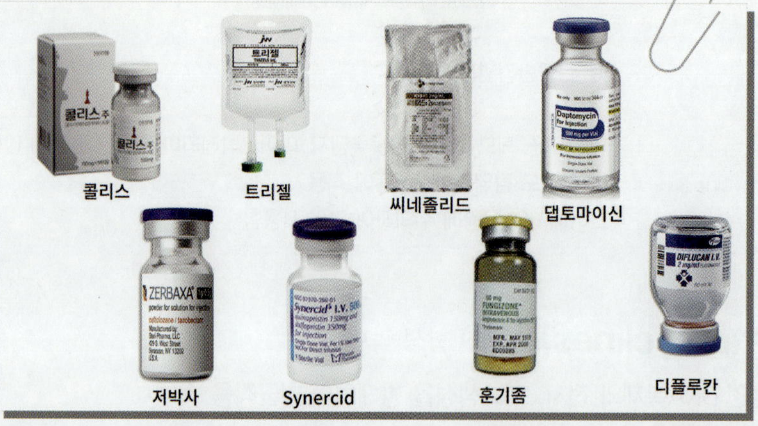

폴리믹신계(Polymyxin): 콜리스틴(Colistin) - 콜리스	세포막 투과 변화 (기능억제)	- 다제내성균 감염질환에 탁월한 치료효과. - G(-) 막대균에 효과적. 녹농균, Acinetobacter baumanii, 백일해균에 강한 항균력 - 신장독성과 신경독성 때문에 제한적으로 사용 - 다제내성균 감염 증가로 위험성을 감수하고 치료에 적용.
메트로니다졸(Metronidazole) - 트리젤	항생제, 항원충제	- 혐기성균에 의한 패혈증, 트리코모나스증, 균혈증, 폐렴, 골수염, 수술 후 창상감염증 등 - CDI 치료제 * 무산소 조건에서만 증식이 가능한 세균들을 혐기성 세균이라 하며, 구강, 위장관(특히 대장), 여성 생식기에 많이 존재한다. 이에 대한 항혐기성 항균제의 대표가 Metronidazole.
Oxazolidinone계: 리네졸리드(Linezolid) 자이복스, 씨네졸리드	50s리보솜 억제	- G(+)작용 - VRE 대항 항균제 - 폐렴, 피부감염 등에 사용
Lipopeptide계: 댑토마이신 (Daptomycin)	- G(+)으로 중증 전신감염의 치료에 사용 - 다제내성균의 치료에 사용	
Ceftolozane/Tazobactam: Zerbaxa(저박사)	- 베타락탐계 항생제 조합으로 세팔로스포린계에 속함 - 베타락타마제를 생성하는 세균에 대한 효과를 유지하는 광범위 항균 스펙트럼을 가지고 있다.	
quinupristin-dalfopristin - Synercid(시너시드)	- Staphylococci와 VRE(vancomycin-resistant Enterococcus faecium)에 효과적인 복합항생제. Pristinamycin에서 추출한 streptogramin항생제이다.	
Amphotericin B deoxycholate - 훈기좀(Fungizone), 암비솜	- 중증 진균 감염에 대한 치료	
Azole계 항진균제: 플루코나졸(Fluconazole) - 디플루칸	- 진균을 억제하는 기능	

주요 감염증 적용 항생제

폐렴(Penumonia)	• **경증** - β-lactam 또는 Fluoroquinolone 단독 투여 - 비정형 폐렴 의심 : β-lactamase + Macrolide • **중증** - β-lactam + azithromycin/fluoroquinolone 병용요법 - MRSA 의심 시 vancomycin, teicoplanin, linezolid 사용. Clindamycin이나 rifampin 추가 고려
요로감염(UTI)	• **경증** - Ciprofloxacin 경구 제제, Amoxicillin - 3세대 Cephalosporin 제제, piperacillin+tazobactam, ampicillin+sulbactam • **중증** - ESBL가능성 있는 중증 신우신염의 경우 Carbapenem계 가능

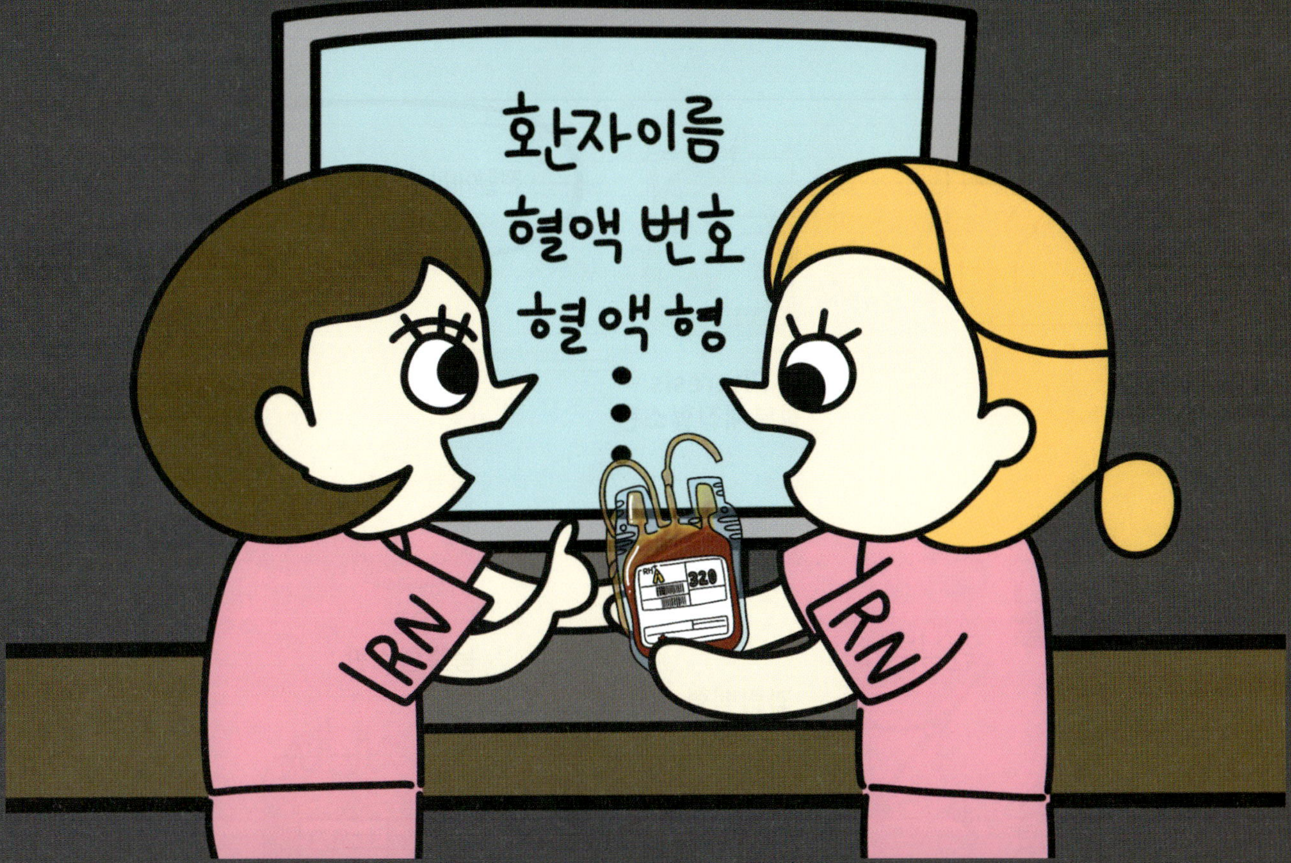

수혈

수혈은 위험성이 많다. 순환 과부하나 감염의 위험 증가, 특히 반복적인 수혈은 면역 반응을 유발하여 수혈 효과가 감소되거나 부작용 발생 위험이 급격히 상승할 수 있다. 따라서 최신 임상에서는 환자의 질환이나 상태에 따라 필요한 혈액 성분만 수혈하는 것이 권장되며, 이는 치료 효과를 높이고 부작용을 줄일 수 있는 방법이다.

각종 성분 수혈을 이해하기 위해서 헌혈을 통해 얻은 전혈이 혈구와 혈장으로 분리되는 과정을 알아두면 각 혈액제제에 대한 특징이 보다 쉽게 다가올 것이다.

수혈

1 수혈제제 모음

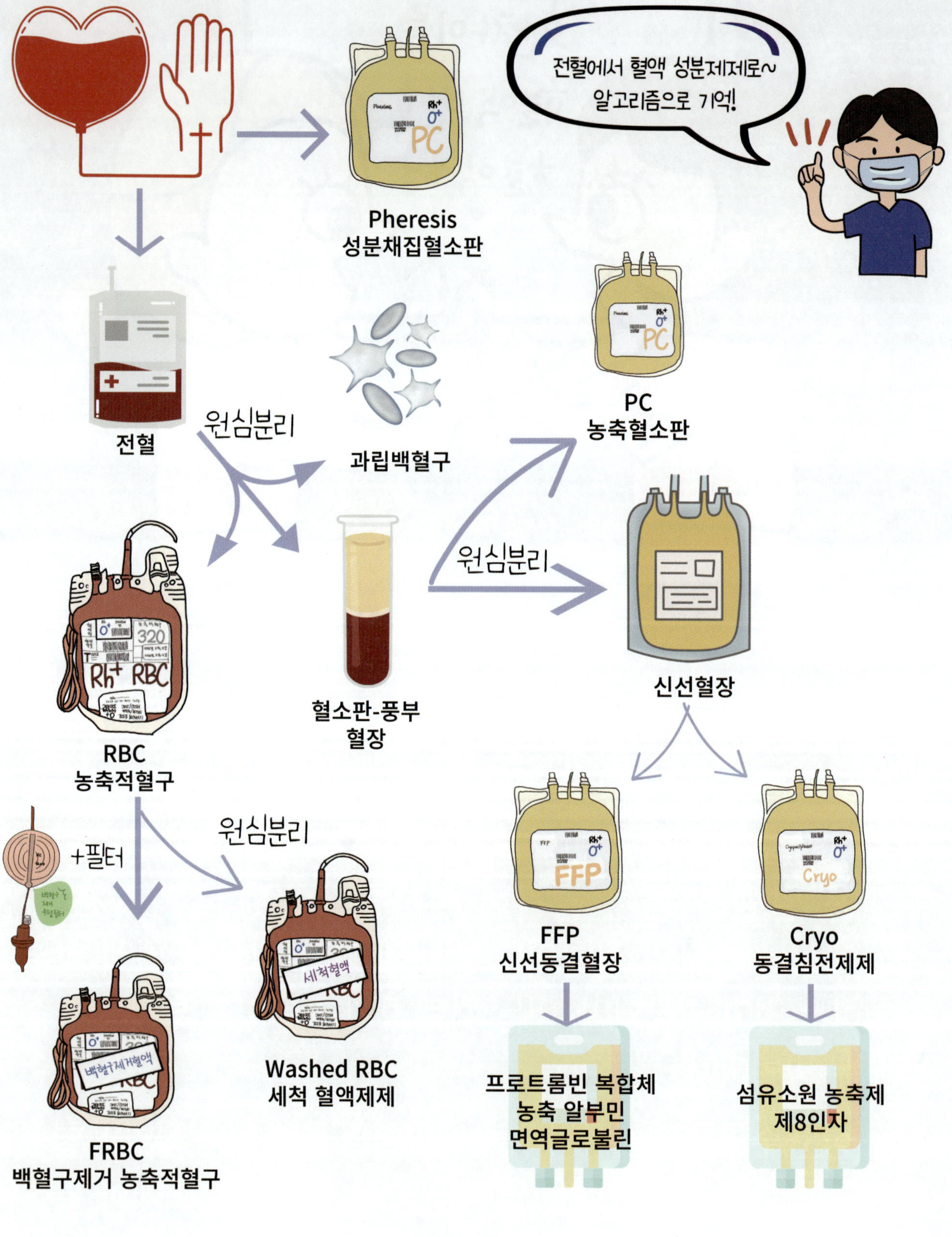

전혈에서 혈액 성분제제로~
알고리즘으로 기억!
Pheresis
성분채집혈소판
전혈
원심분리
과립백혈구
PC
농축혈소판
원심분리
혈소판-풍부
혈장
신선혈장
RBC
농축적혈구
+필터
원심분리
FFP
신선동결혈장
Cryo
동결침전제제
세척혈액
백혈구제거혈액
Washed RBC
세척 혈액제제
FRBC
백혈구제거 농축적혈구
프로트롬빈 복합체
농축 알부민
면역글로불린
섬유소원 농축제
제8인자

수혈 제제	특징
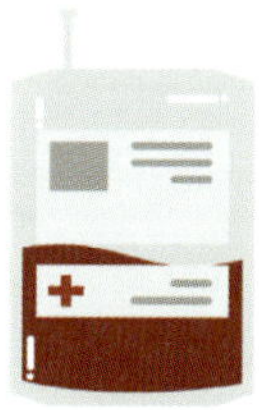 전혈	전혈은 더 이상 임상에 거의 사용되지 않고, 다량의 전혈 수혈시 혈장량과부하, 심부전, 요독증 및 간부전 등과 같은 부작용이 호발하므로 농축 적혈구를 수혈하는 것이 더 효과적이다
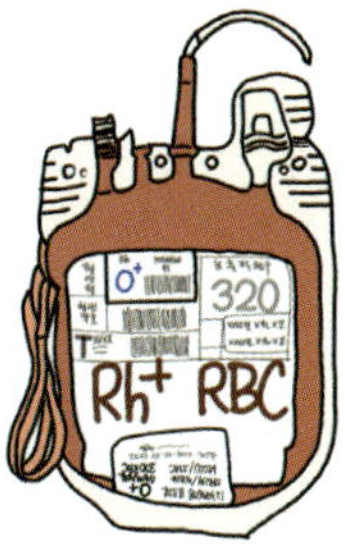 Red Blood Cells (RBC, 농축적혈구)	전혈(Whole Blood)로부터 원심분리에 의해 16-200ml의 혈장성분을 제거하여 제조. 헤마토크리트는 약 70%정도. - 혈색소 수치 7-10g/dL의 경우 임상적 판단에 따라 수혈. 7미만의 경우 대부분 RBC수혈 필요. - RBC 1unit 당 기대효과 Hb 1g/dL & Hct 3% 증가 - 4시간 이내 수혈을 마치는 것이 원칙. - 경우에 따라 알부민 또는 ABO 동형의 혈장과 혼합하여 수혈할 수 있다
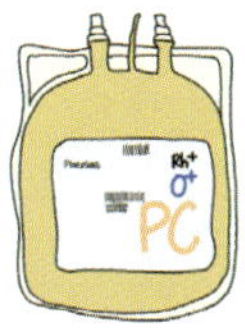 Platelet concentrate (PC, 농축혈소판)	혈소판풍부혈장을 강하게 원심분리하면 혈소판이 아래에 가라앉고 상층액은 혈액내 세포 성분이 없는 FFP가 만들어진다. 상층액 150ml 정도를 다른 bag으로 넘기고 남아있는 40-50ml정도의 혈소판을 이용해 제조. - 출혈 없는 안정 상태 : 혈소판 1-2만 이상 유지 - 출혈 없으나 불안정 상태 : 혈소판 2-5만 유지 - 출혈 있거나 침습적 처치를 시행하는 경우 : 혈소판 5~10만 유지 - PC 1unit 당 기대효과 혈소판 5,000~10,000 상승
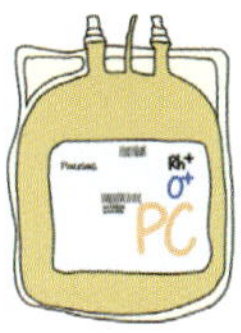 성분채집혈소판 (Apheresis Platelet) : single donor platelets)	한 명의 헌혈자로부터 혈소판만을 채집하는 방법으로 대개 1-2시간이 소요된다. 농축혈소판 6-8단위에 해당하는 양의 혈소판이 들어있고 혈장량은 약200-250ml정도. 환자에게 노출되는 헌혈자의 수를 줄여 그 만큼 HLA 동종면역이나 수혈전파성 질환 감염 기회를 줄일 수 있다. - 1unit 당 기대효과 혈소판 30,000~60,000 상승
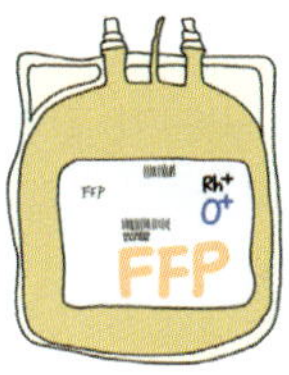 Fresh Frozen Plasma (FFP, 신선동결혈장)	농축혈소판을 제거하고 남은 신선혈장을 급속 냉동시킨 혈액성분제제. 제10번, 13응고인자를 포함한 모든 혈액응고인자를 함유하고 있어 혈액응고인자 결핍의 보충을 위해 사용. - 응고인자 보충을 위한 치료적 투여(섬유소원-fibrinogen, 각종 응고인자를 함유) - 해동 후 가능한 빠른 시간 내 수혈(최대 3시간 이내), 수혈관련 급성폐손상과 순환량 과다 발생 위험성이 높으므로 주의(최소30분~2시간 정도 수혈). - 출혈 예방 목적 : INR 1.7이상시 FFP 수혈 권장 - FFP도 감염과 알레르기성 반응의 위험성이 있음
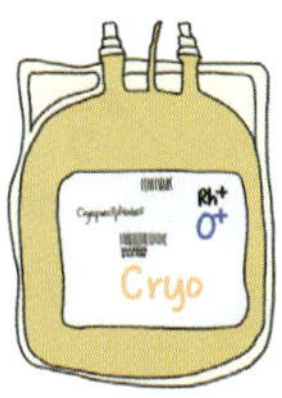 Cryoprecipitates (Cryo, 동결침전제제)	신선동결혈장 1단위를 녹이면 흰색의 침전물질이 남는데 상층의 혈장을 제거하면 백 아래에 소량의 혈장이 남는다. 이를 다시 동결시킨 것이 동결침전제제이다. - 제8응고인자, 폰빌레브란트인자, 섬유소원(fibrinogen), 제13응고인자 공급 - 섬유소원 〈 100mg/dL 혹은 기능 이상과 관련된 출혈 상황에 수혈 - 체중 10Kg당 Cryo 1단위 정도 수혈. - 해동 후 가능한 빠른 시간 내 수혈(해동 후 1시간 이내 수혈 권장) - 대량주입시 고섬유소원혈증 유발로 혈전색전증을 초래할 수 있으므로 섬유소원(fibnogen) 농도를 추적감시 필요

수혈 제제	특징
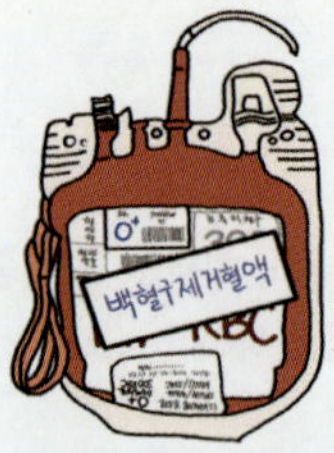 Leukocyte-reduced bloods (백혈구제거 혈액제제)	- 발열성 비용혈성 수혈반응 예방 - 혈소판수혈불응증 예방 - CMV, HTLV 등 백혈구를 통해 전파되는 감염증의 예방 - 심혈관 수술환자 ➜ 적혈구 제거 필터 사용 시 99.9%의 백혈구를 제거할 수 있기에 비용혈성 발열 반응은 효과적으로 감소된다.
Irradiated bloods (방사선조사 혈액제제)	- 세포독성 T림프구가 환자 체내의 조직에 대해 이식편대숙주병을 일으키는데, 혈액제제에 방사선(감마선 또는 X-선)을 조사하여 이를 예방 - 면역결핍/부전 환자에게 적용 - 골수나 장기이식, 조혈모세포 채집, 백혈병, 악성림프종 등 - 전혈, 적혈구, 혈소판, 백혈구제제에 방사선을 조사.
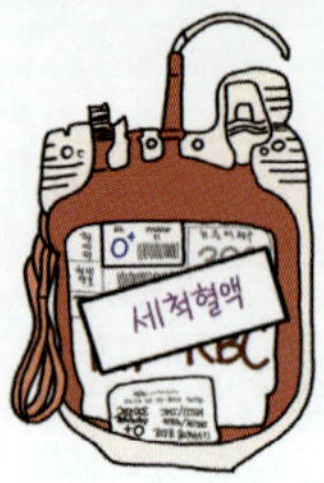 Washed Bloods (세척 혈액제제)	- 농축적혈구에 생리식염수를 섞은 후 원심분리 시키고 세척하여 혈장을 거의 제거한 혈액. 세척과정을 통해 백혈구와 혈소판이 함께 제거되어 이로 생길 수 있는 부작용이 방지된다. - 전처치에 불응하는 초과민반응 또는 반복적으로 심한 알레르기 수혈 반응이 있는 환자에게 적용 - 백혈구와 혈소판이 함께 제거되므로 혈장이나 백혈구에 의해 생기는 부작용을 방지할 필요가 있는 경우에도 적용
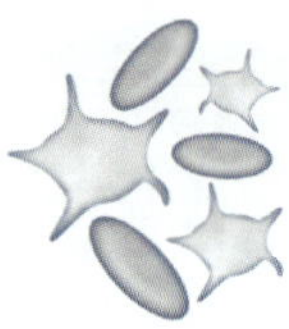 Granulocyte (과립백혈구)	- 전혈을 원심분리하여 농축적혈구를 생산하는 과정에서 과립백혈구가 얻어진다. 단일 공혈자로부터 백혈구 성분채집술을 이용해 얻을 수 있다. - 백혈구 헌혈자에게 12시간 전 G-CSF를 투여하고 혈액성분채집기를 이용하여 채집. 채집 후 가능한 한 빨리 수혈해야 함 - 골수형성부전증, 백혈구 감소증, 패혈증 등에 적용

2 일반적인 수혈 tip

- **수혈세트 사용**: 수혈세트는 혈액백 내의 Microclots, aggregates 및 debris등을 걸러주는 미세 필터가 갖추어져 있어 이들에 의한 색전증을 예방할 수 있다.

- **수액제제와의 혼합**: 혈액제제와 혼합할 수 있는 수액제제로는 생리식염수(0.9%NaCl)만 가능하다. 5% 또는 10%포도당 용액과 혈액제제 혼합시 용혈이 일어난다. 하트만 용액과 혈액이 혼합되면 하트만 용액 내 칼슘이온이 혈액제제 내 함유되어 있는 항응고제(Calcium chelator)의 효과를 없애 혈액응고가 유발될 수 있다. 일부 약제들은 pH가 높거나 낮으므로 약제와의 혼합도 안전하지 않다

섞어서 투약되면 구체적으로 어떤 반응이?

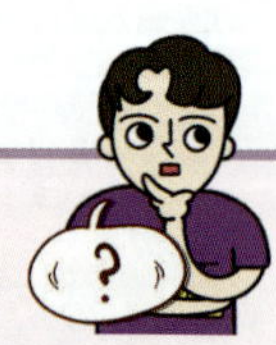

종류	부작용
5%포도당	저장성으로 용혈을 일으킴
전해질용액	칼슘을 함유하여 구연산이 첨가된 혈액을 체외에서 응고시킴
약제와 동시 투여	용혈 부작용 발생 우려

혈액 주입 시간	
적혈구 한 단위	4시간 이내 (너무 오랫동안 혈액제제가 실온에 노출되면 세균 증식의 가능성이 있다)
혈액필터	6-8시간마다 교체 (RBC의 경우 1개 필터로 2unit 수혈 가능, PC는 1개 필터로 6-8unit 수혈 가능)
출고 이후 시간	출고된 후 실온에 30분 이상 방치된 혈액은 다른 환자에게 사용할 수 없음 (부서에 비치 된 혈액 냉장고 보관 시 혈액 보관 지침에 따라 사용 가능여부가 결정됨)

꼭 알아두어야 할 수혈 주의사항!

* 빠르고 연속적인 적혈구 수혈은 폐부종, 수혈 유발 순환용적 과부하를 발생시킬 수 있다. 특히 노인, 여자, 심부전, 신부전 환자에서 그 위험성이 증가한다.
* 단순히 검사결과가 낮거나 높다고 수혈을 권장하는 것이 아니고 종합적인 환자의 상태와 위험성 감지에 따라 수혈을 권장하는 습관이 필요.

대량 수혈에 따른 문제	저체온증, 저혈소판증(thrombocytopenia), 범발성혈관내응고증, 호흡곤란 증후군(미세응집괴의 색전형성), 희석 응고병증 등

* 빈혈은 혈액의 산소 운반량을 줄여 조직 허혈을 유발할 수 있다. 철, 비타민B12, 엽산, 적혈구생성인자의 투여로 교정 가능한 빈혈이라면 수혈 보다 우선하여 교정해야 한다.
  → 철분제, 정맥 철분제, 적혈구생성인자, 비타민B12, 엽산 투여 고려.

vit K ? 알부민 ?

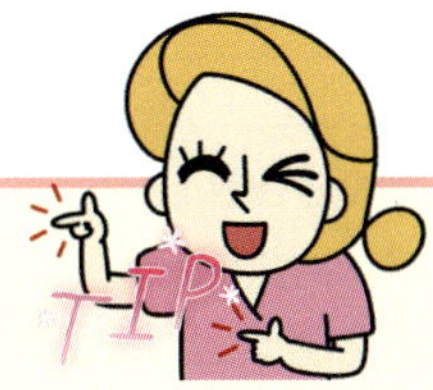

* **Vit K**

경구 항응고제로 인한 응고부전을 역전하기 위해 선호되며 연장된 PT를 정상화하는데 6-12시간 소요. INR연장에 대한 교정을 위해 Vit K 투약.

* **알부민(Albumin)**

알부민은 우리 몸에서 가장 풍부하게 존재하는 단백질이다. 전혈 또는 혈장성분채집술로 얻어진 혈장으로부터 만들어진다.

- 알부민 투여 적응증: 혈장교환/투석 시 혈압 유지, 급만성 간부전에 이뇨 유발과 혈압 상승, 복수 동반 환자의 혈압 상승, 쇼크나 급성호흡곤란증후군에서 혈장단백 증가.

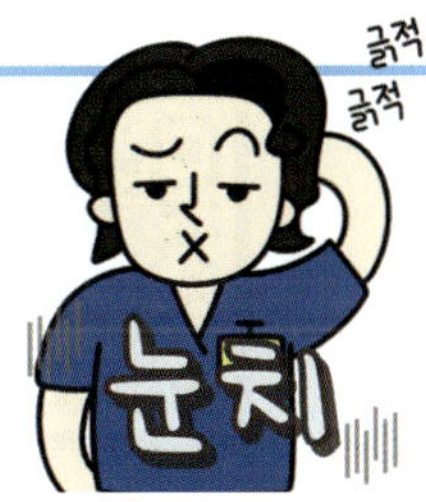

"혈액 가온기가 있던데.. 언제 사용하는 걸까요??"

혈액의 가온 적응증

- 성인 환자에게 시간당 50ml/Kg 이상의 빠른 속도로 대량 수혈을 하는 경우
- 소아에게 시간당 15ml/Kg 이상의 수혈을 하는 경우
- 영아의 교환수혈
- 한랭응집소를 가진 환자에게 수혈하는 경우

수혈부작용	설 명
수혈관련 급성 폐손상	공여 혈액내 항체가 수혜자의 백혈구 항원과 반응하여 과립구에 결합 후 폐장혈관에서 과립이 방출되어 나타나는 증상. 수혈 후 4시간 이내 발생. 발열, 호흡곤란, 저산소혈증 등이 나타나며 Chest x-ray상 양측폐 침윤 관찰 가능
급성용혈반응	적혈구 항원에 대한 항체가 보체를 활성화하여 혈관 내 용혈반응을 발생. 저혈압, 신장부전, 파종혈관내응고, 출혈 등이 진행되기도 함
발열성 비용혈반응	백혈구를 포함하는 혈액제제를 수혈할 때 세포질유리 칼슘이 누출되면서 발열반응이 나타날 수 있다. 수혈 6시간까지 체온이 1도 이상 상승할 경우 의심 가능

수혈부작용	설 명
알러지 및 아나필락시스	환자의 혈액 내 항체가 공여 혈액 내 단백질 항원에 반응 발열반응 없이 호흡곤란증이나 저혈압 발생. 필요시 세척적혈구 사용 권장
패혈증 반응	수혈 관련 세균감염. 상온에서 보관하는 혈소판 제제에서 위험성이 가장 높다. 혈액 4-6단위에서 모은 혈소판 제제에서 감염률이 높다
비면역성 용혈반응	적혈구가 비등장성 정맥주사제와 혼합될 경우 발생 고열 발생 높은 압력으로 빠르게 수혈될 경우 물리적 변성에 의해 용혈이 초래

수혈 부작용 대처

- 주요한 수혈부작용은 수혈 후 15분 이내 나타나므로 수혈 후 15분 동안 가장 중요하게 환자를 관찰
- 수혈부작용 의심의 경우 수혈 즉시 중지
- 환자 정보와 혈액제제 이중 확인
- 혈액은행에 부작용 보고. 수혈세트와 혈액 백, 남은 혈액제제를 혈액은행에 반환
- 환자 혈액 채취 후 혈액은행과 검사실에 전송
- 저혈압성 쇼크, 수액 투여, 산소 공급, 승압제 등 처치.
- 아나필락시스는 에피네프린 0.2-0.5mg 근육주사(IM)
- 수혈 알러지 반응에는 25-50mg의 스테로이드(methylprednisolone)
- 해열진통제나 항히스타민제와 같은 수혈 전 예방적 투약은 임상적 근거가 부족

영상으로 알아보는 수혈 간호

수혈 간호 과정

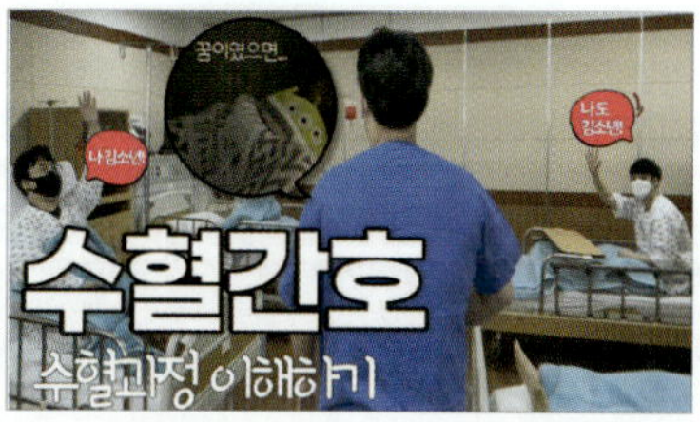

수혈제제 종류 이해하기

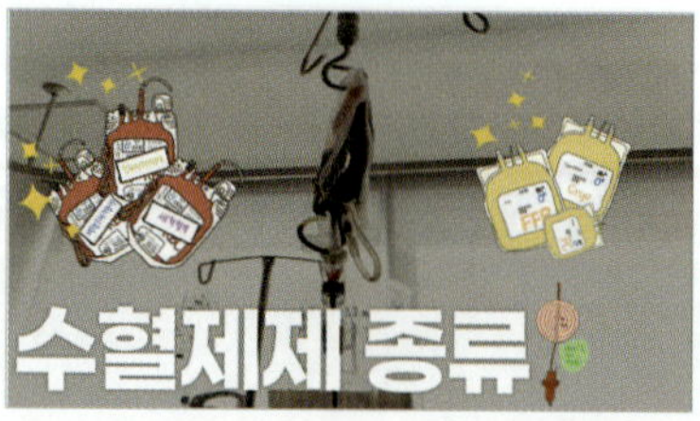

수혈 부작용 한 번도 안겪어봤는데..

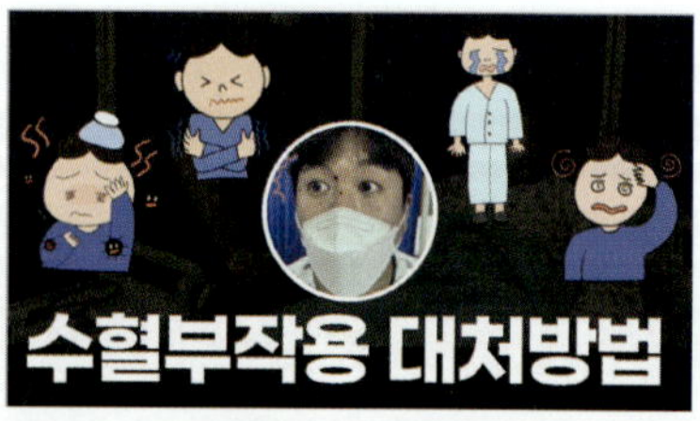

진통(analgesia) & 진정(sedation) & Acting Out

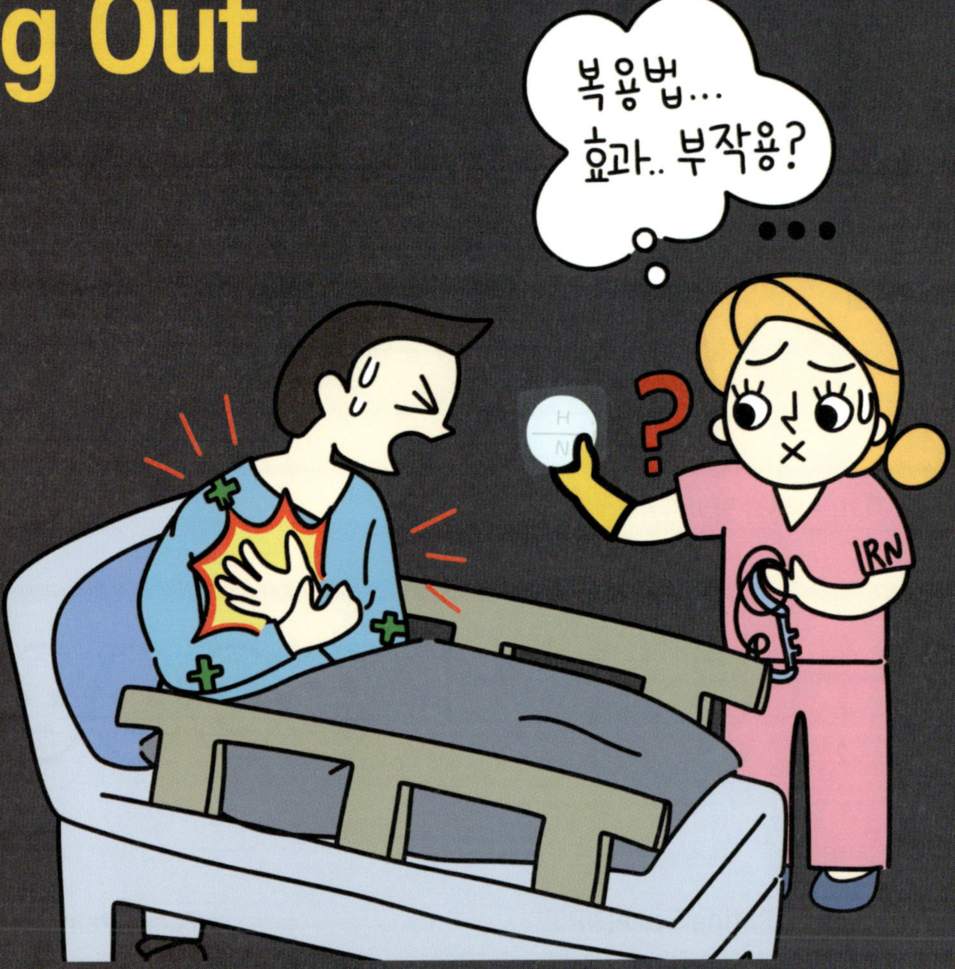

진통제는 통증 정도에 따라 적절하게 투약하는 것이 중요하다. 이는 통증 관리의 핵심 원칙 중 하나이며, WHO(세계보건기구)에서 제시하는 통증 사다리(WHO Analgesic Ladder)의 기본 개념이기도 하다. 경도 통증(비마약성 진통제), 중등도 통증(비마약성 진통제와 약한 마약성 진통제), 중등도 통증(강한 마약성 진통제) 등을 투약한다. 통증 강도에 맞는 진통제를 사용함으로써 통증을 효과적으로 조절하면서 진통제의 부작용을 최소화 하는 것이 가능하여, 궁극적으로 환자의 안전과 만족도를 향상시키는 데 기여한다.

진통 & 진정 & Acting Out

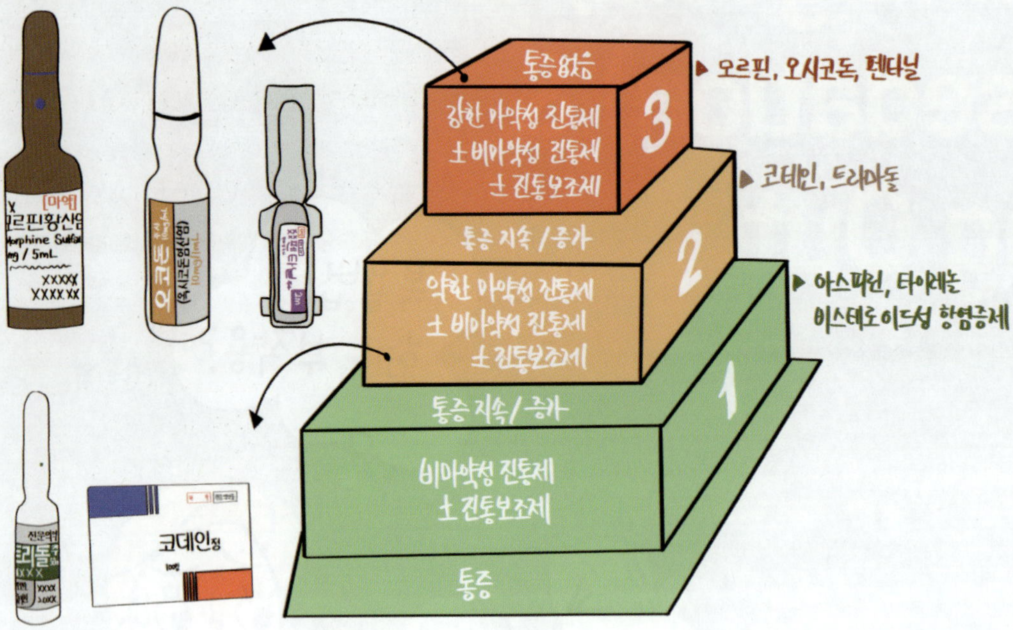

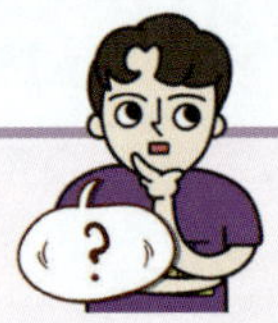

통증은 측정가능? 통증 평가 도구

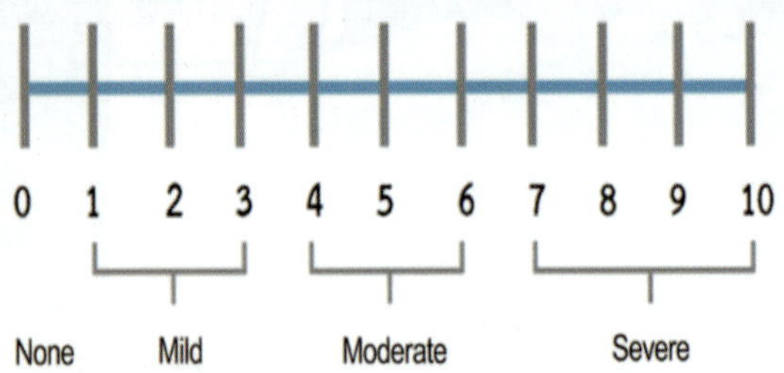

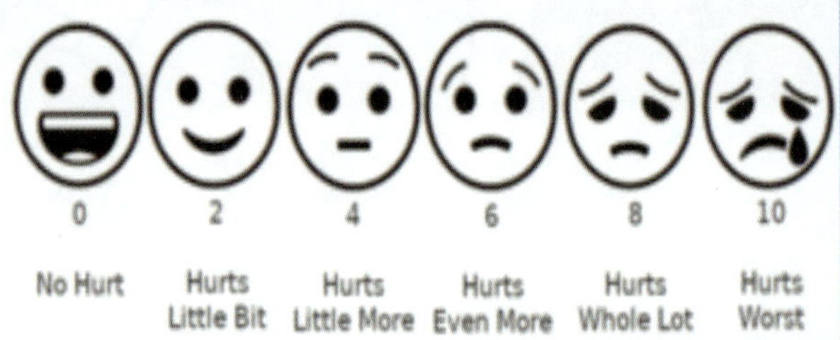

Numeric Rating Scale(NRS)

환자가 통증 정도를 표현하도록 하는 대표적인 통증 사정 도구

Faces Pain Scale(FPS)

소아를 위해 얼굴 표정이나 신체 반응을 통한 통증 사정 도구

	지표	점수	내용
1	얼굴표정	0	표정 변화 없음, 자연스러운 표정 유지
		1	미간을 찡그림, 눈살을 찌푸림, 눈물을 글썽임
		2	눈을 꽉 감음, 눈을 번쩍 뜸, 눈물을 흘림, 입을 씰룩거리며 눈 주위를 찡그림
		3	이를 악물, 얼굴이 우거지상으로 일그러짐, 기관내관을 밀어내거라 깨물
2	신체반응	0	움직임이 없음, 편안한 자세 유지, 저항 없이 이완됨
		1	느리고 조심스러운 움직임, 몸을 뒤척임, 일부 근육이 긴장됨
		2	통증부위를 만지려고 하거나 문지름, 고개를 흔들거나 사지의 움직임이 증가함, 온몸에 힘들 줌
		3	온몸을 흔들거나 비틀며 심하게 움직임, 공격적인 행동을 보임, 침대 난간을 치며 발버둥을 침, 근육이 뻣뻣해지고 활처럼 휨

	지표	점수	내용
3	기계호흡 순응도 (기관삽관만 한 경우 포함)	0	경보가 울리지 않고 인공호흡기에 잘 적응함, 기침 없음
		1	경보가 울리지만 곧 멈춤, 간헐적으로 기침을 함
		2	경보가 자주 울림, 기계호흡에 저항함, 기계호흡과 맞춰 쉬지 못하며 호흡수가 증가함, 기침을 주기적으로 함
		3	기계호흡과 심한 부조화를 보임, 지속적으로 기침을 하고 환기가 차단됨
4	또는 발성 (발관환자)	0	정상적인 말투, 신음소리를 내지 않음
		1	끙끙대며 신음소리를 냄, 앓는 소리를 냄, 한숨을 내쉼
		2	훌쩍거리거나 소리 내어 흐느껴 움, 불편함이나 통증을 짧은 단어로 표현함
		3	큰소리를 지름, 폭언을 함, 울부짖음

CNPS(Critical Care Non-Verbal Pain Scale)

통증사정 시 얼굴표정, 신체반응, 언어반응(기계호흡 시는 기계호흡 순응도)의 3가지 항목을 모두 함께 사정하여 종합적 판단을 하도록 평가도구. 중환자실에서 사용

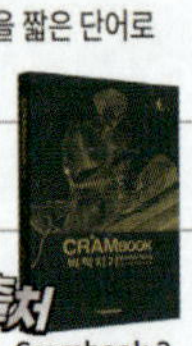

출처 Crambook 2 벼락치기 환자파악 매뉴얼

1 비마약성 진통제: 경증 통증에 투약

약제	특징	부작용
아세트아미노펜(Acetaminophen)	- 반감기 2시간 - 중추신경계의 Prostaglandin합성을 억제하여 진통효과	간기능장애 시 금기
케토로락(Ketorolac)	- 반감기 2.4-8.6시간 - 5일 이상 지속 투여 시 신부전 위험성을 2배로 증가	NSAID=위장장애,출혈,신기능저하
이브프로펜(Ibuprofen)	- 반감기 2.2-2.4시간 - COX-2억제에 의한 진통효과	
가바펜틴(Gabapentin)	- 반감기 5-7시간 - 신경학적 통증에 효과적	현기증, 진정, 혼동
트라마돌(Tramadol)	- 중추신경계에 작용하는 약한 마약성 진통제이나 의존성과 부작용이 낮아 국내에서는 마약으로 분류되지 않음	오심, 구토.

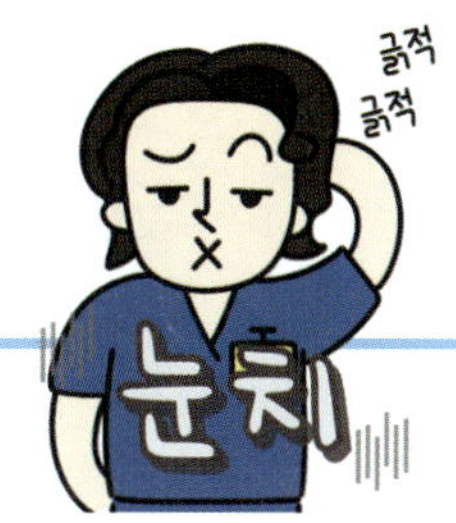

"NSAIDs는 많이 들어봤는데.. 담당 주치의가 입원 환자에게 NSAIDs 복용하지 않았는지 물어보더라구요? 좋지 않은 약인가요?"

통증이 있어 약국에 방문하면 흔하게 받을 수 있는 약품이 비스테로이드성항염증제(NSAIDs)이다. 그만큼 대중적으로 효과적인 약물이라 할 수 있지만, 일부 환자에게는 갑작스런 병원 입원치료까지 필요할 만큼 부작용이 심하다. 특히 진통제인만큼, 아프면 한 알, 두 알, 과복용하는 사태가 발생하는데, 이 때 부작용 위험성이 급격히 상승한다.

* 비스테로이드성항염증제(NSAIDs – Nonsteroidal Anti Inflammatory drugs) = 나프록센(Naproxen), 이부프로펜(Ibuprofen), 케토로락(Ketorolac), 디클로페낙(Diclofenac)	
위장관 출혈 위험	통증이나 염증을 유발하는 프로스타글란딘(prostaglandin) 생성을 억제하는데, 프로스타글란딘은 위 점막 보호 역할도 한다. 따라서 NSAIDs 복용 시 위 점막 보호 기능이 약화되어 위염, 위궤양, 심한 경우 위장관 출혈까지 발생할 수 있다.
신장 기능 독성	프로스타글란딘은 신장 혈관을 확장시키는 역할도 하는데, NSAIDs 복용 시 신장 혈관이 수축하여 신장 혈류가 감소한다. 결국 이는 신장 기능 저하로 이어질 위험이 있다. 신기능 저하시 핍뇨, 부종, 혈압 상승 등의 증상이 나타나므로 이를 통해 부작용을 감지할 수 있다.

2 마약성 진통제: 중등도 이상 통증에 투약

약제	동등용량	작용 발현시간	특징
펜타닐 (Fentanyl)	100mcg	1~2분	- 짧은 발현시간과 짧은 작용지속시간으로 급성 통증 환자의 신속한 진통에 효과적
레미펜타닐 (Remifentanil)	0.025 ~ 0.25mcg/kg/min	1~3분	- 기계환기 중인 중환자실 환자에서 적절한 진정 효과를 위해 주로 사용 - 작용발현 시간이 매우 빠르고 중단 후 작용지속시간 역시 3-10분으로 매우 짧아 지속적 정맥투여(Continuous iv)용법으로 사용.
모르핀 (Morphine)	10mg	5~10분	- 히스타민 유리 및 혈관확장에 의한 저혈압 초래 가능
하이드로모르폰 (Hydromorphone)	1.5mg	5~15분	- 작용시간은 모르핀과 유사하나 강력한 진통효과

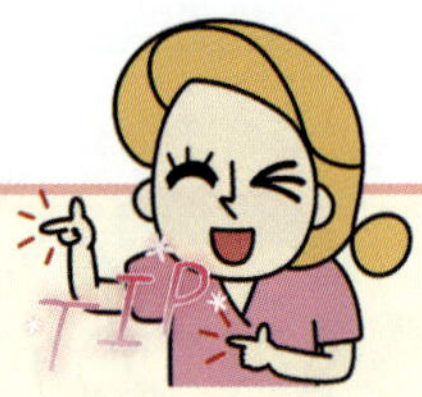

PCA(Patient controlled analgesia)와 코데인

* PCA

PCA는 환자 스스로 통증을 조절할 수 있도록 고안된 자가통증조절 약물 투여 시스템이다. 안정적인 체내 약물 농도, 양질의 진통, 더 얕은 진정상태, 마약성 진통제 소모량의 감소, 합병증 감소 등을 목적으로 제작된다. PCA는 주로 마취통증의학과에서 처방하며, 수술 환자의 수술 후 통증 관리를 위해 적극적으로 활용되고 있다. PCA에 사용되는 약물은 다양하지만 중등도 이상의 통증 관리에 효과적인 마약성 진통제가 주로 사용된다.

* Codein

코데인은 마약성 진통제로 분류되나 중추신경에 작용하여 기침 완화 효과가 뛰어나기에 진통제 보다는 기침 완화의 목적으로 많이 투약된다. 잦은 기침으로 통증과 불편감이 계속될 때 사용하며, 효과는 보통 4-6시간 정도 유지된다. prn처방으로 기침이 심할 때 복용하기도 하므로 꼭 알아두자.

마약성 진통제 주의사항!

* 마약성 진통제(Opioids)는 효과가 뛰어난만큼, 부작용도 무섭다. 마약성 진통제는 중추신경계의 호흡 조절 중추를 억제하기 때문에 호흡 저하 부작용을 일으킬 수 있다.

호흡 수 주의 (Respiration rate)	뇌간에 위치한 호흡 조절 중추에 작용하여 호흡 수를 떨어뜨릴 수 있다. 정상의 경우 이산화탄소 농도에 따라 호흡 중추가 반응하지만, 마약성 진통제는 이산화탄소 반응도를 감소시키므로 호흡 저하 발생 위험이 높아진다. 따라서 환자의 호흡 수가 느려지지 않는지 관찰이 필요하다.
호흡 깊이 주의 (Tidal volume)	호흡 근육의 수축력을 감소시켜 호흡 깊이가 줄어들 수 있다. 호흡 깊이가 줄어든다는 것은 1회 환기량(Tidal volume)이 줄어듦을 의미하므로, 얕은 호흡으로 인해 저산소증이나 이산화탄소 중독에 빠질 수 있다. 환자가 충분히 숨을 들이마시고 내쉬는지 관찰이 필요하다.

3 진정제: 섬망이나 동요(agitation), 흥분 상태에서 투약

약제	용량	작용 발현시간	특징
미다졸람	0.01~0.05mg/kg	2~5분	- 벤조디아제핀: 항경련, 항불안, 진정, 수면에 효과적. 진통효과는 없음 - 간에서 대사되므로 간기능장애가 있거나 고령인 경우 제거율이 저하됨
로라제팜	0.02~0.04mg/kg	5~10분	
디아제팜	5~10mg	2~5분	
프로포폴	5mcg/kg/min	1~2분	- 중추신경계에 작용하는 진정제. 진정, 수면, 항불안, 항구토, 항경련 효과 - 빠른 진정발현, 단기간 후 진정효과 신속히 감소 - 호흡억제, 전신 혈관확장으로 저혈압 유발 가능
덱스메데토미딘	0.1~0.2mcg/kg/min	5~10분	- 진정, 진통, 교감신경계 억제 효과. 항경련 효과는 없음 - 호흡억제가 적어 인공호흡기 환자의 진정에 자주 사용됨 - 깊은 수준의 진정이 필요한 경우 효과는 떨어짐
케타민 (Ketamine)	0.25~0.5mg/kg/min	1분	- 향정신성의약품 - 마약성 진통제 부작용 방지를 위해 투약 가능

진정을 위한 약물 부작용 주의!

* 진정을 위한 약물은 벤조디아제핀계 약물과 항정신병의약품이 주로 사용된다. 이들은 심장의 전도체계에서 QT간격을 연장시키는 부작용을 유발하는 약제가 많은데, 대표적인 약물로 벤조디아제핀계의 Lorazepam(아티반), 항정신병의약품의 Haloperidol(페리돌), Quetiapine(쿠에타핀, 쎄로켈)이 있다.
QT간격 연장(QT prolonged)은 심실빈맥(Ventricular tachycardia), 심실세동(Ventricular fibrillation)의 유발요인이 되므로 긴급한 상황이 발생할 수 있으니 주의가 필요하다.

Lorazepam(아티반)	Lorazepam의 QT 간격 연장과의 관련성은 문헌마다 다르나, 일반적으로 고용량 투여 시 주의가 필요하다. 부정맥이 있는 환자에게는 QT Prolong의 위험이 더 높다. 다만, 경구제 lorazepam(로라반)의 위험성은 낮은 것으로 보고된다.
Haloperidol(페리돌) Quetiapine(쿠에타핀, 쎄로켈)	항정신병의약품은 칼슘 이온 통로 차단, 심근 세포 활동 전위 변화 등으로 QT 간격이 연장되는 부정맥이 발생할 수 있다.

Acting Out(자해 or 타해 위험성) - Why Algorithm 알고리즘 사고력 기르기

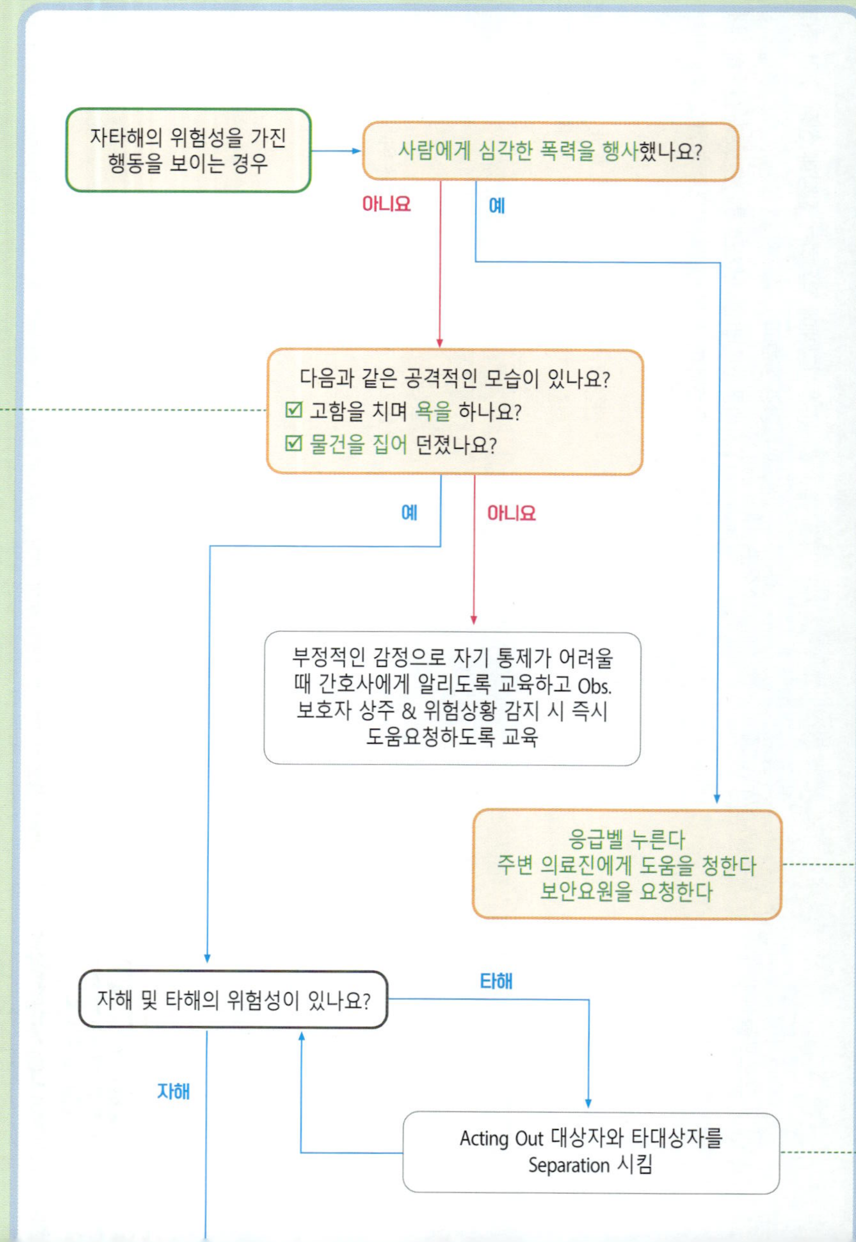

1. 폭력 행사 시 응급 대처

환자가 섬망이나 정신질환 관련으로 폭력적 행동을 보일 경우 간호사의 안전은 물론이고, 다른 환자의 안전까지 위협받을 수 있으므로 신속한 대처가 필요하다.

▸ 즉각적 위험 제거

응급벨을 통해 보안요원이나 다른 의료진에게 즉각적 위험 상황을 알려 신속히 위험 요소를 제거할 수 있는 대처를 취할 수 있다.

▸ 간호사 안전 확보

폭력적 환자로부터 스스로 보호하는 것은 어려울 수 있으므로 응급벨을 통해 도움을 요청해야 한다.

▸ 증거 확보 및 법적 대응

응급벨 작동이나 타 의료진들의 목격이나 진술은 추후 필요시 법적 대응의 근거가 될 수 있음을 기억하자.

2. 폭력 행사 시 응급 대처

섬망(Delirium)은 갑작스러운 의식 변화와 인지 기능 저하를 특징으로 하는 급성 혼돈 상태로, 다양한 이상 증상을 보일 수 있다. 섬망 증상임을 감지하고 대처하기 위해서는 두 가지 양상을 기억해야 한다.

▸ 과활동성 섬망(Hyperactive Delirium)

정신 운동 초조, 공격성, 불안이나 환각, 망상, 수면장애

▸ 저활동성 섬망(Hypoactive Delirium)

무기력 & 혼미(움직임이 둔해지고 주변에 대한 관심 감소), 반응 저하, 식욕 부진, 졸음, 기면과활동성 섬망의 경우 이상행동이 바로 관찰 가능하기에 빠른 대처가 가능하나, 저활동성 섬망의 경우 관찰이 쉽지 않다. 특히 환자가 갑작스레 주변에 관심을 두지 않고 혼자 무언가를 응시하고 있거나, 상황 인식 능력이 저하되는 모습을 보이다 갑작스레 과활동성 섬망 증상으로 돌변하는 경우도 있으므로, 섬망 발생 위험이 높은 환자임을 사전에 인식하고 대처할 수 있도록 하자.

* 특히 환자의 증상을 잘 살피는 것이 중요하므로, 환자의 곁에 상주 보호자에게 이상 행동 감지시 바로 알리도록 교육하는 방법을 적극 활용하도록 하자.

3. 타해 위험성 대처

타해 위험이 보인다면 즉시 앞서 학습한 진정제 투약이 필요하다. 주의점으로, acting out 환자를 간호사 한 명이 상대하는 것은 불가능에 가깝다. 따라서 보안요원이나 주변 의료진과 협동하여 환자에게 안전하게 진정제를 투약하자.

"자해 위험성 환자들은 무서워서 어떻게 대해야 할지 모르겠어요…"

자해나 타해 위험성이 있는 대상자와는 의사소통이 중요하다. 정신건강의학과 간호사들은 치료적 의사소통을 학습하고 실천하며 그에 대한 능력이 향상되는 반면, 일반 병동 간호사들은 이에 대해 익숙치 않을 수 있다. 위험 환자에 대해 보다 효과적인 의사소통을 위해 정신건강의학과 간호사들의 상담 가이드에 대해 학습해보자.

담당의에게 Notify

- 대상자와 면담한 내용을 바탕으로 자살사고 또는 자살 행동과 Subside(진정, 해소) 될 가능성에 대해 알림

담당의의 처방에 따라 처치 제공

- 예상되는 담당의 처치: 안정제(Po, Inj.), 필요시 Seclusion(격리) 및 Physical Restraint(PR, 강박)

추후 자신을 스스로 통제하기 어려울시 간호사에게 먼저 알려 도움 받도록 교육하고 마무리 함

주변에 위험한 물품이 있나요?

예

- ☑ 대상자 주변에 위험한 물품을 제거
- ☑ 대상자 호주머니 확인
- ☑ 필요 시 진정제 투약
- ☑ 필요 시 정신건강의학과 협진

아니요

대상자 상태 사정
필요 시 진정제 투약
필요 시 정신건강의학과 협진

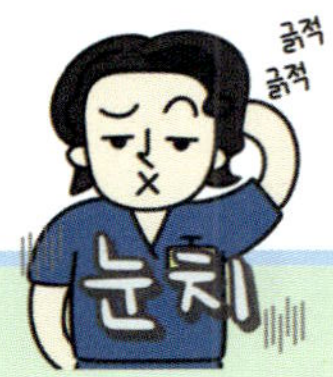

자해의 위험성이 있는 대상자의 간호사 상담 가이드

접근과정	할 수 있는 질문
대상자의 감정을 파악	- 지금 어떤 상태이신가요? - 지금 감정이 ○○해 보입니다.
그 이유에 대해 물어보지만 언급하지 않고 그에 따른 대상자가 가지고 있는 감정에 대해서만 공감	- 지금 매우 화가 나 보이는데, 이유가 있나요? - 만약 그렇다면, 저라도 00 했을 것같아요.(화가 났을 것이다, 그렇게 생각했을 것이다. 등) - 지금 죽고 싶다고 하셨는데, 이유가 있나요? - 얼마나 ○○ 했을까요?(얼마나 화가 많이 났을까요?, 얼마나 힘들면 그렇게 생각이 들었을까요?)
현재 스스로 그 감정을 행동으로 표출 하지 않고 조절 할 수 있는가?	- 하지만, 너무 화가나도 이렇게 00하지는 않았을 겁니다.(머리를 박거나, 자해를 하거나, 욕설을 하거나 하지는 않았을 겁니다.) - 대상자분 자해를 하지 않고 지금 감정을 조절할 수 있나요? - 대상자분 죽고 싶다고 하셨는데 직접적으로 계획까지 생각하셨나요? - 지금 가지는 분노를 다른 방법으로 해소할 수 있는 방법은 없을까요?
조절하기 힘들다면 받을 수 있는 처치에 대해 설명하여 처치를 받도록 권유	- 여기는 병원이기 때문에 지금 스스로 감정을 조절하기 힘들다면 안정제를 통해 감정을 조절하는데 도움을 받을 수 있습니다. - 혼자 있으면 자해를 할만큼 자신이 할 행동이 무서우시다면 저희 의료인이 대상자분의 안전을 봐줄 수 있는 휴게실, 격리실 등으로 가실 수 있습니다. - 대상자분의 자해하는 행동에 대해서 대상자분의 안전을 위해 안정제를 투여하거나 여러 가지 다른 처치가 가능합니다. - 담당선생님과 직접 상담해볼 수 있도록 도와드릴까요?

4. 자해 위험성 대처

자해 위험성이 있는 경우에는 자해를 일으킬 수 있는 주변 위험물품이 있는지 확인하는 것이 우선이다. 정신건강의학과 환자의 경우 위험 물품을 호주머니 속에 보관하기도 하므로 대상자의 호주머니도 살펴야 한다. 위험 물품이 없다면 대상자 상태 사정 후 필요시 진정제를 투약하거나 정신건강의학과 협진으로 보다 전문적 치료 과정을 거친다.

자해 위험성을 어떻게 알 수 있을까?

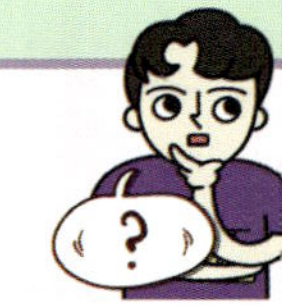

Object Data(객관적 사정)

- 간호정보조사(입원시 간호력조사): 자해, 자살 행동에 대한 과거력 유무를 확인
- 대상자에게 관찰되는 신체적 특징: 양쪽 손목 등 자해로 인한 흉터 등 관찰
- 병동에서 관찰되는 모습
  - → Impulsive(충동적인 모습)
    분노를 참지 못하는 표정과 격양된 말투 또는 위협적인 행동(욕설, 볼펜과 같은 자해가 가능한 날카로운 물건을 찾는 모습, 벽에 주먹을 치거나 머리로 벽을 박는 모습 등)
  - → Depressive(우울한 모습)
    매우 우울한 표정, 병동에서 활동에 참여하지 않고 혼자 있는 시간이 많은 모습, 다른 사람과 어울림이 없음, 의료진 눈치를 많이 봄, 입원 생활 중 약을 먹지 않고 모으는 행동

Subject Data(주관적 사정)

- 면담 시 대상자의 표현
  - → Impulsive(충동적인 표현)
    화가 난다, 폭발할 것 같다, 욕설 등 자기 통제가 안되는 내용
  - → Depressive(우울한 표현)
    다 내 잘못이다. 나만 없어지면 된다. 해결하려면 내가 죽어야 한다. 쓸모없는 존재다 등 과도한 죄책감, 스스로에 대한 원망, 과거 자해 경험을 표현, 직접적으로 자해, 자살에 대한 의사를 표현

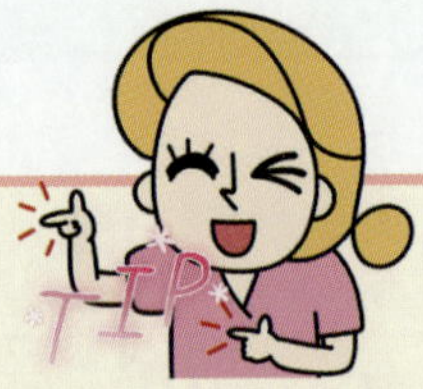

측정 도구를 이용해 섬망 알아차리기!

CAM-ICU Scoring

Step1
RASS -3 이상? → No → CAM-ICU 측정불가
↓ Yes

Step2 24시간 내 의식수준의 변화
평소 환자 상태와 비교하여 변화가 있는가?
24시간 이내 RASS나 GCS변화가 있는가? → No → CAM-ICU 음성 (Negative)
↓ Yes

Step3 주의력 결핍
- 환자에게 "아"라고 했을 때 손을 쥐라고 설명한 뒤 "아, 자, 카, 케, 아, 고 ---" 등 10개 중 손을 올바르게 쥐거나 쥐지 않은 것에 1점씩 더하여 총점이 7점 이하인가?
- 환자가 묻는 말에 행동을 취할 수 없을 때 : 다섯 개의 그림을 보여준 후 새로운 그림 다섯개를 추가로 보여준 뒤 먼저 본 그림인지 아닌지를 고개를 끄덕이거나 눈을 감는 반응으로 2개 이상 틀렸습니까?

→ No → CAM-ICU 음성 (Negative)
↓ Yes

Step4 정서상태 변화
- RASS가 0점인가? → Yes → Step5
↓ No
CAM-ICU 양성 (Positive)

Step5 비체계적 사고
- A : 예/아니오로 답하게 한다. 각각 정답을 맞출 때 1점씩 획득, 총 4점
* 홀수날 : 돌이 물 위에 뜰 수 있나요? 1kg이 2kg보다 무거운가요? 바다에는 물고기가 사나요? 못을 박을 때 망치를 쓸 수 있나요?
* 짝수날 : 나뭇잎이 물 위에 뜰 수 있나요? 바다에는 코끼리가 사나요? 나무를 자르는데 망치를 쓸 수 있나요? 2kg이 1kg보다 무겁나요?
- B : 따라 하도록 한다. 성공하면 1점
* 손가락을 이만큼 펴보세요(환자 앞에서 두 손가락을 펴본다)
* "이제 다른 쪽 손으로 똑같이 해보세요"

A+B점수가 3점 이하? → Yes → CAM-ICU 양성 (Positive)
A+B점수가 3점 이하? → No → CAM-ICU 음성 (Negative)

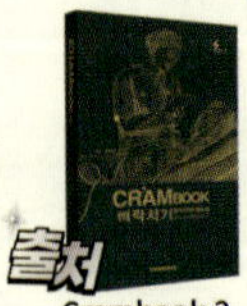

출처
Crambook 2
벼락치기 환자파악 매뉴얼

RASS (Richmond agitation sedation scale)

점수	용어	특징
+4	공격적(Combative)	확연히 공격적. 폭력적이고 의료진에게 위협적
+3	매우 흥분(Very agitated)	각종 튜브나 카테터를 잡아 뽑거나 제거하려는 상태. 공격적
+2	흥분(Agitated)	빈번한 무의미한 움직임, 인공호흡기에 맞추지 못함
+1	들뜸, 불안(Restless)	불안한 상태이나 움직임이 공격적이거나 활발하지는 않음
0	깨어있음/평안(Alert and Calm)	
-1	둔한(Drowsy)	완전히 의식이 명확하지는 않으나 목소리에 반응하여 눈을 뜨거나 지속적으로 깨어있는 상태. 눈맞춤을 10초 이상 유지함
-2	약간 진정(Light sedation)	목소리에 잠깐 깨어 10초 이내로 눈을 맞추는 상태
-3	중간 진정(Moderate sedation)	목소리에 반응하여 눈을 뜨지만 눈맞춤은 불가능
-4	깊은 진정(Deep sedation)	목소리에 반응 없음. 신체 자극에 눈을 뜨거나 움직임
-5	무의식(Unarousable)	목소리나 신체 자극에 반응 없음

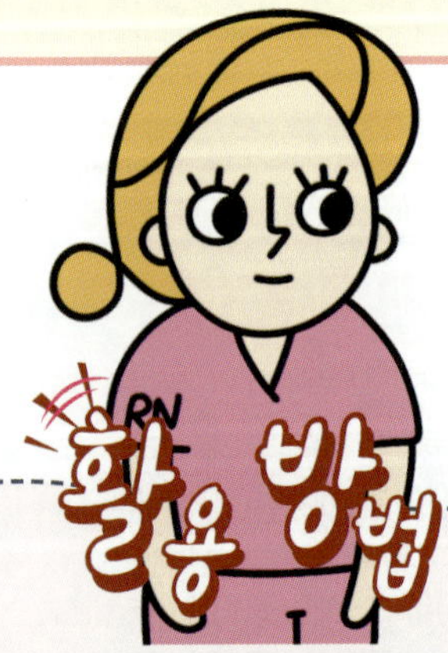

"환자분 RASS +2점으로 빈번한 무의미한 움직임이 반복되고 있는데 예방적 항정약을 투약하는 것이 좋지 않을까요?" 라고 의사에게 노티하면 간호사의 말을 보다 더 신뢰하게 될것이다 :)

산소요법

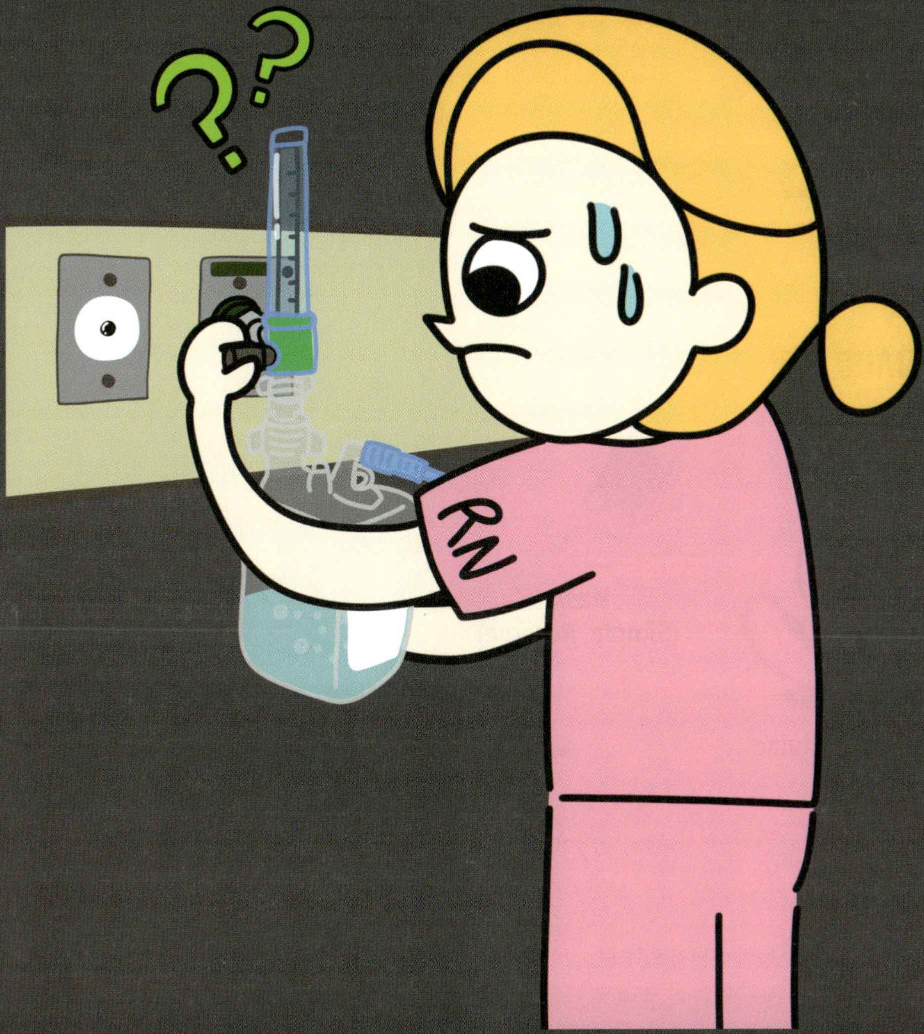

산소요법

1 산소 전달 장치(Oxygen delivery systems)

일반적으로 안정 상태에서 우리가 들이쉬는 바람의 세기(유량)는 분당 약 15L이며, 최대 흡기유량은 30-120L/min이다. 산소 전달은 환자가 숨쉬는 공기에 얼마만큼의 100%산소를 전달해줄 수 있느냐에 따라 전달장치가 달라진다. 환자의 호흡곤란이 심할수록 더 높은 유량을 전달할 수 있는 산소 전달 장치를 이용해야 하고, 100% 농도의 산소만을 공급해주기 위해서는 특수한 산소 전달 장치를 이용하거나 기도삽관과 같은 인공기도를 삽입 후 전달할 수 있다.

산소 전달 장치는 환자의 산소 요구량, 흡입산소농도(FiO2)을 정확히 조절해야 하는지의 여부, 가습, 환자의 순응도 등에 따라 결정하게 된다. 따라서 간호사는 각 산소 전달 장치의 특징에 대해 필히 알고 있어야 하겠다.

종류	특징
펜타닐 (Fentanyl)	- 짧은 발현시간과 짧은 작용지속시간으로 급성 통증 환자의 신속한 진통에 효과적
하이드로모르폰 (Hydromorphone)	- 작용시간은 모르핀과 유사하나 강력한 진통효과

각 산소 전달 장치별 특징

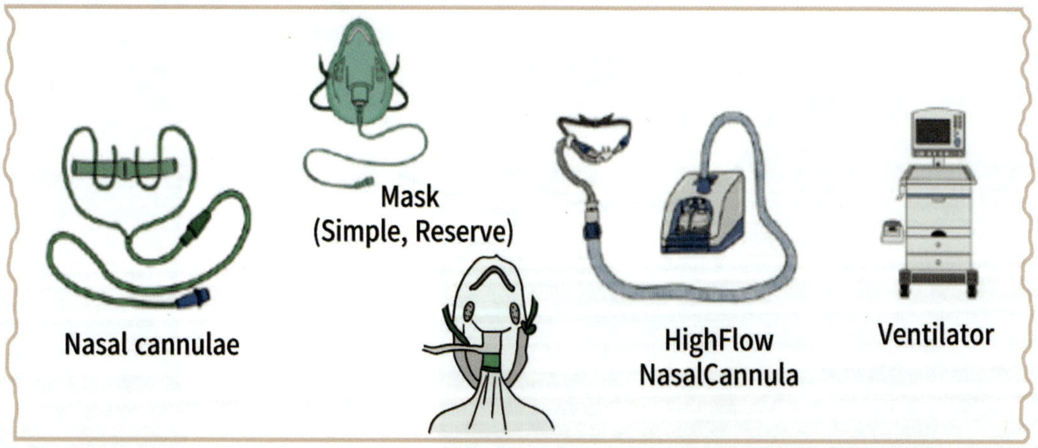

산소 전달 장치	특 징
Nasal Cannular	- 유량 전달 범위 = 분당 약 1-6L - 전달되는 FiO2 범위 = 24-40% - 극히 일부분의 흡기유량을 담당하는 장치 - 유량을 일정 범위 이상 높여도 환자에게 전달되는 FiO2(흡입산소농도)는 상승하지 않고, 비강 점막 건조증이 심해진다.
Simple face mask	- 유량 전달 범위 = 분당 5-10L - 전달되는 FiO2 범위 = 35-50% - 마스크 내 100-200ml 정도의 용적이 있으므로 보다 높은 FiO2를 전달할 수 있다.
Reserve mask	- 유량 전달 범위 = 분당 6-20L - 전달되는 FiO2 범위 = 60-80%, mask fitting에 따라 100%에 가까운 FiO2를 전달할 수 있음 - 단순 마스크에 산소 보유 주머니(산소저장 용량 600-1000ml)가 달려있어 산소 전달 시 reserve bag을 최대한 부풀려서 적용해야 한다. 부풀린 정도에 따라 전달되는 FiO2가 달라지므로 주의.

산소 전달 장치	특 징
HighFlow Nasal Cannular	- 유량 전달 범위 = 분당 30-60L - 고유량산소전달요법 = FiO2 21%-100% - 고유량 산소 전달 장치로 장치에 설정한 Flow와 FiO2를 정확하게 전달 가능하다 - 가습과 가온이 가능하여 양질의 산소를 전달 가능한 장치 - 강력한 유량으로 이산화탄소 제거에도 효과적
Ventilator	- 인공기도(Endotracheal tube, Tracheal tube)를 삽입 후 정확한 Flow와 FiO2 전달하는 장치 - 환자의 호흡 지지를 다양한 mode로 지지할 수 있는 환기장치. - 비침습적으로 mask만 씌워서 전달 가능(NonInvasive Ventilatioin, NIV)

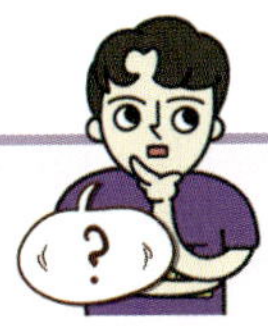

산소는 무조건 많이 전달하면 좋은걸까?

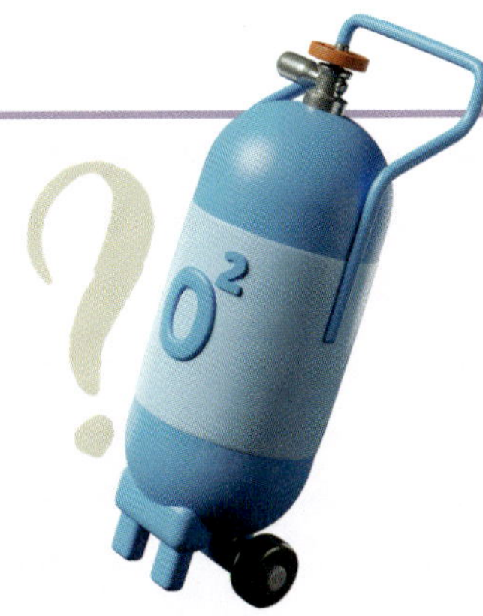

생리적 수준을 초과하는 산소는 활성 산소의 형성을 증가시켜 오히려 조직손상을 유발하고, 세포의 죽음까지도 유도 할 수 있다. 이를 산소 독성이라 하며, 산소 독성에 가장 민감한 조직으로 폐(Lung)가 있다. 폐산소독성은 염증성 폐손상으로 설명되며, 과도한 산소를 투여하면 기관 및 소기관지염이 유발되고 흡수성 무기폐로 폐용적 감소가 초래되었다는 연구 결과들이 보고되었다.

따라서, 환자의 말초산소포화도(SpO2)나 동맥혈가스분석검사(ABGA) 결과에 따라 산소량이 많다면 제공하는 산소의 농도를 낮춰주어야 한다. 최소량의 FiO2는 대기 중에 존재하는 산소량, 21%이다.

2 환자에게 공급되는 산소는 적당한 걸까? 산소화의 지표

말초산소포화도 (Peripheral oxygen saturation, SpO2)	- 혈액 내 헤모글로빈이 산소와 결합한 정도를 백분율(%)로 나타낸 것으로, 맥박산소측정기를 통해 비침습적으로 측정 - 일반적으로 손가락이나 귓볼, 발가락 등 말초 부위에서 측정 - 혈액의 산소 운반 능력을 간접적으로 평가하는 지표지만, 80% 이하에서는 정확성이 매우 떨어진다는 단점이 있음
동맥혈산소분압 (partial pressure of arterial oxygen, PaO2)	- 동맥혈에 녹아있는 산소의 압력을 mmHg단위로 나타낸 것으로, 동맥혈가스분석(ABGA)을 통해 침습적으로 측정 - 폐에서 혈액으로 산소가 얼마나 잘 전달되는지를 나타내는 지표 - 정상범위: 80-100mmHg
동맥혈산소포화도 (arterial oxygen saturation, SaO2)	- 동맥혈 내 헤모글로빈이 산소와 결합한 정도를 백분율(%)로 나타낸 것으로, ABGA를 통해 침습적으로 측정
조직 산소화 (tissue oxygenation)	- 조직에 산소가 충분히 공급되고 있는 상태를 의미하며, 직접적 측정은 어렵지만 여러 가지 지표를 종합적으로 평가하여 간접적으로 판단. ① 젖산(lactate): 조직으로 산소 공급이 부족할 때 증가하는 물질로, 혈액 검사를 통해 측정 ② 혼합정맥산소포화도(mixed venous oxygen saturation): 우심방에서 채취한 혈액의 산소포화도로, 조직에서 산소를 얼마나 사용했는지 나타내는 지표 ➜ 폐동맥관 이용(SvO2), 중심정맥관으로 대체 가능(ScvO2)

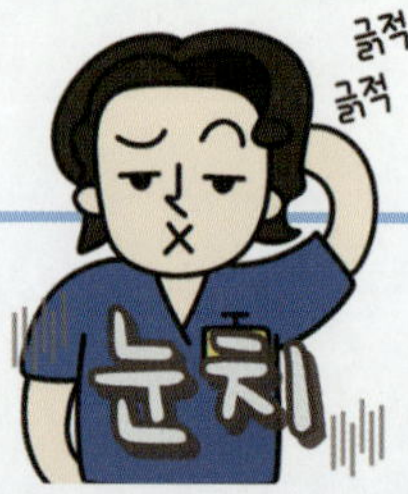

"이 환자에게 산소가 부족하다…를 평가하는 기준이 있나요"

저산소혈증(Hypoxemia)는 PaO2 60mmHg이하 또는 SaO2 90%이하로 정의한다. 이는 ABGA라는 침습적 검사를 통해 측정할 수 있지만, 비침습적 측정 방법인 말초산소포화도가 90% 이하로 저하된다면 ABGA의 필요성을 의사에게 제안할 수 있다.
만약 환자의 호흡곤란 증상이나 호흡근을 무리하게 이용하는 비정상적 호흡양상을 보인다면 보다 적극적 산소요법이 필요하다.

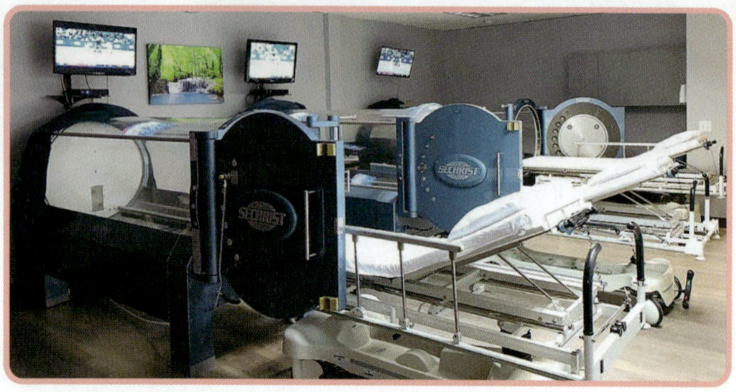

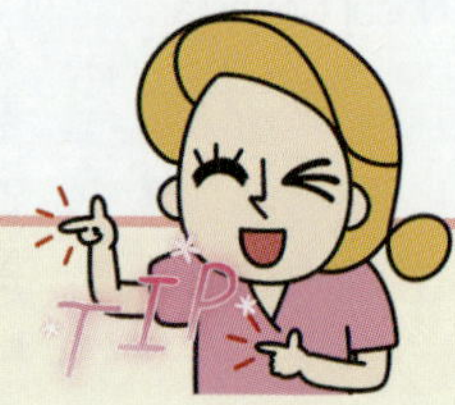

고압산소치료(Hyperbaric Oxygen Therapy, HBOT)

고압산소치료는 대기압보다 높은 기압 환경에서 100% 산소를 흡입하여 체내 산소 농도를 높이는 치료법이다. 고압 환경에서 산소를 흡입하면 헨리의 법칙에 의해 혈액에 용해되는 산소량이 증가하여 조직으로의 산소 공급을 늘린다는 원리이다. 더불어 혈관을 수축하여 혈류 개선, 새로운 혈관 생성을 촉진하여 손상된 조직 회복, 백혈구의 살균 능력을 향상시켜 감염 치료에 도움을 준다고 알려져 있다.

* **고압산소치료의 적응증**: 일산화탄소 중독, 잠수병(감압병), 공기 색전증, 가스 괴저(혐기성 세균의 성장을 억제), 방사선 치료 후 발생한 조직 손상, 당뇨병성 족부 궤양, 난치성 상처, 돌발성 난청 등
* **방법**: 환자가 고압산소챔버(Hyperbaric Chamber) 안에 들어가 100% 산소를 마스크나 후드를 통해 흡입한다. 치료 시간과 압력은 질환에 따라 다르고, 일반적으로 1회 치료에 1-2시간, 하루 1-2회 시행한다.

영상으로 알아보는 산소요법 간호

산소화 모니터링?

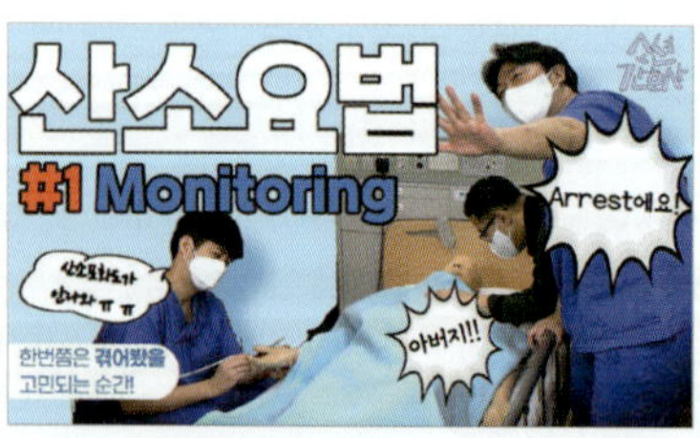

어려운 Flow와 FiO2

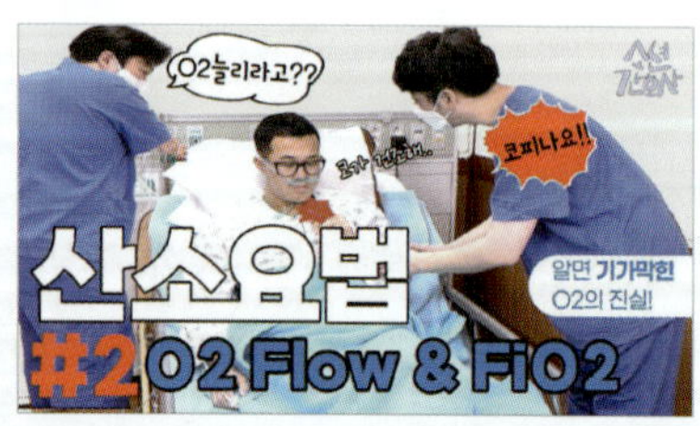

호흡곤란 실전 대처

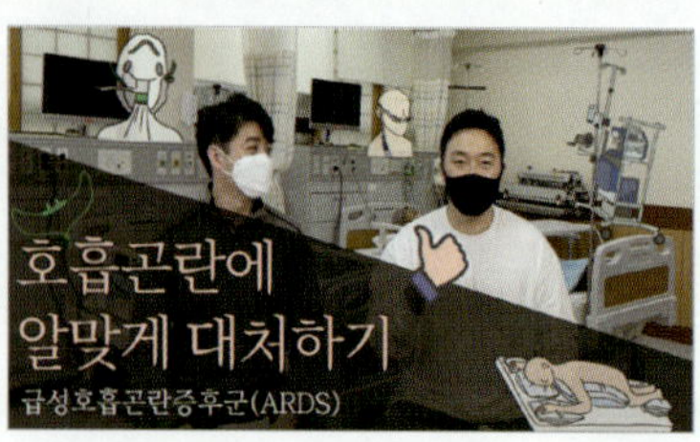

ABGA는 알겠는데 VBGA?

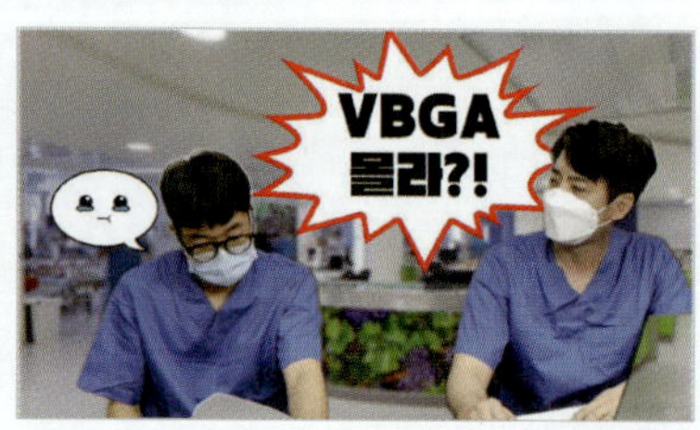

수액요법

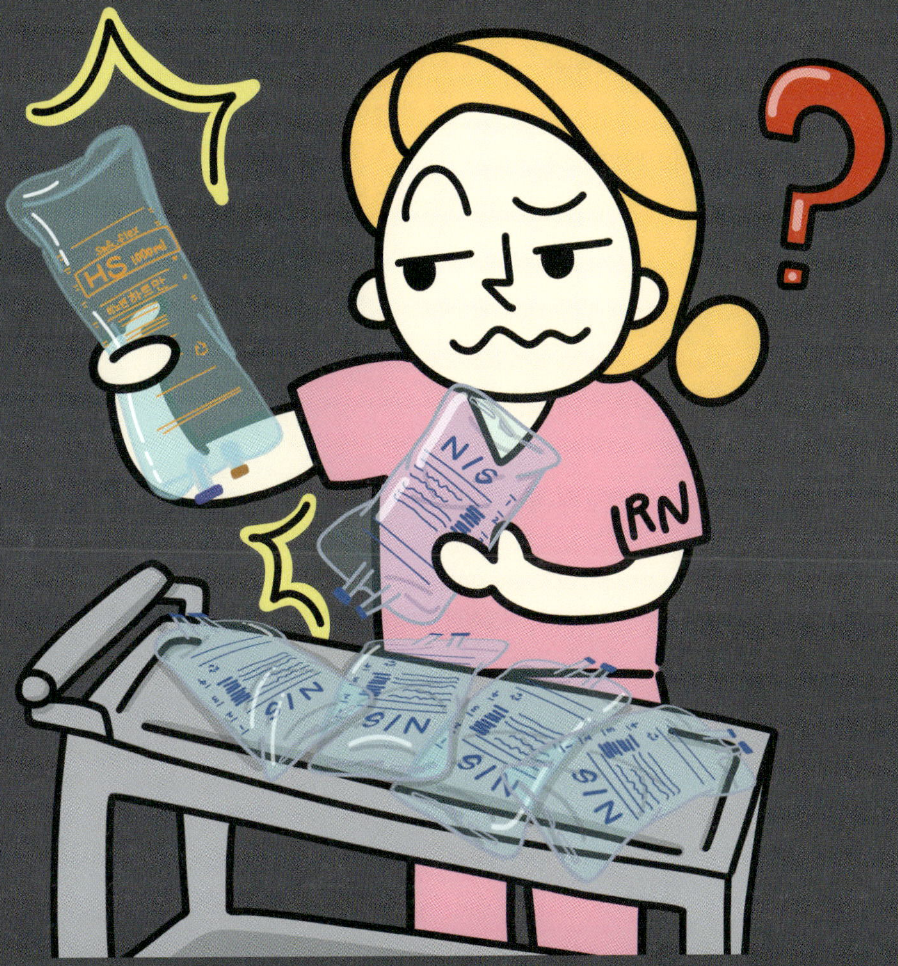

수액요법

1 수액의 종류

결정질 용액(Crystalloid solution)

- 물에 전해질이나 포도당 등이 용해되어 있는 수액으로, 체내에서 쉽게 확산되고 이동함
- 가격이 저렴하고 사용이 간편하나 혈관 내 오래 머물지 못하고 조직으로 빠르게 이동하여 혈장량 증가 효과가 일시적이다. 부종 등의 부작용 위험도 있다.
- 종류: 0.9%NaCl, 5%DW, 5%DS, hartmann solution, plasma solution 등

등장액(isotonic solution)	삼투압이 282mOsm/L, 투여했을 때 세포막을 중심으로 수분의 이동을 유도하지 않는 액체. 0.9%N/S, 5%DW ➜ 삼투압 활성입자가 세포막을 통과하지 않기 때문에 수분이 삼투압이 높은 쪽으로 이동!
고장액(Hypertonic solution)	세포내액의 위축
저장액(Hypotonic solution)	세포내액의 확장

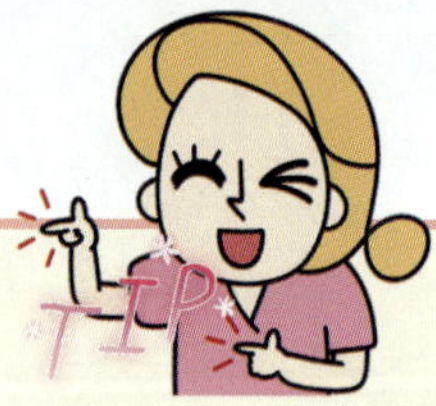

5%DW는 포도당이 섞였는데 등장성?

5%Dextrose water(5%DW)는 1L의 증류수에 포도당이 50g mix되어 있는 수액이다. 흔히 사용되는 기초 수액으로, 체내 수분 및 당분 공급, 탈수 교정, 영양 보충 등 다양한 목적으로 사용된다.

* **등장성(Isotonic) 용액**: 초기에는 등장성이지만, 체내에서 포도당이 세포 내로 흡수되어 대사되면서 포도당의 삼투압활성효과는 빠르게 사라지고 저장성(Hypotonic) 수액으로 변하여 수분이 세포 내로 이동한다. 따라서 세포 외액(extracellular fluid를 보충하는 효과는 제한적이나 세포 내액(Intracellular fluid)의 이동으로 세포를 부풀게 할 수 있다. 이런 원리로 고혈당 상태에서 수분을 잃어 뇌부종이 발생할 수 있는 환자에게 5%DW 투여는 뇌세포 내로 수분을 이동시켜 뇌부종을 완화하는 데 기여할 수 있다.
* **저나트륨혈증, 저칼륨혈증**: 5%DW는 저장성으로 변하며 혈액을 희석시켜 저나트륨혈증을 유발할 수 있고, 포도당 주입에 따른 인슐린 반응으로 혈중 칼륨이 저하될 수 있다. 따라서 5%DW 수액을 환자에게 주입할 때는, NaCl이나 KCl을 추가로 mix해주며, 이들이 제품화되어 5%DWNak1, 5%DWNaK2 등으로 상용화되었다.

교질 용액(Colloid solution)

- 물에 단백질, 다당류 등 고분자 물질이 용해되어 있는 수액
- 분자량이 커 혈관 내 오래 머물러 삼투압을 유지하므로 혈장량 증가 효과가 지속적이다
- 가격이 비싸고, 아렐르기 반응이나 신부전 등 부작용 위험이 있다
- 종류: 20%Albumin, 5%Albumin, 10%Dextran-40, 6%Hetastarch 등

  * 분자량이 큰 물질에 의해 삼투압이 유지되며, 삼투압이 높을수록 혈장용적 확장효과가 크다.
  콜로이드는 혈액희석에 의해 혈액의 점도를 감소시키고 적혈구 응집을 방해하여 혈류 흐름을 증가시킨다. 다량의 콜로이드는 면역체계나 혈액응고, 신장기능에 유해한 영향을 미치므로 주의하자.

2 증상에 따른 수액 선택 TIP

패혈성쇼크	Plasma solution과 같은 평형염액을 우선. 이후 콜로이드 중 알부민 투여 고려. 수액 과다에 주의
출혈쇼크	혈장과 혈소판, 농축적혈구를 사용하여 혈장량 회복과 동시에 응고장애 개선 필요. 정상 혈압이 유지될 만큼의 결정질용액을 투여하되, 다량의 출혈이 동반되는 경우 수혈이 우선
뇌손상	정상혈량을 유지하는 것이 중요. 뇌용적은 삼투압에 의해 결정되므로 포도당을 함유한 저장액은 피하는 것이 권장. 등장성식염수가 유리
수술 전후	각 수술의 특성에 따라 동반하는 염증반응이나 출혈의 정도에 따라 판단. Plasma solution과 같은 평형염액이 우선적으로 선택

수액과다 위험 주의!

임상에서는 쇼크 환자에게 우선적으로 수액 투여를 통한 혈역학적 안정의 경향이 높다. 저혈압으로 노티하면 Normal Saline 300~500ml Full drip해주자는 답은 일상적이다. 하지만 이런 경향은 수액 과다 위험성이 높음을 알아야 한다.

특히 중환자일수록 혈관장벽이 무너진 환자에서 혈관내로 투여한 수액은 쉽게 사이질로 빠져나가 혈장 증량 효과는 금새 사라진다. 이는 결국 관류를 방해하여 장기 부전을 악화시키는 악순환의 고리를 형성한다. 전형적으로 폐부종이 있고, 신장이나 간의 관류부전과 허혈이 초래된다.

따라서 환자의 전반적 상태와 수분섭취배설량(I/O) 평가를 소홀히 하지 말자.

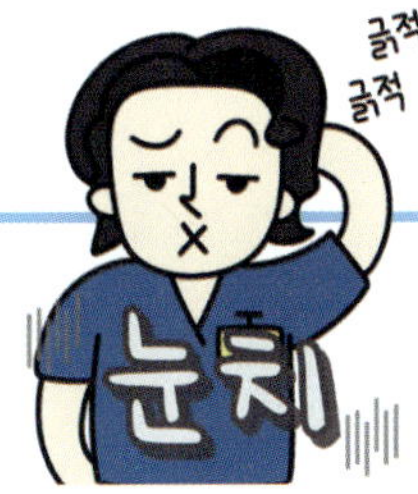

"환자가 혈량이 부족하다?를 어떻게 알 수 있을까요..?"

혈압과 맥박, 피부긴장도와 모세혈관재충만시간(capillary refill time), 의식상태, 중심정맥압, 폐모세혈관쐐기압, 심박출량, 혈액가스 분석, 맥박압변이(pulse pressure variation), 심초음파를 이용한 관찰

방법#1 수동적하지거상검사 (Passive leg raise test)	상체를 세운 상태와 상체를 빠른 속도로 낮추고 하지를 올린 자세로 전환한 자세 두 가지를 비교 후 혈압의 차이를 비교. 하지거상 자세로 혈압이 상승했다면 체액량 부족으로 수액요법 시 개선이 있을 것이라 예상할 수 있음. 간호사들이 가장 많이 사용하는 방법으로 처방이 불필요.
방법#2 수액 도전 (Fluid Challenge)	초기 수액처치 후 수액치료로 혈압 개선이 있는지 확인(Fluid responsiveness). 의사들이 가장 많이 사용하는 방법으로 처방이 필요하며 자칫 수액과다를 일으킬 우려가 있기에 I/O check 등 신중한 자세로 접근
방법#3 일회심박출량의 변화량 관찰 (SVV monitoring)	혈량 부족으로 수액처치가 필요시 호흡에 따른 일회심박출량의 변화량(SVV)이 증가. SVV가 15%이상일 경우 Fluid responsiveness에 대해 높은 민감도와 특이도를 보임. 중환자실에서 혈량 평가하는 주된 방법으로 동맥관(arterial line)이 필요
방법#4 의사의 심초음파를 통한 관찰	휴대용 초음파기계를 이용해 직접 심장의 혈량 상태를 관찰하여 확인. 의사가 수행하며 관찰자에 따라 차이가 발생.

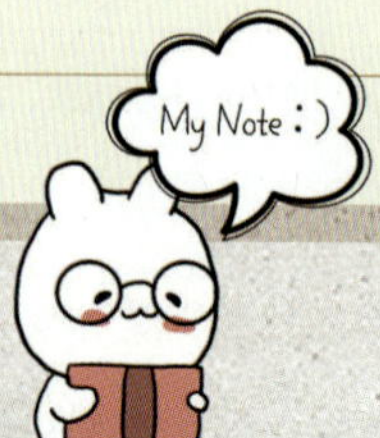
My Note :)

혈압 올리는 약물: 승압제

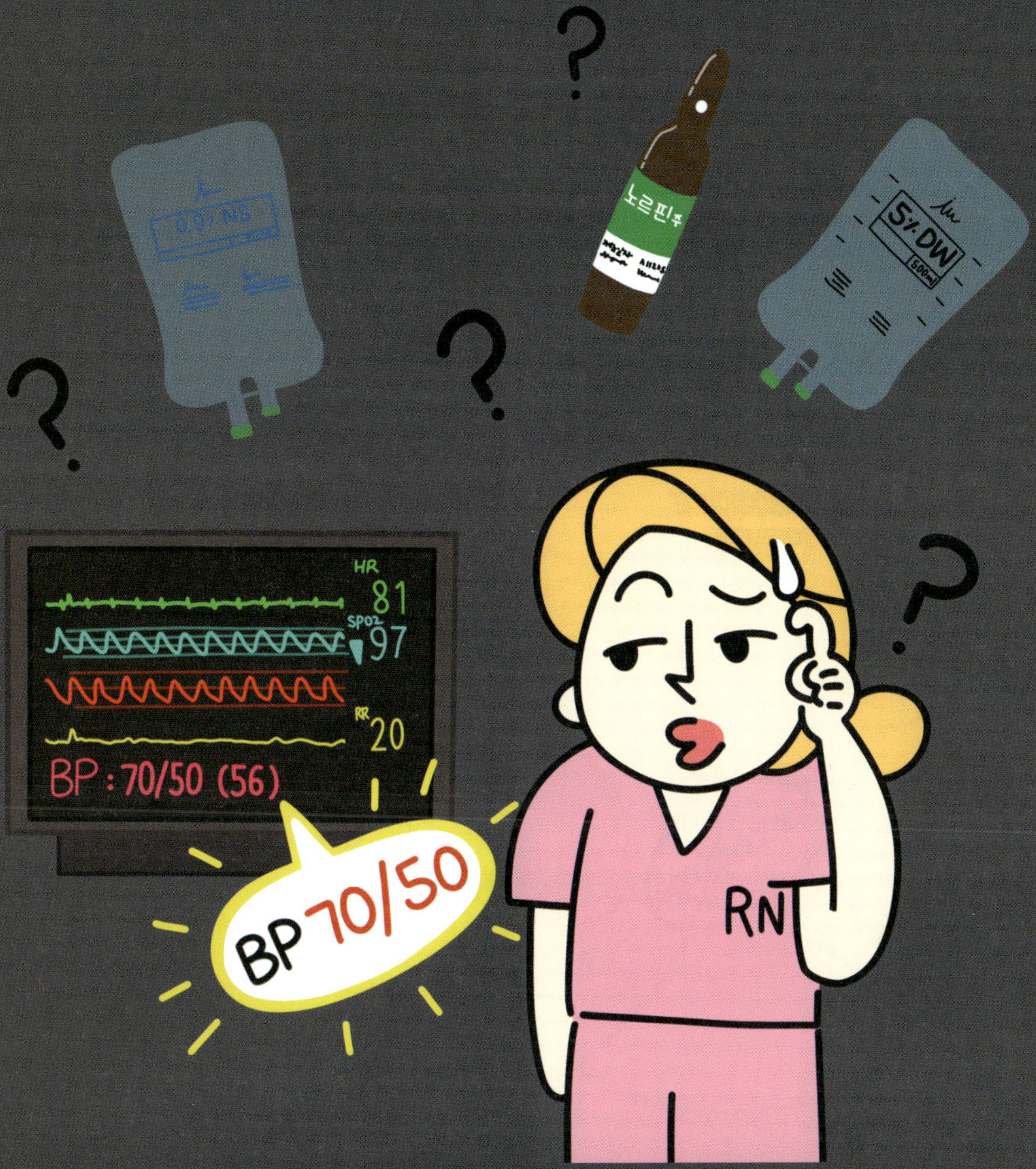

승압제 원리

혈압을 올려주는 약을 승압제라 부르는데, 각각 **α**, **β** 수용체를 작용하느냐에 따라 종류가 나뉜다. 임상에서 혈압을 올리기 위한 약물은 크게 두 가지가 있다.

승압제

- α-1 수용체: 주로 혈관에 존재하며 혈관수축을 일으킨다. ➜ 혈관수축제
- β-1 수용체: 심근에 존재하며 심근 수축력을 증가 ➜ 심근수축제
- β-2 수용체: 혈관에 존재하며 혈관확장을 일으킴

구분	내용
혈관수축제 (Vasopressor)	- 혈관을 수축시켜 혈압을 상승 - 고용량 투여 시 말초 혈관 장애 발생 가능 ➜ 노르에피네프린(Norepinephrine), 바소프레신(vasopressin), 페닐에프린(Phenylephrine)
강심제 (Inotrope, 심근수축제)	- 심근 수축을 증가시켜 심박출량을 유지함으로써 혈압과 맥박을 상승 - 심박동 수가 빠른 환자에게는 투약이 제한될 수 있음 ➜ 도부타민(dobutamine), 밀리논(milrinone), 이소프로테레놀(isoproterenol)
혼합형 (Combined)	➜ 도파민(dopamine), 에피네프린(epinephrine)

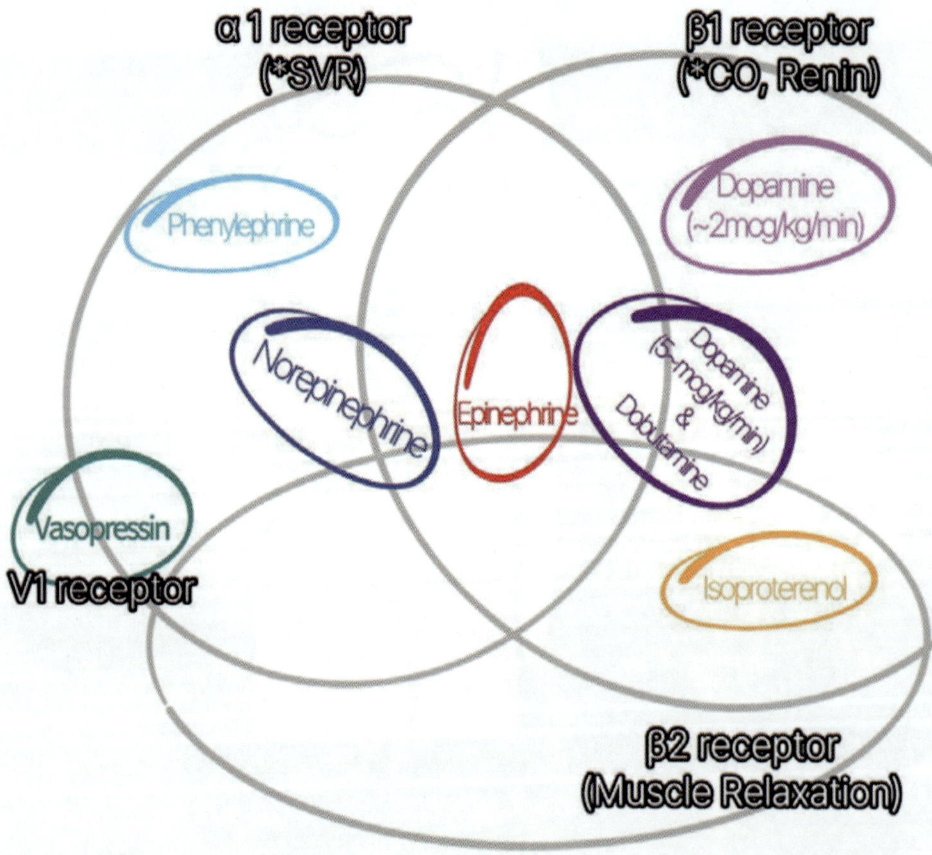

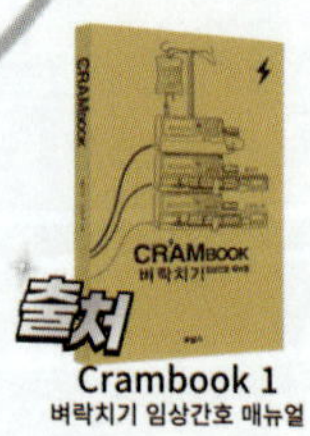

혈압을 상승시키는 대부분의 약물은 두 가지 성질을 동시에 가지고 있는 경우가 많으므로 보통 승압제라는 단어로 통용된다. 혈압 저하 상태에서 투약하는 승압제는 응급 상황이 많으므로, 빠른 대처를 위해서 승압제 종류와 특징에 대해 잘 학습하도록 하자.

약물	특 징
노르에피네프린 (Norepinephrine)	- α 작용이 강하며 β 작용은 상대적으로 약하다. - 패혈성 쇼크에서 1차 치료제
에피네프린 (Epinephrine)	- 강한 α / β 작용 약물. 심정지 등의 상황에서 투여된다. - 강한만큼 부작용도 크므로 중환자의 마지막 승압제로 사용된다.
도파민 (Dopamine)	- 저용량(<5mcg/kg/min): 도파민 수용체, 신장 및 위장관 혈관 확장 ➜ 저용량 도파민 용량은 혈압을 상승시키는 데 효과가 없다 - 중등도(5-10mcg/kg/min): β수용체. 심근 수축력 증가 - 고용량(> 10mcg/kg/min): α수용체. 전신혈관 수축
도부타민 (Dobutamine)	- β-1 & β-2 수용체에 작용 - 심근 수축력 증가, 말초 혈관 확장으로 심박출량 증가와 좌심실 충만압을 감소
바소프레신 (vasopressin)	- 혈관수축제. 1차 치료제로 꼽히는 노르에피네프린에 반응하지 않을 경우 혈관 수축제의 작용을 강화하는 역할
페닐에프린 (Phenylephrine)	- 강력한 α-1수용체 자극제로 고용량에서는 β-2 수용체를 자극하기도 한다. 말초혈관을 수축시켜 전신혈관저항을 증가시킨다. 지속 주입 시 신 혈류 저하가 생길 수 있다.

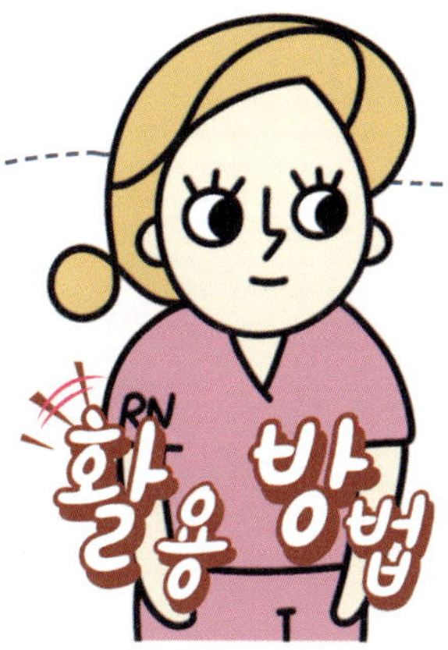

"감염악화...패혈성 쇼크?": 혈관수축제로 Norepinephrine을 가장 먼저 투약. 이후 vasopressing이나 epinephrine을 추가

"심장기능 저하...심인성 쇼크?": 환자 혈압에 따라 혈관수축제 이외에 심근수축제 dobutamine, milrinone의 순서로 투약 고려. 혼합형 dopamine 투약 가능

가장 많이 사용하는 혈관수축제 노르에피네프린 필수 주의사항!

* 노르에피네프린은 혈압 상승을 위해 가장 흔하게 사용되는 승압제이다. 하지만 강력한 혈관 수축 작용으로 말초 조직으로의 혈류 감소를 유발할 수 있으므로, 투약 시 주의가 필요하다.

말초혈관 허혈 & 괴사 위험 (Peripheral Ischemia & Necrosis)	- 고용량 또는 장기간 투여 시 말초 혈관으로의 혈류가 감소하여 허혈이나 괴사를 초래할 수 있다 - 말초정맥관 주변으로 약물이 새어나오기라도 한다면 특히 심한 혈관 수축으로 IV 삽입부위 조직 손상이나 막힘이 발생할 수 있다 → 노르에피네프린 고용량 주입 또는 장기간 사용 시 의사에게 중심정맥관(Central line) 삽입 필요성을 강력히 제안하자!
심박수 모니터링 (ECG monitoring)	- 혈압 상승으로 빈맥이나 부정맥 발생 위험이 있으므로 지속적 관찰 필요
주입 속도 조절 (Increase dose, Tapering dose)	- 급격한 혈압 상승을 방지하기 위해 투여 속도를 천천히 올리며, 갑자기 끊을 시 급격한 저혈압이 발생하므로 서서히 투여 용량을 줄여나가는 과정이 필요하다

➜ 이런 위험성으로 의료기관에 따라 Norepinephrine을 투약하는 저혈압 상태의 환자는 중환자실 치료가 필요할 수 있다.

My Note :)

장기이식 환자 관리

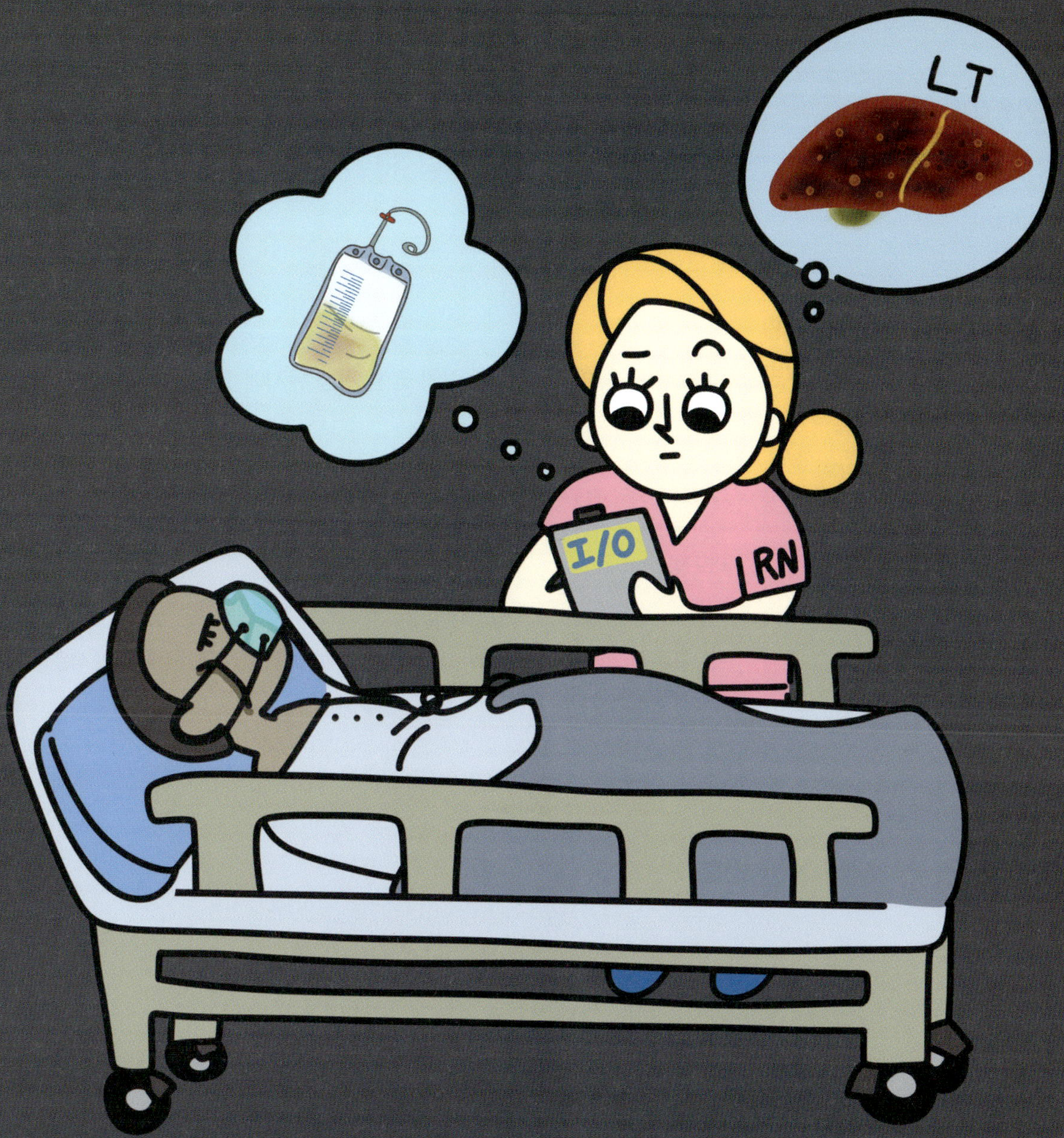

장기이식 환자 관리

장기이식

장기이식은 말기 장기부전 환자에서 기존의 다른 치료법으로 회복이 어려운 상태로 판단되어, 해당 장기를 건강한 다른 사람의 장기로 대체, 이식하여 그 기능을 회복시키는 치료이다.

사람 간 장기기증	- 부부, 직계 존/비속, 형제자매, 4촌 이내의 친족 간, 타인 간 등의 관계에 있는 성인으로부터 장기기증을 받는 것 - 이식대상자는 질병관리본부 장기이식관리센터에 이식대상자 선정 승인을 받아야 함 - 생체장기기증이 가능한 장기는 신장, 간, 췌장, 췌도, 소장, 폐, 골수, 말초혈관
사후 장기기증	- Dead donor rule에 따라 사망이 선언된 환자에서 장기를 기증받아 이식수술을 진행(뇌사-Brain death 또는 심장사 후 장기기증-donation after circulatory death) - 이식대상자는 각 장기별 선정기준에 따라 점수화하여 대기 순위가 관리되고, 장기이식정보시스템에 의해 공정하고 객관적이게 선정.

이식 후 필수 관리: 면역억제제

목적: 이식 수술 직후의 급성 거부반응을 예방하기 위함, 이식된 장기의 평생 기능 유지에 필요한 유지 요법, 급성 거부반응 발생 시 치료 요법

이식 수술 후 초반 3-6개월	- 다량의 면역억제제 투여. 면역억제의 원리가 다른 면역억제제를 조합하여 사용. 칼시뉴린 길항제(Calcineurin inhibitor), Mycophenolate mofetil(MMF), 스테로이드 등 의 용법이 대표적
이식 수술 후 6-12개월	- 어느정도 시간이 경과하여 항원의 유출이 적고 이식장기에 대한 내성이 생겨 적은 양의 면역억제제로 거부반응을 예방 가능

자주 사용하는 면역억제를 위한 약물

약제	특 징
Calcineurin inhibitor - Tacrolimus(프로그랍, 타크로벨, 아드바그랍) - Cyclosporine(사이폴엔)	- Tacrolimus가 Cyclosporine보다 면역억제 효과가 200배 정도 높다 - 두 약물 모두 반감기는 12시간으로, BID로 복용을 시작 - 부작용: 신독성(신혈류 감소, 사구체여과율 저하) - Cyclosporine이 Tacrolimus보다 신독성이 더 심하다고 알려져있음
Mycophenolate mmofetil - MMF(셀셉트, 마이렙트, 마이폴틱)	- 림프구 증식이 억제되는 기능을 갖는 면역억제제 - 강력한 면역억제 효과와 함께 Calcineurin inhibitor보다 신독성, 신경독성 등의 문제가 없기에 이 약제와 병합 용법으로 사용 - 부작용: 위장관계 부작용(설사)
Steroid(스테로이드)	- 다른 면역억제제와 병용 시 면역억제 상승 효과가 상승 - 누적 투여 용량에 비례하여 부작용이 발생하므로 단계적으로 복용 용량을 감소시켜야 함

약제	특 징
Rapamycine - Sirolimus(라파뮨)	- FK506과 같은 macrolide계 항생물질. 경구 섭취가 불가능한 환자에게 주사제제로 사용가능하며 면역억제 작용과 더불어 종양세포주에 대해 항증식작용을 함
Basiliximab(씨뮬렉트 주)	- T세포 활성화 억제 - 수술 당일과 나흘 째 두 번 투여하는 것만으로 한 달 이상 면역억제 효과가 지속 - 반감기가 짧고 가격이 비싸다는 단점이 있으나 급성거부반응에 대한 효과가 좋음
Rituximab(리툭시맙)	- 혈중과 조직에서 나오는 B세포를 빠르고 지속적으로 제거 - 혈액형 부적합 이식, 급성 거부반응, 다발성 경화증 등의 치료에 사용 - 리툭시맙은 면역매개성 뇌염이나 신경근병증 등 다양한 신경과 질환 치료에 이용되기도 함

이식 후 면역억제 치료 종류

유도 면역억제 치료 (Indection Immunesuppression)	- 면역반응이 가장 심하게 나타나는 이식 초기에 고강도의 면역억제를 통해 급성 거부반응의 발생을 예방하기 위한 치료 - 고위험 환자는 anti-thymocyte globulin 투여 - 저위험 환자는 Basiliximab이나 Daculizumab을 사용
유지 면역억제 치료 (Maintenance immunesuppression)	- 장기 거부 반응 예방 및 면역억제제 부작용 최소화를 위해 병합용법을 시행 - 3제 요법이 가장 대표적: Steroid + Calcineurin Inhibitor(tacrolimus 혹은 cyclosporin) + 림프구 증식억제제(mycophenolate mofetil 혹은 azathioprine)
급성 거부반응에 대한 면역억제치료	- 세포 매개 거부반응: 고용량 스테로이드 충격요법, anti-thymocyte globulin - 항체 매개 거부반응: 리툭시맙, 혈장교환술, 경정맥 면역글로불린 투여

면역억제제의 부작용

약제	부작용
스테로이드	- 고혈압, 당불내성(glucose intolerance), 고지혈증, 골다공증
칼시뉴린억제제 (Calcineurin inhibitor)	- tacrolimus 혹은 cyclosporin - 신독성, 고혈압, 당불내성, 고지혈증, 신경독성, 감염
림프구 증식 억제제	- MMF(mycophenolate mofetil): 위장관계 부작용(설사, 구토, 복부불편감), 기회감염, 선천성 기형(임신 시 금기) - Azathioprine: 혈구감소증, 간염
mTOR 억제제	- sirolimus, everolimus - 신독성(단백뇨, 세뇨관 손상), 상처 치유의 저하, 태아독성(임신 시 금기), 고지혈증, 고혈당, 폐렴, 혈구 감소

수술 관련 합병증

출혈	- 수술의 가장 흔한 부작용 - 특히 간이식 환자는 수술 후 간 기능이 회복되기 전 혈액응고장애 상태이므로, 출혈 위험이 높음 - 배액관 기능 평가 필수(폐색 시 출혈 증상 관찰 불가) - X-ray 관찰(흉막 출혈 등으로 흉수 양이 증가하는지 관찰)
혈관 관련 합병증	- 이식장기를 연결한 혈관 문합부가 좁아지거나 막혀서 합병증이 발생 - 동맥혈이 막히면 이식된 장기의 허혈성 괴사 발생 - 정맥혈이 막히면 울혈과 괴사 발생. 특히 췌장이식 후 정맥 내 혈전 위험성이 높으므로 주의

이식 관련 합병증

원발성 이식편 기능저하 (Primary graft dysfunction)	- 여러 원인에 의해 이식 수술 후 새로운 장기가 기능을 잘 하지 못하는 상태를 의미 (5-10%에서 발생) - 유일한 치료는 재이식술 - 특히 폐이식 후 일차성 기능저하는 이식 초기의 가장 흔한 사망 원인
거부반응	- 우리 몸이 이식된 타인의 장기를 적으로 생각하여 이식된 장기를 파괴하는 면역반응 - 이식 후 4-21일 사이의 초기에 발생: 고열, 몸살, 이식 부위 통증, 두통, 피로감 등을 호소 - 거부반응을 막기 위해 면역억제제 복용과 혈중 농도 측정으로 관리 - 거부반응 정도에 따라 스테로이드를 추가하거나 용량을 올리며(Steroid pulse therapy=스테로이드 충격요법), 치료에 반응 없는 경우 Rituximab 등 단클론항체 면역억제제를 사용할 수 있다.

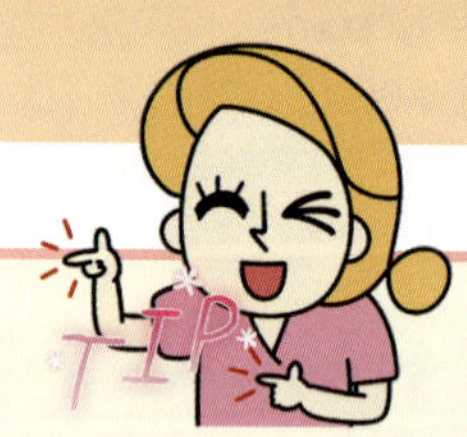

각 장기별로 거부 반응 증상을 꼭 기억하자!

신장 이식	소변량 감소, 배뇨통, 혈뇨, 부종 등
간 이식	발열, 복통, 간 기능 검사 상승
심장 이식	심전도 이상, 부정맥, 심음 이상 등
폐 이식	호흡곤란, 저산소증, 백혈구 증가, X-ray검사 상 폐부종 등
췌장 이식	혈청 아밀라아제, 리파아제 증가, 혈당 조절 불능

거부 반응에 대한 치료

급성 항체 매개성 거부 반응	- Rituximab - 혈장교환술(Plasma exchange) - Immunoglobulin 투여
급성 세포 매개성 거부 반응	- Intravenous solu-medrol 250~500mg qd for 3-6days - Anti-T-cell antibodies: 스테로이드에 저항성 혹은 재발시

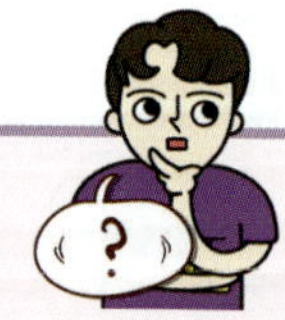

이식 대기자가 가장 많은 신장! 거부반응(Rejection)을 신장 이식 환자로 이해하기!

신장 이식 환자의 이식 거부 반응으로 급성 신손상이 발생할 수 있다. 간호사는 이식 환자를 대할 때 거부 반응이 나타나지 않는지 관련 증상을 유의깊게 관찰해야 한다.

* 거부 반응 임상 증상:
  발열, 오한, 이식신의 팽만 및 압통, 소변양 감소, 부종
* 급성 신손상을 보이는 혈액검사:
  eGFR 감소(추정 사구체여과율), Cr(크레아티닌) 상승
* 그 외 검사:
  신장초음파 도플러 검사에서 신동맥저항지수 상승, 조직검사
  (만성 거부 반응 증상은 이식 1년 후 발생한 단백뇨, 고혈압, 점진적인 이식 신장의 기능 저하가 있으며 조직검사를 통해 확진할 수 있다.)

면역 저하 환자의 감염

이식 받은 장기 관련 외에 바이러스질환이나 진균 감염, 결핵, 요로 감염 등 감염 합병증이 발생할 수 있다. 관련 지식을 꼭 머리 속에 담아두도록 하자.

거대세포바이러스 감염 (Cytomegalovirus, CMV)	- 이식환자에게 가장 흔하게 나타나는 바이러스 감염 - 이식 후 첫 6주째 재활성화되어 가장 잘 발생 - 증상: 피로, 고열, 관절통, 두통, 시야 장애, 폐렴 - 치료: 항진균제(Antifungal) Acyclovir < Ganciclovir
폐포자충 폐렴 (Pneumocystis jinroveci pneumonia, PCP)	- 폐포 내 존재하면서 집락을 형성하고 증식을 반복하여 폐포 기능 상실을 초래 - 증상: 발열, 갑작스러운 호흡곤란, 객담이 없는 마른기침, 저산소증 - 1차 선택약제: tromethoprime-sulfomethoxazole(TMP-SMX) – 상품명 Bactrim, Cotrim - 2차 선택약제: Clindamycin + Primaquine(항말라리아제) - 저산소증 심할 경우 스테로이드를 병합
침습성 아스페르길루스증 (Invasive aspergillosis)	- 면역저하 환자에게 발생하며 80%가 폐에서 발생. - 증상: 발열, 기침, 흉부불편감, 객혈, 호흡곤란 등 - Chest CT상 Aspergillus 감염증을 특징적으로 발견할 수 있음 - 1차 선택약제: voriconazole
칸디다증 (Candidasis)	- 칸디다성 구내염은 하얀색을 띄는 병변이 혀, 볼 안쪽에 나타나고 쓰린 통증과 더불어 작열감이 느껴진다 - 칸디다성 구내염 치료: Nystatin 현탁액, 경구용 Fluconazole - 식도 칸디다증은 흉부 불편감, 식욕저하, 연하통 등으로 발생 - 혈액배양검사에서 검출되는 경우도 많음 - 칸디다증의 치료 약제: 항진균제
EBV 감염 (Epstein-barr virus)	- EBV는 8종류 인간 헤르페스바이러스 중 하나로, 40세에 이르기까지 약 95%가 EBV에 감염되어 있다고 함. 이후 바이러스는 잠복기를 거쳐 휴지기에 들어가나, 면역저하 상태에서는 EBV감염 호발이 가능 - 증상: 피로, 발열, 인후통, 림프절 종대, 비장이나 간종대, 림프절증식성질환 유발 가능 - 치료: 면역억제제 감량, 항암 또는 rituximab을 이용한 면역치료

소화기내과 레퍼런스

- Lee, E. J., & Park, S. H. (2019). Factors influencing bowel habits in patients with gastrointestinal cancer. Asian Oncology Nursing, 20(2), 101-107.
- 서연자(2011). 만화로 보는 why 시리즈. 글로북스. 대구.
- 김정찬(2018). 해부병태생리로 이해하는 통합내과학 소화기. 도서출판 정담. 서울
- David W. Woodruff(2017). 쉽게 배우는 중환자간호 4판. 정담미디어. 서울

알고리즘 레퍼런스

- 노윤아. 이지아(2019). 병동욕창전담간호사 주도의 욕창간호 알고리즘 개발. 성인간호학회지. 31(4). P.365-379.
- 문병로(2018). 쉽게 배우는 알고리즘 (개정판). 한빛미디어.
- 신현숙, 이유나, 임다해(2015). 고위험 신생아 무호흡 응급관리 시뮬레이션 시나리오 평가. Child Health nursing Research. 21(2). p.98-106
- 양진주 , 장금성(2009). 호흡곤란 환자 응급간호 관리를 위한 알고리즘 개발 연구. 간호행정학회지. 15(4). p.491-505.
- 이시다 모리테루, 미야자키 쇼이치(2018). 알고리즘 도감. 그림으로 공부하는 알고리즘. 제이펍.
- 전열어, 김경미, 황혜영(2015). 성인간호학 이론수업과 연계한 High-Fidelity 시뮬레이션 교육의 효과. 한국산학기술학회논문지. 16(12). p.8176-8186.
- American Heart Association. CPR & First Aid Emergency Cardiovascular Care. Adult Cardiac Arrest Algorithm. https://cpr.heart.org/en/resuscitation-science/cpr-and-ecc-guidelines/algorithms
- Ji, Hye-rim, Kim, Dong-Hee(2017). Development of Algorithm for Nursing Interventions afterP ercutaneous Coronary Intervention. J Korean Acad Fundam Nurs. 24(1) P.18-29.
- Kang, Hye-won. Hur, Hea Kung(2010). Development of a Simulation Scenario on Emergency Nursing Care of Dyspnea Patients. Journal of Korean critical care nursing. 3(2). p.61–76.

간호학 레퍼런스

- 권석만(2012) 현대 심리치료와 상담 이론. 학지사.
- 권석만(2013). 현대 이상심리학. 학지사.
- 김금순(2017). 성인간호학1. 수문사.
- 김수진 외(2016). 정신건강간호학. (2판). 현문사.
- 김연희 외(2016). 보고 배우는 산부인과. 군자출판사
- 김주희 저(2021). 여성건강간호학 1(산부인과 임상사례로 공부하는). 수문사
- 김주희 저(2021). 여성건강간호학 2(산부인과 임상사례로 공부하는). 수문사
- 김진학(2013). 호흡기계 환자간호. 대한간호협회.
- 김향숙 외(2018). 호흡기계 환자간호. 대한간호협회.
- 노명희 외(2007). 해부학. 정담미디어.
- 노태호(2017). 노태호의 알기쉬운 심전도. 대한의학서적.

- 대한남자간호학교수협의회(2020). 포널스임상메뉴얼. 포널스.
- 대한산부인과학회(2019). 산과학. 군자출판사.
- 대한신경외과학회(2012). 신경외과학(학생과 전공의를 위한 교과서). 대한신경외과학회.
- 대한외과학회(2007). 외과학. 군자출판사.
- 대한정신약물학회(2019). 임상신경정신약물학. 시그마프레스.
- 대한정형외과학회(2020). 정형외과학 1. : 개론, 일반질환, 상지. 대한정형외과학회.
- 대한정형외과학회(2020). 정형외과학 2. : 척추, 하지, 외상, 기타. 대한정형외과학회.
- 대한혈액학회(2011). 혈액학. 범문에듀케이션.
- 보건복지부(2020). 정신건강사업 안내. 보건복지부 건강정책국 정신건강정책과- 송경애(2019). 최신 기본간호학 1, 2. 수문사.
- 서울아산병원 내과학교실(2020). 서울아산병원 내과매뉴얼 (5판). 군자출판사.
- 성인간호학회(2011). 성인간호학 세트.. 하누리.
- 성주명(2007). 백혈병클리닉. 군자출판사.
- 성주명(2008). 골수이식 클리닉. 군자출판사.
- 여성건강간호교과연구회(2020). 여성건강간호학 I. 수문사.
- 여성건강간호교과연구회(2020). 여성건강간호학 II. 수문사.
- 이경희 외(2017). 정신건강간호학. (수정판). JMK.
- 이영희 외(2020). 간호과학의 임상적용을 위한 성인간호학. 1. 학지사메디컬.
- 이정균(1995). 성인병완전정복가이드–심장병. 웅진출판사.
- 이치노세마사오 외(2016). 단계별로 파악하는 소화기 약물요법 STep1,2,3 (수정판). 대한의학서적.
- 임숙빈(2017). 정신간호총론. 수문사.
- 전국응급구조학과교수협의회(2016). 알기쉬운 심전도 판독법. 군자출판사.
- 정담편집부(2016). SIM 통합내과학 신장 5(해부 병태생리로 이해하는). 정담.
- 프리미어 의학연구회(2010). 프리미어 내과. 2 : 소화기 내분비. (2판). 고려의학
- 현문사편집부(2003). 최신 임상간호 매뉴얼. 현문사.
- 현문사편집부(2018). 건강사정. 현문사.
- 황옥남 외(2018). 성인간호학(상),(하). 현문사
- Dennis Kasper외(2017). Harrison's 내과학 1 ,2. MIP.
- Emily Slone Mckinney 저, 강남미 역(2016). 모성 여성건강간호학 1. 정담미디어
- Emily Slone Mckinney 저, 강남미 역(2016). 모성 여성건강간호학 2. 정담미디어
- OKADA Kyoji(2014). 쉽게 배우는 정형외과학. 한솔.
- Priscilla LeMone, Karen Burke 외(2017). 성인간호학(임상적 추론의 적용) 1, 2. 정담미디어.
- STEPHEN E. FINN(2014). 내담자의 눈으로 (심리평가로 심리 치료하기). 박영사.